T0140618

Wolfgang Rascher / Renate Wittern-Sterzel (Hg.)

Geschichte der Universitäts-Kinderklinik Erlangen

V&R unipress

Wolfgang Rascher / Renate Wittern-Sterzel
(Hg.)

Geschichte der Universitäts-Kinderklinik Erlangen

V&R unipress

Bibliografische Information Der Deutschen Bibliothek

Die Deutsche Bibliothek verzeichnet diese Publikation in der
Deutschen Nationalbibliografie; detaillierte bibliografische Daten sind
im Internet über <http://dnb.ddb.de> abrufbar.

ISBN 3-89971-205-6

Gesamtherstellung: Hubert & Co., Göttingen

Gedruckt auf alterungsbeständigem Papier.

Den Kindern der Klinik gewidmet

Inhalt

Zur Lektüre des Buches

Obwohl die Universität Erlangen eine eigenständige Kinderklinik erst ein Jahrhundert nach der Gründung der ersten Klinik für Kinder, des Hôpital des enfants malades 1802 in Paris, erhielt, spiegelt ihre nunmehr hundertjährige Geschichte im Prinzip den gleichen Wandel der Bedeutung wider, wie ihn die Gesellschaft ihren Kindern und Jugendlichen jeweils hat zukommen lassen.

In der Analyse der wesentlichen Einflussfaktoren auf Struktur und Funktion einer Universitäts-Kinderklinik wie man sie beispielhaft an der Erlanger vornehmen kann, seien die Entwicklung der Bevölkerungsstruktur, die allgemeinen Lebensbedingungen, der erreichte Hygienestandard, der Wandel im Spektrum der Krankheiten als Folge geänderten gesellschaftlichen Lebens wie auch medizinischen Fortschrittes und aktuell das neue Gewicht der Ökonomie genannt.

Zu allen Zeiten schuf dieses Bedingungsgefüge Herausforderungen, auf die Krankenhausträger und Klinikleitung adäquate Reaktionen suchen mussten und fanden, die Zeit nationalsozialistischer Gewalt ausgenommen. Bis heute ist die Kinderheilkunde und die Jugendmedizin als das Fachgebiet für die jüngsten und schwächsten Glieder unserer Gesellschaft auf einem guten Weg. Aus Forschung ergab sich spezifisches Wissen über die ungestörte und gestörte Entwicklung des Kindes und Jugendlichen. Eine rapide Wissensmehrung förderte die Differenzierung zahlreicher Schwerpunkte innerhalb des Fachgebietes, wofür die Erlanger Universitätsklinik ein Beispiel gibt. Gleichzeitig beschreibt ihre strukturelle Geschichte exemplarisch die Entwicklung von einer Einrichtung zur Unterbringung möglichst vieler Kinder in kleinen Räumen zu einem heute überaus kinderfreundlichen Krankenhaus.

Es gibt viel zu verteidigen, denn in der Gewöhnung an den erreichten Fortschritt und der Lust zur Veränderung steckt die Gefahr, Wandel an sich mit Verbesserung gleichzusetzen. So waren und sind die Erlanger Kinderklinikdirektoren variabel neben- oder hauptberuflich geübte Verteidiger.

Unter den Kinderkliniken der alten deutschen Universitäten ist die Erlanger die jüngste. Den Klinikdirektoren und ihren Mitarbeiterinnen und Mitarbeitern gelang es, sie beschleunigt zu einer gleichermaßen leistungsstarken Institution reifen zu lassen. Da die Kinderheilkunde und Jugendmedizin die gesamte Medizin für die Altersgruppe praktiziert, ergeben sich naturgemäß zahlreiche Berührungen zu den anderen medizinischen Spezifikationen. Als einer, der ein Drittel der hundertjährigen Geschichte miterlebte, kann ich feststellen, dass die Kooperation innerhalb der Medizinischen Fakultät der

FRIEDRICH-ALEXANDER-UNIVERSITÄT für die Patienten und den guten Ruf der Klinik außerordentlich hilfreich war.

Historische Betrachtungen können Regelhaftes der Geschichte zeigen und für den Blick in die Zukunft rüsten. Krankenhäuser sind in Deutschland mehr oder weniger bedarfsgeprägte Unternehmungen mit der besonderen Aufgabe, die in allen betriebswirtschaftlichen Überlegungen bewusst ausgeklammerte Humanität nicht leiden zu lassen. Kinder- und Jugendmedizin als ehemals marginales Interesse rückt naturgemäß in Europas schrumpfenden Bevölkerungen zentripetal vor. Trotz seit jeher enger ökonomischer Rahmenbedingungen bleibt den Pädiatern die Aufgabe, auf die Würde des Menschen im Kindes- und Jugendalter schützend zu achten, beispielsweise in der funktionellen Strukturierung der Klinika oder der Bedarfsanpassung der Kinderkliniken. Pädiatrische Forschung jüngerer Zeit – auch in Erlangen – beleuchtet Zusammenhänge der Ernährung im Mutterleib und lebenslanger Disposition zu Krankheiten des Erwachsenen. Volkskrankheiten beginnen häufiger im Jugendalter. So bleibt der Pädiatrie die elementare Aufgabe der Krankheitsprävention. In diesem Sinne widmeten sich die ehemaligen Klinikdirektoren Prof. Dr. A. WINDORFER und Prof. Dr. K. STEHR den Impfungen und der jetzige Klinikleiter Prof. Dr. Dr. h.c. W. RASCHER der Vermeidung der Niereninsuffizienz. Screening auf genetische Stoffwechseldefekte und Vorsorgeprogramme der kindlichen Entwicklung sind genuin pädiatrische Aufgaben. Hinzu kommen die Beratung zur Volksgesundheit, beispielsweise in Ernährungsfragen, und die Entwicklung wissenschaftlich gesicherter altersgemäßer Therapien. Spezifisch pädiatrisch wird die Entwicklungsforschung in jedweder Fragestellung bleiben.

Quasi zeitlos leben Universitätskliniken mit zwei Konflikten: erstens Wissensmehrung und Fachdifferenzierung einerseits und andererseits die humane Pflicht zu ganzheitlicher Medizin sowie zweitens die Aufgaben der Lehre und Forschung versus ärztliche Patientenbetreuung.

Da sich die Geschichte, auch die der Universitätsklinik für Kinder und Jugendliche der FRIEDRICH-ALEXANDER-UNIVERSITÄT, in individueller Perspektive stets fragmentarisch präsentiert, ist das Erscheinen dieses Buches zu begrüßen und den Autorinnen und Autoren für die Darstellung der hundert Klinikjahre vor dem Hintergrund der Medizingeschichte zu danken.

Dieter Harms

Vorwort

Die Entwicklung der Kinderheilkunde oder, in der Terminologie von heute, der Kinder- und Jugendmedizin zu einer selbständigen Disziplin war ein langwieriger und von manchen Widerständen geprägter Prozess, der erst im Laufe der ersten Hälfte des 20. Jahrhunderts zu seinem Abschluss kam. Nachdem die frühesten Kinderkliniken im deutschsprachigen Raum in der ersten Hälfte des 19. Jahrhunderts in ihrer Mehrzahl unabhängig von den Universitäten gegründet worden waren, wurde 1868 in Dresden auf der 42. Versammlung der Deutschen Naturforscher und Ärzte die Section für Pädiatrik gegründet, aus der 15 Jahre später in Freiburg die »Gesellschaft für Kinderheilkunde« hervorging. Mit dem Lehrstuhl für Kinderheilkunde an der Charité in Berlin, der vor allem auf Betreiben von FRIEDRICH ALTHOFF eingerichtet und 1894 von OTTO HEUBNER besetzt wurde, war dann der entscheidende Durchbruch zur Etablierung eines eigenen Universitätsfaches geschafft. Die anderen deutschen Universitäten folgten dem Berliner Beispiel im Laufe der folgenden Jahrzehnte.

An der Frühgeschichte der Universitäts-Kinderklinik Erlangen lassen sich die spezifischen Probleme des Faches bei seinem Versuch, sich von der Inneren Medizin zu emanzipieren, in exemplarischer Weise ablesen. Ausgangspunkt war die sich seit dem Ende des 19. Jahrhunderts immer deutlicher abzeichnende Erkenntnis, dass Kinder im Falle der Krankheit eine ihren Bedürfnissen angepaßte stationäre Versorgung brauchten, die im Rahmen der Inneren Medizin nicht adäquat zu leisten war. Dies bewog FRANZ PENZOLDT, der seit 1893 als Internist Direktor des Pharmakologisch-poliklinischen Instituts war, 1901, im Jahr seines Prorektorats, einen Plan für eine neu zu errichtende Kinderklinik zu entwerfen und ihn dem Ministerium zuzuleiten.

Diese Initiative PENZOLDTS wurde zwar sowohl von den Fakultätskollegen als auch vom Ministerium abgelehnt; als sich jedoch im folgenden Jahr die Möglichkeit ergab, das Privathaus des Erlanger Universitätsprofessors KARL HEGEL zu erwerben und zu einer Kinderklinik umzubauen, unterstützte das Ministerium diesen Plan. Und so konnte im Frühjahr 1905 die erste Universitäts-Kinderklinik Erlangen bezogen werden. Ihr Direktor war der Internist FRITZ VOIT, der 1903 als Nachfolger PENZOLDTS auf den nunmehr drei Fächer zu vertretenden Lehrstuhl für Medizinische Poliklinik, Kinderheilkunde und Pharmakologie berufen worden war.

Die Kinder- und Jugendklinik der FRIEDRICH-ALEXANDER-UNIVERSITÄT hat das 100-jährige Jubiläum der Eröffnung der Klinik zum Anlass genommen, ihre Geschichte in einem eigenen Band anhand der Persönlichkeiten, die diese Geschichte gestaltet und geprägt haben, darzustellen. Ein entscheidender Anstoß hierfür ging von der im Jahre 2000 einsetzenden öffentlichen Diskussion über die Rolle der Erlanger Klinik im »Kindereuthanasie«-Programm der Nationalsozialisten aus. Unbewiesene und pauschale Vorwürfe gegen ihren damaligen Direktor ALBERT VIETHEN standen im Raum, die nach einer eingehenden Untersuchung der Geschehnisse verlangten. Diese Diskussion und der Wunsch, sich über die Geschichte der Erlanger Klinik Rechenschaft abzulegen, wurde von zwei Publikationen gefördert, in deren Zentrum ebenfalls die Jahre des Dritten Reiches standen: Im Jahre 2000 erschien die umfängliche, im Auftrag der Deutschen Gesellschaft für Kinderheilkunde und Jugendmedizin herausgegebene Studie des Medizinhistorikers EDUARD SEIDLER über das Schicksal der Kinderärzte Deutschlands unter der nationalsozialistischen Herrschaft, 2003 veröffentlichte der ehemalige Leiter der Erlanger Abteilung für Kinder- und Jugendpsychiatrie ROLF CASTELL zusammen mit Mitarbeitern eine Dokumentation über die Geschichte seines Fachs.

Die Anregungen, die von diesen neuesten Publikationen ausgingen, verbanden sich mit dem Wunsch der Herausgeber, den 100. Jahrestag der Eröffnung der Erlanger Kinderklinik ins Bewusstsein zu rufen und ihn nicht nur mit einem Festakt zu begehen, sondern auch den Versuch zu unternehmen, diese hundert Jahre in ihren wichtigsten Stationen historisch-kritisch aufzuarbeiten. Der vorliegende Band ist das Ergebnis dieses Versuchs. In seinem Zentrum stehen drei medizinhistorische Beiträge über FRIEDRICH JAMIN, ALBERT VIETHEN und ALFRED ADAM.

Nachdem der erste Direktor der Kinderklinik FRITZ VOIT Erlangen bereits im Oktober 1906 verlassen und sein Nachfolger OSKAR DE LA CAMP 1907 nur ein »Gastspiel« von wenigen Monaten gegeben hatte, begann mit FRIEDRICH JAMIN eine Phase der Kontinuität für die Kinderheilkunde. JAMIN war mehr als drei Jahrzehnte als Ordinarius für Medizinische Poliklinik und Kinderheilkunde in Erlangen tätig. In ihrem Beitrag über ihn, der einen Auszug aus ihrer im Jahre 2003 erschienenen Dissertation darstellt, zeichnet die Ärztin MANUELA ZAPF das Leben FRIEDRICH JAMINS nach und stellt seine Bemühungen auf dem schwierigen Weg zur Konsolidierung des Faches dar.

Erst 1939, nach der Emeritierung JAMINS, wird ein eigener Lehrstuhl ausschließlich für Kinderheilkunde in Erlangen eingerichtet. Er wird besetzt mit ALBERT VIETHEN. Dieser muss sich nach dem Krieg wegen seiner Mitgliedschaft in der SS und des Verdachts der Beteiligung an der »Kindereuthanasie« verantworten, wird aber mangels entsprechender Beweise freigesprochen und rehabilitiert. Die Historikerin DAGMAR BUSSIEK gibt in ihrem Beitrag zunächst einen Überblick über die Biographie ALBERT VIETHENS und über seine Tätigkeit als Kinderarzt bis zu seiner Berufung nach Erlangen. Im Mittelpunkt steht jedoch die detaillierte Untersuchung der einschlägigen Quellen für die Jahre 1939 bis 1945 in Bezug auf die »Kindereuthanasie« und die sich daran anschließende Frage nach VIETHENS »Belastung«.

Fast fünfzig Jahre nach seinem Tod erscheint im vorliegenden Band die erste Biographie über ALFRED ADAM, der in der Erlanger Klinik, die er von 1946 bis 1956 geführt hat, nahezu vergessen ist und dessen Leistungen für die Klinik und für die deutsche Gesellschaft für Kinderheilkunde CHRISTIAN A. REXROTH recherchiert hat. ALFRED ADAM musste 1938 von der Leitung der Kinderklinik in Danzig zurücktreten, nachdem er sich und die Klinik wegen eines unklaren Todesfalls angezeigt hatte. Er trat Anfang 1939 aus der Deutschen Gesellschaft für Kinderheilkunde aus. Nach seiner Flucht 1945 aus Ostpreußen konnte er als einer der unbelasteten Pädiater den Wiederaufbau des Fachs in Erlangen und Deutschland gestalten. Der Kampf gegen die Restauration war schwer, aber ADAM hat ihn unbeirrt geführt. Sein besonderes Verdienst ist es, dass er trotz der schwierigen Zeitumstände sowohl eine Neuorientierung der Kinderheilkunde als auch einen Neubau der Klinik in die Wege zu leiten vermochte.

Die beiden Pädiater der Nachkriegszeit, die die Erlanger Kinderklinik bis ans Ende des vergangenen Jahrhunderts geleitet haben, werden in besonderer Weise vorgestellt. Die Bedeutung von ADOLF WINDORFER (in Erlangen 1956 bis 1977) würdigt sein Schüler FRIEDRICH CARL SITZMANN mit einem sehr persönlichen Beitrag und schildert authentisch das damalige Klinikleben. In WINDORFERS Zeit fallen die Jahre des Wiederaufbaus, des Wirtschaftswunders und die wesentlichen Baumaßnahmen der Klinik, für die er sich mit großer Hartnäckigkeit eingesetzt hat.

Unter der Leitung von KLEMENS STEHR, der die Klinik in den zwei Jahrzehnten vor der Jahrhundertwende geführt hat, wurden etliche neue organbezogene Schwerpunkte in der Forschung und Krankenversorgung entwickelt. Darüber hinaus gelang es ihm, weitere bauliche Anpassungen der Klinik an die stetig gewachsenen Anforderungen vorzunehmen. Mit der Eingliederung der Jugendmedizin in das Fach übernahm er überdies eine Vorreiterrolle in Deutschland. Über die Entwicklungen des Fachs während seiner Amtszeit und die Wege, auf denen sie erfolgten, gibt das Gespräch von STEHR mit dem gegenwärtigen Direktor der Klinik Aufschluss.

Eingerahmt werden die fünf Beiträge, in deren Zentrum jeweils die Direktoren der Erlanger Kinderklinik seit 1905 stehen, von einem überblicksartigen Rückblick auf die Entwicklung der Kinderheilkunde von der Antike bis zum Ende des 19. Jahrhunderts und von einer Reflexion über die Perspektiven der Kinder- und Jugendmedizin im gerade begonnenen 21. Jahrhundert.

Die Herausgeber danken allen Autorinnen und Autoren für ihre Beiträge zu diesem Band und dem Verlag Vandenhoeck & Ruprecht für die Aufnahme in sein Verlagsprogramm.

Wolfgang Rascher, Renate Wittern-Sterzel   Erlangen, im Frühjahr 2005

Renate Wittern-Sterzel
Zur Geschichte der Kinderheilkunde

Die Pädiatrie nimmt als Spezialfach der Medizin gegenüber den anderen eine besondere Rolle ein.[1] Ihre Abgrenzung gegenüber dem Mutterfach, der Inneren Medizin, verdankt sich weder der Konzentration auf ein bestimmtes Organ oder Organsystem, wie es etwa bei der Kardiologie oder der Nephrologie der Fall ist, noch arbeitet sie mit besonderen diagnostischen oder therapeutischen Methoden, die eine Spezialisierung erforderlich machten, wie beispielsweise die Radiologie oder die Nuklearmedizin, sondern ihr Fokus richtet sich auf ein besonderes Lebensalter. Sie ist in diesem Sinne eng verwandt mit der erheblich jüngeren Geriatrie. Beide Disziplinen setzen die Erkenntnis voraus, dass sich die Physiologie und Pathologie des Menschen im Laufe des Lebens wandeln und sowohl am Beginn des Lebens als auch in der Phase, in der es seinem Ende zugeht, eigene Gesetzmäßigkeiten herrschen, die eine besondere Forschung und Praxis erfordern. Für das frühe Lebensalter lassen sich bereits seit der Antike zahlreiche Quellen benennen, in denen dieser Tatsache Rechnung getragen wird. Begünstigt wurde die Aufmerksamkeit von Ärzten und anderen Autoren durch die offenkundige Gefährdung und Hilfsbedürftigkeit von Kindern in ihren verschiedenen Entwicklungsstufen, denen man auf verschiedene Weise zu begegnen versuchte. Gleichwohl war es von der Erkenntnis der spezifischen Probleme des Kindes bis zur Entwicklung einer eigenen medizinischen Disziplin ein langer und keineswegs geradliniger Weg, der erst im 20. Jahrhundert zum Ziel kam. Die wichtigsten Etappen auf diesem Weg sollen im folgenden Beitrag beleuchtet werden.

Das Kind und seine Krankheiten in der Antike

»Folgendes widerfährt den Menschen in ihren verschiedenen Lebensaltern: Bei den Säuglingen und Neugeborenen treten Aphthen, Erbrechen, Hustenanfälle, Schlaflosigkeit, Erschrecken, Nabelentzündungen und Flüsse aus den Ohren auf.«[2]

Dieser für die Geschichte der Kinderkrankheiten klassische Aphorismus, der im Rahmen des Corpus Hippocraticum überliefert ist und vermutlich aus

---

1 Für die Spezialisierung der Medizin im deutschen Sprachgebiet seit dem 19. Jahrhundert ist immer noch das Werk von Eulner (1970) einschlägig; für die Entwicklung der Kinderheilkunde vgl. S. 202–221.

2 Hippokrates, Aphorismen III 24 (4, 496 Littré; Übers. Wittern).

dem frühen vierten vorchristlichen Jahrhundert stammt,[3] steht am Anfang einer Gruppe von mehreren gleich strukturierten Aufzählungen, in denen die jeweiligen lebensalterspezifischen Symptome und Krankheiten genannt sind. Bemerkenswert ist dabei, dass von den sieben Altersgruppen, die insgesamt unterschieden werden, allein vier sich auf das Kindesalter bis zur Pubertät beziehen.[4] So folgt nach der Phase der Geburt die der ersten Dentition nach etwa einem Jahr, die dritte Stufe dauert bis zur zweiten Dentition im sechsten bzw. siebten Lebensjahr, und die vierte endet mit der Pubertät, für die das Alter von 14 Jahren angenommen wird.[5] An Krankheiten werden für die zweite Stufe »Kitzel im Zahnfleisch, Fieber, Krämpfe und Durchfall«[6] genannt, für die dritte »Mandelentzündungen, Verrenkungen des Nackenwirbels, Asthma, Blasensteine, Würmer, Warzen, Geschwülste an den Ohren, Skropheln und Geschwülste anderer Art«[7], und die Kinder bis zur Pubertät leiden darüber hinaus noch besonders an chronischen Fiebern und Nasenbluten.[8]

Neben dieser Aufzählung, die bereits für die klassische griechische Zeit ein Bewusstsein für die spezifische Situation des Kindes belegt, finden sich noch etliche weitere Aussagen in der Sammlung der hippokratischen Schriften über Krankheiten der Kinder.[9] So werden in den Kasuistiken der sogenannten Epidemienbücher mehrfach auch Kinder als Patienten beschrieben,[10] und in den prognostischen und epidemiologischen Schriften bilden die Kinder durchweg eine besondere Patientengruppe, deren spezifische Leiden eigens aufgezählt werden und für die bestimmte Konfigurationen von Sym-

---

3 Zu Hippokrates und zum Corpus Hippocraticum vgl. Jouanna (1992), zur Datierung der Aphorismen s. S. 531.

4 Die drei weiteren Lebensalter werden hier nur sehr unbestimmt gekennzeichnet, meinen aber dann den jungen Mann, die mittleren Jahre und das Alter. – Für die Einteilung des Lebens in verschiedene Abschnitte gibt es bereits in der Antike etliche voneinander abweichende Modelle, vgl. hierzu Wackernagel (1862), Boll (1913).

5 Vgl. Hummel (1999), S. 97. – Über die große Bedeutung des siebten Jahres in der Anthropologie des Mittelalters vgl. Arnold (1980), S. 17–23.

6 Hippokrates, Aphorismen III 25 (4, 496 f. Littré, Übers. Wittern).

7 Ebenda, III 26 (4, 498 Littré, Übers. Wittern).

8 Ebenda, III 27 (4, 500 Littré, Übers. Wittern). – Die Kinderheilkunde der Antike ist seit dem 19. Jahrhundert mehrfach in großer Ausführlichkeit bearbeitet worden; verwiesen sei hier auf die Darstellungen von Kroner (1876), Ghinopoulo (1930), Rosenkranz (1939) und die entsprechenden Abschnitte in Peiper (1992); die Arbeit von Hummel (1999) ist den medizinischen Autoren der römischen Kaiserzeit bis in die spätbyzantinische Zeit gewidmet. Speziell zur Pädiatrie der hippokratischen Zeit vgl. Bertier (1990); auf S. 214 f. finden sich erläuternde Bemerkungen zu dem oben zitierten Text.

9 Die wichtigsten Passagen sind von Bertier (1990) besprochen.

10 Vgl. z. B. Hippokrates, Epidemien VII 106 (5, 456 Littré).

ptomen als typisch gelten. In der berühmten »Prognostikon« betitelten Schrift heißt es beispielsweise: »Bei den Kindern treten Krämpfe auf, wenn das Fieber heftig ist, der Stuhl nicht abgeht, sie nicht schlafen können, sich erschrecken und schreien, die Farbe wechseln und plötzlich blass oder bläulich oder rot aussehen. Dies tritt besonders leicht bei den kleinen Kindern bis zu sieben Jahren ein.«[11]

Und auch die Verläufe von Krankheiten wurden als altersabhängig erkannt, wenn es im Buch der Vorhersagungen etwa heißt: »Geschwülste mit Vereiterungen treten meistenteils bei Kindern auf, sie werden sie aber auch am leichtesten wieder los.«[12]

Besonders interessant sind zwei Krankheiten, die aufgrund ihrer Häufigkeit bei Kindern in der gesamten Antike durchweg als Kinderkrankheiten aufgefasst werden: die Epilepsie und das Blasensteinleiden. Was die Epilepsie betrifft, so wird sie schon in der hippokratischen Medizin überwiegend, aber nicht ausschließlich mit den Kindern identifiziert und in der späteren Tradition häufig geradezu als »kindliches Leiden« bezeichnet.[13] Die Disposition zu ihrer Entstehung wird von den hippokratischen Ärzten auf ein Übermaß an Feuchtigkeit des Gehirns zurückgeführt, das embryonal nicht hinreichend gereinigt wird.[14] Die späteren Autoren der Antike nennen verschiedenste weitere Ursachen für den Ausbruch der Krankheit, wie Diätfehler, Verletzungen des Kopfes oder auch psychische Faktoren.[15]

Das Blasensteinleiden war ein in der Antike offensichtlich häufiges Phänomen bei Kindern, und es betraf insbesondere die Knaben.[16] Für die Zeit des 5. und 4. vorchristlichen Jahrhunderts bieten die Schriften des Corpus Hippocraticum mehrere ausführliche Darstellungen über die Ätiologie, Pathogenese und Symptomatik dieser Krankheit.[17] Die antiken Ärzte erklärten die Entstehung der Blasensteine vorrangig durch einen Prozess der Sedimentierung von Unreinheiten des Trinkwassers oder durch den Genuss von zu heißer Milch, die zur Entzündung der Blase und dann zur Steinbildung unter

---

11 Hippokrates, Prognostikon 24 (2, 186 Littré, Übers. Diller).

12 Hippokrates, Vorhersagungen II 11(9, 30 f. Littré, Übers. Wittern).

13 Vgl. Galen in seinem Epidemienkommentar: »paideion pathos« (CMG V 10, 2, 2, pag. 21, 16 ed. Wenkebach, Pfaff) und Caelius Aurelianus, Chronische Krankheiten I 4: »puerilis passio«; dazu Ghinopoulo (1930), S. 98–105, Hummel (2000), S. 179–186. – Zur Geschichte dieser Krankheit allgemein vgl. Temkin (1971).

14 Hippokrates, Die heilige Krankheit 5 (6, 368 Littré).

15 Vgl. Hummel (2000), S. 179–186.

16 Vgl. Lesky (1948 b).

17 Die wichtigsten Belege sind: Hippokrates, Über die Umwelt 9 (2, 36–42 Littré), Über die Krankheiten IV 55 (7, 600–604 Littré) und Über die Natur des Menschen 12 (6, 62 f. Littré).

dem Einfluss der Wärme führen könne.[18] Hinter dieser Theorie von der Wärme als eines bedeutsamen Faktors für die Pathogenese steht das humoralpathologische Konzept, dem zufolge der menschliche Organismus am Beginn des Lebens besonders heiß sei und sich im Verlaufe des Lebens abkühle. Somit ist die kindliche Disposition zur Steinbildung bei allen Autoren von der Antike bis zur Frühen Neuzeit eine natürliche Folge der Physiologie des Kindes. Der Verweis auf die Milch als eines ursächlichen Faktors könnte ein Hinweis auf die defizitäre Ernährungslage mancher Gegenden des alten Griechenlands sein.[19]

Als eine weitere Ursache für das häufige Auftreten von Blasensteinen im Kindesalter gibt GALEN von Pergamon im 2. nachchristlichen Jahrhundert – und darin folgen ihm noch andere Autoren der Spätantike – das häufige und unzeitige Essen der Kinder an, durch das sich rohe Säfte im Körper ansammeln, die zur Steinbildung neigen.[20] Dass man dem Steinleiden schon seit frühesten Zeiten mit dem Messer beizukommen versuchte, beweist der Text des hippokratischen Eides, in dem ausdrücklich gefordert wurde, dass diese Operation, die als höchst gefährlich galt, besonderen Steinschneidern, deren Existenz vorausgesetzt wird, vorbehalten sein müsse.[21] Im ersten nachchristlichen Jahrhundert hat dann CELSUS eine ausführliche Schilderung des heiklen chirurgischen Eingriffs gegeben, die ihm zufolge nur an Kindern zwischen dem 9. und 14. Lebensjahr ausgeführt werden durfte.[22]

Betrachtet man sämtliche Äußerungen über das Kind und seine Krankheiten aus der klassischen Antike im Zusammenhang, so beeindrucken der reiche Erfahrungsschatz und die detaillierten Beobachtungen. Die Fülle und Differenziertheit der Wahrnehmungen in Verbindung mit Feststellungen, die als Gesetzmäßigkeiten formuliert sind, weisen zugleich darauf hin, dass das Mitgeteilte offenkundig nicht einzelne Befunde aus dem Alltag weniger Ärzte, sondern das Konzentrat von in langer Tradition erworbener Kenntnisse ist. So tritt uns bereits in den frühesten Zeugnissen unserer abendländischen medizinischen Tradition der kindliche Organismus als ein Phänomen mit eigenen physiologischen und pathologischen Gesetzmäßigkeiten gegenüber, dem der Arzt in seinem diagnostischen und therapeutischen Denken und Handeln einen festen Platz einräumte.

---

18 Dieser Vorgang wird ausführlich geschildert in der Schrift über die Umwelt; dazu Lesky (1948a), S. 69 f.

19 Vgl. Grmek (1983), S. 169 f., der auf die Verbindung von hoher Inzidenz dieser Krankheit und Mangelernährung während der ersten drei Lebensjahre in heutiger Zeit in gewissen Regionen der dritten Welt hinweist.

20 Vgl. Hummel (1999), S. 246 f.

21 Hippokrates, Eid: »Ich werde nicht schneiden, sogar Steinleidende nicht, sondern werde das den Männern überlassen, die dieses Handwerk ausüben.« (4, 630 Littré, Übers. Diller); ausführlich dazu Lichtenthaeler (1984), S. 165–182.

22 Celsus, De medicina VII 26, 2.

Kinderheilkunde in Mittelalter und Renaissance

Wie in den anderen Zweigen der Medizin, so gilt auch im Bereich der Kinderkrankheiten, dass das in der Antike niedergelegte Wissen die Grundlage für die folgenden Jahrhunderte blieb. Die Autoren der Spätantike und des frühen Mittelalters bezogen sich in ihren medizinischen Abhandlungen durchweg auf die Tradition, indem sie sie entweder getreu übernahmen, in einzelnen Bereichen modifizierten oder auch durch eigene Beobachtungen erweiterten. Während im westlichen Mittelalter nach dem Zusammenbruch des römischen Weltreichs die kulturelle und wissenschaftliche Entwicklung weitgehend unterging und das antike Erbe nur in Bruchstücken gerettet werden konnte, wurde die antike Medizin in der griechischsprachigen, byzantinischen Welt bewahrt und gepflegt.[23] Von hier aus wurde das medizinische Wissen über Syrien und Persien in den arabisch-islamischen Kulturraum transferiert. Von entscheidender Bedeutung wurde dabei das Übersetzungszentrum in Bagdad, in dem HUNAIN IBN ISHAQ, genannt Johannitius, (gest. 873) und andere Gelehrte die Schriften der antiken Ärzte und Philosophen in die arabische Sprache übertrugen und damit die Grundlage für die Blüte der arabisch-islamischen Medizin seit dem 9. Jahrhundert legten.

Für den Bereich der Kinderkrankheiten ragt unter den zahlreichen großen Ärzten des Islam AR-RAZI, genannt Rhazes, (gest. 932) hervor.[24] RHAZES stammte aus Rai in Nord-Persien und lehrte und wirkte als Arzt in Bagdad, das seit 750 Sitz des Kalifats war. Als Hofarzt des Kalifen und Arzt an einem Maristan, einem islamischen »Haus der Kranken«, verfasste er mehrere bedeutende Werke zur Medizin allgemein, unter denen der »Liber continens«, eine umfangreiche Enzyklopädie der praktischen Heilkunde, und der »Liber (medicinalis) ad Almansorem«, ein Kompendium der Medizin mit Gesundheitsregeln für den Fürsten, herausragen. Berühmt wurde vor allem das neunte Kapitel aus letzterem, das im Westen als eigene Schrift unter dem Titel »Liber nonus« oder »Nonus Almansoris« mehrfach übersetzt und zu einem der wichtigsten Lehrbücher an den mittelalterlichen Universitäten des Abendlands wurde. In mehreren Abschnitten des vierten Buchs des Almansor hat RHAZES sich auch ausführlicher zu den Krankheiten der Kinder geäußert. Seine Ansichten wurden im späten 15. Jahrhundert vor allem von PAOLO BAGELLARDI rezipiert.[25]

RHAZES gehörte zu den vielseitigsten Gelehrten seiner Zeit und gilt als der größte Kliniker unter den Ärzten des Islam. Sein wichtigster Beitrag zur Kinderheilkunde ist seine Schrift über die Pocken und Masern, in der er erstmals eine detaillierte Beschreibung dieser Infektionskrankheiten gab,

---

23 Über die Autoren des ersten bis 14. Jahrhunderts und ihre Äußerungen zum Themenkomplex »das Kind und seine Krankheiten«, vgl. Hummel (1999).

24 Zu Rhazes' Bedeutung für die Kinderheilkunde vgl. Peiper (1992), S. 77 f.

25 S. unten S. 21.

wobei er die Masern für eine Unterart der Pocken hielt.[26] Die im Lateinischen unter dem Titel »De variolis et morbillis« tradierte Schrift wurde sehr berühmt und gilt als einer der Glanzpunkte der arabischen Medizin. Darüber hinaus schrieb RHAZES ein kleines Werk mit dem Titel »Capitulum de curis puerorum in prima aetate«[27], eine kurze Darstellung der wichtigsten Erkrankungen des Kindesalters und der dagegen gebräuchlichen Arzneien. Das Spektrum der Krankheiten – es sind insgesamt 22 – ist zwar etwas reicher, entspricht im Großen und Ganzen aber demjenigen, was bereits aus der Antike bekannt war. Bemerkenswert ist die offenkundig erstmalige Erwähnung der »Mater puerorum«, einer Krankheit, die durch Unruhe und nächtliche Angstzustände des Säuglings charakterisiert wird und die dann später, insbesondere in den Schriften der Autoren des 15. und 16. Jahrhunderts, häufig, allerdings mit unterschiedlichen Bedeutungen, wiederkehrt.[28] Nach dem derzeitigen Stand unserer Überlieferung ist RHAZES mit diesem Opusculum der erste Autor eines allein den Kinderkrankheiten gewidmeten Werkes.[29]

Neben RHAZES hat sich auch AVICENNA (980–1037), der große Gelehrte und Arzt aus Persien, der »Galen des Islam«, dessen »Canon medicinae« für mehrere Jahrhunderte das leitende medizinische Lehrbuch der Medizin im Osten und Westen war, im ersten Buch dieses Kanons mit verschiedenen Aspekten des Kindes befasst.[30] Seine Bemerkungen gelten dem Geschehen rund um die Geburt, wie der Nabelpflege, der Ernährung im Säuglingsalter sowie dessen Krankheiten und der Erziehung und wurden,[31] ähnlich wie RHAZES' Werke, im mittelalterlichen Westen breit rezipiert.

Das 15. Jahrhundert, das Jahrhundert des Buchdrucks also, wurde für die Kinderheilkunde im Abendland von großer Bedeutung. Innerhalb weniger Jahre erschienen drei einschlägige Inkunabeln,[32] deren Erscheinungsorte mit Padua, Augsburg und Mecheln geographisch breit gestreut waren. Am Anfang dieser Entwicklung steht PAOLO BAGELLARDI (gest. 1492). BAGELLARDI lehrte seit 1444 praktische und theoretische Medizin an der Universität Padua

---

26 Vgl. Ruhräh (1925), S. 19–21. – Die Schrift wurde von Karl Opitz (1911) ins Deutsche übersetzt.

27 Der Text, der im Mittelalter in etlichen Handschriften kursierte, wurde 1481 erstmals in Mailand gedruckt, vgl. Sudhoff (1925), S. XV; Sudhoff hat diesen Text auch im Faksimile wiedergegeben.

28 Vgl. hierzu Still (1931), S. 43–46; bei Johann Wittichus (Artzneybuchlein, wie man den armen Kinderlein helffen und rathen soll. Leipzig 1596) ist das entsprechende Kapitel mit »Von Kindersmutter oder viel mehr Stiffmutter« überschrieben, vgl. ebenda, S. 44.

29 Vgl. Peiper (1992), S. 78.

30 Avicenna, Canon medicinae, Lib. I, Fen III, Doctrina I–IV.

31 Vgl. Peiper (1992), S. 78 f.

32 Sie wurden 1925 von Karl Sudhoff in Faksimile herausgegeben und in ihrer Stellung innerhalb der Geschichte der Kinderheilkunde gewürdigt: Sudhoff (1925).

und brachte 1472 seine Schrift »Opusculum de egritudinibus et remediis infantium« ebendort zum Druck.[33] Dieses Werk ist bemerkenswerterweise nicht nur das erste gedruckte Werk über Kinderkrankheiten, sondern das erste gedruckte medizinische Buch überhaupt, das nicht den Text eines antiken oder mittelalterlichen Autors zum Gegenstand hat, sondern von einem zeitgenössischen Verfasser stammt.[34] Es handelt sich hierbei um einen kurzen Abriss über die Pflege des Kindes in den ersten Monaten und die Krankheiten, die insbesondere die Kinder treffen, sowie deren Heilmittel. Als seine Quellen nennt BAGELLARDI vor allem antike und arabische Autoren, wobei die Nähe seines Textes zu RHAZES besonders groß ist.[35] Da die Lehren zur Kinderheilkunde des RHAZES um 1472 im Abendland noch nicht im Druck zugänglich waren, kommt BAGELLARDI somit auch das Verdienst des Vermittlers der Lehren dieses großen Gelehrten an den Westen zu. Ganz im Stile des sich anbahnenden Wandels in der Medizin, die sich in dieser Zeit zwar noch nicht von den Autoritäten zu lösen beginnt, aber dennoch bereits Modifikationen und Erweiterungen der Tradition vornimmt, verweist BAGELLARDI auch an etlichen Stellen auf die eigene klinische und therapeutische Erfahrung. So berichtet er beispielsweise im Kapitel »de tumore ventris infantium« über zwei Knaben von drei und zwei Jahren, die unter seiner Ägide von einer »inflatio ventris« geheilt worden seien.[36]

Der handliche Erstling des Abendlandes zur Kinderheilkunde erfreute sich offenbar eines nicht geringen Interesses; jedenfalls erschienen, soweit wir wissen, noch mindestens zwei Neudrucke (1487 und 1536) und bereits 1486 eine Übersetzung in italienischer Sprache.[37] Letztere war ausdrücklich für die Frauen gedacht.[38] Dass der Bedarf nach einer Popularisierung des pädiatrischen Wissens, wie sie in dieser Hinwendung an die Laien offenkundig wird, groß war, hatte sich schon ein Jahrzehnt früher in Deutschland gezeigt. Hier war nämlich 1473 in Augsburg das erste gedruckte Werk über Kinderkrankheiten in deutscher Sprache erschienen, das sich in wenigen Jahrzehnten zu einem wahren Bestseller entwickeln sollte: »Ein Regiment der jungen Kinder«, geschrieben von BARTHOLOMAEUS METLINGER, einem Arzt in Augsburg. Das Buch erlebte bis in die 40er Jahre des 16. Jahrhunderts über 10 Auflagen.[39]

---

33 Zu Leben und Werk Bagellardis vgl. Sudhoff (1925), S. VII–IX.

34 Ebenda, S. IX–XIII.

35 Ebenda, S. XIII–XVI.

36 Bagellardi (1472), in Sudhoff (1925), Kap. 8.

37 Sudhoff (1925), S. XVI–XXII.

38 »A complitientia de molte done (!) in vulgare traducta«, zit. nach Sudhoff (1925), Tafel XI.

39 Vgl. Sudhoff (1925), S. XXVI–XXVIII. – Den in modernes Deutsch übertragenen Text bietet Unger (1904).

METLINGERS Werk ist ein kurzgefasstes Kompendium über Krankheiten und die Ernährung der Säuglinge, über Kinderkrankheiten und über die richtigen Maßnahmen zur Aufzucht der Kinder bis zum siebten Lebensjahr, dem Alter also, in dem im Mittelalter die Kindheit endete und das Kind in die Schule kam, ins Arbeitsleben eintrat oder ins Kloster gegeben wurde.[40] In seiner Vorrede nennt METLINGER seine Adressaten. Er schreibt nicht für Ärzte, sondern richtet sich an die Väter und Mütter, die durch die Lektüre lernen sollen, »wie die kind(er) in gesuntheit und in kranckheiten gehalten werden sollen«. In seinem ausführlichsten Teil, der insgesamt 25 Kinderkrankheiten mit Symptomatik, Ätiologie und Therapie enthält, stützt er sich, ebenso wie BAGELLARDUS, insbesondere auf RHAZES, zitiert aber auch etliche andere antike und arabische Autoren. Vereinzelt finden sich auch eigene, aus der Praxis gewonnene Erfahrungen.

Waren die beiden bisher genannten Inkunabeln eher kurze Leitfäden, als praktische Anleitung im Umgang mit dem Kind gedacht, so erfüllt das dritte Werk, das ebenfalls noch vor der Wende zum 16. Jahrhundert erschien, den Anspruch eines umfangreichen gelehrten Fachbuches über Kinderkrankheiten, in dem das einschlägige Wissen seiner Zeit in lateinischer Sprache zusammengefasst ist. Der »Liber de egritudinibus infantium« erschien ca. 1485 in Loewen;[41] sein Verfasser war CAROLUS ROELANS von Mecheln (1450–1525), berühmter und vielbeschäftigter Praktiker, der im Jahre 1497 Leibarzt der Erzherzogin Margaretha von Oesterreich, der Witwe Karls des Kühnen von Burgund wurde.[42]

ROELANS hat sein Werk ausdrücklich als eine gelehrte Kompilation aus den Büchern der medizinischen Autoritäten konzipiert, und dementsprechend ist die Zahl seiner Zitationen aus Antike, arabischem Kulturraum und westlichem Mittelalter groß. Sein Ziel ist es, seine Leser mit den Kenntnissen über Ursachen, Symptome, Prognose und Therapie von insgesamt 52 Kinderkrankheiten vertraut zu machen, die von den wichtigsten ärztlichen Schriftstellern bis auf seine Zeit zusammengetragen worden waren. Unter den durchweg sehr ausführlichen Angaben zur Therapie finden sich erstaunlich viele magische Elemente und Bestandteile aus der sogenannten Dreckapotheke. Für Ersteres mögen der Smaragd, der bei Epilepsie, und der Löwen- oder Hundezahn, der bei Zahnbeschwerden um den Hals gelegt wird, als Beispiele dienen,[43] zur Dreckapotheke gehört etwa die Empfehlung von Mäusedreck im

---

40 Vgl. Arnold (1980), S. 17–23.
41 Zu den Argumenten, die für eine Abfassungszeit in den 80er Jahren sprechen, vgl. Sudhoff (1925), S. XXXIV.
42 Zu Leben und Werk von Roelans s. ebenda, S. XXXIII–XXXIX.
43 Vgl. Kap. 26: »De morbis dentium puerorum ... Etiam idem (Petrus de argilata) dicit quod dens canis et leonis collo pueris suspendatur antequam dentes nascantur securum reddit ipsum a dolore dentium in nativitate ipsorum«, zit. nach Sudhoff (1925), fol. 132 v.

Kapitel über die Obstipation.[44] Im Gegensatz zu den beiden kurzgefassten Traktaten von BAGELLARDUS und METLINGER hat ROELANS' Werk zu seinen Lebzeiten keinen Neudruck erfahren. Es wurde jedoch ein halbes Jahrhundert später in erheblich veränderter Form, die dem Zeitgeist des Renaissance-Galenismus mit seiner Abkehr vom Arabismus und von der mittelalterlichen Scholastik entsprach, von dem in Kolmar als Arzt wirkenden SEBASTIAN OSTERICHER (gest. 1550) herausgegeben.[45] Diese Version wurde dann ihrerseits ein Jahrhundert später von dem holländischen Arzt NICOLAAS FONTEYN mit einem ausführlichen Kommentar versehen und erschien, ergänzt um neuere Erkenntnisse, in Amsterdam.[46]

Mit diesen drei Monographien zur Kinderheilkunde von BAGELLARDUS, METLINGER und ROELANS wurde also in der Frühphase der Renaissance der erste Grund gelegt für die Entwicklung eines eigenen Zweiges der Heilkunde, der, mehr als andere Gebiete der Medizin, große Bedeutung für die Bewältigung des Alltags sowohl des Arztes in der Praxis als auch der Eltern in der Familie hatte, so dass die fast gleichzeitige Produktion in unterschiedlichen Ländern Europas auch mit diesem besonderen Bedarf erklärt werden kann. In dieselbe Richtung verweist zugleich die frühe Verwendung der Nationalsprachen.

In den beiden folgenden Jahrhunderten hat sich eine Vielzahl weiterer Autoren über die Kinderkrankheiten geäußert, deren Werke ebenfalls zumeist noch sehr stark der Tradition verhaftet blieben, weshalb sie hier nicht näher besprochen werden sollen.[47] Erwähnt sei lediglich der relativ umfängliche Traktat »De morbis puerorum« des bedeutenden medizinischen Humanisten HIERONYMUS MERCURIALIS (1530–1606), der sich vor allem durch zahlreiche Übersetzungen und Kommentare hippokratischer Werke einen Namen gemacht hat. Sein Buch über die Kinderkrankheiten erschien erstmals in Venedig 1583, erlebte noch etliche weitere Auflagen und wurde 1605 von PETER UFFENBACH ins Deutsche übersetzt.[48] MERCURIALIS bewegt sich zwar inhaltlich noch weitgehend in den Bahnen der Tradition, sein Buch enthält

---

44 So Kap. 40: »De constrictione vel constipatione ventris puerorum ... Primum est stercus muris, cuius tria grana dissolventur in uno codeari aque et infanti dentur ad bibendum«, zit. nach Sudhoff (1925), fol. 167 r.

45 Sebastianus Austrius: De infantium sive puerorum morborum ac symptomatum dignotione tum curatione Liber. Basel 1540; nachgedr. Lyon 1549.

46 Nicolai Fontanus: Commentarius in Sebastianum Austrium ... De puerorum morbis. Amsterdam 1642.

47 Für diese Werke sei vor allem auf Peiper (1992), S. 108–152 verwiesen; Peiper geht im umfänglichen zweiten Teil seines Werkes auch ausführlich auf die Entwicklung und Erstbeschreibungen der Krankheitsentitäten ein.

48 Es erschien unter dem Titel »Von den Schwachheiten und Gebrechen der jungen Kinder« in Frankfurt am Main. – Zu Mercurialis und seinem pädiatrischen Traktat vgl. Seidler (1986), S. 690–693.

jedoch auch manches Neue und wurde in der Folgezeit zu einem wichtigen Grundlagenwerk.[49] Bemerkenswert ist vor allem die Tatsache, dass sich der Autor in seiner Einleitung mit der Frage auseinandersetzt, ob sich der studierte Arzt überhaupt mit kranken Kindern beschäftigen solle. Seine Antwort darauf ist eindeutig: Die Kinder seien von Natur aus schwach und bedürften deshalb ganz besonders der Hilfe eines kompetenten Mediziners. Ihre Schwäche und Hilfsbedürftigkeit ergäben sich aber aus der Geburt, die den kindlichen Organismus einem extremen Wandel aller seiner bisherigen intrauterinen Lebensbedingungen unterwerfe. An gefährdenden Momenten werden im einzelnen der anstrengende Geburtsverlauf, die häufig zu Entzündungen führende Abtrennung der Nabelschnur, der Übertritt aus dem warmen Leib der Mutter in die kalte Außenluft, die Nahrungsumstellung sowie der Tausch des sanften Lagers in der Gebärmutter gegen Strohsack und harte Kissen genannt.[50]

Trotz mancher neuer Erkenntnisse wirkte also die antike und mittelalterliche Tradition bis in die Mitte des 18. Jahrhunderts fort. Einen ersten wichtigen Schritt zu einem Neuanfang für die Pädiatrie machte der Schwede NILS ROSEN VON ROSENSTEIN (1706–1773) in Uppsala, der 1764 seine »Anweisung zur Kenntniß und Cur der Kinderkrankheiten« in schwedischer Sprache veröffentlichte.[51] Dieses viele hundert Seiten umfassende Werk wurde zwei Jahre später von seinem Landsmann und Schüler JOHANN ANDREAS MURRAY (1740–1791) ins Deutsche übersetzt und erfuhr in den folgenden Jahren etliche weitere Auflagen sowie Übertragungen in alle wichtigen europäischen Sprachen.[52] Seine große und innovative Bedeutung liegt darin, dass VON ROSENSTEIN seine reichen eigenen Erfahrungen und Beobachtungen zwar in Auseinandersetzung mit seinen Zeitgenossen, aber fast ausschließlich ohne Rückgriff auf antike Vorbilder niedergelegt hat. Zusammen mit MICHAEL UNDERWOOD (1737–1820), dem Autor des zwei Jahrzehnte später erschienenen ersten modernen englischen Lehrbuchs über die Kinderkrankheiten,[53] stellt VON ROSENSTEIN somit eine wichtige Etappe auf dem Weg zu einer wissenschaftlichen Pädiatrie dar. Bis diese dann auch ein eigenes Fach der Medizin an den Universitäten wurde, sollte es allerdings noch etliche Zeit dauern.

---

49 Vgl. Peiper (1992), S. 118.
50 Mercurialis (1605, Übers. Uffenbach), S. 2 f.
51 Zu Rosenstein vgl. Bókay (1922), S. 25–27; Ruhräh (1925), S. 373–381; Still (1931), S. 434–438; Oehme (1988), S. 87–89.
52 Zu Murray als »Pädiater« und Multiplikator des Rosenstein'schen Werkes vgl. Radke (1972).
53 Es handelt sich um den »Treatise on the diseases of children«, der 1784 in London herauskam und bis in die Mitte des 19. Jahrhunderts noch über 20 Auflagen bzw. Übersetzungen erlebte.

Die Entwicklung der Kinderheilkunde zu einer Spezialdisziplin der akademischen Medizin

Wie wir gesehen haben, war das Bewusstsein von der Besonderheit des kindlichen Organismus und seiner besonderen Gefährdungen seit der Antike bei vielen Ärzten durchaus präsent. Der Reichtum an Literatur über Kinderkrankheiten von der klassischen griechischen Zeit bis ins 18. Jahrhundert legt beredtes Zeugnis von den Bemühungen der Ärzte ab, die einschlägigen tradierten Kenntnisse zu bewahren und sie durch eigene Erfahrungen zu erweitern. Diese Bemühungen wurden an manchen Universitäten dadurch gestützt, dass die Krankheiten der Kinder zum Gegenstand von eigenen Vorlesungen gemacht wurden. So weisen die Lektionskataloge von Jena und Marburg entsprechende Angebote sogar schon im späten 17. Jahrhundert auf.[54] Gleichwohl lehren uns die Medizin- und Sozialgeschichte, dass die Erfolge dieser Bemühungen über lange Zeiträume hinweg eher begrenzt waren. Deutliche Zeichen hierfür sind die hohe Säuglings- und Kindersterblichkeit[55] sowie der vielfach schlechte Gesundheitszustand der Waisenhausinsassen,[56] die bis ins Zeitalter der Aufklärung im öffentlichen Bewusstsein zwar vielfach beklagte, aber unabänderlich scheinende Phänomene waren. Seit dem späten 18. Jahrhundert setzte hier ein Wandel ein, der sich neuen Impulsen auf verschiedenen Ebenen verdankte.[57]

Vorausgegangen war seit dem Ende des 17. Jahrhunderts eine intensive Diskussion von Staatstheoretikern und Ökonomen über Grundlagen, Wesen und Ziele des Staates, in der die These von der Bevölkerung als des entscheidenden produktiven Faktors für die politische und ökonomische Macht an herausragender Stelle stand. Die Obrigkeiten reagierten darauf vielerorts mit Reformen unterschiedlicher Art, die auf die Erhaltung der Gesundheit und Verhütung von Krankheiten zielten. In diesem Kontext kam auch der hohe Verlust an Menschenleben im jungen und jüngsten Lebensalter als dringliches Problem klarer in den Blick; die Rede von der unverantwortlichen Verschwendung wertvollen Menschenlebens wurde zum geläufigen Topos. Das neu erwachte Interesse des Staates am Gedeihen des einzelnen Individuums fand eine Entsprechung in der Philosophie der Aufklärung, in deren Gefolge sich die Gewichtung von Diesseits und Jenseits verschob und damit die gelungene Gestaltung des irdischen Lebens in der Werteskala der Gesellschaft eine hohe Priorität erlangte. Für die Ärzte eröffneten sich dadurch neue Betätigungsfelder, die sie seit der Mitte des 18. Jahrhunderts durch verschiedene

---

54 Vgl. Oehme ((1986), S. 21–23.

55 Vgl. Peiper (1992), S. 400–417.

56 Zur Bedeutung des Waisenhauses als eines Ortes für frühe kinderheilkundliche Aktivitäten s. Ristig (1995); zur Debatte über die Reform der Waisenhäuser im 18. Jahrhundert s. Neumann (2003).

57 Vgl. hierzu Mann (1966); Wittern (1993 a), S. 255–265.

Aktivitäten zu besetzen begannen. Auf der einen Seite reagierten sie auf das öffentliche Bedürfnis nach besserer Gesundheitssicherung und Krankheitsverhütung durch die Popularisierung medizinischen Wissens, durch die weite Kreise der Bevölkerung in gesundheitlichen Fragen zur Selbsthilfe befähigt werden sollten. Auf der anderen Seite gerieten in Folge des Mentalitätswandels Personengruppen in den Blick der Ärzte, deren Leiden bzw. Probleme vorher nicht in den Zuständigkeitsbereich der Medizin gehört hatten.[58] Von beiden Entwicklungen profitierten die Kinder und letztlich auch die Kinderheilkunde.

Was die Popularisierung der Medizin betrifft, so waren deren Zielgruppen zwar breit gestreut,[59] eine zentrale Rolle spielte hierbei aber der Themenkomplex »die physische Erziehung des Kindes«, zu dem allein in der Zeit von 1750 bis 1820 über 150 Schriften erschienen.[60] Diese Werke waren durchweg an die Eltern und speziell an die Mütter als die verantwortlichen Begleiterinnen der Kinder in ihren frühen Jahren gerichtet. Die bestimmende Norm für die in ihnen empfohlene Aufzucht und Erziehung war, in Anlehnung an ROUSSEAUS »Emile«, die Natur. An ihr wurden durchgängig alle Maßnahmen gemessen und Fehler mit Verweis auf sie gebrandmarkt. Diese reiche einschlägige Literatur spiegelt die vollzogene Aufwertung des Kindes in seiner Bedeutung für die Gesellschaft. Ihr übergeordnetes Ziel war es, die Kinder zu gesunden, kräftigen und fortpflanzungsfähigen Bürgern und damit zu nützlichen Staatsbürgern heranzuziehen.[61]

Die Erweiterung der Tätigkeitsfelder der Ärzte, die im Zuge der Aufklärung mit ihren sozialen und philanthropischen Impulsen einsetzte, betraf ebenfalls in ausgeprägter Weise die Kinder, wobei es hier vor allem um die hilfsbedürftigen armen und kranken ging. Diese Kinder, die in besonderer Weise am Rande der Gesellschaft standen, riefen seit der zweiten Hälfte des 18. Jahrhunderts in verschiedenen Teilen Europas Initiativen von Ärzten hervor, deren Ziel die medizinische Betreuung im Rahmen institutioneller Versorgung der sozial Schwächsten war.[62] Ein Vorläufer dieser Entwicklung war GEORGE ARMSTRONG (1719–1789),[63] der 1769 ein »Dispensary for the infant poor«, also ein Ambulatorium für arme Kinder in London gründete.[64]

---

58 Dies betraf etwa die schwangeren Frauen, die Geisteskranken, die Moribunden, die Krüppel etc.

59 Vgl. hierzu Dreißigacker (1970); Wittern (1993 a), S. 260–262.

60 Diese Textgattung ist ausführlich dargestellt in Kunze (1971).

61 Vgl. auch Seidler (1983), S. 14 f.

62 In diesen Zusammenhang gehört auch die um 1790 erfolgte Gründung der ersten orthopädischen Heilanstalt in Orbe im Waadtland durch Jean André Venel; zu Venel vgl. Bischofberger (1970).

63 Zu ihm vgl. Ruhräh (1925), S. 440–446; Still (1931), S. 417–425.

64 Vgl. auch Peiper (1992), S. 271 f.; bereits 1767 hatte Armstrong einen »Essay on the diseases most fatal to infants« (London) veröffentlicht, der zahlreiche weitere

Der offenkundige Bedarf für eine derartige Einrichtung zeigte sich in der Nachfrage: In den wenigen Jahren ihres Bestehens[65] wurden annähernd 35 Tausend Kinder bis zum 12. Lebensjahr behandelt. Die Erfahrungen, die ARMSTRONG hier erwerben konnte, hat er in den späteren Auflagen seines 1767 erstmals erschienenen Essays niedergelegt, der damit zu einem viel beachteten Handbuch über Kinderkrankheiten wurde.[66]

Das Beispiel ARMSTRONGS fand schon wenige Jahre später einen Nachahmer in JOSEPH JOHANN MASTALIER (1757–1793). Dieser eröffnete 1788 in Wien ein »Kinderkranken-Institut«, eine Poliklinik zur unentgeltlichen Behandlung armer kranker Kinder, der das Verdienst zukommt, die erste Einrichtung dieser Art im deutschsprachigen Raum gewesen zu sein.[67] Ebenso wie bei ARMSTRONG handelte es sich auch bei MASTALIER zunächst um eine private Gründung, die auf Kosten des Gründers und mit Spenden geführt wurde. Da soziale Einrichtungen dieser Art unter Joseph II. jedoch politischen Rückenwind hatten und MASTALIER in einer Bittschrift auf die negativen Folgen der hohen Kindersterblichkeit für den Staat verwies, wurde das Kinderkranken-Institut schon wenige Jahre nach seiner Eröffnung eine öffentliche Institution. Diese Entwicklung erlebte MASTALIER jedoch nicht mehr; sie erfolgte 1794 unter seinem Nachfolger LEOPOLD ANTON GÖLIS (1764–1827), unter dessen Leitung das Institut eine der »Geburtsstätten der österreichischen Pädiatrie«[68] wurde. Sie hatte gewaltigen Zulauf, wurde von vielen Ärzten besucht und galt im Verlauf des 19. Jahrhunderts als eine der angesehensten Polikliniken für Kinder im deutschsprachigen Raum.[69] Zum akademischen Unterricht wurde das Institut ausdrücklich nicht zugelassen, da die Verwaltung offenkundig die sich daraus entwickelnde Spezialisierung fürchtete.[70]

Auflagen erfuhr. Eine deutsche Übersetzung erschien zwei Jahre später unter dem Titel »Versuch von den vorzüglichsten und gefährlichsten Kinder-Krankheiten« (Celle 1769), vgl. Oehme (1986), S. 124.

65 Das genaue Datum der Schließung ist nicht bekannt, vgl. Still (1931), S. 427.

66 Die dritte Auflage erschien 1777 in London unter dem Titel »An account of the diseases most incident to children from their birth till the age of puberty«, die deutsche Übersetzung (»Über die gewöhnlichsten Kinderkrankheiten und deren Behandlung«, bearb. v. Jakob Chr. G. von Schäffer) 1786 in Regensburg.

67 Hierzu vgl. Lesky (1961) und Lesky (1965), S. 54 f.; Peiper (1992), S. 266–269.

68 So Lesky (1965), S. 54.

69 So Murken (1971), S. 228.

70 So schrieb die Studien-Hof-Commission 1808: »Eigene Vorlesungen über Frauen- und Kinderkrankheiten sind weder nothwendig noch räthlich ... weil ..., wenn man über jedes Haupt-Menschenalter, über jede Gattung der Menschen besondere Vorlesungen gestattet, die medizinischen Lehrkanzeln allzu sehr vervielfältigt werden würden«, zit. n. Eulner (1970), S. 215.

ARMSTRONG, der Pionier der Kinder-Poliklinik, war der Überzeugung gewesen, dass die Einrichtung eines Krankenhauses zur stationären Behandlung von Kindern analog den Häusern für erwachsene Kranke nicht praktikabel sei. Die Trennung der Kinder von ihrer Mutter oder Amme würde ihnen das Herz brechen. Wenn man aber die jeweilige Bezugsperson mit aufnehmen wollte, so überstieg dies seiner Überzeugung nach nicht nur die Kapazität der Klinik, sondern würde auch zu einem heillosen Durcheinander führen.[71]

So plausibel seine Befürchtungen waren, so hatte die Realität ihn doch längst überholt; denn es war im Laufe der Frühen Neuzeit durchaus üblich gewesen, dass Kinder ohne Bezugspersonen zusammen mit den Erwachsenen auch stationär versorgt wurden. Die Unzuträglichkeiten dieses Zustandes wurden den Verantwortlichen im Laufe des 18. Jahrhunderts mehr und mehr bewusst, aber die Einrichtung des ersten europäischen Kinderkrankenhauses erfolgte dennoch erst 1802. In diesem Jahr wurde in Paris das Waisenhaus für Mädchen, das »Maison de l'enfant Jésus«, unter der Devise »Faire des hommes utiles à la patrie«[72] in das »Hôpital des enfants malades« umgewandelt.[73] Eingerichtet mit 300 Betten für Kinder zwischen 2 und 15 Jahren wurde diese Anstalt zur zentralen Ausbildungsstätte der Ärzte für die Kinderheilkunde. Es wurde besucht von Lernwilligen aus ganz Europa, deren zahlreiche Berichte der Medizinerwelt Kenntnis von dem gaben, was in Paris auf diesem Gebiet getan und geforscht wurde.[74]

Die große Bedeutung dieser Institution, durch die Frankreich nach Einschätzung mancher Historiographen zur »Lehrmeisterin der Pädiatrie für Europa« wurde,[75] lag in der neuen Medizin, die in den Pariser Krankenanstalten um die Jahrhundertwende ihren ersten Höhepunkt erreichte. Grundlage der »Pariser klinischen Schule« war die Kombination von physikalischer Diagnostik und pathologischer Sektion, mit der die traditionelle Medizin der Symptome zugunsten einer Medizin der Läsionen aufgegeben wurde. Die große Zahl an Kranken, die in den Pariser Krankenanstalten behandelt wurden, boten für die klinischen Untersuchungen mit Hilfe der von LEOPOLD AUENBRUGGER (1722–1809) und RENÉ THEOPHILE HYACINTHE LAENNEC (1781–1826) entwickelten Techniken der Perkussion und Auskultation sowie für die Sektionspraxis, die XAVIER BICHAT (1771–1802) im Anschluss an GIOVANNI BATTISTA MORGAGNI (1682–1771) neu belebte, reiches Material.

Was für die Erwachsenenmedizin galt, galt auch für die Kinder. Die hohen Belegungszahlen des Hôpital des enfants malades gaben den dort praktizierenden Ärzten erstmals die Gelegenheit, Kinderkrankheiten in großer Zahl in

---

71 Referiert nach Still (1931), S. 420.
72 Zit. n. Bókay (1922), S. 35.
73 Ausführlich hierzu Peiper (1992), S. 257–266.
74 Auszüge aus etlichen Berichten sind abgedruckt bei Peiper (1992), S. 258–264.
75 Vgl. z. B. Bókay (1922), S. 36.

ihrem klinischen Verlauf zu beobachten und mit den Befunden an der Leiche zu vergleichen. Das hier gewonnene Material wurde die Grundlage für zahlreiche Veröffentlichungen, durch die etliche der traditionellen Theorien revidiert werden konnten. In diesem wissenschaftlichen Umfeld entstand auch der 1828 erschienene, über 650 Seiten umfassende »Traité des Maladies des Enfant nouveaunés et à la mamelle«, von CHARLES-MICHEL BILLARD (1800–1832)[76], den ALBRECHT PEIPER an den Beginn der wissenschaftlichen Kinderheilkunde setzt.[77]

Ein Jahr nach Erscheinen dieses grundlegenden Werkes, das zugleich die zentrale Bedeutung eines einschlägigen Krankenhauses für den Fortschritt der Wissenschaft belegte, wurde das erste deutsche Kinderkrankenhaus an der Charité in Berlin gegründet. Die treibende Kraft war der Chirurg JOHANN NEPOMUK RUST (1775–1840), der zugleich der Präsident des Kuratoriums für die Krankenhaus-Angelegenheiten war; die Leitung wurde zunächst EDUARD WOLFF übertragen.[78] Die Klinik bestand aus einer Abteilung mit 30 Betten und einem eigenen Ambulatorium für Kinder zwischen 2 und 12 Jahren. Von 1830 bis 1847 wurde hier klinischer Unterricht durch STEPHAN FRIEDRICH BAREZ (1790–1856) abgehalten, der sich zwar als Praktiker in Berlin großer Beliebtheit erfreute, aber nur Weniges zur Kinderheilkunde publiziert hat.[79] Dasselbe gilt für H. F. EBERT (1814–1872), der, von der Geburtshilfe herkommend, Ende der 40er Jahre die Leitung der Abteilung für Kinder übernahm. Erst 1872 erhielt die Klinik mit EDUARD HENOCH (1820–1910), einem der »Altmeister der deutschen Kinderheilkunde«,[80] einen Direktor, der auch auf wissenschaftlichem Gebiet Wegweisendes geleistet hat.[81] Unter HENOCHS

---

76 Auf dem Titelblatt seines Werkes, das in Paris erschien, hat Billard mit dem Zusatz »fondé sur de nouvelles observations cliniques et d'anatomie pathologique« auf die Grundlagen seiner Erkenntnisse hingewiesen. Der Traité wurde bereits 1829 von Friedrich L. Meissner ins Deutsche übersetzt. – Billard hat 1828 kurz nach dem Traité noch einen »Atlas d'anatomie pathologique pour servir à l'histoire des maladies des enfants« veröffentlicht.

77 Peiper (1992), S. 265.

78 Vgl. die Festschrift »250 Jahre Charité Berlin«. Berlin 1960, S. 36; Dost (1960), S. 6–11. – Als Gründungsjahr wird in der Literatur mehrfach auch 1830 genannt.

79 Barez hatte sich 1820 mit einer Arbeit über »Nonnulla ad morbos infantum spectantia« für Kinderheilkunde habilitiert und verfaßte danach noch einige einschlägige Aufsätze in den zeitgenössischen Periodika. 1843 war er Mitbegründer des »Journals für Kinderkrankheiten«, das bis 1872 bestand, vgl. Bókay (1922), S. 41.

80 So Dieter Jetter in seiner »Geschichte der Medizin« (Stuttgart 1992, S. 313), ein Zitat von Arthur Schloßmann aus dem Jahre 1910 aufnehmend.

81 Genannt seien insbesondere seine 1881 erstmals in Berlin herausgegebenen Vorlesungen über Kinderkrankheiten, die als »Handbuch für Aerzte und Studirende« in kurzer Folge 11 Auflagen und etliche Übersetzungen erlebten. – Zu Henoch vgl. Metz (1988), S. 26 f., Oehme (1993), S. 43.

Leitung wurden auch erstmals Säuglinge aufgenommen,[82] deren extrem hohe Sterblichkeit bis ins 20. Jahrhundert ein besonderes Problem der Kinderkliniken blieb.[83]

Nur wenige Jahre nach der Charité wurde das erste Kinderkrankenhaus 1837 in Wien mit 12 Betten eröffnet.[84] Das »Institut zur Behandlung armer kranker Kinder« war eine private Gründung des ehemaligen Militärarztes LUDWIG WILHELM MAUTHNER VON MAUTHSTEIN (1806–1858),[85] der die Kosten zunächst aus eigenen Mitteln bestritt und seit 1844 hier auch klinisch-pädiatrische Vorlesungen hielt, nachdem er sich 1839 für den Bereich »Pflege gesunder und kranker Kinder« habilitiert hatte. Da die Kaiserin Maria Anna seine Aktivitäten mit großem Interesse und Wohlwollen begleitete, erhielt MAUTHNER Ende der 40er Jahre die Möglichkeit, ein neues Gebäude mit 120 Betten zu errichten, das fortan unter dem Namen »St. Anna Kinderspital« seine segensreiche Tätigkeit entfaltete.[86] MAUTHNER selbst wurde 1851 zum außerordentlichen Professor der Kinderheilkunde ernannt, nachdem das Spital ein Jahr zuvor als Einrichtung der Universität anerkannt worden war. Damit war in Österreich ein entscheidender Schritt zur Eigenständigkeit des Fachs getan, ein Schritt, auf den man in den meisten deutschen Universitäten noch viele Jahrzehnte warten musste.

Dies galt jedoch nicht für Würzburg, dessen Pionierleistung auf dem Gebiet der Kinderheilkunde erst in den letzten Jahren durch JOHANNES OEHME und GUNDOLF KEIL mit seinen Schülern in verschiedenen Arbeiten angemessen gewürdigt worden ist.[87] Auf der Basis einer 1840 errichteten Kinderabteilung im Juliusspital, die von den Professoren der Inneren Medizin und der Chirurgie betreut wurde, konnte hier dank der Initiative von FRANZ VON RINECKER (1811–1883) 1847 eine »Separat-Anstalt für kranke Kinder« eröffnet werden, die drei Jahre später, also im gleichen Jahr wie in Wien, zur Universitäts-Kinderklinik wurde. RINECKER selbst war bereits 1844 zum Professor für Kinderkrankheiten ernannt worden.[88] Diese frühe Gründung einer universitären Einrichtung für kranke Kinder, die Vorbildfunktion für ganz Deutschland hätte haben können, stand jedoch unter keinem guten Stern; denn ihre administrative Abhängigkeit von der juliusspitälischen Stif-

---

82 Vgl. Eulner (1970), S. 208.

83 Zu dieser Problematik vgl. vor allem Peiper (1992), S. 400–417.

84 Zur Gründung und Entwicklung des Krankenhauses, die im folgenden geschildert werden, vgl. Lesky (1965), S. 59 f.; Peiper (1992), S. 269.

85 Zu Person und Werk Mauthners vgl. Oehme (1993), S. 61.

86 Eine kurze Beschreibung des Klinikbaus gibt Metz (1988), S. 12 f.

87 S. Oehme (1993), S. 71; Keil (1998); Keil (2002); Tomasevic (2002).

88 Zu Rineckers überragender Bedeutung für die Etablierung der Kinderheilkunde in Würzburg vgl. Keil (2002), S. 38–41; Tomasevic (2002), S. 52–61.

tung führte zu mannigfachen Konflikten, in deren Folge die Klinik schon nach 13 Jahren ihre Selbständigkeit verlor.[89]

Demgegenüber war dem Wiener »St. Anna Kinderspital« eine kontinuierliche Entwicklung vergönnt. Es versorgte jährlich ca. 600 Kinder stationär und ca. 2000 ambulant[90] und erfreute sich auch innerhalb der internationalen scientific community eines sehr guten Rufes, so dass viele junge Ärzte im Rahmen ihrer Peregrinatio academica nach Wien fuhren, um sich in der Kinderheilkunde ausbilden zu lassen. Sein offenkundiger Erfolg ließ MAUTHNER 1858 den Antrag stellen, die Pädiatrik in die Rigorosumsprüfung aufzunehmen, aber dieser Vorstoß blieb vorerst ohne Folgen.[91] Betrachtet man die Entwicklung der Kinderheilkunde aus dem Blickwinkel der Institutionalisierung, so hat MAUTHNER in Wien ohne Zweifel wichtige Wege gebahnt und damit eine bedeutende Rolle gespielt. Seine wissenschaftlichen Ansichten und seine Publikationen lassen jedoch einen Aufbruch ins Neuland, wie ihn CHARLES-MICHEL BILLARD schon 1828[92] in Paris vollzogen hatte, vermissen, so dass er – trotz des überaus günstigen Umfeldes in Wien mit CARL VON ROKITANSKY (1804–1878) und JOSEPH SKODA (1805–1881) – noch ein »typischer Vertreter der Übergangsgeneration«[93] geblieben ist.

Auf MAUTHNER, der 1858 starb, folgte sein Schüler FRANZ MAYR (1814–1863) in der Leitung der Klinik.[94] MAYR hatte bereits einschlägige Erfahrungen im 1842 gegründeten Wiener St. Josephs-Kinderspital erworben,[95] als er 1858 das Annenspital übernahm. Er wurde wie sein Vorgänger zum außerordentlichen Professor der Kinderheilkunde ernannt und gründete zusammen mit dem in Ungarn gebürtigen LEOPOLD MAXIMILIAN POLITZER und MORITZ SCHULLER das Wiener Jahrbuch für Kinderheilkunde. In seinem wissenschaftlichen Werk war MAYR der pathologischen Richtung ROKITANSKYS und der Diagnostik SKODA'scher Prägung verpflichtet und hat sich insbesondere durch die Semiotik und die Darstellung der Krankheitserscheinungen beim Kind ausgezeichnet.[96] Er gilt als der Begründer der klinischen Pädiatrie in Wien.[97]

Nachdem Paris, Berlin, Wien und Würzburg den Weg gewiesen hatten und die neuen Anstalten für arme kranke Kinder ganz offensichtlich ein großes Bedürfnis erfüllten, gab es seit den vierziger Jahren des 19. Jahrhunderts

---

89 S. Keil (1998), S. 349 f.

90 Nach Oehme (1993), S. 61.

91 Vgl. Lesky (1961 b), S. 100.

92 S. oben S. 29.

93 So Lesky (1965), S. 60.

94 Vgl. Lesky (1965), S. 173 f.; Peiper (1992), S. 269 f.

95 Dieses Spital verfügte über 60 Betten für arme Kinder zwischen dem 1. und 12. Lebensjahr, vgl. Peiper (1992), S. 269.

96 Zu seinen Veröffentlichungen vgl. Lesky (1965), S. 174; Peiper (1992), S. 270.

97 Vgl. Bókay (1922), S. 43.

eine Gründungswelle von Kinderkrankenhäusern sowohl in Deutschland als auch in ganz Europa.[98] Die meisten dieser frühen Gründungen wurden nicht mit öffentlichen Mitteln errichtet, sondern durch die Eigeninitiative einzelner Ärzte geplant und durch wohltätige Stiftungen bzw. Vereine unterhalten. Sie waren somit auch nur in den wenigsten Fällen mit den Universitäten verbunden. Vor diesem Hintergrund ist es nur folgerichtig, dass der entscheidende Impuls zur Begründung eines eigenständigen medizinischen Spezialfachs Kinderheilkunde nicht aus den Reihen der akademischen Medizin kam, sondern von dem Leiter einer privaten Kinderheilanstalt, von AUGUST STEFFEN (1825–1910).

STEFFEN hatte in Bonn, Heidelberg und Halle Medizin studiert und ließ sich 1850 in seiner Heimatstadt Stettin als praktischer Arzt nieder, wo er 1853 die kurz zuvor von seinem Vater gegründete Kinderheilanstalt übernahm. Von Stettin aus wurde er zum entscheidenden Initiator und Propagator für die Etablierung der Kinderheilkunde als eines eigenständigen Faches an den Universitäten in Deutschland.[99] Der erste wichtige Schritt hierfür war die 1868 erfolgte Gründung der »Section für Pädiatrik«[100] auf der 42. Versammlung der Deutschen Naturforscher und Ärzte in Dresden, aus der 15 Jahre später die »Gesellschaft für Kinderheilkunde« hervorging.[101] In beiden Gremien führte STEFFEN über viele Jahre den Vorsitz. Zugleich wurde er 1868 auch Mitherausgeber des Jahrbuchs für Kinderheilkunde und physische Erziehung, welches als Nachfolgerin des 10 Jahre zuvor gegründeten Wiener Jahrbuchs ebenfalls in Dresden aus der Taufe gehoben wurde.

Mit der Gründung einer eigenen Zeitschrift und einer eigenen Sektion bzw. Gesellschaft waren zwei wichtige Etappenziele auf dem Weg zur Spezialisierung, wie er sich im 19. Jahrhundert üblicherweise darstellte, geschafft.[102] Die weiteren Etappen jedoch, die Errichtung eines regulären Ordinariates an allen Universitäten mit den entsprechenden klinischen Einrichtungen und die Aufnahme des Faches in den Prüfungskatalog, sollten noch etliche Jahre und Jahrzehnte auf sich warten lassen. Ursachen hierfür waren die teilweise heftigen Widerstände aus dem Mutterfach der Inneren Medizin, deren Vertreter nicht auf einen Großteil ihrer Patienten verzichten

---

98 Vgl. hierzu die Arbeit von Metz (1988); ferner Murken (1971), Peiper (1922), Kap. Kinderkrankenhäuser, S. 257–281.

99 Zu Steffens Leben und Leistung für die Institutionalisierung der Kinderheilkunde in Deutschland vgl. Seidler (1983), S. 21–28, Windorfer (1978), S. 3–20, Peiper (1992), S. 282–284 u. 292–294, Oehme (1993), S. 82.

100 Zur Geschichte der Fachbezeichnung vgl. Oehme (1984), S. 11–13, Wittern (2000), S. 144–146.

101 Zur Geschichte dieser Gesellschaft vgl. Windorfer (1978), Seidler (1983), S. 21–78.

102 Vgl. hierzu Wittern (1999 b), bes. S. 48.

wollten,[103] und die von vielen Medizinern angesichts der zunehmenden Spezialisierung in fast allen Bereichen geteilte Sorge um die Einheit der Medizin sowie die Furcht vor dem Verlust des spezifischen ärztlichen Auftrags.[104] Aber auch hier wurde STEFFEN aktiv: Schon im ersten Band des Jahrbuchs entwarf er sein Programm für die Entwicklung der Kinderheilkunde und forderte die Einrichtung von Professuren und Kliniken an allen Universitäten, damit dieses Fach seinen ihm angemessenen Platz im akademischen Unterricht einnehmen könne.[105] Er wiederholte seine Forderung auf der folgenden Versammlung der Naturforscher und Ärzte in Innsbruck[106] und verfasste 1874 eine Denkschrift, die alle Argumente für die Selbständigkeit des Faches und die dafür notwendigen Einrichtungen noch einmal zusammenfasste.

Die Universitäten reagierten überwiegend ablehnend, aber die Politik kam der Kinderheilkunde in Gestalt des preußischen Ministerialdirektors FRIEDRICH ALTHOFF zu Hilfe, der 1894 OTTO HEUBNER (1843–1926) gegen den erklärten Willen der Berliner medizinischen Fakultät zum persönlichen Ordinarius für Kinderheilkunde berief.[107] Mit dieser politischen Entscheidung, hinter der vermutlich bevölkerungspolitische Überlegungen standen,[108] war zwar ein weiterer wichtiger Schritt zur Etablierung der Pädiatrie in Deutschland erfolgt, die Widerstände an den einzelnen Universitäten, die entsprechende Infrastruktur für ein eigenes Fach zu schaffen, blieben jedoch groß. Somit war auch die Prüfungsordnung von 1901 mit ihrer Forderung nach einem einsemestrigen Besuch einer Kinderklinik nur ein scheinbarer Fortschritt; denn sie stieß vielfach ins Leere, weil etliche Universitäten noch gar nicht über die entsprechenden Institutionen zur Ausbildung verfügten. 1901 besaßen nur acht Universitäten in Deutschland eine Kinderklinik.[109] Der entscheidende Durchbruch kam in den folgenden zwei Jahrzehnten, und er erhielt seine besondere Schubkraft durch die nach wie vor hohe Kinder- und Säuglingssterblichkeit, die zusammen mit den Menschenverlusten des Ersten Weltkriegs den Ausbau der Kinderheilkunde zu einem bevölkerungspolitisch notwendigen Akt machten. So wurden allein zwischen 1919 und 1921 insgesamt 14 Ordinariate für Kinderheilkunde geschaffen, zwei weitere kamen 1924 hinzu. Damit waren innerhalb kürzester Zeit mit Ausnahme von zwei

---

103 Vgl. Eulner (1970), S. 203; Zapf (2003), S. 213 f.

104 So äußerte sich z. B. Ernst von Leyden im Jahre 1881 auf der ersten Sitzung des Berliner Vereins für Innere Medizin: »Es gibt gegenwärtig kaum noch Ärzte, fast nur Spezialisten.«

105 Steffen (1868).

106 Vgl. Windorfer (1978), S. 4.

107 Zu diesem bemerkenswerten obrigkeitlichen Akt des für die preußische Kulturpolitik überragend wichtigen Althoff vgl. Czerny (1939), S. 27; Goerke (1983), S. 200–203; Oehme (1995), S. 425 f. – Zu Heubner vgl. Oehme (1995).

108 Vgl. Cerny, ebenda.

109 Vgl. Zapf (2003), S. 215.

Städten alle deutschen Universitäten einschlägig versorgt; diese beiden Ausnahmen waren Gießen, das 1933 einen Lehrstuhl erhielt, und Erlangen.[110]

Die Anfänge der Kinderheilkunde an der Universität Erlangen[111]

Wie im vorigen Kapitel erwähnt, wurden an den Universitäten des deutschen Sprachraums zwar erste vereinzelte Vorlesungen über Kinderkrankheiten seit der zweiten Hälfte des 17. Jahrhunderts gelesen. Aber man könnte es doch als Zeichen eines fortschrittlichen Aufbruchs deuten, wenn auch in Erlangen bereits im WS 1744/45, also schon im zweiten Jahr nach der Universitätsgründung, eine erste einschlägige Ankündigung im Vorlesungsverzeichnis erscheint: JOHANN FRIEDRICH WEISMANN (1678–1760), der Senior der Fakultät, kündigte eine 6stündige öffentliche Vorlesung über Kinderkrankheiten an, die er im darauf folgenden Sommersemester fortsetzte.[112] Dass der bei seiner Berufung bereits 65-Jährige diesem damals im normalen Universitätsalltag noch wenig beachteten Gebiet seine Aufmerksamkeit schenkte, kam nicht von ungefähr. WEISMANN hatte nämlich am Anfang des Jahrhunderts seine medizinischen Studien vor allem in Jena absolviert,[113] wo GEORG WOLFGANG WEDEL seit 1673 über vier Jahrzehnte lang als Professor der Medizin gewirkt und 1717 ein viel beachtetes Buch über Kinderkrankheiten veröffentlicht hatte.[114] Hierdurch angeregt hat dann WEISMANN seinen Vorlesungen das Werk von WEDEL zugrunde gelegt und seine pädiatrische Lehrtätigkeit mit Unterbrechungen bis in sein Todesjahr fortgesetzt.[115] Einschlägig publiziert hat WEISMANN allerdings nicht. Jedoch erschien schon im SS 1744 eine Abhandlung zur Aufzucht der Kinder in den ersten Lebensjahren von seinem Erlanger Kollegen CHRISTIAN SAMUEL GEBAUER (1716–

---

110 Vgl. Eulner (1970), S. 219.

111 Hierzu gibt es eine ausführliche Darstellung von Schamberger (1964); vgl. auch Windorfer (1984), Wittern (1993 b), S. 375–380, Stehr (1999), Zapf (2003), S. 216–230.

112 »Johannes Fridericus Weismann, per hoc semestre hibernum publice ab hora octava antemeridiana ad nonam praeleget de morbis infantum«, Vorl. Verz. Erlangen WS 1744/45.

113 Vgl. Wittern (1999), S. 214.

114 »Liber de morbis infantum« (Jena 1717), dazu Peiper (1992), S. 138 f.; vgl. auch Oehme (1986), S. 23. – Eine wie große Rolle der persönliche Einfluß des jeweiligen Lehrers für die Beschäftigung mit der Pädiatrie in diesem frühen Zeitraum spielte, zeigt auch die Tatsache, daß Wedel seinerseits Schüler von Theodor Schenk war, der schon 1666 eine der frühesten Vorlesungen über diesen Bereich gehalten hatte (»privatim legendo et disputando juventutem medicam exercebit«), zit. n. Oehme, ebenda.

115 Vgl. Schamberger (1964), S. 7.

1764)[116], was immerhin beweist, dass das Interesse WEISMANNS für die Kinder kein singuläres Phänomen an der eben gegründeten Universität war.

Im weiteren Verlauf der zweiten Hälfte des 18. Jahrhunderts haben sich dann etliche andere Professoren mit der Kinderheilkunde oder Teilbereichen aus ihr beschäftigt. Hieran waren neben HEINRICH FRIEDRICH VON DELIUS (1720–1791), der im Verlauf seiner über 40 Jahre währenden Zugehörigkeit zur Universität fast alle Gebiete der Medizin in der Lehre abdeckte,[117] die beiden Anatomen JACOB FRIEDRICH ISENFLAMM (1726–1793) und FRIEDRICH HEINRICH LOSCHGE (1755–1840) beteiligt, wobei letzterer interessanterweise im SS 1786 eine Vorlesung über die »Knochen der Kinder« ankündigte.[118] Im WS davor hatte er – ebenfalls erstmalig für Erlangen – über die »diaeta infantum« gesprochen. Insgesamt war aber das Angebot an pädiatrischen Vorlesungen noch eher sporadisch, so dass ein Student nicht sicher sein konnte, wenigstens einmal während seiner Ausbildung die Möglichkeit zu bekommen, eine entsprechende Veranstaltung zu besuchen. Dies änderte sich auch noch nicht grundlegend mit FRIEDRICH VON WENDT (1738–1818) und seinem Collegium clinicum, das dieser im Jahr seiner Berufung nach Erlangen 1778 einrichtete;[119] denn eine Vorlesung über Kinderkrankheiten hielt WENDT nur ein einziges Mal, nämlich im Jahre 1788. Aber das neue Ambulatorium gab den Medizinstudenten vermehrt Einblick in die Praxis, und wie wir den Berichten WENDTS über sein neues Institut entnehmen können, war auch eine große Zahl Kinder unter seinen Patienten, die er dem Unterricht zuführte.[120]

Im Jahrzehnt um 1800 wurde das Angebot für die Studenten dann dichter; getragen wurde es insbesondere von JOHANN CHRISTIAN FRIEDRICH HARLESS (1773–1853)[121] und CHRISTIAN FRIEDRICH VON DEUTSCH (1768–1843),[122]

---

116 »Von der Erziehung der Kinder bis zur Entwehnung«, in: Erlangische Gelehrte Anzeigen 1744, Nr. 21–28, dazu Schamberger (1964), S. 8–14.

117 Delius las allerdings nur im SS 1760 über Kinderkrankheiten. Angesichts der Tatsache, dass Weismann im August dieses Jahres 82-jährig starb, lässt sich vermuten, dass Delius ihn mit seiner Vorlesung zu vertreten versuchte; er hatte im übrigen bereits 1754 im Rahmen eines Kollegs über besondere Fälle in der Geburtshilfe auch Kasuistiken von Kindern angekündigt, Vorl. Verz. Erlangen SS 1754; vgl. auch Schwarzach (1966), S. 5–10. – Zu Delius' Schrift über die Masern vgl. Schamberger (1964), S. 16–18; zur Biographie von Delius, der über vier Jahrzehnte die bestimmende Persönlichkeit der Erlanger Medizinischen Fakultät war, vgl. Wittern (1999), S. 26.

118 »De infantum ossibus disseret«, Vorl. Verz. Erlangen SS 1786.

119 Vgl. Heidacher (1960), S. 21–25.

120 Vgl. Friedrich von Wendt: Nachricht von der gegenwärtigen Einrichtung und dem Fortgang des Instituti clinici, Erlangen 1780 ff.

121 Harless war seit 1796 ao. Professor für Arzneikunde in Erlangen, seit 1814 interimistisch o. Professor für Spezielle und Generelle Therapie sowie zweiter Vor-

wobei HARLESS die Krankheiten der Kinder aus der Sicht der Inneren Medizin, DEUTSCH aus derjenigen des Geburtshelfers vortrug. DEUTSCH verließ Erlangen im Jahre 1805, um in Dorpat eine ordentliche Professur für Entbindungskunst, Weiber- und Kinderheilkunde und Vieharzneikunde zu übernehmen – eine bemerkenswerte Fächer-Kombination, die zudem, und das ist das in unserem Zusammenhang Besondere, erkennen lässt, dass man in Dorpat schon zu einem sehr frühen Zeitpunkt von der »Kinderheilkunde« als einer eigenen Disziplin der Medizin sprach.[123] Der auf vielen Gebieten überaus produktive HARLESS verfasste 1810 eine 55seitige Abhandlung über Entzündungskrankheiten des Kindes, mit der er sich ausdrücklich an die Praktiker wendete.[124] Medizinhistorisch bedeutsam ist seine den Anregungen der Pariser Medizin folgende Empfehlung, verstärkt die pathologische Sektion auch bei Kindern einzuführen, um für die Beurteilung der Krankheitsursachen eine sicherere Basis zu gewinnen.[125]

Trotz der zweifellos wichtigen Funktion von HARLESS und seinen Vorgängern für die Kinderheilkunde Erlangens wurde der entscheidende Schritt zur Etablierung und Verstetigung der pädiatrischen Lehre erst von ADOLPH HENKE (1775–1843) getan.[126] Und dabei stand der Beginn HENKES in Erlangen unter keinem guten Stern; denn da die Universität 1806 aufgrund der französischen Besetzung Erlangens finanziell in große Not geriet und auch die zahlenden Studenten ausblieben, musste er sich zunächst mit publizistischer Tätigkeit über Wasser halten.[127] Die erste Frucht dieser Jahre war ein Handbuch über Kinderkrankheiten, das 1809 erstmals erschien,[128] die zweite ein Ratgeber für Mütter im Jahre 1810.[129] Beide Werke waren ein großer Erfolg – letzteres vor allem in der Welt der adeligen Frauen[130] –, der sich

---

stand des Institutum clinicum und folgte 1818 einem Ruf an die neu gegründete Universität Bonn, vgl. Wittern (1999), S. 63 f.

122 Deutsch wurde im selben Jahr wie Harless zum ao. Professor für Arzneikunde und Hebammenkunst in Erlangen ernannt, ebenda., S. 29 f.

123 Vgl. Wittern (1999), S. 29 f.

124 Einige praktische Bemerkungen über innere Entzündungen bei Kindern. Nürnberg: Felssecker 1810.

125 Harless (1810), S. 25: »... die Kinderkrankheits- und Heilkunde würde durch dieses wichtigste Subsidium unendlich mehr, als durch alle gelehrten Discussionen über die möglichen Ursachen ... gewinnen«, zit. n. Schamberger (1964), S. 26.

126 Zu Henkes Biographie und wissenschaftlichem Werdegang vgl. Wagner (1844) und Wittern (1999), S. 77 f.

127 Vgl. Wagner (1844), S. 19–23.

128 Handbuch zur Erkenntniss und Heilung der Kinderkrankheiten. 2 Bde. Frankfurt am Main, 1809.

129 Taschenbuch für Mütter oder über die physische Erziehung der Kinder in den ersten Lebensjahren und über die Verhütung, Erkenntnis und Behandlung der gewöhnlichen Kinderkrankheiten. Frankfurt am Main 1810.

130 Vgl. Wagner (1844), S. 24.

nicht zuletzt in mehreren Auflagen und Übersetzungen niederschlug.[131] Mit der Lehre über Kinderheilkunde begann HENKE im selben Jahr, als sein Handbuch erschien, und setzte dies bis zu seinem Lebensende fort, wobei er entweder über die Krankheiten der Neugeborenen oder über die spezielle Pathologie und Therapie der Kinderkrankheiten las. Dabei legte er den Vorlesungen von Beginn an sein eigenes Handbuch zugrunde.[132] Nach der Eröffnung der Erlanger Entbindungsanstalt im Jahre 1828 las gleichzeitig auch jeweils der Geburtshelfer über die Krankheiten der Schwangeren und Neugeborenen.[133]

Seit der Mitte des 19. Jahrhunderts war es dann ANTON WINTRICH (1812–1882),[134] der mehr als 25 Jahre lang regelmäßig Vorlesungen über Kinderkrankheiten anbot. WINTRICH war 1844 zum Privatdozenten für Perkussion, Auskultation und Kinderkrankheiten ernannt worden[135] und sollte mit dieser venia legendi offenkundig die Lücke im Lehrangebot füllen, die HENKES Tod hinterlassen hatte. Warum er dann trotzdem erst im SS 1849 mit seiner Vorlesung über »Kinderkrankheiten mit klinischen Erläuterungen« begann und damit die Erlanger Studenten 10 Semester ohne ein pädiatrisches Kolleg blieben, entzieht sich unserer Kenntnis. WINTRICHS Aktivitäten in der Lehre wurden aber dann für die Kinderheilkunde insofern wichtig, als er die physikalische Diagnostik mit Perkussion und Auskultation in die Erlanger Medizin einführte und diese sicher auch für die Kinderkrankheiten nutzbar machte.[136]

---

131 Das Handbuch hatte drei weitere Auflagen (1818, 1821 und 1837), wurde 1830 in Wien nachgedruckt und 1823 in Leyden in holländischer Sprache herausgegeben. – Das Taschenbuch für Mütter wurde schon ein Jahr nach Erscheinen ins Schwedische, 1812 ins Dänische übersetzt und 1832 noch einmal aufgelegt. – Zu den beiden pädiatrischen Publikationen Henkes vgl. Schamberger (1964), S. 32–59.

132 So z. B. SS 1809: »publice de morbis neonatorum disseret, duce libro suo«, Vorl. Verz. Erlangen 1809, SS 1817: »pathologiam et therapiam morborum specialem, quibus infantes vexantur, docebit editione secunda libri sui«, Vorl. Verz. Erlangen 1817.

133 Dies waren 1829 bis 1832 Philipp Anton Bayer (1791–1832) und anschließend 1833 bis 1852, allerdings mit großen Unterbrechungen, Johann Eugen Rosshirt (1795–1872).

134 Zu Wintrichs Leben und Werk ist derzeit am Institut für Geschichte und Ethik der Medizin eine Dissertation von Steffen Schlee in Vorbereitung.

135 Vgl. Wittern (1999), S. 220.

136 Unterstützung dürfte er hierin von Johann Ferdinand Heyfelder (1798–1869) erfahren haben, der Mitte der 20er Jahre für 18 Monate in Paris am dortigen Findelhaus gearbeitet hat und in seiner Schrift »Beobachtungen über die Krankheiten der Neugeborenen ... nach eigenen Erfahrungen in den Hospitälern zu Paris« die Auskultation zur Untersuchung des Herzschlags beim Neugeborenen empfiehlt, vgl. Schamberger (1964), S. 65 f., Peiper (1992), S. 261 f.

WINTRICH lehrte die Kinderheilkunde bis 1876; ihm folgte FRANZ PEN-
ZOLDT (1849–1927), der zum eigentlichen »Promotor« und »Aktivator« der
Kinderheilkunde in Erlangen wurde.[137] PENZOLDT war 1874 als Assistent von
WILHELM LEUBE (1842–1922) nach Erlangen gekommen und hatte sich 1875
für Innere Medizin habilitiert.[138] Seit 1876 las er über »Krankheiten des Kindesalters mit klinischen Demonstrationen« und hielt seit 1882 regelmäßig
»ambulante Kinderklinik«. Nach dem Weggang des Pharmakologen WIL-
HELM FILEHNE (1844–1927), mit dessen Namen die Entwicklung des Antipy-
rins verbunden ist, wurde PENZOLDT 1886 zum ordentlichen Professor für
Pharmakologie ernannt und erhielt 1893 außerdem die Direktion des inzwischen im Bau befindlichen Pharmakologisch-Poliklinischen Instituts. In dieser Funktion wurde er zu Beginn des neuen Jahrhunderts aktiv und entwarf
einen ersten Plan für eine Universitäts-Kinderklinik, die im Jahre 1905 unter
dem Direktorat von FRITZ VOIT bezogen werden konnte.[139] Damit war der
entscheidende Schritt zur Konstituierung der Pädiatrie in Erlangen getan. Ihre
endgültige Etablierung zu einer vollgültigen Disziplin der Medizinischen
Fakultät und ihre Weiterentwicklung im Laufe des 20. Jahrhunderts sind
Gegenstand der folgenden Beiträge dieses Bandes.

Literatur

ARNOLD, Klaus: Kind und Gesellschaft in Mittelalter und Renaissance. Beiträge und
    Texte zur Geschichte der Kindheit. Paderborn: Schöningh, 1980.

BERTIER, Janine: Enfants malades et maladies des enfants dans le Corpus Hippocra-
    tique. In: La maladie et les maladies dans la Collection Hippocratique. Actes
    du VIe Colloque International Hippocratique, hrsg. v. P. POTTER, G. MALO-
    NEY, J. DESAUTELS. Québec: Editions du Sphinx, 1990, S. 209–220.

BISCHOFBERGER, Roman: Jean André Venel (1740–1791) – ein wichtiger Arzt des
    Aufklärungszeitalters. Zürich: Juris, 1970.

BÓKAY, Johann von: Die Geschichte der Kinderheilkunde. Berlin: Springer, 1922.

BOLL, Franz: Die Lebensalter. Ein Beitrag zur antiken Ethologie und zur Geschichte
    der Zahlen. In: Neue Jahrb. f. d. klass. Altert. 31 (1913), S. 89–145.

CELSUS, Cornelius: Quae supersunt, hrsg. von Friedrich MARX. Leipzig: Teubner,
    1915 (Corpus medicorum Latinorum, 1).

CZERNY, Adalbert: Die Pädiatrie meiner Zeit. Berlin: Springer, 1939.

DILLER, Hans (Übers.): Hippokrates. Schriften: Die Anfänge der abendländischen
    Medizin. Reinbek bei Hamburg: Rowohlt, 1962.

---

137 So kennzeichnete ihn Windorfer (1984), S. 1496. – Zu Penzoldts Aktivitäten vgl.
    auch Zapf (2003), S. 218–220.
138 Zur Biographie Penzoldts vgl. Jamin (1927), Wittern (1999), S. 141 f.
139 Zur Baugeschichte der Erlanger Kinderklinik vgl. Schamberger (1964), S. 96–
    129; Windorfer (1985).

DOST, Friedrich Hartmut: Geschichte der Universitäts-Kinderklinik der Charité zu Berlin. Giessen 1960.

DREIßIGACKER, Erdmuth: Populärmedizinische Zeitschriften des 18. Jahrhunderts zur hygienischen Volksaufklärung. Diss. med. Marburg 1970.

EULNER, Hans-Heinz: Die Entwicklung der medizinischen Spezialfächer an den Universitäten des deutschen Sprachgebietes. Stuttgart: Enke, 1970 (Studien zur Medizingeschichte des 19. Jahrhunderts, Bd. IV).

GHINOPOULO, Sophokles: Pädiatrie in Hellas und Rom. Jena: Fischer, 1930 (Jenaer medizin-historische Beiträge, H. 13).

GOERKE, Heinz: Otto Heubner, 1843–1926. In: DERS.: Berliner Ärzte. 2. Aufl. Berlin: Berlin Verlag, 1983, S. 192–221.

GRMEK, Mirko D.: Les maladies à l'aube de la civilisation occidentale. Recherches sur la réalité pathologique dans le monde grec préhistorique, archaique et classique. Paris: Payot, 1983.

HEIDACHER, Alfred: Geschichte der chirurgischen Universitätsklinik Erlangen. Bonn: Semmel, 1960.

HUMMEL, Christine: Das Kind und seine Krankheiten in der griechischen Medizin. Von Aretaios bis Johannes Aktuarios (1. bis 14. Jahrhundert). Frankfurt am Main u. a.: Lang, 1999 (Medizingeschichte im Kontext, 1).

JAMIN, Friedrich: Franz Penzoldt + 19. September 1927. In: Münch. Med. Wschr. 74 (1927), S. 1883 f.

JOUANNA, Jacques: Hippocrate. Paris: Fayard, 1992.

KEIL, Gundolf: Rinecker und die Anfänge der Pädiatrie. In: der kinderarzt 29 (1998), S. 198–201; 345–351.

DERS.: 150 Jahre Universitäts-Kinderklinik Würzburg. In: Würzb. med.hist. Mitt. 21 (2002), S. 37–42.

KRONER, Traugott: Ueber die Pflege und Krankheiten der Kinder. In: Jb. f. Kinderheilkunde u. physische Erziehung. N. F. 10 (1876), S. 340–368; 11 (1877), S. 83–100; 236–272.

KUNZE, Lydia: »Die physische Erziehung der Kinder«. Populäre Schriften zur Gesundheitserziehung in der Medizin der Aufklärung. Diss. med. Marburg 1971.

LESKY, Erna: Zur Lithiasis-Beschreibung in »Peri aeron hydaton topon«. In: Wiener Studien 63 (1948), S. 69–83. (1948 a)

DIES.: Die Lithiasis im Altertum – eine ausgesprochene Kinderkrankheit. In: Österr. Zschr. Kinderheilk. 1 (1948), S. 249–259. (1948 b)

DIES.: Neues zur Geschichte des pädiatrischen Unterrichts in Wien. In: Wien. klin. Wschr. 73 (1961), S. 241–243.

DIES.: Ein Separatvotum Ludwig Wilhelm von Mauthners über den pädiatrischen Unterricht. In: Neue österr. Zschr. Kinderheilk. 6 (1961), S. 97–101. (1961 b)

DIES.: Die Wiener medizinische Schule im 19. Jahrhundert. Graz, Köln: Böhlau, 1965.

LICHTENTHAELER, Charles: Der Eid des Hippokrates. Ursprung und Bedeutung. Köln: Deutscher Ärzte-Verlag, 1984.

LITTRE, Emile: Oeuvres complètes d'Hippocrate. Traduction nouvelle avec le texte grec. Paris: Bailliere, 1839–1861.

MANN, Gunter: Medizin der Aufklärung: Begriff und Abgrenzung. In: Med.hist. J. 1 (1966), S. 63–74.

METZ, Bodo: Universitäts-Kinderkliniken im deutschen Sprachgebiet (1830–1930). Diss. med. Köln 1988.

MURKEN, Axel: Die Entstehung des Kinderkrankenhauses im 19. Jahrhundert. In: Med. Mschr. 25 (1971), S. 227–235.

NEUMANN, Josef N.: Der Waisenhausstreit. In: Waisenhäuser in der Frühen Neuzeit, hrsg. von Udo STRÄTER und Josef N. NEUMANN. Tübingen: Max Niemeyer, 2003, S. 155–167.

OEHME, Johannes: Pädiatrie im 18. Jahrhundert. Lübeck: Hansisches Verlagskontor, 1984 (Documenta Paediatrica, 12).

DERS.: Medizin in der Zeit der Aufklärung unter besonderer Berücksichtigung von Kinderkrankheiten. Lübeck: H. Scheffler, 1986.

DERS.: Pädiatrie im 18. Jahrhundert. In: Sudhoffs Arch. 72 (1988), S. 83–97.

DERS.: Pioniere der Kinderheilkunde. Lübeck: Hansisches Verlagskontor, 1993 (Themen der Kinderheilkunde, 7).

DERS.: Otto Heubner (1843–1926) – sein Leben und sein Werk. In: Würzb. med.hist. Mitt. 13 (1995), S. 423–430.

PEIPER, Albrecht: Chronik der Kinderheilkunde. 5., unveränd. Aufl. Stuttgart, New York: Thieme, 1992.

RADKE, Joachim: Johann Andreas Murray als Lehrer der Kinderheilkunde in Göttingen. In: Med.hist. J. 7 (1972), S. 153–158.

RAZES: Über die Pocken und Masern, übers. v. Karl OPITZ. Leipzig: Barth, 1911 (Klassiker der Medizin, 12).

RISTIG, Maria Bibiana: Urformen der Kinderheilkunst im Spiegel altdeutscher Waisenhäuser (1600–1800). Diss. med. Köln 1995.

ROSENKRANZ, Gerda: Geschichte der Kinderheilkunde im Altertum. Diss. med. Düsseldorf 1939.

RUHRÄH, John: Pediatrics of the past. An anthology. New York: Paul B. Hoeber, 1925.

SCHAMBERGER, Ulrich: Geschichte und Entwicklung der Kinderheilkunde an der Universität Erlangen. Diss. med. Erlangen-Nürnberg 1964.

SCHWARZACH, Tatjana: Lehrer und Unterricht an der Medizinischen Fakultät Erlangen von 1743–1791. Diss. med. Erlangen-Nürnberg 1966.

SEIDLER, Eduard: Die Kinderheilkunde in Deutschland. In: Lebendige Pädiatrie, hrsg. von Paul SCHWEIER und Eduard SEIDLER. München: Hans Marseille, 1983, S. 13–85.

DERS.: Das kranke Kind. Historische Modelle einer medizinischen Anthropologie des Kindesalters. In: Zur Sozialgeschichte der Kindheit, hrsg. von Jochen MARTIN und August NITSCHKE. Freiburg, München: Karl Alber, 1986, S. 685–709.

STEFFEN, August: Ueber Studium der Kinderkrankheiten und über Kinderspitäler. In: Jahrb. Kinderheilk. N. F., 1 (1868), S. 1–10.

STEHR, Klemens: Kinderheilkunde und Jugendmedizin in der Entwicklung: Fortschritte und Gefährdungen. In: Sitzungsber. Phys.-med. Soz. Erl., N.F. Bd. 7, Heft 1. Erlangen, Jena: Palm und Enke, 1999, S. 1–19.

STILL, George Frederic: The history of paediatrics. Oxford: Oxford University Press, 1931.

SUDHOFF, Karl: Erstlinge der pädiatrischen Literatur. Drei Wiegendrucke über Heilung und Pflege des Kindes. In Faksimile hrsg. München: Verlag der Münchner Drucke, 1925.

TEMKIN, Owsei: The falling sickness. A history of epilepsy from the Greeks to the beginnings of modern neurology. 2nd ed. Baltimore, London: Johns Hopkins University Press, 1971.

TOMASEVIC, Klaudia: Die medizinische Versorgung von Kindern Mitte des 19. Jahrhunderts am Beispiel von Würzburg. Diss. med. Würzburg 2002.

UNGER, Ludwig (Hrsg.): Das Kinderbuch des Bartholomäus Metlinger, 1457–1476 (!). Ein Beitrag zur Geschichte der Kinderheilkunde im Mittelalter. Leipzig, Wien: Deuticke, 1904.

WACKERNAGEL, Wilhelm: Die Lebensalter. Ein Beitrag zur vergleichenden Sitten- und Rechtsgeschichte. Basel: Bahnmaier, 1862.

WAGNER, Rudolph: Erinnerungen an Dr. Adolph Henke. Biographische Skizze. Erlangen: Palm und Enke, 1844.

WINDORFER, Adolf und Rolf SCHLENK: Die Deutsche Gesellschaft für Kinderheilkunde. Ihre Entstehung und historische Entwicklung. Berlin, Heidelberg, New York: Springer, 1978.

WINDORFER, Adolf: Die Entwicklung der Kinderheilkunde an der Universität Erlangen. In: der kinderarzt 15 (1984), S. 1491–1498.

DERS.: Universitäts-Kinderklinik Erlangen von 1907 bis 1977. In: der kinderarzt 16 (1985), S. 73–80.

WITTERN, Renate: Medizin und Aufklärung. In: Aufbruch aus dem Ancien régime. Beiträge zur Geschichte des 18. Jahrhunderts, hrsg. von Helmut NEUHAUS. Köln u. a.: Böhlau, 1993. (1993 a)

DIES.: Aus der Geschichte der Medizinischen Fakultät. In: 250 Jahre Friedrich-Alexander-Universität Erlangen-Nürnberg, hrsg. von Henning KÖSSLER. Erlangen: Univ.-Bibliothek, 1993, S. 315–420. (Erlanger Forschungen, Sonderreihe, Bd. 4) (1993 b)

DIES. (Hrsg.): Die Professoren und Dozenten der Friedrich-Alexander-Universität Erlangen 1743–1960. Teil 2: Medizinische Fakultät. Erlangen: Univ.-Bibliothek, 1999 (Erlanger Forschungen, Sonderreihe, Bd. 9). (1999 a)

DIES.: Wandel der Chirurgie aus medizinhistorischer Sicht. In: Dt. Ges. f. Chir., Mitt. 28 (1999), S. 46–50. (1999 b)

DIES.: Einige Anmerkungen zur Benennung von Spezialgebieten der Medizin auf der Basis der griechischen Sprache. In: La lengua científica griega: orígenes, desarrollo e influencia en las lenguas modernas europeas, hrsg. von Juan Antonio LÓPEZ FÉREZ. Bd. 1. Madrid: Ediciones Clásicas, 2000, S. 139–149.

ZAPF, Manuela: Friedrich Jamins (1872–1951) Leben und Werk unter der besonderen Berücksichtigung seiner Bedeutung für die Neurologie und Pädiatrie Erlangens in der ersten Hälfte des 20. Jahrhunderts. Diss. med. Erlangen-Nürnberg 2003.

Manuela Zapf
Friedrich Jamin (1872–1951) – Leben und Werk[1]

FRIEDRICH JAMINS Leben erstreckte sich über das Kaiserreich, zwei Weltkriege, die Weimarer Republik, das »Dritte Reich« und die Nachkriegsjahre nach dem Zweiten Weltkrieg. Zwischen 1907 und 1939 und nochmals kurze Zeit kommissarisch von Mai 1945 bis Januar 1946 leitete er die Erlanger Universitäts-Kinderklinik. Damit umfasst seine Amtszeit als Leiter der Kinderklinik nahezu ein Drittel des Zeitraumes seit Bestehen der Universitäts-Kinderklinik. In dieser wichtigen ersten Phase hat er wesentliche Impulse für den Aufbau der Klinik und die Entwicklung der Kinderheilkunde in Erlangen gegeben.

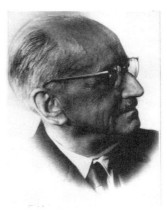

FRIEDRICH JAMIN

Die heutige Medizin ist durch ein hohes Maß an Spezialisierung und Differenzierung gekennzeichnet. Für die Patienten ist es selbstverständlich, sich an Fachärzte wenden zu können, die über eine umfangreiche Ausbildung und Erfahrung in der jeweiligen Fachdisziplin verfügen. Die Herausbildung einzelner Fachgebiete in der Medizin ist vorwiegend ein Resultat der Entwicklung in der letzten Hälfte des 19. und der ersten des 20. Jahrhunderts. Viele medizinischen Fächer etablierten sich während der Schaffensperiode FRIEDRICH JAMINS und wurden an den Universitäten institutionalisiert. Er war seit 1900 zunächst als II. »Assistent der medizinischen Klinik« in Erlangen beschäftigt[2] und danach mehr als vier Jahrzehnte in unterschiedlichen Funktionen an der Erlanger Universität tätig.

Noch zum Zeitpunkt von JAMINS Habilitation im Jahre 1904, die dem Thema »Experimentelle Untersuchungen zur Lehre von der Atrophie gelähmter Muskeln« gewidmet war,[3] war nicht absehbar, dass er jemals in der Pädiatrie tätig sein würde. Denn wie bereits seine mit summa cum laude bewerte-

1 Dieser Beitrag beruht auf einer Dissertation über Leben und Werk Friedrich Jamins, Zapf (2003).
2 UAE: R. Teil II Pos. 1. Lit.J. No 14, Personalakte Jamin, Universitätssyndikat Erlangen, 15.12.1910 (loses Blatt).
3 Jamin (1904 a).

te und unter der Leitung von ADOLF STRÜMPELL (1853–1925)[4] verfasste Dissertation (»Beitrag zur Kasuistik der Dystrophia muscularis progressiva«)[5] aus dem Jahr 1896 handelte es sich um ein Thema aus dem Fachgebiet der Neurologie. JAMIN habilitierte sich damit für »Innere Medizin insbesondere Nervenheilkunde«[6] an der Erlanger Medizinischen Universitätsklinik. Diese Habilitation bedeutete aber damals nicht zwingend eine Festlegung auf die Fächer der Nervenheilkunde oder der Inneren Medizin.

Die Innere Medizin umfasste damals noch eine Vielzahl heute eigenständiger Fächer. Im Jahr 1905 hielt JAMIN die erste Vorlesung in Erlangen über die neue Methode des Röntgens und galt als Spezialist auf diesem Gebiet. Seit dem Jahr 1904 war er als Oberarzt an der Medizinischen Klinik tätig; 1906 wurde er zum außerordentlichen Professor für Klinische Propädeutik und Geschichte der Medizin ernannt und im Jahr 1907 schließlich zum ordentlichen Professor für Medizinische Poliklinik, Pharmakologie und Kinderheilkunde. JAMIN war also, unter dem Dach der Inneren Medizin, wenn man heute gültige Maßstäbe anlegt, noch zu Beginn des 20. Jahrhunderts als Neurologe, Radiologe, Internist, Dozent für Geschichte der Medizin, Pharmakologe und Pädiater tätig. Sein beruflicher Werdegang und seine vielseitige Tätigkeit sind damit geeignet, exemplarisch die Etablierung der medizinischen Spezialfächer in Erlangen darzustellen. Was die Nervenheilkunde, die Radiologie und die Tätigkeit in der Medizinischen Poliklinik betrifft sei auf die Dissertation verwiesen, auf der diese Publikation beruht. Der Schwerpunkt des folgenden Beitrags soll demgegenüber auf der Darstellung der Tätigkeit FRIEDRICH JAMINS auf dem Gebiet der Kinderheilkunde und seiner Stellung als Ordinarius für dieses Fach liegen. Dabei wird auch die frühe Geschichte der Erlanger Universitäts-Kinderklinik in angemessener Weise berücksichtigt. Die Geschichte dieser Klinik und das Leben und Werk ihres Leiters lassen sich nicht losgelöst von den gesellschaftlichen und fachlichen Rahmenbedingungen verstehen, insbesondere den Bedingungen der universitären Medizin in der turbulenten Phase der ersten Hälfte des 20. Jahrhunderts. Die Periode des »Dritten Reiches« wird am Beispiel der Etablierung der »braunen Schwestern« in der Kinderklinik und auf der Basis von JAMINS

---

4 Der aus dem Baltikum stammende Strümpell hatte sich 1878 in Leipzig für Innere Medizin habilitiert und war von 1886 bis 1903 Ordinarius für Innere Medizin in Erlangen und Direktor der Medizinischen Universitätsklinik; 1903 ging er in gleicher Funktion nach Breslau, 1909 nach Wien und schließlich 1910 nach Leipzig, wo er 1924 emeritiert wurde; vgl. Wittern (1999), S. 194 f. Zu Jamins Assistenzarztzeit bei Strümpell vgl. Zapf (2003), S. 128–134.

5 Jamin (1896).

6 UAE: R. Teil II Pos. 1. Lit. J. No 14. Personalakte Jamin, KBayStaMiIKS, 19.4. 1904. Zur Verbindung Neurologie und Innere Medizin und Jamins Tätigkeit auf diesem Gebiet vgl. auch Zapf (2003), S. 116–146.

Reflexionen über die Zeit des Nationalsozialismus dargestellt, die er nach 1945 niedergelegt hat.

1. Kindheit und Jugend[7]

FRIEDRICH JAMIN kam am 4. Dezember 1872 als drittes und letztes Kind des Artillerieoberst WILHELM JAMIN und dessen Frau Angélique, geborene Girl, in Augsburg zur Welt. Während in späteren Lebensläufen und biographischen Mitteilungen die Familie des Vaters nicht erwähnt wird, berichtet JAMIN über seinen Urgroßvater mütterlicherseits, dass dieser eine Bank besessen hatte, die jedoch Bankrott machte. JAMINS Großvater, der als Amtsarzt tätig war, gelang es, das Vermögen seiner Frau zu retten. Diesem »mütterlichen Vermögen«[8] hatte JAMIN es eigenen Angaben zufolge zu verdanken, dass er in späteren Jahren seine Ausbildung »ziemlich sorglos«[9] absolvieren konnte.

Erfährt man über JAMINS Mutter, die bereits 1884 starb, dass sie sechs ältere Geschwister hatte, bleiben die familiären Verhältnisse väterlicherseits, wie oben erwähnt, im Dunkeln. Vom Vater selbst gibt JAMIN lediglich preis, dass er Oberst[10] gewesen sei, 1865 geheiratet habe, dass die Familie wegen dessen Versetzung 1879 nach Würzburg umgezogen und dass er 1889 gestorben sei.[11]

JAMIN wuchs seit seinem dreizehnten Lebensjahr ohne Mutter auf und war mit 17 Jahren Vollwaise. In seiner kurzen Autobiographie meint er, seine »Anlage zu strenger, klarer Pflichtauffassung und ernsthaftester Erfüllung«[12] habe er vom Vater geerbt, während seine musische Veranlagung auf mütterliche Erbanlagen zurückzuführen sei. Der Hang zu künstlerischer Betätigung war bei JAMIN offenkundig stark ausgeprägt, denn noch nach seinem medizinischen Staatsexamen bemerkte der Würzburger Ordinarius für Chirurgie, CARL SCHOENBORN (1840–1906)[13], JAMIN wisse wohl noch nicht so recht, ob

---

7 Zum familiären und sozialen Hintergrund Jamins vgl. das ausführliche Kapitel in Zapf (2003), S. 25–93.

8 Jamin (1986), S. 109.

9 Ebenda.

10 UAE: R. Teil II Pos 1. Lit. J. No 14. Personalakte Jamin, Lebenslauf von 1907; Goldenes Buch der Universität, S. 62.

11 Jamin (1986), S. 108.

12 Ebenda, S. 11.

13 Schoenborn war seit 1871 Ordinarius für Chirurgie in Königsberg gewesen und 1886 einem Ruf nach Würzburg gefolgt, wo er 1906 verstarb; vgl. Fischer (1933), Bd. 2, S. 1405 f.

er Künstler oder Mediziner werden solle.[14] Hintergrund dieser Bemerkung war JAMINS Neigung zur Poesie, die insbesondere in seiner Privatkorrespondenz in Form zahlreicher Gedichte zum Ausdruck kam.[15]

Über die Familienverhältnisse JAMINS bleibt vieles ungesagt bzw. ungeschrieben.[16] Im Rahmen dieses Beitrags sind diese jedoch lediglich im Hinblick auf seinen beruflichen Werdegang von Interesse. JAMIN blieb jahrzehntelang in Erlangen ortsansässig, was auch damals einer akademischen Karriere nicht unbedingt förderlich war. Rufe an andere Universitäten sind nicht sicher belegt[17], und JAMIN kam früh in den Genuss einer Hausberufung[18], was einen Wechsel scheinbar unnötig machte; aber, anders als seine Amtsvorgänger, tauschte er seine Stellung als Polikliniker mit kleinem Kinderkrankenhaus nicht gegen eine renommiertere Position ein. Ob dies nur an fehlenden Angeboten anderer Universitäten oder an mangelnder Eigeninitiative lag oder ob nicht JAMINS Schwester Ottilie, für die er bis zu seinem Lebensende gesorgt hat, für seine fehlende Mobilität verantwortlich war, muss unbeantwortet bleiben.

---

14 Jamin (1986), S. 45. Jamin berichtet dies noch 1921, mit seinem Schicksal als »schlechter Mediziner im akademischen Sinn« hadernd, seinem Jugendfreund Siegfried Schoenborn, dem Sohn des Chirurgen.

15 Als einige Beispiele seien genannt: Jamin (1986), S. 48 f., 60, 64 f., 69, 72 f., 83, 87, 89 f., 98 f., 105, 106 f. Ludwig Robert Müller geht in seinem Nachruf relativ ausführlich auf das künstlerische Talent Jamins ein: »In all seinen Arbeiten kommt seine scharfe Kritik, aber auch seine ausgesprochen künstlerische Veranlagung zum Ausdruck. Jeder Brief von Jamin zeigte durch Inhalt und Form, welch klarer Geist und welch Sinn für Sauberkeit dem Schreiber zur Verfügung stand. (...) Seine Zeichnungen waren entzückend. Seine Gedichte, mit denen er Freunde bei festlichen Gelegenheiten erfreute, boten immer hübsche Gedanken und liebenswürdigen, nie verletzenden Humor.« Müller (1952), S. 4.

16 Zu Jamins älteren Geschwistern Eduard und Ottilie vgl. Zapf (2003), S. 26 f.

17 In den Vorschlägen der Medizinischen Fakultät der Erlanger Universität zur »Wiederbesetzung der ordentlichen Professur der inneren Medizin und des Direktoriums der medizinischen Klinik« im Jahre 1920 heißt es: »Im Jahre 1911 stand er [Jamin] auf der Vorschlagsliste der Baseler Universität als Nachfolger Gerhardts neben anderen an erster Stelle.« BayHStAM: MK 72011. UE Med. Fak. an Akad. Senat, 23.2.1920, S. 6. Es ist mir nicht bekannt, ob damals tatsächlich Berufungsverhandlungen mit Jamin geführt worden sind.

18 Wendehorst (1993), S. 115 nennt weitere Namen von Dozenten, die eine Hausberufung erhielten, darunter auch denjenigen des Internisten Franz Penzoldt (1849–1927), von dem später noch die Rede sein wird. Er weist in diesem Zusammenhang darauf hin, dass auch an der Universität Erlangen, die nicht zu den begehrten Elitehochschulen Karriere bewusster Professoren zählte, Hausberufungen nach der Jahrhundertwende seltener geworden seien und in der Regel Gelehrte betroffen hätten, »die bereits als junge Privatdozenten außerordentliche Leistungen vorweisen konnten.«

Obwohl JAMIN seine Mutter bereits im Alter von zwölf Jahren verloren hatte, hatte er an sie – oder vielmehr an ihre Familie – eine engere Bindung als an diejenige seines Vaters; dessen Tod im Jahre 1889 war, soweit sich eruieren ließ, mit einem Ende der Beziehungen zu diesem Zweig der Verwandtschaft gleichzusetzen.

Nachdem die Familie JAMINS 1879 von Augsburg nach Würzburg übergesiedelt war, absolvierte JAMIN dort, abgesehen von einer kurzen Zeit nach dem Tod seiner Mutter, die er in Ansbach verbrachte, seine Schulausbildung. 1885 trat er in das Neue Gymnasium in Würzburg ein, das er auch nach dem Tod seines Vaters weiterhin besuchen konnte. 1892 bestand er an dieser Schule sein Abitur. Für die Betreuung JAMINS sorgte in Würzburg die Familie seines Freundes SIEGFRIED SCHOENBORN, dessen Vater, wie bereits erwähnt, damals Vorstand der Chirurgischen Universitätsklinik Würzburg war.

In seiner Autobiographie hat JAMIN über seine Berufswahl reflektiert und dabei die Entscheidung für das Studienfach Medizin auf seine »Neigung zum Naturbeobachten«[19] zurückgeführt. Es ist jedoch anzunehmen, dass auch der frühe Kontakt mit der akademischen Medizin im Hause Schoenborn seine beruflichen Ziele beeinflusste. Hingegen distanzierte er sich diskret von einer Vorbildfunktion seines Onkels OSKAR (VON) DIRUF. Der Ehemann seiner Tante MARIE DIRUF, in deren Familie er während der Schulferien häufig Aufnahme fand, war in Bad Kissingen »Badearzt«.[20] JAMIN merkte dazu an:

> »Der Beruf des Arztes war mir beim Onkel Oskar Diruf in Kissingen
> vertraut geworden. Bei ihm und seinen Neffen Edmund und Gustav. Ihre
> badeärztliche Weltsicherheit und Geborgenheit ist mir aber immer
> fremdartig geblieben. Mein Onkel selbst hat nie über Berufsfragen mit
> mir gesprochen. Es war wohl mehr die Neigung zum Naturbeobachten,
> die mich zu diesem Fach führte. Jedenfalls hatte ich nie die Absicht,
> mich selbst als Badearzt nach Kissingen zu setzen.«[21]

---

19 Jamin (1986), S. 13. In Müller (1952), S.1 und in Universitätsbund (1952), S. 1, heißt es, Jamin habe im Hause Schoenborns »reichlich wissenschaftliche Anregung« bzw. »vielseitige medizinische Anregungen« erhalten; ein Hinweis darauf, dass die Verfasser aus derselben, ungenannten Quelle schöpften.

20 Jamin (1986), S. 11 und S. 13.

21 Ebenda, S. 13. Im Original, das sich im Besitz Frau Dr. Kleinschmidts, einer ehemaligen Schülerin Jamins, befindet, heißt es: »Jedenfalls hatte ich nie die Absicht, mich selbst als Badearzt nach Kissingen zu setzen, was dort später vielleicht befürchtet wurde.« Der Nachsatz lässt auf ein nicht ganz spannungsfreies Verhältnis zu den Verwandten in Bad Kissingen schließen. Die Tatsache, dass ausgerechnet diese Ergänzung von den Herausgebern der Briefe und Betrachtungen gestrichen wurde, während alles vorher und danach Geschriebene dieser Aufzeichnungen buchstabengetreu zitiert wurde, ist Indiz für die bewusste Auswahl der in Jamin (1986) zitierten Briefe und Aufzeichnungen.

Die Vermutung liegt nahe, dass diese Einschätzung sich erst vom Blickpunkt einer höheren Warte aus festigte. OSKAR (VON) DIRUF war immerhin so aktiv gewesen, dass er in Hirschs biographischem »Lexikon der hervorragenden Ärzte aller Zeiten und Völker«[22] erwähnt wird.

Trotz der Betreuung durch Verwandte oder Familien befreundeter Mitschüler lässt sich zusammenfassend feststellen, dass FRIEDRICH JAMIN, bedingt durch den frühen Tod seiner Eltern, von Jugend an gezwungen war, sein Leben weitgehend auf sich selbst gestellt zu planen und zu gestalten. Als Schüler hat er den Rückhalt einer intakten Familie vermutlich ebenso vermisst wie in manchen Phasen seines späteren Lebens. Obwohl er aufgrund seiner Familienanamnese bewusst unverheiratet und kinderlos blieb[23], kommt in Briefen an seinen Freund SIEGFRIED SCHOENBORN stellenweise die Einsamkeit seines Junggesellendaseins zum Ausdruck,[24] die noch dadurch verstärkt wurde, dass er es bereits zu Beginn des Studiums entschieden ablehnte, sich Verbindungen oder anderen studentischen Vereinigungen anzuschließen.

2. Medizinstudium und Assistentenzeit

1868 wurde Erlangen nach intensiven Bemühungen seitens des Magistrates und des Bürgermeisters Garnisonsstadt.[25] Eine zu Beginn desselben Jahres verabschiedete Wehrverfassung schrieb die allgemeine Wehrpflicht in Bayern vor.[26] Soldaten mit höherer Bildung mussten jedoch nicht die übliche dreijährige Dienstzeit in der aktiven Armee ableisten, sondern kamen als sogenannte »Einjährig-Freiwillige« in den Genuss einer verkürzten Wehrdienstzeit.[27] Diese privilegierte Gruppe musste zwar ihren Lebensunterhalt

---

22 Hirsch (1930), Bd. 2, S. 277. Dort finden sich auch weitere Daten zu Oskar (von) Diruf: 1849 Promotion in Erlangen (über Fistula ventriculo-colica); 1869–1889: Schriften über Bad Kissingen.

23 Im Vorwort der Herausgeber der »Briefe und Betrachtungen eines Arztes« heißt es: »Er hat bewußt nicht geheiratet (...)«, s. Jamin (1986), S. 6. Die Frage, ob Jamin wegen des Vorkommens bestimmter Erkrankungen in seiner Familie »bewusst« auf eine Familie verzichtet habe, wurde von Frau Dr. Kleinschmidt bejaht.

24 Vgl. den Brief an Schoenborn vom 28.12.1918 in Jamin (1986), S. 43: »Arbeit wird sich als Trösterin für unsereinen immer finden. Mit der Freude hast Du einen Vorschuß mir voraus, denn Du kannst Dir doch Deine Kräfte mit dem Gedanken an die Deinen sammeln und weißt, wofür Du alles durchmachst. Ich habe mir doch schon manchesmal hart getan, diesem Muß allein der Pflicht wegen zu gehorchen; [sic !] (...).«

25 Vgl. Henning (1982), S. 451 f.

26 Ebenda, S. 451.

27 Ebenda, S. 454. Ein Dokument über diese Form der Wehrpflicht aus der Perspektive eines Betroffenen wurde 1970 veröffentlicht: Aufzeichnungen des Erlanger

selbst finanzieren, durfte jedoch nach sechswöchiger Dienstzeit außerhalb der Kaserne wohnen. Darüber hinaus war es diesen Soldaten erlaubt, sich bereits während der Dauer ihrer Wehrpflicht an der Universität einzuschreiben – ein Umstand, der für steigende Studentenzahlen sorgte, was damals von der Universität und der Stadt Erlangen sehr begrüßt wurde.[28]

Aus einer Bescheinigung des Königlichen Bezirkskommandos von 1910 geht hervor, dass FRIEDRICH JAMIN vom 1. Oktober 1892 bis 31. März 1893 als »einjährig Freiwilliger«[29] in Erlangen gedient hat. Während dieser Zeit immatrikulierte er sich für das Wintersemester an der Universität. Dies war jedoch überwiegend ein formaler Akt, von einem zielstrebigen Studium konnte zu diesem Zeitpunkt nicht die Rede sein.[30] Mit dem konsequent betriebenen Studium der Humanmedizin begann JAMIN aber im darauf folgenden Semester an der Universität Freiburg, wo er drei Semester bis zum Physikum blieb.[31] Er genoss dort, gemeinsam mit seinem Würzburger Freund SIEGFRIED SCHOENBORN ein unbeschwertes Studentendasein:

> »Wir waren mit dem Diesseits hinreichend und fröhlich beschäftigt und brauchten uns vom Jenseits keine gewagten Konstruktionen zu errichten. So waren wir´s zufrieden. So war damals die Stimmung in weiten Kreisen des akademischen Lebens.«[32]

Diese Worte dürften auch für die auf Freiburg folgenden Stationen seines Studiums Berlin, Heidelberg, Würzburg und wiederum Erlangen gelten. Besondere Vorkommnisse erwähnt JAMIN über seine Studienzeit nicht, und deshalb sei an dieser Stelle auf eingehende Schilderungen zeitgenössischen Studentenlebens in den Autobiographien anderer Ärzte verwiesen.[33]

Theologiestudenten Friedrich Ostarhild [Dienstzeit 1897/98]. Als Einjähriger in Erlangen. In: Bausteine zur fränkischen Heimatforschung 17 (1970), S. 3–24.

28 Vgl. Henning (1982), S. 454.

29 UAE: R. Teil II Pos. 1. Lit. J. No 14. Personalakte Jamin, Bestätigung des Bezirkskommandos Erlangen über Dienstzeiten und Übungen, 17.12.1910.

30 Vgl. dazu Jamin (1986), S. 13: »Im ersten Semester diente ich mit Rücksicht auf meine an der Erlanger Töchterschule als Lehrerin für Englisch und Französisch damals noch tätige Schwester auf Rat der Verwandten in Erlangen das erste halbe Jahr meines Wehrdienstes ab. Vorlesungen hörte ich nicht, doch belegte ich Knochen- und Bänderlehre der Form wegen, und aus Liebhaberei ein Publikum über Aesthetik, und machte meinen Besuch im Haus des Poliklinikers Penzoldt, und bei dem Philosophen und Klavierkünstler Falkenberg.«

31 UAE: R. Teil II Pos. 1. Lit. J. No 14. Personalakte Jamin, Lebenslauf aus dem Jahr 1907; Universitätsbund (1952), S. 2.

32 Jamin (1986), S. 16.

33 Vgl. hierzu beispielsweise die Autobiographien zweier Erlanger Professoren: Strümpell (1925), S. 162–164 über die Erlanger Studenten, S. 44–89 und über seine eigene Studienzeit 1871–1875; Müller (1957), S. 20–33 über sein Studium, S. 40–42 über die Erlanger Studenten. Die Darstellungen zeitgenössischen fränki-

Auf den wenigen Seiten seiner zehnseitigen Autobiographie[34], die sich mit dem Studium beschäftigen, nannte JAMIN nur wenige Hochschullehrer, die einen bleibenden Eindruck bei ihm hinterließen.[35] Interessant ist, dass er den Mediziner und Biologen ERNST HAECKEL[36] erwähnte und bekannte, während des Studiums seine Lehre akzeptiert zu haben. Erst später habe er dann, nicht zuletzt durch die Vorlesungen des Erlanger Anatomen GOTTFRIED FLEISCH-MANN, dessen Theorien kritischer betrachtet. ERNST HAECKEL (1834-1919) war einer der bekanntesten Propagandisten der Darwinschen Deszendenztheorie, aber auch ein Verfechter biologistischer und sozialdarwinistischer Ideen, die zum Teil als Grundlage und Rechtfertigung der »Euthanasie« dienten.[37] JAMIN ging darauf allerdings in seiner Autobiographie, die er nach dem Zweiten Weltkrieg verfasste, nicht ein.

Für die Wahl seiner Studienorte spielten die dort jeweils lehrenden Dozenten offenkundig keine Rolle. Über die Motive, die JAMIN bei der Wahl der Universitäten leiteten, kann deshalb lediglich spekuliert werden: Würzburg liegt als Heimatort nahe; in Erlangen wohnte seine Schwester, und hier hatte zudem sein Onkel OSKAR (VON) DIRUF studiert; die Universitäten von Berlin und Heidelberg hatte einige Jahrzehnte vorher sein Gastgeber und väterlicher Betreuer CARL SCHOENBORN als Student kennen gelernt[38] und sie vielleicht seinem Schützling empfohlen. In Freiburg schließlich begann auch JAMINS engster Freund SIEGFRIED SCHOENBORN mit seinem Medizinstudium.

Während seines Studiums in Erlangen schrieb JAMIN unter der Anleitung des damaligen Ordinarius für Innere Medizin ADOLF STRÜMPELL seine Dissertation zum Thema »Beitrag zur Kasuistik der Dystrophia muscularis progressiva«[39], die mit der höchsten Note summa cum laude bewertet wurde. Die verständliche Hoffnung, aufgrund dieser sehr guten Promotionsleistung eine Anstellung an der Klinik seines Doktorvaters zu erhalten, erfüllte sich jedoch vorerst nicht. So ging er nach seiner Promotion, die am 21. Juli 1896 erfolgte, zunächst nach Berlin, arbeitete dort als Famulus bei PAUL FÜRBRINGER

---

schen Studentenlebens beschränken sich allerdings in der Regel auf die in Verbindungen und in Corps Organisierten (vgl. dazu auch Keunecke, 1993) und auf das Klischee der »Pfarrerstöchter«, »Musensöhne« und »versoffenen Waffenstudenten«, vgl. Müller (1957), S. 42; dort auch die Bemerkung, Nichtinkorporierte seien »meist (...) recht arme Leute« gewesen.

34 Jamin (1986), S. 9–19.

35 Vgl. ebenda, S. 14 f.

36 Bei Jamin (1986), S. 15 »Häckel«.

37 Vgl. Baader (1993), S. 36 f.; Mann (1993), S. 28–31; Winau (1993), S. 163.

38 Vgl. Fischer (1933) Bd. 2, S. 1405.

39 Jamin (1896). Ludwig Robert Müller, einer der damaligen Assistenten von Strümpell, beanspruchte die Anregung zu dieser Doktorarbeit für sich; vgl. Müller (1952), S. 2.

(1849–1930)[40] und absolvierte im Jahr darauf sein medizinisches Staatsexamen.[41] Zwischen dem Abschluss des Studiums und dem Beginn der beruflichen Laufbahn im Frühjahr des folgenden Jahres musste er die zweite Hälfte seines Wehrdienstes ableisten; dieses Mal jedoch nicht in Erlangen, sondern in Würzburg.[42]

Erste Hinweise auf eine konkrete Stellensuche JAMINS sind in einem Brief an SIEGFRIED SCHOENBORN vom Januar 1898 enthalten. Ohne nähere Angaben über die Position, um die er sich beworben hatte, teilt er seinem Freund mit, er habe »von Berlin her wegen der Stelle in Constantinopel«[43] eine Absage erhalten. Auch in Erlangen hatte er mit seiner Bewerbung vorerst keinen Erfolg:

> »Außer der Überzeugung, daß letzterer [Strümpell] mich ganz gut leiden
> kann, habe ich aber nichts nach Hause gebracht. Ältere Leute mit guter
> klinischer Ausbildung hätten sich schon gemeldet...«[44]

Die Reaktion JAMINS zeugt nicht nur von seiner Enttäuschung, sondern ebenso von seinem selbstkritischen Wesen:

> »In der Zeit nach meiner Rückkehr [aus Erlangen] war ich ziemlich auf
> dem Hund, wie eben nur einer auf dem Hund ist, der mit meinem im
> pressionistischen Naturell begabt zum ersten Mal im Leben so recht
> mutlos geworden ist, und das war eine Mutlosigkeit, die im Gefühl eige
> ner Unfähigkeit, früherer Faulheit, gegenwärtiger Schwäche fest und si
> cher begründet ist.«[45]

Die Phase der Resignation wurde jedoch bereits nach kurzer Zeit durch den Würzburger Ordinarius für Anatomie, PHILIPP STÖHR (1849–1911)[46], beendet, da dieser – ganz offenkundig auf die Fürsprache des alten SCHOENBORN hin – bereit war, JAMIN für die Mindestdauer eines Jahres in seinem Institut zu beschäftigen.[47] Mit Hilfe dieser Anstellung in Würzburg gelang es

---

40 Jamin (1986), S. 20 f., Brief an Frau Schoenborn, die Mutter seines Freundes, 14.8.1896. – Paul Fürbringer war von 1886 bis 1903 Direktor der Inneren Abteilung des Krankenhauses Friedrichshain in Berlin.

41 UAE: R. Teil II Pos. 1. Lit. J. No 14. Personalakte Jamin, Lebenslauf vom 31.3. 1907.

42 Ebenda.

43 Jamin (1986), S. 23, Brief an S. Schoenborn, 26.1.1898.

44 Ebenda.

45 Ebenda.

46 Philipp Stöhr hatte sich 1879 in Würzburg habilitiert, wurde 1889 Ordinarius für Anatomie in Zürich und kehrte 1897 als Ordinarius nach Würzburg zurück, wo er 1911 starb; vgl. Fischer (1933), Bd. 2, S. 1518.

47 Über den Beginn seiner Tätigkeit gehen die Quellen allerdings auseinander: Sowohl im Lebenslauf des Goldenen Buches der Universität Erlangen (S. 62) als auch im oben erwähnten Brief an Schoenborn wird der 1. Mai 1898 als Datum des Arbeitsbeginnes genannt; demgegenüber wird in einem Schreiben des Würzburger

JAMIN, den mit der Erlanger Dissertation eingeschlagenen Weg in Richtung auf die Neurologie fortzusetzen, indem er sich während seiner Tätigkeit bei STÖHR der Nervenhistologie widmen konnte. Hierzu bemerkte er, dass er dort »z.T. auch noch unter der Leitung von Kölliker«[48] gearbeitet habe, und diese Aussage wird von LUDWIG ROBERT MÜLLER in seinem Nachruf auf JAMIN bestätigt:

> »In der letzteren Stadt [Würzburg] nahm er am Anatomischen Institut unter Leitung des berühmten Anatomen Kölliker seine erste wissenschaftliche Arbeit auf, führte sie aber nicht zu Ende, denn zu praktischer ärztlicher Betätigung zog er nach Erlangen an die Medizinische Klinik, wo er unter Leitung von Adolf Strümpell Assistent wurde.«[49]

STÖHR, der sein Würzburger Ordinariat für Anatomie 1897 angetreten hatte, war zwar offizieller Vorgesetzter JAMINS, bis 1902 blieb jedoch KÖLLIKER als Lehrstuhlinhaber des Institutes für vergleichende Anatomie, Mikroskopie und Embryologie in Würzburg wissenschaftlich aktiv. Und da JAMINS Schwerpunkt die Nervenhistologie war, ist es durchaus glaubhaft, dass er die Zusammenarbeit mit KÖLLIKER suchte. Der gebürtige Schweizer gilt als einer der führenden Histologen und Biologen seiner Zeit.[50] Seinen Ruf hatte er sich durch herausragende Leistungen auf dem Gebiet der Nervenhistologie erworben.[51] KÖLLIKERS Forschungen gelten wie auch diejenigen AUGUST FORELS (1848–1931) und SANTIAGO RAMON Y CAJALS (1852–1934) als Vorwegnahme bzw. Vorarbeit der 1891 von WILHELM WALDEYER (1852–1934) formulierten Neuronentheorie.[52]

Doch trotz dieses wissenschaftlich anregenden Umfelds ging JAMIN nach Erlangen, dem Heimatort des ersten »Retikularisten«, nämlich von JOSEPH

Universitätssyndikus seine Tätigkeit als zweiter Assistent bereits für den ersten April bestätigt und seine Beförderung zum ersten Assistenten ab ersten Mai bescheinigt; vgl. UAE: R. Teil II Pos. 1. Lit. J. No 14. Personalakte Jamin, Universitätssyndikat Würzburg, 30.11.1910.

48 Ebenda, Lebenslauf vom 31.3.1907. – Rudolf Albert (von) Kölliker (1817–1902) war seit 1847 Professor für Physiologie und vergleichende Anatomie in Würzburg und wirkte dort über ein halbes Jahrhundert; vgl. Koelliker (1899); Bonin (1953); Zischka (1961).

49 Müller (1952), S. 2. Kölliker (1899), S. 35, erwähnt bei der Aufzählung verdienter Assistenten Jamin allerdings nicht.

50 Vgl. Bonin (1953), S. 52; Clarke (1996), S. 61.

51 Näheres dazu bei Bonin (1953); Clarke (1987), S. 86; ders. (1996), S. 61, 124.

52 Bonin (1953), S. 53: »Kölliker anticipated (...) Waldeyer´s formulation of the neuron-theory.« Etwas zurückhaltender äußert sich Clarke (1987), S. 86, der Kölliker aber immerhin das – nicht unwesentliche – Verdienst zugesteht, Robert Remarks These vom Ursprung der Nervenfasern aus Nervenzellen zum Durchbruch verholfen zu haben. Clarke rechnet Kölliker auch nicht zu den sogenannten »neuronists«; Clarke (1987), S. 99.

(VON) GERLACH (1820–1896).[53] Die sogenannten »reticularists« betrachteten das Nervensystem als Netzwerk eng miteinander verknüpfter und in Kontakt stehender Nervenzellen, während die sogenannten »neuronists« das Neuron, das heißt die Nervenzelle mit allen ihren Fortsätzen, als unabhängige Funktionseinheit ansahen. Die Neuronen könnten zwar miteinander kommunizieren, jedoch ohne zueinander direkten, anatomischen Kontakt zu haben. FIELDING H. GARRISON bezeichnete 1969 die Debatte zwischen den jeweiligen Verfechtern der sich ausschließenden Theorien als »most heated controversy of the nineteenth century«[54] innerhalb der Nervenheilkunde. Aus den Quellen geht nicht hervor, ob sich JAMIN jemals über diese unterschiedlichen Paradigmata Gedanken gemacht hat und seinen Umzug nach Erlangen unter diesem Aspekt reflektierte. Lediglich seine erste These zur Erlangung der Venia docendi, die er anlässlich seiner Habilitation im Jahr 1904 verfasste,[55] weist darauf hin, dass er WALDEYERS Neuronentheorie ablehnte. Ob er sich aber bereits während seines Studiums und seiner Dissertation mit diesem Problem beschäftigte, bleibt unklar.

Im zweiten Anlauf erhielt FRIEDRICH JAMIN die von ihm ersehnte Stelle als Assistent von STRÜMPELL in der Medizinischen Universitätsklinik Erlangen. Allerdings wurde auch dieses Mal seine Geduld auf die Probe gestellt:

> »In Erlangen braucht man mich noch nicht; wie ich höre ist mein Eintrittstermin auf besonderen Wunsch von Professor Strümpell auf den 1. Oktober verschoben worden. Da ich in England bin, um für Strümpell Spezialstudien zu machen, hat diese Nachricht mein Gemüt für einige Zeit verdüstert.«[56]

Diese Zeilen richtete er am 19. Juni 1900, also etwa acht Monate nach seiner Zeit bei STÖHR, aus London an seinen alten Freund.

Über die Periode von JAMINS Ausscheiden aus dem Würzburger Anatomischen Institut bis zu seinem endgültigen Dienstantritt bei STRÜMPELL in Er-

---

53 Joseph (von) Gerlach war von 1850 bis 1896 ordentlicher Professor für Anatomie und (bis 1862) für Pathologische Anatomie und (bis 1872) für Physiologie in Erlangen; vgl. Wittern (1999), S. 52 f. mit weiterführenden Literaturhinweisen; außerdem Clarke (1987), S. 99; Wittern (1993), S. 356 f.

54 Garrison (1969), S. 164. Vgl. dazu auch Clarke (1987), S. 99.

55 Damals war die Vorlage eines Thesenpapiers, das öffentlich diskutiert wurde, Bestandteil der Habilitation. Jamins erste These lautete: »Die Lehre von den zellulären Einheiten im Nervensystem, den Neuronen Waldeyers, entspricht nicht den tatsächlichen Verhältnissen und darf auch nicht mehr aus didaktischen Gründen aufrecht erhalten werden.« UAE: R. Teil II Pos. 1. Lit. J. No 14. Personalakte Jamin, Thesen welche zur Erlangung der venia docendi in der Medizinischen Fakultät der Universität Erlangen am Freitag, den 11. März 1904, vormittags 11 Uhr in der Aula der Universität Dr. Friedrich Jamin öffentlich verteidigen wird. Erlangen, Junge und Sohn, 1904.

56 Jamin (1986), S. 25, Brief an S. Schoenborn, 19.6.1900.

langen sind keine Quellen erhalten. Weder über die genaue Dauer seiner Forschungsreise noch über deren konkrete Inhalte und Ziele oder über daraus resultierende Erkenntnisse lässt sich etwas finden. Der Englandaufenthalt dauerte jedoch längstens vier Monate, von April bis Ende Juli 1900, da JA-MIN in den Erlanger Universitätsakten vom ersten Oktober 1899 bis zum ersten April 1900 als »stellvertretender Assistent der med. Klinik«[57] und für die Zeit von Anfang August bis Ende September desselben Jahres als »Volontärassistent«[58] geführt wird.

Die Frist zwischen Vertretungs- und zweimonatiger Volontärarztzeit verbrachte JAMIN u. a. in Liverpool bei dem Neurophysiologen und späteren Nobelpreisträger CHARLES SCOTT SHERRINGTON (1857–1952).[59] Er betrieb während seines Großbritannienaufenthaltes neurophysiologische und neuropathologische Studien[60], die ihm für seine Habilitation von Nutzen sein sollten.[61] Eine entsprechende Veröffentlichung zu diesem Themenbereich im Anschluss an seine Studienreise vor der Habilitation 1904 existiert aber nicht.

Am 1. Oktober 1900 trat er schließlich eine Stelle als »II. Assistent der medizinischen Klinik Erlangen«[62] an und wurde 1903, im Jahr von STRÜM-PELLS Wechsel nach Breslau, zum ersten Assistenten befördert.[63] STRÜMPELL regte ihn an, sich mit einer experimentellen Arbeit zu einem neurologischen Thema zu habilitieren, und JAMIN griff diese Anregung auf. Die Habilitationsschrift mit dem Titel »Experimentelle Untersuchungen zur Lehre von der Atrophie gelähmter Muskeln« übertrifft das Niveau seiner Dissertation erheblich und ist der Höhepunkt seiner Forschungsarbeit. Dass diese Habilitation für »Innere Medizin, insbesondere für Nervenheilkunde«[64] im Jahre 1904 noch etliche Optionen offen ließ, zeigt sein weiterer beruflicher Werdegang. In den sich anschließenden Jahren übte er, wie oben bereits erwähnt, verschiedenste Funktionen innerhalb der Erlanger Medizinischen Fakultät aus,

---

57 UAE: R. Teil II Pos. 1. Lit. J. No 14. Personalakte Jamin, Universitätssyndikat Erlangen, 15.12.1910 (loses Blatt).

58 Ebenda; in der Regel arbeiteten diese Volontäre ohne Bezahlung.

59 Zu Sherrington vgl. Fischer (1933), Bd. 2, S. 1449; Zischka (1961), S. 601; Hartmann (1967), S. 350 f. Den Nobelpreis erhielt Charles Scott Sherrington 1932 gemeinsam mit Edgar Douglas Adrian für grundlegende Erkenntnisse im Bereich der Neuronenfunktion.

60 UAE: R. Teil II Pos. 1. Lit. J. No 14, Personalakte Jamin, Lebenslauf vom 31.3. 1907; Jamin (1986), S. 17.

61 Jamin (1986), S. 17.

62 UAE: R. Teil II Pos. 1. Lit. J. No 14. Personalakte Jamin, Universitätssyndikat Erlangen, 15.12.1910 (loses Blatt).

63 Ebenda. Über die Assistenzarztzeit unter Strümpell vgl. Zapf (2003), S. 128–134.

64 UAE: R. Teil II Pos. 1. Lit. J. No 14. Personalakte Jamin, KBayStaMiIKS, 19.4. 1904.

bevor er sich schließlich auf die Medizinische Poliklinik und auf die Pädiatrie konzentrieren konnte.[65]

3. Friedrich Jamin wird Pädiater

Während JAMIN sich als Assistent von STRÜMPELL auf seine Habilitation vorbereitete, wurde in der Medizinischen Fakultät mit aller Heftigkeit über ein Problem diskutiert, dessen Lösung für seine Zukunft von entscheidender Bedeutung werden sollte: Es handelte sich um den Plan zur Errichtung einer Universitäts-Kinderklinik. Die Initiative dazu ging von FRANZ PENZOLDT (1849–1927) aus, der zum Zeitpunkt des Antrags im Januar 1901 ordentlicher Professor für Pharmakologie und Direktor des Pharmakologisch-Poliklinischen Instituts war.[66] PENZOLDTS Aktivität auf dem Gebiet der Kinderheilkunde hatte bereits im Wintersemester 1876/77 mit einer Vorlesung über Kinderkrankheiten mit klinischen Demonstrationen begonnen, die er zu einer zweistündigen Veranstaltung mit dem Titel »ambulante Kinderklinik« ausbaute.[67] Von 1882 bis 1903 bot er zusätzlich jeweils im Sommersemester einen Impfkurs an.[68] Im Jahr 1887 entstand auf seine Initiative hin eine der ersten Milchküchen im Deutschen Reich.[69] Die dort im Soxhlet-Verfahren[70] sterilisierte Milch wurde im Diakonissenhaus verteilt.

PENZOLDTS Engagement für den Bau eines eigenen Kinderkrankenhauses erwuchs nicht zuletzt aus seinen Erfahrungen, die er als Leiter der Medizini-

---

65 Die breite Palette von Aufgaben, die Jamin im ersten Jahrzehnt des 20. Jahrhunderts übernahm, hat Albrecht Peiper (1958, S. 219 f.) durch den Vergleich mit Franz von Rinecker (1811–1883), den Würzburger Pionier der Kinderheilkunde, entsprechend gewürdigt: »Fr. Jamin (1872–1951) wurde in Erlangen 1906 zum Professor der klinischen Propädeutik und Geschichte der Medizin, 1907 zum ordentlichen Professor der Medizinischen Poliklinik, zum Direktor der Universitäts-Kinderklinik und des Pharmakologischen Institutes ernannt, eine Vielseitigkeit, die an von Rinecker (...) heranreicht.«

66 Franz Penzoldt war nach seinem Medizinstudium in Jena und Tübingen 1874 mit seinem Lehrer Wilhelm Olivier Leube (1842–1922) an die Medizinische Klinik nach Erlangen gekommen und hatte sich hier ein Jahr später habilitiert. 1882 wurde er außerordentlicher Professor für Klinische Propädeutik, 1886 ordentlicher Professor für Pharmakologie, 1893 Direktor des Pharmakologisch-Poliklinischen Instituts; vgl. Pagel (1901), S. 270 f.; Jamin (1927 e); ders. (1928 b); Hagel (1968), S. 11–23; Wittern (1999), S. 141 f.

67 Zur Entwicklung der Kinderheilkunde in Erlangen vor Penzoldt vgl. den Beitrag von Wittern-Sterzel in diesem Band.

68 Vgl. Windorfer (1984), S. 1496, und die entsprechenden Vorlesungsverzeichnisse der Universität Erlangen, meist S. 8.

69 Schamberger (1964), S. 70. Mößmer (1984), S. 1210, nennt für das Jahr 1900 die Zahl von sieben Milchküchen im Deutschen Reich.

70 Zum Soxhlet-Verfahren vgl. Mößmer (1984).

schen Poliklinik erworben hatte.[71] Darüber hinaus sollte das Krankenhaus auch der neuen Prüfungsordnung Rechnung tragen, die seit 1901 vom Kandidaten den Nachweis eines einsemestrigen Praktikums in einer Kinderklinik forderte. Der Zeitpunkt seines Antrags scheint überdies auch deshalb günstig gewählt, weil PENZOLDT im Studienjahr 1900/01 Prorektor der Universität war und damit in enger Verbindung zum Ministerium stand. Dennoch stieß sein Plan für eine Kinderklinik, den er am 29. Januar 1901 über den Senat beim zuständigen Ministerium einreichte,[72] sowohl auf staatlicher Seite als auch im Kreis seiner Kollegen auf Widerstand.[73] Weder die Internisten unter der Leitung von STRÜMPELL noch die Gynäkologen oder Chirurgen waren bereit, einen Teil ihres Terrains für eine Kinderklinik zur Verfügung zu stellen. Eine rasche Lösung schien demnach nicht in Sicht. Doch schon am Beginn des folgenden Jahres kam PENZOLDT der glückliche Umstand zu Hilfe, dass die Universität das Privathaus des kurz zuvor verstorbenen Historikers KARL HEGEL erworben hatte und bereit war, es zu einem Kinderkrankenhaus umzubauen.

FRANZ PENZOLDTS Initiative belegt die Berechtigung, ihn als »Promotor« und »Aktivator«[74] der Erlanger Kinderklinik zu bezeichnen. Allerdings konnte er die nach dem 1904 vollzogenen Umbau des ehemaligen Hegelhauses bescheidenen Räume des kleinen Kinderkrankenhauses, das Platz für maximal 28 Kinder bot, nicht mehr selbst als Direktor nutzen. Denn er hatte bereits zum 1. Oktober 1903 als Nachfolger STRÜMPELLS den Ruf auf die ordentliche Professur für Innere Medizin angenommen, eine Position, die er bis zu seiner Emeritierung im Jahr 1920 bekleidete.

Erwähnenswert ist der Umstand, dass JAMIN zwei Nachrufe auf FRANZ PENZOLDT, der 1927 in München starb, verfasste,[75] zu einer Zeit also, als er selbst bereits seit etlichen Jahren mit großem Einsatz die Kinderheilkunde in Erlangen vertrat. Wie bei Nekrologen üblich, wurden die Verdienste und

---

71 Zum hohen Anteil der Kinder am Patientengut, nicht nur der Erlanger Medizinischen Poliklinik, vgl. Zapf (2003), S. 166.

72 UAE: R. Teil IV Pos. 7 No 60. Die Errichtung einer Universitätskinderklinik betr., Penzoldt an Senat, 29.1.1901.

73 Schamberger geht in seiner Dissertation relativ ausführlich auf Penzoldts Aktivitäten ein (1964, S. 96–101). Da er auch die Baugeschichte der Erlanger Kinderklinik detailliert dargestellt hat (ebenda, S. 101–128), wird dieser Aspekt in der vorliegenden Arbeit nur knapp ausgeführt. Außerdem sind in Hinblick auf die Geschichte der Erlanger Universitäts-Kinderklinik, auch für die Zeit nach Jamin, folgende Quellen aufschlussreich: UAE: R. Teil IV Pos. 7 No 60, Die Errichtung einer Kinderklinik betreffend; Windorfer (1957); ders. (1984); Stephan (1973) und die folgenden Beiträge in diesem Band.

74 Windorfer (1984), S. 1498. Mit großem Engagement setzte sich Penzoldt auch für den Bau einer dermatologischen Klinik ein. Vgl. dazu Wittern (1993), S. 373 f.

75 Jamin (1927 e), ders. (1928 b).

Vorzüge des Verstorbenen in angemessener Breite gewürdigt. Allerdings klingt auch zwischen den Zeilen verhaltene Kritik an: »Im öffentlichen Sprechen etwas befangen, war Penzoldt nicht auf den im akademischen Unterricht so leicht überwiegenden Glanz des Redners eingestellt (...).«[76] Dieses Defizit PENZOLDTS, das JAMIN taktvoll umschrieb, relativierte er jedoch in den nachfolgenden Zeilen wieder, indem er seinem Kollegen dennoch eine hervorragende praktische Lehrbegabung bescheinigte. Wenn PENZOLDT also auch kein begnadeter Redner gewesen ist, so hat er im Bereich der Kinderheilkunde dennoch eine gewaltige Leistung vollbracht, indem er durch den Bau einer eigenen Kinderklinik die Institutionalisierung des Faches einen entscheidenden Schritt voranbrachte.

Für die Erlanger Kinderheilkunde war der Zeitraum zwischen 1903 und 1906 gekennzeichnet durch große Unruhe und raschen Wechsel in der Besetzung derjenigen Position, die für die Lehre und Krankenbehandlung in diesem Bereich zuständig war. Nachdem PENZOLDT die Leitung der Medizinischen Klinik übernommen hatte, wählte die Fakultät FRITZ VOIT (1863–1944), den Direktor der Medizinischen Poliklinik der Universität München, zu seinem Nachfolger,[77] und so wurde VOIT zum 1. Oktober 1903 zum ordentlichen Professor für Medizinische Poliklinik, Kinderheilkunde und Pharmakologie sowie zum Direktor des Pharmakologisch-Poliklinischen Instituts ernannt.[78] Damit war erstmals in Erlangen die Kinderheilkunde offiziell in eine Lehrstuhlbenennung aufgenommen. Allerdings hatte der Neuberufene keinerlei Qualifikationen für das Fach aufzuweisen, weshalb der Verdacht naheliegt, dass das Fach für die Erlanger Medizinische Fakultät noch keine besondere Rolle spielte. Dennoch gilt VOIT mit seiner Berufung als erster pädiatrischer Lehrstuhlinhaber Erlangens, und er war es auch, der nach dem Umbau des Hegel'schen Hauses im Frühjahr 1905 erstmals eigene Räume für die pädiatrischen Patienten beziehen konnte.[79]

VOITS Erlanger Tätigkeit war allerdings nicht von langer Dauer. Bereits im Sommer 1906 erreichte ihn ein Ruf auf das Ordinariat für Innere Medizin

---

76 Jamin (1927 e), S. 1883 f.

77 Fritz Voit, Sohn des Münchener Physiologen Carl Voit hatte 1883 bis 1888 Naturwissenschaften und Mathematik und danach Medizin studiert und sich 1893 in München für Innere Medizin habilitiert. Seit 1901 bekleidete er eine außerordentliche Professur an der Medizinischen Poliklinik; vgl. UAE: R. Teil II Pos.1. Lit. V. No 9. Personalakte Voit; Wittern (1999), S. 207; Zapf (2003), S. 220–222.

78 Vgl. UAE: R. Teil II Pos.1. Lit. V. No 9. Personalakte Voit, Ernennungsurkunde, 12.7.1903. – Zu dieser Fächerkombination vgl. Zapf (2003), S. 179–198 u. ö. Zur Geschichte der Pharmakologie in Erlangen liegt eine ausführliche Dissertation von Knevelkamp (1990) vor.

79 Vgl. Schamberger (1964), S. 72 und 102–105; Zapf (2003), S. 221 f.

in Basel, dem er zum Beginn des Wintersemesters 1906/07 folgte.[80] Um die dadurch entstandene Lücke im Lehrangebot zu füllen, wurde FRIEDRICH JAMIN von November 1906 bis April 1907 mit der »Abhaltung der von Professor Dr. Voit angekündigten Vorlesungen ›Poliklinische Besuche und Referatsstunde‹ und ›Kinderklinik‹ sowie mit der vertretungsweisen ärztlichen Leitung der medizinischen Poliklinik und der Kinderklinik (...) betraut.«[81] Der erste intensive Kontakt JAMINS mit der Kinderheilkunde lässt sich also auf das Jahr 1906 datieren.

JAMIN war in der Zwischenzeit, bereits kurz nach seiner Habilitation, im Mai 1904 zum Oberarzt und am 1. Oktober 1906 zum außerordentlichen Professor für Klinische Propädeutik und Geschichte der Medizin ernannt worden. Außerdem war er als Oberarzt für das Ambulatorium der Medizinischen Klinik verantwortlich. Er hatte sich bis zu diesem Zeitpunkt noch nicht speziell mit der Kinderheilkunde beschäftigt.

Die Wiederbesetzung des von VOIT verlassenen Erlanger Lehrstuhls erwies sich als schwierig, was vermutlich in der wenig attraktiven Kombination dreier verschiedener Fächer lag. Deshalb wandten sich auch während des Berufungsverfahrens zwei führende Pädiater Deutschlands, nämlich MEINHARD PFAUNDLER aus München und ARTHUR SCHLOSSMANN aus Düsseldorf,[82] in längeren Schreiben an den Dekan der Erlanger Fakultät, um nachdrücklich für die Trennung der Kinderheilkunde von der Medizinischen Poliklinik zu werben und geeignete Kandidaten zu empfehlen.[83] Die Fakultät sah zwar die Probleme der Fächerkombination, hielt jedoch einstweilen aus Finanznot daran fest und entschied sich für DIETRICH GERHARDT (1866–1921), den Sohn von CARL GERHARDT (1833–1902), dem »wissenschaftlichen Promotor der deutschen Kinderheilkunde«.[84]

DIETRICH GERHARDT war bereits zwischen 1903 und 1905 als Extraordinarius für Klinische Propädeutik und Geschichte der Medizin sowie als Oberarzt am Ambulatorium der Medizinischen Klinik in Erlangen tätig gewesen, bevor er diese Stellung für ein Extraordinariat für Innere Medizin in Jena aufgab.[85] Den Ruf nach Erlangen zum 1. April 1907 nahm er zwar zu-

---

80 Von Basel ging Fritz Voit schon ein Jahr später nach Gießen, wo er 1944 starb; vgl. Wittern (1999), S. 207.

81 Vgl. UAE: R. Teil II Pos. 1. Lit. V. No 9. Personalakte Voit, Schreiben des KBayStaMiIKS an Senat UE, 20.10.1906. Franz Penzoldt übernahm während dieser Zeit die »stellvertretende Führung der Direktorialgeschäfte im pharmakologisch-poliklinischen Institut und in der Kinderklinik«, vgl. ebenda.

82 Vgl. Oehme (1993), S. 80.

83 Vgl. hierzu ausführlicher Zapf (2003), S. 222–224.

84 So Seidler (1983), S. 545.

85 Zu Dietrich Gerhardt vgl. UAE: R. Teil II Pos. 1. Lit. G No 32. Personalakte Gerhardt; Jamin (1921 d); Hagel (1968), S. 127–142; Wittern (1999), S. 51 f.; Zapf (2003), S. 224–227.

nächst an, sagte jedoch kurzfristig wieder ab, weil ihn in der Zwischenzeit ein offenkundig verlockenderes Angebot, der Ruf auf das Ordinariat für Innere Medizin in Basel, erreicht hatte, dem er zu folgen gewillt war.

Da sich die Fakultät nun angesichts dreier verwaister Institute nicht noch einmal auf ein neues Berufungsverfahren mit seiner Zeitverzögerung einlassen wollte, bat sie das Ministerium, den Drittplazierten der Vorschlagsliste, den außerordentlichen Professor für Innere Medizin in Marburg an der Lahn, OSKAR DE LA CAMP (1871–1925),[86] zu ernennen. DE LA CAMP sagte zu, nahm seine Tätigkeit zum Sommersemester 1907 auf und kehrte Erlangen bereits im November desselben Jahres wieder den Rücken, um nach Freiburg zu gehen.

Damit hatte Erlangen innerhalb von nur vier Jahren drei Kandidaten für die Kinderheilkunde berufen und wieder verloren. Ursache dieser raschen Wechsel war offenkundig die Tatsache, dass alle ausgewählten Professoren Internisten waren und nicht Pädiater. Da es aber in Erlangen keinen eigenen Lehrstuhl für Kinderheilkunde gab, musste ein einzelner Professor drei durchaus unterschiedliche Fächer in Forschung, Lehre und Krankenbetreuung vertreten. Somit wird es verständlich, dass die drei Nachfolger PENZOLDTS, die alle ebenfalls aus der Inneren Medizin kamen, ebenso wie dieser eine leitende Stellung an einer großen Medizinischen Klinik der vergleichsweise wenig prestigeträchtigen, aber umso arbeitsaufwändigeren Erlanger Position den Vorzug gaben.

In dieser Zeit des Wandels stellte allein FRIEDRICH JAMIN so etwas wie Kontinuität in der Kinderheilkunde dar; denn er besorgte regelmäßig in den Phasen der Vakanz die Lehre und vertrat so nicht nur FRITZ VOIT, sondern ebenso dessen designierten, aber nicht antretenden Nachfolger GERHARDT als auch DE LA CAMP. Da die Erlanger Medizinische Fakultät nach dem kurzen Gastspiel DE LA CAMPS im November 1907 einerseits daran interessiert war, dass ein Internist den betreffenden Lehrstuhl mit der Fächerkombination übernahm, andererseits aber einen erneuten schnellen Weggang eines neu zu berufenen Professors vermeiden wollte, schlug sie nun FRIEDRICH JAMIN an erster Stelle vor.

Das Gremium, das die Vorschläge ausarbeitete, schloss aus den Erfahrungen der vergangenen Jahre, dass eine Fächertrennung nicht mehr zu vermeiden sei.[87] Bereits bei den Verhandlungen über die Nachfolge VOITS hatte sich

---

86 Zu De la Camp vgl. Wittern (1999), S. 24 f.; außerdem UAE: R. Teil II Pos. 1. Lit. C. No 7. Personalakte de la Camp; Schamberger (1964), S. 75 f.; Hagel (1968), S. 166–171; Zapf (2003), S. 228 f.

87 UAE: R. Teil II Pos. 1. Lit. C. No 7. Personalakte de la Camp, »Vorschläge der Medizinischen Fakultät in Betreff der Wiederbesetzung der erledigten Professur für Poliklinik, Kinderklinik und Pharmakologie«, 1.10.1907. Die Aufzählung, die mit der Poliklinik beginnt und mit der Pharmakologie endet, lässt durchaus auf die Rangfolge schließen, die den einzelnen Fächern eingeräumt wurde.

der damalige Dekan LUDWIG HEIM (1857–1939)[88] auf Betreiben des Münchener Ordinarius für Kinderheilkunde und renommierten zeitgenössischen Pädiaters, MEINHARD PFAUNDLER, für eine Abtrennung der Kinderheilkunde eingesetzt.[89] Möglicherweise war auch schon Ende 1906 oder Anfang 1907 ein entsprechender Beschluss gefasst worden, der dies für die nahe Zukunft vorsah. Darauf jedenfalls deutet eine Bemerkung von ARTHUR SCHLOSSMANN, einem der »Pioniere der Kinderheilkunde«,[90] vom 24. Januar 1907 hin: »Umso erfreuter sind wir nun alle, da wir hörten, dass bei der weiteren Erledigung dieser Frage die Kinderheilkunde aus dem Arbeitsgebiete des Innern anscheinend ausgeschaltet ist.«[91] Und er fährt fort, er habe Heim »sicher im Namen vieler Pädiater zu danken, da einem on dit zufolge (...) er [Heim, M. Z.] der spiritus rector dieser doch sicher modernen Beschlussfassung«[92] sei.

Leider ist diese »Beschlussfassung« auf die sich SCHLOSSMANN bezieht in den Akten nicht dokumentiert, doch lässt der Brief die oben genannte Interpretation zu – vorausgesetzt, dass SCHLOSSMANN richtig informiert worden war. Als weiteres Indiz dafür, dass eine Abtrennung der Kinderklinik in Erlangen geplant war, darf der Hinweis in der Vorschlagsliste von 1906 gelten, dass eine »Trennung der Unterrichtsfächer in absehbarer Zeit unvermeidbar« sei:

> »Abgesehen von großen Schwierigkeiten, welche augenblicklich noch die Abtrennung eines Faches wegen der Institutsverhältnisse u.s.w. machen würde, fehlen die Mittel, um die Lehrgebiete mit mehr als einem Professor zu besetzen. Wir möchten aber jetzt schon nach reiflicher Überlegung darauf hinweisen, daß eine Trennung der Unterrichtsfächer in absehbarer Zeit unvermeidbar sein wird, weil mit dem stetig zunehmenden Umfang derselben die Arbeitslast für einen einzigen Professor zu groß und eine genügende Gründlichkeit des Unterrichts nicht mehr möglich sein wird.«[93]

Berücksichtigt man neben diesem Zitat, das auch die Interpretation zulässt, es sei lediglich an eine Abtrennung der Pharmakologie gedacht, SCHLOSSMANNS Brief, so wird hieraus deutlich, dass tatsächlich 1906 in

---

88 Heim war von 1902 bis zu seiner Emeritierung 1929 Ordinarius für Hygiene und Bakteriologie in Erlangen; vgl. Wittern (1999), S. 72 f.

89 Vgl. Zapf (2003), S. 222 f.

90 So lautet der Titel einer Sammlung von Kurzbiographien, in der auch Schloßmann aufgeführt wird; vgl. Oehme (1993), S. 80.

91 Arch. Dek. Med. Fak. Erl.: No 10. Kinderklinik, Bl. 30. Vertraulicher Brief Schloßmanns an Heim, 24.1.1907.

92 Ebenda.

93 UAE: R. Teil II Pos. 1. Lit. G. No 32. Personalakte Gerhardt, Med. Fak. UE an Senat UE, 2.10.1906.

Erlangen endlich über eine eigenständige Pädiatrie diskutiert und sachlich befürwortet wurde.

Ein Jahr später wurde jedoch nur noch die Loslösung der Pharmakologie angestrebt.[94] Die Abkoppelung der Kinderklinik von der Poliklinik wurde nun von der Erlanger Medizinischen Fakultät vehement abgelehnt:

> »Die unumgänglich notwendige Trennung kann nach unserer Überzeugung nur in der Weise geschehen, daß Poliklinik und Kinderklinik in einer Hand vereinigt werden. Die ganzen Verhältnisse des poliklinischen und pädiatrischen Unterrichts greifen bei uns fortwährend ineinander. Der Polikliniker ohne Kinderklinik verlöre nahezu die Hälfte seines Materials, und der Kinderkliniker ohne Poliklinik hätte unter noch größerer Not zu leiden. Umfang und Bedeutung beider Fächer ist jedoch ein derartiger, daß wir den größten Wert darauf legen, für dieselben das Ordinariat zu behalten.«[95]

Aus heutiger Sicht erscheint diese Argumentation nicht schlüssig: Ohne Erläuterung steht die Behauptung im Raum, »die ganzen Verhältnisse des poliklinischen und pädiatrischen Unterrichts« würden »fortwährend ineinander [greifen].« Dies ist zwar glaubhaft, da es üblich war, den Unterricht in Kinderheilkunde anhand der Demonstration einiger poliklinischer Fälle im Kindesalter abzuhalten; es sprachen jedoch keine überzeugenden Gründe dagegen, entweder diese Praxis zu ändern oder eine eigene Kinderpoliklinik zu gründen. Auf den ersten Blick überzeugender ist demgegenüber der Hinweis, »Umfang und Bedeutung beider Fächer« würden die Vertretung durch einen Ordinarius erfordern. Es stellt sich jedoch die Frage, weshalb nicht wegen des Umfanges und der Bedeutung der beiden Fächer die Vertretung durch einen jeweils eigenen Ordinarius angestrebt wurde.

Ebenso ist aus heutiger Sicht nicht nachvollziehbar, weshalb »der Kinderkliniker ohne Poliklinik (...) unter noch größerer Not zu leiden« gehabt hätte als sein Kollege aus der Inneren Medizin; denn nach Einrichtung einer Kinderpoliklinik hätte der Pädiater zusätzlich zu seinen stationären Patienten die Kinder unter den ambulanten Patienten, also etwa 50 Prozent des bisherigen Klientels der Medizinischen Poliklinik, übernehmen können. Zudem heißt es im gleichen Schreiben, die »Frequenz der hiesigen Poliklinik [sei] in ständigem Wachsen begriffen« und »der künftige Direktor der Poliklinik und der Kinderklinik [erhalte] voraussichtlich eine bauliche Erweiterung beider Institute, und durch Erhöhung der Bettenzahl der Kinderklinik (...) [würden] ihm neue Aufgaben erwachsen.«[96]

Hält man den Erlanger Professoren der Medizin zugute, dass das Königlich Bayerische Ministerium des Innern, für Kirchen- und Schulangelegen-

---

94 Vgl. dazu Zapf (2003), S. 179–181.
95 UAE: R. Teil II Pos. 1. Lit. C. No 7. Personalakte de la Camp, Vorschläge der Med. Fak. UE, 1.10.1907
96 Ebenda.

heiten die Universität mit finanziellen Mitteln äußerst sparsam versorgte, und sie deshalb vielleicht erst gar nicht wagten, ein eigenes Ordinariat für Kinderheilkunde zu fordern, stellt sich dennoch die Frage, weshalb sie diese begründete Forderung nicht energisch erhoben. Ausschlaggebend war doch anscheinend das fehlende Interesse der Mehrzahl der Mitglieder der Erlanger Medizinischen Fakultät an einer eigenständigen Pädiatrie. Die Kriterien für die Auswahl der Kandidaten für den kombinierten Lehrstuhl der Medizinischen Poliklinik mit der Kinderheilkunde belegen diese Vermutung.

Die Fakultät rechtfertigte die Nennung relativ junger Dozenten der Geburtsjahrgänge 1870 bis 1874 für die freigewordene Professur damit, dass es, bedingt durch die kurze Berufungsdauer und den häufigen Wechsel, unmöglich gewesen sei, erfahrenere, ältere Wissenschaftler zu finden, die bereit wären, die vakante Stelle zu übernehmen.[97] Interessant im Hinblick auf den Stellenwert der Pädiatrie an der Erlanger Medizinischen Fakultät ist auch die Begründung für die Bevorzugung eines Internisten als Ordinarius:

> »Von der Nennung eines Kinderklinikers für die gemeinsame Vertretung der Medizinischen Poliklinik und der Kinderheilkunde haben wir bei der spezialistischen Richtung der heutigen Pädiatrie absehen zu müssen geglaubt, weil nicht die Garantie gegeben ist, daß ein Pädiater auch in der gesamten Inneren Medizin bewandert ist.«[98]

Ein Pädiater wurde also wegen der Bewertung der Kinderheilkunde als Fach mit »spezialistischer Richtung« und der daraus resultierenden mangelnden internistischen Qualifikation abgelehnt. Viele Pädiater hatten jedoch ursprünglich eine Ausbildung in Innerer Medizin absolviert. Die Chefärzte der deutschen Kinderkliniken hätten bei einer entsprechenden Anfrage ihrer Erlanger Kollegen sicherlich einige internistisch vorgebildete Pädiater unter ihren habilitierten Oberärzten nennen können. Bemerkenswert ist aber, dass einem Internisten trotz der »spezialistischen Richtung der (...) Pädiatrie« zugetraut wurde, eine Universitäts-Kinderklinik ohne dieses Spezialwissen zu leiten und in ihr einschlägige Forschung zu betreiben. Die Erlanger Medizinische Fakultät argumentierte, es sei nicht gewährleistet, dass ein Pädiater in der gesamten Inneren Medizin bewandert sei, ignorierte jedoch die Frage, ob ein Internist die Garantie bot, für das Fach der Kinderheilkunde hinreichend ausgebildet zu sein.

---

97 UAE: R. Teil II Pos. 1. Lit. C. No 7. Personalakte de la Camp, Vorschläge der Med. Fak. UE, 1.10.1907. Wörtlich heißt es dort: »[Wir haben] natürlich Umschau gehalten, ob nicht ältere, bereits in größerem Wirkungskreise stehende Forscher für das zu besetzende Ordinariat zu gewinnen wären. Wir haben einen solchen nicht gefunden. Es ist nicht zu verkennen, daß in Folge des in den letzten Jahren sehr schnell vor sich gehenden Wechsels auf den Lehrstühlen der inneren Medizin und der Kinderheilkunde z. Z. ein jüngerer Nachwuchs ernannt werden muß, als es bei langdauernder Berufungsdauer der Fall gewesen wäre.«

98 Ebenda.

Im Folgenden wird die Auswahl der vorgeschlagenen Kandidaten unter dem Aspekt analysiert, inwieweit der Berufungsausschuss die Qualifikation für die Pädiatrie berücksichtigte, um daraus den Stellenwert der Kinderheilkunde zu diesem Zeitpunkt in Erlangen abzuleiten.

In der im Oktober vorgelegten Vorschlagsliste wurde »zusammen und an gleicher Stelle«[99] mit FRIEDRICH JAMIN der Internist PAUL KRAUSE genannt. Zum Zeitpunkt der Erlanger Berufungsverhandlungen war KRAUSE außerordentlicher Professor der Inneren Medizin und Direktor der Medizinischen Poliklinik in Jena. Vorher war er am Institut für Hygiene in Kiel, in der Patho-Anatomie in Hamburg-Eppendorf und sechs Jahre lang als Oberarzt in der Medizinischen Klinik in Breslau tätig gewesen. Während seiner Sekundärarztzeit in Hamburg-Eppendorf war KRAUSE Leiter der Kinderinfektionsabteilung. Aus dieser Zeit stammen vier Veröffentlichungen zum Thema Kinderkrankheiten[100], wovon die dritte lediglich eine Ergänzung der zweiten war. Außerdem konnte er mehrere Publikationen über Typhus vorweisen,[101] hatte also tatsächlich Kenntnisse und Erfahrungen auf dem Gebiet der Infektionskrankheiten. Er galt für die Übernahme der Kinderklinik als befähigt, da ihm als Polikliniker »ein beträchtliches Kinderkrankenmaterial«[102] zur Verfügung stehe, wie der Erlanger Berufungsausschuss feststellte.

Die damalige Qualifikation des an gleicher Stelle mit KRAUSE platzierten FRIEDRICH JAMIN als Pädiater beschränkte sich auf die »längere Tätigkeit Jamins im poliklinischen Betriebe, ferner die vertretungsweise übernommene Leitung der Kinderklinik im verflossenen Wintersemester.«[103] Sein einziger bis dahin bekannter Beitrag zum Thema Kinderheilkunde stammte aus dem Jahr 1904 und war ein Vortrag über einen »kurz demonstrierten Fall[e] von umschriebener Sklerodermie im Kindesalter.«[104] Vor seinem Amtsantritt als Direktor der Kinder- und Poliklinik galt er als »anerkannter Spezialist auf dem neuen umfangreichen Gebiet der Röntgendiagnostik (...), ebenso auf dem Gebiet der Neuropathologie.«[105] Außerdem wurde die Qualität seiner Veröffentlichungen eingehend gewürdigt[106] sowie seine »besondere Bega-

---

99 UAE: R. Teil II Pos. 1. Lit. C. No 7. Personalakte de la Camp, Vorschläge der Med. Fak. UE, 1.10.1907

100 Vgl. ebenda, Anlage (Liste der Veröffentlichungen Paul Krauses).

101 Ebenda.

102 Ebenda, Vorschläge der Med. Fak. UE, 1.10.1907.

103 Ebenda.

104 Ebenda, bezieht sich auf Jamin (1904 b).

105 UAE: R. Teil II Pos. 1. Lit. C. No 7. Personalakte de la Camp, Vorschläge der Med. Fak. UE, 1.10.1907. Vgl. auch Zapf (2003), S. 145 f. und S. 171–174 u. ö. zu Jamins Tätigkeit auf den Gebieten der Neurologie und Radiologie.

106 UAE: R. Teil II Pos. 1. Lit. C. No 7. Personalakte de la Camp, Vorschläge der Med. Fak. UE, 1.10.1907: »...als besonders bedeutungsvoll zu nennen [ist die Arbeit] über die Atrophie gelähmter Muskeln und über den Einfluß der Phreni-

bung«[107] als Lehrer, die auch KRAUSE bescheinigt wurde. JAMINS Charaktereigenschaften wurden ebenfalls sehr positiv beurteilt.[108]

Der dritte Kandidat auf der Erlanger Berufungsliste war der von FRITZ VOIT empfohlene FRANZ SOETBEER, der 1897 in Jena promoviert hatte und dort als Assistent in der Physiologie tätig gewesen war. Seine nächste Stelle trat er in Heidelberg in der Pharmakologie an und wechselte dann in die dortige Kinderklinik. Im Jahr 1902 habilitierte er sich für Innere Medizin und wurde 1903 in Greifswald Oberarzt an der Medizinischen Klinik. SOETBEER war der einzige unter den auf der Liste Vorgeschlagenen, der »längere Zeit«[109] an einer Kinderklinik tätig gewesen war und dadurch eine »richtige Vorbildung in der Pädiatrie«[110] aufzuweisen hatte. Allerdings hatte auch er lediglich eine Arbeit auf dem Gebiet der Kinderheilkunde »Über die Magensaftsekretion des Neugeborenen«[111] veröffentlicht, und dies nur in Koautorschaft mit COHNHEIM.

Der auf den letzten Rang platzierte OTTFRIED MÜLLER war außerordentlicher Professor und Direktor der Medizinischen Poliklinik Tübingen. Seine Erfahrung in Kinderheilkunde beschränkte sich auf seine poliklinische Arbeit, aber auch in Tübingen dürfte der Anteil der Kinder unter den poliklinischen Patienten hoch gewesen sein. Seine Forschungstätigkeit auf dem Gebiet der Kinderheilkunde fand ihren Niederschlag in einer Arbeit über Kopliksche Flecken und Fieber bei Masern aus dem Jahr 1904.[112]

Es ist bezeichnend, dass zum Zeitpunkt der Berufungsverhandlungen drei der vier Vorgeschlagenen Leiter bzw. Oberärzte an einer Medizinischen Poliklinik waren. Neben den oben zitierten offenen Worten der Fakultätsangehörigen ist dies ein weiteres Indiz für die eindeutigen Präferenzen der Er-

---

cusreizung. Jamins Arbeiten sind klar, gründlich, erschöpfend, frei von überflüssigem Beiwerk, die nötigen Untersuchungen sind kritisch und lückenlos verwandt; das Resultat ist ein vollbegründetes.«

107 Ebenda, dort heißt es weiter: »...sowohl der Student in seinen Vorlesungen als auch der Fachgelehrte in wissenschaftlichen Vereinigungen schätzt seine in der Diktion formvollendeten Ausführungen.« Jamin war als hervorragender Dozent bei den Erlanger Medizinstudenten überaus beliebt, was sogar dazu führte, dass sie 1919 in einer schriftlich vorgetragenen Bitte der Medizinischen Fakultät vorschlugen, Jamin als Nachfolger Penzoldts als Ordinarius für Innere Medizin einzusetzen, vgl. Zapf (2003), S.143 f.

108 UAE: R. Teil II Pos. 1. Lit. C. No 7. Personalakte de la Camp, Vorschläge der Med. Fak. UE, 1.10.1907: »Jamin besitzt ein ausgeprägtes Taktgefühl, feines Empfindungs- und Beurteilungsvermögen. Seine Charaktereigenschaften empfehlen ihn als Forscher, Kollegen und Arzt.«

109 Ebenda. Eine genaue Angabe dazu fehlt.

110 Ebenda.

111 Ebenda, Anlage (Liste der Veröffentlichungen Soetbeers).

112 Ebenda, Anlage (Liste der Veröffentlichungen Müllers).

langer Universität bei der Besetzung der Stelle. Der einzige Kandidat, der einen Teil seiner Ausbildung in einer Kinderklinik absolviert hatte, FRANZ SOETBEER, wurde zwar secundo loco auf der Liste platziert. Da sich den ersten Rang jedoch JAMIN und KRAUSE teilten, war SOETBEER de facto lediglich der dritte Wunschkandidat.

In der Abwägung zwischen den beiden ersten Kandidaten sprach die Anzahl von insgesamt 37 Publikationen zwar für KRAUSE, jedoch war JAMIN den Erlangern sehr gut bekannt und hatte sich bereits im Ambulatorium und als Vertreter des Direktors der Kinderklinik bewährt. Ob mit KRAUSE Verhandlungen geführt wurden, geht aus den Akten nicht hervor, und es ist durchaus denkbar, dass JAMIN als Ortsansässiger zuerst gefragt wurde. Er hatte seinen Konkurrenten gegenüber den Vorzug, dass das Berufungskomitee ihn und seine Qualitäten persönlich kannte, während es sich bei den anderen Ärzten auf fremdes Urteil verlassen musste. Ferner sprach möglicherweise auch für ihn, dass bei den vorangegangenen drei Berufungen von auswärtigen Universitäten die jeweiligen Amtsinhaber die erste Gelegenheit genutzt hatten, Erlangen den Rücken zu kehren. JAMIN war demgegenüber nach seiner langjährigen Tätigkeit am Ort mit den Institutsverhältnissen vertraut und hatte bisher keinen Wunsch nach Veränderung gezeigt. Nach einer Phase des ständigen Wechsels versprachen sich die Vertreter der Medizinischen Fakultät somit durch die Berufung eines bereits bekannten und bewährten Kollegen vermutlich eine Periode der Kontinuität und Stabilität.

Und so erhielt FRIEDRICH JAMIN den Ruf. Seine Ernennung zum »ordentlichen Professor der medizinischen Poliklinik, der Kinderheilkunde und der Pharmakologie in der medizinischen Fakultät der Universität Erlangen sowie zum Direktor des pharmakologisch-poliklinischen Instituts und der Kinderklinik«[113] erfolgte mit Wirkung vom 1. November 1907. Von diesem Tag an war JAMIN Ordinarius mit einem Jahresgehalt von 4500 Mark. Bei seiner Berufung hat wohl keiner seiner Kollegen erwartet, dass er länger als dreißig Jahre Direktor der Erlanger Kinderklinik bleiben würde, aber für ihn, der zunächst ebenso wie seine Vorgänger ein Ordinariat für Innere Medizin angestrebt hatte,[114] wurde der Lehrstuhl für Kinderheilkunde und seine Tätigkeit als Direktor der Erlanger Kinderklinik zweifellos zur nicht nur akademischen »Berufung«.

---

113 UAE: R. Teil II Pos. 1. Lit. J. No 14. Personalakte Jamin, Ernennungsurkunde, 23.10.1907.
114 Vgl. dazu Zapf (2003), S. 285–288.

4. Friedrich Jamin als Direktor der Kinderklinik (1907–1939)

4.1. Die Antrittsvorlesung über »Ursachen und Bekämpfung der Säuglingssterblichkeit«[115]

Am Samstag, dem 7. Dezember 1907 um 11 Uhr hielt Friedrich Jamin seine Akademische Antrittsrede,[116] für die er das brisante Thema der Säuglingssterblichkeit gewählt hatte. Ob er von dem vertraulichen Brief PFAUNDLERS an HEIM vom 26. November 1906 wusste, in dem der Münchner Pädiater die in Bayern »fast einzig dastehende enorm hohe Säuglingssterblichkeit«[117] angesprochen und als eine der Ursachen dafür die defizitäre Ausbildung der Ärzte in Pädiatrie mangels selbständiger Lehrstühle für Kinderheilkunde benannt hatte, ist nicht bekannt. Jedoch machte der Münchener auch in seinen Veröffentlichungen keinen Hehl aus seiner Meinung zu diesem Thema. So schrieb er in den »Blättern für Säuglingsfürsorge« über die

> »Aufdeckung eines (...) höchst bedenklichen, prinzipiellen Mangels des pädiatrischen Unterrichts in Deutschland und in Bayern im besonderen: Der Vertreter der Kinderheilkunde ist nur in der Hälfte der Fälle ein Fachpädiater. An den bayerischen Fakultäten Würzburg und Erlangen hat man den medizinischen Kliniker bzw. Polikliniker nebenamtlich mit dem pädiatrischen Unterricht betraut.«[118]

PFAUNDLER versicherte zwar in den folgenden Zeilen, er wolle keineswegs jemanden persönlich kritisieren und in Ausnahmefällen sei gewiss eine Einarbeitung möglich. Im darauf folgenden Absatz drückt er jedoch seine Überzeugung aus, dass

> »derjenige, der jahrelang, tüchtige und systematische Schulung in der Disziplin genossen, sich ihr ausschließlich oder vorwiegend hingegeben, sie nach allen Richtungen durchdrungen und sich vornehmlich in ihr praktisch und publizistisch betätigt hat, der sein Wissen nicht aus zweiter Hand oder aus Büchern schöpfen mußte, bessere Lehrerfolge aufweisen wird, als der ›Auchpädiater‹ – zumal wenn dieser mit ein oder zwei anderen Lehraufträgen überlastet, nur einen Teil seiner Kräfte der Kinderheilkunde widmen kann und von der ihm aufgedrückten Personalunion gewissermaßen erdrückt wird.«[119]

Wenn also JAMIN zum Zeitpunkt seiner Antrittsrede dieser Artikel auch nicht vorgelegen haben mag, so dürften ihm die Ansichten seines Kollegen aus der bayerischen Nachbaruniversität trotzdem kein Geheimnis gewesen

---

115 Jamin (1907 c).
116 Vgl. UAE: R. Teil II Pos. 1. Lit. J. No 14. Personalakte Jamin, Einladung der UE zur Antrittsvorlesung.
117 Arch. Dek. Med. Fak. Erl.: No 10. Kinderklinik, Bl. 21, Brief Meinhard Pfaundlers an Dekan Heim, 26.11.1906.
118 Ebenda, Pfaundler (o. J.), Beilage zum Brief an Heim vom 26.11.1906, S. 8.
119 Ebenda, S. 9.

sein. Und war das Thema von JAMINS Antrittsrede auch keine direkte Replik auf die Kritik des Müncheners an den Erlanger Verhältnissen, so machte der Erlanger Internist durch die Wahl des Stoffes doch deutlich, dass er entschlossen war, auch als »Nichtpädiater«[120] seinen Teil zur Senkung der hohen Mortalität im Säuglingsalter beizutragen. Retrospektiv betrachtet erscheint JAMINS Themenwahl für seine Antrittsvorlesung wie eine Weichen-stellung hin zur Kinderheilkunde als zukünftigem Schwerpunkt seiner Arbeit, indem er, obschon Internist, zu Beginn seiner Laufbahn als Ordinarius ein pädiatrisches Problem in den Mittelpunkt stellte – und zwar eines der aktuellsten und brisantesten der damaligen Zeit.[121] Und da die Vorlesung sowohl ein wichtiges Schlaglicht auf die zeitgenössische Problemlage der Pädiatrie als auch einen Einblick in JAMINS Auffassung seiner neuen Aufgabe zu geben vermag, soll sie etwas ausführlicher vorgestellt werden.

Er begann seine Rede mit einigen allgemeinen Überlegungen zu den Aufgaben des Arztes, der einerseits dem individuellen Patienten gegenüber verpflichtet sei, andererseits jedoch auch für das Wohl der Gesamtbevölkerung Verantwortung übernehmen müsse.[122] Mit dem Hinweis auf die »beklagenswerten Zustände der Gesundheitspflege der kleinen Kinder«, die mitverantwortlich seien für die »enorm hohe Säuglingssterblichkeit«[123], leitete er zum eigentlichen Thema seiner Antrittsrede über. Zunächst stellte er die Situation anhand einer Statistik dar, die für die vorangegangenen Jahre eine Mortalität der Kinder unter einem Jahr von 20 Prozent nennt.[124] Zwar gab er für diese Daten keine Quelle an, zahlreiche andere Autoren belegen jedoch die Rich-

---

120 Ebenda, S. 10. Das Zitat, in dem Pfaundler diesen Begriff verwendet, der auch auf Jamin zutrifft, lautet im Zusammenhang: »Beiläufig sei darauf hingewiesen, daß die Erteilung von Lehraufträgen an Nichtpädiater auch eine Schädigung der Interessen jener jüngeren Akademiker bedeutet, die sich dem Fach der Pädiatrie zugewendet haben.«

121 Vgl. dazu Ballabriga (1991), S. 16: »The fundamental concern [zwischen 1850 und 1950, M. Z.] was to combat the high infant mortality rate, particularly in young infants and thus pediatrics was oriented towards the disorders that were responsible for this mortality, such as infectious diseases and nutritional disorders.« Ähnlich äußern sich Corzelius (1988), S. 48, und Laplane (1991), S. 39.

122 Jamin (1907 c), S. 148: »Zweifach ist in unseren Tagen die Aufgabe des Arztes. Er soll, wie es immer war, dem einzelnen auf seinen Wunsch Rat und Hilfe bringen. Diese individuelle Seite der ärztlichen Tätigkeit überwiegt bei weitem (...). Ihr steht gegenüber die generelle Pflicht des Arztes, dafür Sorge zu tragen und unablässig daran zu arbeiten, daß die Fortschritte wissenschaftlicher Forschung der *Gesamtbevölkerung* – ob sie es wünscht oder nicht – in der Gesundheitspflege und in der Krankenfürsorge zu gute kommen.« Worauf sich der Einschub »ob sie es wünscht oder nicht« konkret bezieht, bleibt unklar. Jamin könnte damit Maßnahmen wie Pflichtimpfungen gemeint haben.

123 Ebenda.

124 Ebenda.

tigkeit seiner Aussagen.[125] JAMIN stellte fest, dass die Säuglingssterblichkeit mit Ausnahme Russlands und Österreichs in anderen europäischen Ländern wesentlich geringer sei.[126] Innerhalb Deutschlands nehme Bayern einen Spitzenplatz in der Negativbilanz der Kindersterblichkeit ein; Mittelfranken bewege sich mit einer Säuglingssterblichkeit von etwa 25 Prozent im Mittelfeld der bayerischen Statistik. Die Situation in Erlangen wiederum sei, bedingt durch die hohen Entbindungszahlen auswärts wohnender Frauen, nur scheinbar besser; um diese Zahlen bereinigt, ergebe sich jedoch auch für Erlangen eine Mortalität von etwa 20 Prozent.[127]

Für diese traurige Bilanz machte er »äußere Umstände viel mehr als innere Veranlagung der Kinder«[128] verantwortlich. Er führte die hohe Mortalität in armen Bevölkerungsgruppen, in Großstädten, in den Sommermonaten, bei unehelichen Kindern und bei künstlich ernährten Säuglingen an.[129] Somit sah er die Ursache von Tod und Krankheit nicht losgelöst vom sozialen Umfeld

---

125 Vgl. hierzu Seiffert (1927), S. 1766; Peiper (1958), S. 306. Marschalk (1984), S. 167, bezieht sich auf Mombert, P.: Studien zur Bevölkerungsbewegung in Deutschland. Karlsruhe 1907. Hardach-Pinke (1986), S. 536 f., nimmt Bezug auf Knodel, John E.: The Decline of Fertility in Germany 1870–1939. Princeton 1974, S. 288. Während Hardach-Pinke die These vertritt (und belegt), eine kontinuierliche Abnahme der Säuglingssterblichkeit sei ab 1880 feststellbar, mit einer deutlichen Abnahme zwischen 1911 und 1914 sowie 1924 und 1926, meint Imhof (1981), S. 87, »spätestens zu Beginn des 19. Jahrhunderts (...) einen kontinuierlichen Rückgang der Säuglingssterblichkeit« feststellen zu können. Imhof (1981), S. 87–89, führt außerdem für den Zeitraum zwischen 1901 und 1910 geringere Mortalitätsraten an als die oben genannten Autoren.

126 Jamin (1907 c), S. 150: »So finden wir in Frankreich eine Säuglingsmortalität von 16 %, in England 14 %, in Schweden 10 % der Lebendgeborenen, in Irland und Norwegen noch geringere Zahlen, und nur Rußland mit 29 % und Österreich mit 25 % haben den traurigen Vorrang vor Deutschland.« Ähnliche Daten bei Baginsky (1897), S. 255, für die Zeit von 1850–1869. Baginsky bezieht sich auf Pfeiffer, L.: Die Kindersterblichkeit. In: Gerhardt's Handbuch für Kinderkrankheiten, Tübingen 1849. Peiper (1958), S. 306, nennt ähnliche Zahlen wie Jamin.

127 Jamin (1907 c), S. 151.

128 Ebenda.

129 Ebenda, S. 151 f. Bereits Baginsky (1897), S. 259–269, eine mögliche Quelle Jamins, weist auf diese statistischen Zusammenhänge hin. Imhof (1981), S. 74, listet 84 Jahre später ähnliche Faktoren auf, die zu »Ungleichheit vor Krankheit und Tod« führen (vgl. Spree, Reinhard: Soziale Ungleichheit vor Krankheit und Tod. Zur Sozialgeschichte des Gesundheitswesens im Kaiserreich. Göttingen 1981), und bezeichnet sie als »urban-rural«, »geographische-regional«, »sozial-topographisch«, »zivilstandsspezifisch«, »altersmäßig« und erweitert den Kanon der zur Ungleichheit führenden Parameter um den »geschlechtsspezifisch[en]« und – bereits bei Baginsky genannten – »gesellschaftlich-beruflich[en]«.

und rein somatisch, sondern im Zusammenwirken von Umwelt, gesellschaftlichen Verhältnissen und individueller Konstitution.

In seiner Rede wandte sich JAMIN gegen eine sozialdarwinistische Billigung der hohen Mortalität unter den Kindern, indem er mehrmals betonte, es seien nicht genetische, sondern hauptsächlich exogene Faktoren, wie die hygienischen Verhältnisse oder eine fehlerhafte Ernährungsweise, die den frühen Tod vieler Kinder bedingten.[130] Während sich diese Überlegungen nicht grundsätzlich gegen sozialdarwinistische Ideen richteten, sondern nur versuchten einer »verkehrten Anwendung darwinistischer Theorien« entgegenzuwirken, weist eine weitere Passage darauf hin, dass JAMIN es zu diesem Zeitpunkt prinzipiell ablehnte, sozialdarwinistische Überlegungen zur Maxime seines ärztlichen Handelns zu machen:

> »Wo Menschenleben bedroht sind, da ist es unsere Pflicht, helfend und schützend einzugreifen, selbst dann, wenn wir nicht voraussagen können, ob das gerettete Leben für die Gesellschaft noch nützlich werden kann. Haben wir aber schon kein Recht, selbst in scheinbar verzweifelten Fällen nach einer Brauchbarkeit der bedrohten Menschen zu fragen, wie viel weniger steht uns das zu, wenn wir, wie es bei kleinen Kindern tatsächlich der Fall ist, gar nicht ahnen können, was aus den Verlorenen noch werden könnte (...).«[131]

Diese Position vertrat er auch noch 1920 in seiner Rede beim Antritt des Rektorates der Universität Erlangen.[132] In der Zeit des Nationalsozialismus hat er allerdings den sozialdarwinistischen und »völkischen« Ideen durchaus nahe gestanden und ihnen auch in verschiedenen Veröffentlichungen Ausdruck verliehen.[133]

In einem weiteren Abschnitt seiner Antrittsvorlesung beschrieb JAMIN die Ursachen für eine vermehrte Krankheitsdisposition im Kindesalter, indem er

---

130 Jamin (1907 c), S. 153–155, hier S. 153: »(...) das ist die Meinung, daß die hohe Kindersterblichkeit nur eine zweckmäßige Auslese im Kampf ums Dasein darstelle, mit dem Endzweck, ein umso kräftigeres und widerstandsfähigeres Geschlecht der Erwachsenen heranzuziehen. Mit Recht ist Gruber unter anderen aufs schärfste dieser verkehrten Anwendung darwinistischer Theorien entgegengetreten, die uns glauben machen will, daß die kräftigen und widerstandsfähigen Kinder mangelhafter Pflege, verfehlter Ernährung und den durch Ansteckung drohenden Gefahren trotzen, während die Schwächeren dabei zugrunde gehen.«

131 Ebenda, S. 152.

132 Jamin (1920 a): »So verleiten uns die Beobachtungen an Krankheitsfällen wohl dazu, von einer *Minderwertigkeit* einzelner Lebewesen und ihrer Lebensbahn zu sprechen. Aber bezüglich der Beurteilung der Verwendbarkeit eines Menschen in der Arbeit des Lebens müssen wir mit Werturteilen doch zurückhaltend sein.«

133 Besonders in seiner Veröffentlichung »Wissenschaft und Kunst in der deutschen Heilkunde« aus dem Jahr 1939 kommt dies zum Ausdruck; s. Jamin (1939 b); vgl. Zapf (2003), S. 54–78, über Jamins Stellungnahmen und sein Verhalten in der Zeit des Nationalsozialismus.

die Unterschiede des kindlichen Körpers gegenüber demjenigen des Erwachsenen betonte.[134] Für ihn war ein Kind kein kleiner Erwachsener, sondern ein eigenständiges Wesen mit eigenen Ansprüchen, auch hinsichtlich der für ein Kind geeigneten diagnostischen und therapeutischen Verfahren.

Aus den Ursachen der Säuglingssterblichkeit leitete er die Notwendigkeit zu deren »Bekämpfung« im Rahmen der »Säuglingsfürsorge«[135] ab, vor allem durch ausreichenden Schutz vor Infektionen und eine adäquate Ernährung.[136] Für ihn hatte die Säuglingsfürsorge also vorwiegend prophylaktische Funktion; er wollte Krankheiten verhüten[137] und nicht nur kurieren. Im Rahmen der Infektionsprophylaxe spielten für ihn eine dem Alter angepasste Form der Ernährung zur Verhütung gastrointestinaler Infektionen sowie »eine nach den Regeln der Asepsis geleitete Säuglingspflege, wie sie in modernen Säuglingsanstalten gehandhabt und erlernt werden kann«,[138] eine bedeutende Rolle. Nach heutigen Maßstäben ging er dabei sehr weit, wenn er »größte Zurückhaltung mit Zärtlichkeiten« von allen forderte, »die mit den kleinen Kindern in Berührung kommen *müssen*, während die übrigen den Körper des kleinen Kindes als ein unantastbares Heiligtum zu betrachten haben.«[139]

Vor dem Hintergrund einer Sterblichkeit von einem Fünftel bis einem Viertel aller lebend geborenen Kinder in den ersten zwölf Monaten erscheint dieser hohe Anspruch auch in der häuslichen Pflege gesunder Säuglinge gerechtfertigt. Nur bei einer Mortalität von unter einem Prozent, wie wir sie Ende des 20. Jahrhunderts verzeichnen, und in der Ära der Antibiotika mutet die Gleichstellung des kindlichen Körpers mit der offenen Körperhöhle in der Chirurgie[140] übertrieben an.

Erstaunlich ist, dass JAMIN in seinen Ausführungen zur Infektionsprophylaxe trotz der ihm auferlegten Verpflichtung, regelmäßig Impfkurse abzuhalten, die seit 1874 obligatorische Pockenimpfung[141] nicht erwähnte und auch die Isolierung von Patienten in eigens dafür geschaffenen Abteilungen aussparte. Der Anteil von Magen-Darmerkrankungen an der Sterblichkeit, den er auf ein Drittel bezifferte[142], könnte seiner Ansicht nach durch eine konse-

---

134 Jamin (1907 c), S. 155–158.

135 Ebenda, S. 158.

136 Baginsky (1897), S. 264, schrieb dazu: »Art der Ernährung und Pflege sind unter allen auf das Leben des Kindes einwirkenden Faktoren bei Weitem die wichtigsten, gegen die alle anderen in den Hintergrund treten.«

137 Jamin (1907 c), S. 149.

138 Ebenda, S. 158.

139 Ebenda, S. 159.

140 Ebenda, S. 158.

141 Ballabriga (1991), S. 13 f.

142 Jamin (1907 c), S. 155. Laut Seiffert (1927), S. 1766, lag im Jahr 1924 der Anteil der an »Brechdurchfall, Magen- und Darmkatarrh« verstorbenen Säuglinge bei 22,5 % und 1915 bei 20,2 % der gesamten Säuglingssterblichkeit. Baginsky

quente Ernährung mit Muttermilch erheblich reduziert werden. Das Stillen wurde angesichts der erschreckenden Statistik stark propagiert und nimmt in seiner Rede breiten Raum ein.[143] Bei der Behandlung dieses Themas fällt die große Ausgewogenheit auf, mit der JAMIN auf die Ursachen des Nichtstillens durch die Mütter eingeht und die ihn positiv aus der Reihe einiger zeitgenössischer und auch moderner Autoren hervorhebt.[144] Er schreibt zwar:

> »so sollte man doch kaum glauben, daß es noch viele Mütter geben könnte, die aus Leichtsinn, aus Eitelkeit in Sorge um die gute Figur oder um die Gelegenheit zu Vergnügungen ihren Kindern dieses Schutzmittel vorenthalten und sie den Schädlichkeiten künstlicher Ernährung preisgeben.«[145]

Jedoch hielt er Frauen, die aufgrund dieser Motive nicht stillten, für eine Minderheit.[146] Schuld an der geringen Stillfrequenz seien in erster Linie fal-

---

(1897), S. 267, bezieht sich auf eine Statistik der Todesursachen in Berlin aus dem Jahr 1870, wonach 27,98 % der Todesfälle im Säuglingsalter auf das Konto von Brechdurchfall und Diarrhoe gehen sollten. Andere Pädiater bezifferten den Anteil der an Magen-Darmerkrankungen verstorbenen Babys höher: So schrieb Baginsky (1897), S. 268: »Pfeiffer betrachtet 40–70 Prozent aller im ersten Lebensjahr gestorbenen Kinder als der gestörten Verdauung zum Opfer gefallen.« Seidler (1983, S. 547) zitiert Carl Gerhardt (1879): »Ein Fünftel aller Kinder stirbt im ersten Lebensjahre, davon 40–70 Procent an Erkrankungen der Verdauungsorgane.« Die Diskrepanz in den statistischen Angaben ist sicherlich, neben regional unterschiedlichen Todesursachen beispielsweise durch Endemien, auch durch den damals unscharf definierten Begriff der »Ernährungsstörung« begründet.

143 Jamin (1907 c), S. 159–164. Seit der Antike wurde das Stillen immer wieder als die beste Methode für die Säuglingsernährung beschrieben. Auch Jean Jacques Rousseau behandelte dieses Thema. Seitens der Pädiater betonte Adalbert Czerny die Bedeutung des Stillens für die Gesundheit der Säuglinge ebenso wie Adolf Baginsky, der lapidar feststellte: »Die zweckmässigste Ernährung des Säuglings ist die Muttermilch, die gefährlichste die künstliche Ernährung.« Vgl. Baginsky (1897), S. 264 f.

144 Als Pendant Jamins wäre beispielsweise Edward Shorter zu nennen, für den »das Stillen ein Indikator für die Mutterliebe« ist. Vgl. Hardach-Pinke (1986), S. 538.

145 Jamin (1907 c), S. 161.

146 Ebenda, S. 161 f.: »Wir würden aber nicht das richtige treffen, wenn wir allein der Leichtfertigkeit der Mütter die Schuld am Rückgang des Stillens und damit den größten Teil der Schuld an der hohen Säuglingsmortalität aufbürden wollten. Gerade hier in Erlangen haben wenigstens in den unbemittelten Bevölkerungsschichten die Mütter vielfach das ehrlichste Bestreben, ihre Kinder zu stillen; oft trotz der ungünstigsten äußeren Verhältnisse, trotz der durch den Arbeitszwang der Not gebotenen Einschränkung in der Rücksicht auf die Pflege des Kindes. Von den ca. 90 % der Mütter, die hier gleich nach der Geburt das Kind stillen oder doch die löbliche Absicht dazu haben, hielten aber nur sehr wenige länger als einige Tage, höchstens wenige Wochen bei dem Stillgeschäft aus.«

sche Ratschläge »durch schlimme Bekannte, durch Hebammen und Kinderfrauen und leider auch unter Umständen Ärzte.«[147] Neben unnötig strengen Regeln für das Stillen seien es vor allem zu viele falsch diagnostizierte medizinische Indikationen, die unnötig zum frühzeitigen Abstillen führten.

JAMIN verlor auch hinsichtlich der niedrigen Stillfrequenz nicht die sozialen Ursachen, wie den fehlenden Mutterschutz der Arbeiterinnen, aus dem Blickfeld.[148] Gerade dieser Bevölkerungsschicht attestierte er große Bereitschaft zur natürlichen Ernährung. Die Statistik der Sterblichkeit von gestillten im Vergleich zu künstlich ernährten Babys[149] musste einen verantwortungsbewussten Kinderarzt veranlassen, das Stillen als medizinische Notwendigkeit nach Kräften zu fördern.[150]

JAMINS Beitrag ist fortschrittlich zu nennen, auch was seine Forderungen betrifft, die er aus den Ursachen zur Bekämpfung der Säuglingssterblichkeit ableitete: Die Ärzte allein können seiner Ansicht gemäß die Situation nicht ändern. »Behörden und Gemeinwesen müssen zur Mitarbeit aufgerufen werden und die Gesamtheit muß ermuntert werden zur Beihilfe an dem Werk, das der Gesamtheit, dem Volkswohl zugute kommt.«[151] An konkreten Vorschlägen nannte er die Fortbildung der Hebammen, die obligatorische Ausbildung von Pflegeeltern, den Ausbau von Mütterberatungsstellen, angemessenen Mutterschutz, Stillprämien, kostenlose Behandlung für Kinder und die Herstellung und Verteilung einwandfreier Kindernahrung. Der Schlusssatz seiner Antrittsvorlesung ist zugleich Ausdruck für ein Ziel, das er sich damals steckte:

> »Wenn auch vieles noch der Erforschung und Aufklärung bedarf, es ist genug Gelegenheit zum Einsetzen der praktischen Arbeit da. Und die Bekämpfung der Säuglingssterblichkeit scheint mir ein Werk zu sein nicht unwürdig dessen, daß wir es dem Protektorat und der Führung der

---

147 Ebenda, S. 162.
148 Ebenda, S. 168: »Die Fürsorge für die notdürftigen Wöchnerinnen, die heute noch vielfach wenig mehr als eine Woche nach der Entbindung ins Erwerbsleben treten müssen, (...).«
149 Vgl. dazu Baginsky (1897), S. 264.
150 Im Lauf der Geschichte wurden verschiedene Motive von den Befürwortern des Stillens in das Zentrum ihrer Argumentation gerückt. Waren es bei Friedrich Jamin ausschließlich medizinische Gründe, die die Gesundheit der Säuglinge betrafen, wirkten aus der Antike psychologische Aspekte nach. Mütter wurden dazu angehalten, ihre Kinder selbst zu stillen oder zumindest eine integere Amme auszuwählen, da Charaktereigenschaften quasi über die Milch aufgesogen werden könnten. Auch weltanschauliche Ansichten waren Auslöser für Stillpropaganda, wie etwa Rousseaus Motto »zurück zur Natur.«
151 Jamin (1907 c), S. 167.

Alma mater anheimgeben, die allezeit bestrebt war, das Beste zu erforschen und zu betätigen, der Universitas literarum.«[152]

Die akademische Antrittsrede FRIEDRICH JAMINS wurde deshalb so ausführlich behandelt, weil darin beispielhaft die Herausforderungen, denen sich ein Pädiater zu Beginn des 20. Jahrhunderts stellen musste, zum Ausdruck kommen. Außerdem ist anhand dieser Vorlesung erkennbar, wie differenziert er zu diesem Zeitpunkt Probleme analysierte, sowie seine Bereitschaft, nach praktischen Lösungen zu suchen, obwohl die Umsetzung seiner Ideen in Erlangen vor allem wegen der räumlichen und personellen Situation an der Universitäts-Kinderklinik nicht einfach zu bewerkstelligen war.

4.2. Die Entwicklung der Kinderklinik unter Friedrich Jamin[153]

Wie bereits erwähnt ging die Initiative zur Errichtung einer Kinderklinik in Erlangen im Jahr 1901 von FRANZ PENZOLDT aus, der damals Direktor des Pharmakologisch-poliklinischen Institutes und damit als Leiter der Medizinischen Poliklinik für die Versorgung der Mehrzahl der erkrankten Kinder verantwortlich war. Der Etat, den der Bayerische Staat für die Errichtung der Erlanger Kinderklinik bewilligt hatte, war alles andere als üppig: Für Kauf, Umbau und Inneneinrichtung des sogenannten »Hegelhauses«, wurde im Jahr 1904 der Betrag von 57.500 Mark bewilligt; für die Jahre 1904 und 1905 erhielt die Kinderklinik 6250 Mark.[154]

Erlangen konnte sich bei der Gründung seiner Universitäts-Kinderklinik nicht auf ein bereits vorhandenes privates Kinderkrankenhaus stützen, wie beispielsweise die Nachbaruniversität München.[155] Im Gegensatz zu anderen Städten wie Heidelberg, Bern, Basel und München fanden sich in Erlangen auch keine wohlhabenden Bürger, die die Neuerrichtung einer Kinderklinik finanziell bezuschussten, sieht man von der Schenkung eines Reliefs für den

---

152 Ebenda, S. 171.

153 Die Baugeschichte der Erlanger Kinderklinik wird relativ ausführlich in Schamberger (1964), S. 96–131, behandelt; dort sind auch Pläne und Fotografien der Gebäude abgebildet; vgl. dazu außerdem Stephan (1973) und Windorfer (1984) sowie für die Zeit nach Jamin die Beiträge von Rexroth und Bussiek in diesem Band.

154 UAE: R. Teil IV Pos. 7 No 60. Die Errichtung einer Universitätskinderklinik betr. KBayStaMiIKS an Senat UE, 27.8.1904. Zum Vergleich: Die zwischen 1880 und 1882 neu errichtete Münchener Kinderklinik hatte, ohne Grundstückskosten, »etwa 280.000 Mark« (vgl. Metz, 1988, S. 19) gekostet; allerdings wurde das Geld nicht vom Staat, sondern von einem Trägerverein aufgebracht. Die moderne Straßburger Kinderklinik, die zwischen 1907 und 1909 errichtet wurde, kostete 2.208.000 Mark. Vgl. ebenda, S. 58.

155 Ebenda, S. 18–33. Dort S. 41 et passim weitere Hinweise auf Universitätskliniken, die auf bereits existierende private Einrichtungen zurückgreifen konnten.

Infektionspavillon durch JAMIN im Jahr 1909 ab und von einer sehr viel späteren 100.000 Reichsmark umfassenden Spende in den 30er Jahren des 20. Jahrhunderts. So war die Universität bei der Gründung einer Kinderklinik ausschließlich auf die Mittel angewiesen, die der Staat zu diesem Zweck bereitstellte. Damit konnte kein beispielhafter Modellbau wie in Straßburg entstehen, im Gegenteil, die Erlanger Kinderklinik war so bescheiden, dass sie in einer Monographie aus dem Jahr 1988 über die Universitäts-Kinderkliniken in Deutschland[156] gar nicht erwähnt wird.

Naturgemäß gab es an den größeren Universitäten früher als an den kleineren Ausbildungsstätten ordentliche Professuren, die allein für die neu entstandenen Spezialfächer zuständig waren. Die Lehrstuhlinhaber konnten sich dann darauf konzentrieren, ihrem Fach in der Fakultät eine angemessene Position zu erkämpfen. In Erlangen setzte eine solche kontinuierliche Arbeit in der Kinderheilkunde erst mit FRIEDRICH JAMIN ein, der aber neben der Kinderheilkunde noch für zwei weitere medizinische Disziplinen zuständig war. Trotz dieser hohen Arbeitsbelastung konnte er aber bis zum Ersten Weltkrieg einige personelle und bauliche Verbesserungen für die Erlanger Pädiatrie verbuchen, die allerdings nicht mit der umfassenden Erweiterung des Münchener Haunerschen Kinderspitals zwischen 1904 und 1911 vergleichbar sind.

In der Erlanger Kinderklinik, die in einem ehemaligen, umgebauten Privathaus in der Loschgestraße stand, standen im Erdgeschoss dieses Gebäudes drei, in der ersten Etage zwei Krankenzimmer zur Verfügung. Seit Bestehen der Kinderklinik bis zu JAMINS Amtsantritt waren durchschnittlich 20 Betten belegt. Einer der Räume war für sechs bis sieben Säuglinge reserviert.[157] Bei einer maximalen Belegung der Kinderklinik bedeutete dies einen Anteil der Säuglinge von etwa einem Viertel der Patienten. Aufgrund der hohen Säuglingsmortalität innerhalb der Krankenhäuser standen selbst Pädiater bis in die 90er Jahre des 19. Jahrhunderts der stationären Aufnahme von Säuglingen skeptisch gegenüber und propagierten stattdessen die poliklinische Behandlung dieser Patientengruppe.[158] Noch im Jahr 1896 klagte ARTHUR SCHLOSSMANN über die Situation in Dresden:

> »Es hat sich somit als dringendes Bedürfnis herausgestellt, für das Unterkommen einiger Kinder und zwar vorzugsweise kranker Säuglinge unter ständiger ärztlicher Aufsicht und ständiger Pflege Sorge zu tragen. Es besteht in Dresden überhaupt kein spezielles Säuglingshospital noch irgendwelche Abteilungen, die ausschließlich und mit allen Mitteln der

---

156 Metz (1988).

157 Vgl. UAE: R. Teil IV Pos. 7 No 60. Die Errichtung einer Universitätskinderklinik betr., Direktion Kinderklinik UE (Jamin) an Senat UE, Betr. Errichtung eines Isoliergebäudes bei der Kinderklinik, 16.12.1907.

158 Vgl. Baginsky (1891), S. 242. Zur Säuglingssterblichkeit in den Kinderkliniken vgl. Peiper (1958), S. 213; Anonym (1882), Anonym (1885).

vorgeschrittenen Wissenschaft versehen, der Pflege kranker Säuglinge dienen. Eine derartige Säuglingsabteilung hätte zunächst aus 8-10 Betten zu bestehen.«[159]

1898 hatte der Dresdener Pädiater mit Hilfe eines eigens zu diesem Zweck gegründeten Vereins sein Ziel erreicht und konnte das »Säuglingsheim« beziehen; dieser Name musste aus taktischen Gründen gewählt werden, um zu verschleiern, dass es sich um eine Spezialklinik für Säuglinge handelte.[160] Elf Jahre nach dieser ersten Gründung, der in kurzen Zeitabschnitten andernorts weitere folgten[161], forderte EMIL FEER (1864–1955)[162] für jede Universität eine »Kinderklinik mit moderner Säuglingsabteilung«[163], wobei er hinzufügte: »Solange es an einzelnen Universitäten nicht möglich sein sollte, eine eigene Kinderklinik zu errichten, ist bis dahin mindestens eine besondere Säuglingsabteilung (wenigstens 20 Betten) erforderlich.«[164] Nachdem zwanzig Jahre vor dieser Forderung geradezu davor gewarnt worden war, kranke Säuglinge stationär aufzunehmen, ist dies ein deutlicher Beleg für die fortschreitende Entwicklung um die Jahrhundertwende, was die Betreuung dieser Patientengruppe betrifft.

Die »wenigstens 20 Betten«, die FEER allein für Säuglinge forderte, hätten mehr als zwei Drittel der gesamten Bettenzahl in der Erlanger Kinderklinik zur Zeit der Amtsübernahme durch JAMIN ausgemacht. Die Erlanger Säuglingsabteilung dürfte aber nicht nur zahlenmäßig hinter FEERS Ansprüchen zurückgeblieben sein, sondern auch hinsichtlich ihrer Ausstattung. In einer Statistik von 1918 wurde Erlangen zwar unter denjenigen Universitäten aufgeführt, die eine eigene »Säuglingsstation«[165] besaßen. Einschränkend hieß es allerdings in einer Stellungnahme dazu:

»Mehrere dieser als Vollanstalten angelegten Kliniken sind nach Bau und Einrichtung derartig rückständig, daß sie eine Gefahr für die Insassen bilden (...)«[166]

Zu dieser Gruppe dürfte, trotz Milchküche und Amme, auch die Erlanger Kinderklinik gezählt haben. In einer früheren Veröffentlichung ARTHUR

---

159 Schloßmann (1923), S. 194; vgl. auch Schloßmann (1902) mit Angabe zeitgenössischer Quellen zum Thema Säuglingsabteilungen.

160 Schloßmann (1923), S. 194.

161 Breslau folgte im Jahr 1901 dem Dresdener Beispiel, Heidelberg im Jahr 1904. Vgl. dazu Metz (1988).

162 Zu den biographischen Daten Emil Feers vgl. Kunz (1987) und Oehme (1993), S. 32.

163 Feer (1909), S. 426.

164 Ebenda.

165 Arch. Dek. Med. Fak. Erl.: No 10. Kinderklinik, Bl. 84f. Denkschrift. Betrifft den Unterricht in Kinderheilkunde und seine Bedeutung für die Bevölkerung, ohne Autor, o. J. (vermutlich aus dem Zeitraum zwischen 1918 und 1920).

166 Ebenda.

SCHLOSSMANNS zeigen sich Parallelen zwischen dem Dresdener Säuglings-heim und der Erlanger Kinderklinik:

>Wie wiederholt bereits erwähnt ist unsere Anstalt bisher in Miethräu-men, die sich für den Betrieb einer solchen absolut nicht eignen, unter-gebracht. Wenn ich die Skizze unserer bisherigen Anstalt (...) hier repro-duciert habe, so geschieht dies nur aus dem Grunde, um zu zeigen, wie man auch unter mangelhaften äusseren Verhältnissen immerhin Einiges zu erreichen vermag. Die Kranken, und zwar im Durchschnitt jetzt im-mer 40–42, sind in den Zimmern 3,4,5,6 und 7 untergebracht. Der Raum gestattet nicht mehr als 22 Kinderbetten zu stellen, es müssen daher 2 Säuglinge ein Bett theilen, ja zu Zeiten wurden die kleinsten derselben quer in die Betten gelegt, so dass man 3 Kinder in eines pferchen konnte. Eine große Gefahr ist, wie wir gesehen haben, für die Patienten damit nicht verbunden, man mag dieselben so eng lagern, wie man will, die Hauptsache wird doch immer die Contagion durch die Hände des Pfle-gepersonals bleiben.«[167]

Zweifellos hat sich SCHLOSSMANN große Verdienste um die Kinderheil-kunde und insbesondere die Versorgung kranker Säuglinge erworben, den-noch sollte man sich nicht darauf beschränken, ihn als Gründer der ersten Säuglingsklinik in Deutschland zu würdigen, sondern auch stets die Anfänge schildern, die mit den Standards kaum vergleichbar waren, die kurze Zeit später bereits gefordert wurden.

SCHLOSSMANN relativierte seine großzügigen Ansichten über den Modus der Ansteckung im gleichen Text einige Absätze weiter, indem er forderte, »möglichst wenige Kinder in einem Zimmer« unterzubringen, und meinte: »Auf einige einzelne Zimmer ist allerdings unter keinen Umständen zu ver-zichten, da es Krankheitsfälle gibt, die strengste Isolierung erheischen.«[168] Zu diesem Schluss kam er, obwohl gemäß seiner Ansicht Infektionskrankheiten inklusive Masern und Varizellen nahezu ausschließlich durch Schmierinfek-tion des Pflegepersonals und nicht durch Tröpfcheninfektion übertragen wur-den.[169] Diesen Ansteckungsweg hielt auch JAMIN für wesentlich, wie seine Ausführungen über eine möglichst aseptische Säuglingspflege zeigen.[170] Er versuchte jedoch auch, Patienten mit ansteckenden Krankheiten in getrennten Räumen unterzubringen:

>Die Verteilung der Kranken auf die einzelnen Krankenzimmer war in-sofern eine sehr ungleichmäßige, als zuweilen mit dem Auftreten von In-fektionskrankheiten im Interesse der Absonderung einzelne Kranken-

---

167 Schloßmann (1902), S. 223.
168 Ebenda.
169 Vgl. Kassowitz (1923), S. 172. Der Autor bezieht sich auf einen Vortrag Schloß-manns anlässlich der Sitzung der Deutschen Gesellschaft für Kinderheilkunde in Jena, 1921.
170 Jamin (1907 c), S. 158 f.

zimmer, besonders die im ersten Stock, übermäßig belegt werden mussten, auch wenn in anderen Räumen noch freie Betten zur Verfügung
standen.«[171]

In der Erlanger Kinderklinik herrschten ähnlich beengte Verhältnisse wie
im Dresdener Säuglingsheim; allerdings findet sich in den Quellen kein Hinweis darauf, dass sich mehrere Kinder ein Bett teilen mussten. Dies konnte
anscheinend vermieden werden, denn JAMIN schreibt in einem Bericht an den
Senat der Universität:

> »Die fehlenden Betten wurden nötigenfalls durch Körbe und Kinderwä-
> gen ersetzt.«[172]

Zwei Jahre nach JAMINS Amtsantritt besserte sich die räumliche Situation
in der Kinderklinik. Am 17. August 1908 bewilligte das zuständige Ministerium in München für den Neubau eines Isoliergebäudes jeweils 35.000 Mark
für die Jahre 1908 und 1909.[173] Die Räume, die die Klinik bereits am 2. September 1909 bezogen hatte, wurden am 22. Oktober offiziell übergeben.[174] Im
neuen Gebäude befanden sich vier Krankenzimmer mit insgesamt 20 Betten,
ein Labor, eine Milch- und eine Waschküche. Auch wenn damit in der Klinik
noch immer keine idealen Verhältnisse herrschten, bedeutete die Steigerung
der Bettenzahl um nahezu das Doppelte eine erhebliche Verbesserung der
Krankenversorgung. Als Ausdruck der Freude darüber und als Zeichen seines
Engagments für die Pädiatrie ist es sicherlich zu werten, dass der Erlanger
Ordinarius ein Relief stiftete, das den Giebel des Neubaus schmückte. Das
Kunstwerk stellte drei Kinderköpfe dar; der Entwurf stammte von »Frau
Univ. Prof. Dr Spuler.«[175]

Der hohe Anteil an Kindern mit Infektionskrankheiten[176] und die Empfehlung, sie in Isoliergebäuden unterzubringen, ist auf die noch unzulänglichen

---

171 UAE: R. Teil IV Pos. 7 No 60. Die Errichtung einer Universitätskinderklinik
betr., Direktion Kinderklinik (Jamin) an Senat UE. Betr. Errichtung eines Isoliergebäudes bei der Kinderklinik, 16.12.1907.

172 Ebenda.

173 UAE: R. Teil IV Pos. 7 No 60. Die Errichtung einer Universitätskinderklinik
betr., KBayStaMiIKS an Verwaltungsausschuß UE, Betr. Neubau eines Isoliergebäudes bei der Kinderklinik, 17.8.1908.

174 Ebenda. Protokoll, Betr. Übergabe des Neubaus eines Isolier- und Wirtschaftsgebäudes bei der Kinderklinik, 22.10.1909.

175 Ebenda. Bauamt UE an Verwaltungsausschuß UE, Betr. Neubau eines Isolier-
und Wirtschaftsgebäudes bei der Kinderklinik, 23.6.1909. Mit »Frau Univ. Prof.
Dr. Spuler« ist laut Schamberger (1964), S. 107, die »Gattin des Erlanger Zoolo-
gen Spuler« gemeint. Zur Biographie Arnold Spulers, der 1896 in Erlangen Privatdozent für Anatomie wurde und seit 1920 o. Prof. für Anatomie und Histolo-
gie war, vgl. Wittern (1999), S. 187 f.

176 Vgl. Thamer (1991) zum Auftreten der verschiedenen Krankheitsbilder in der
Erlanger Kinderklinik zwischen 1931 und 1954. Zwischen 1907 und 1931 könn-

Therapiemöglichkeiten bakterieller Infektionen mangels geeigneter Chemotherapeutika zurückzuführen. Im Jahr 1896 hatte der Petersburger Kinderkliniker CARL RAUCHFUSS (1835–1915)[177] eine Vorreiterrolle eingenommen und als erster ein Isolierhaus mit vier getrennten Abteilungen für unterschiedliche Infektionskrankheiten eingerichtet[178], nachdem bereits seit den 80er Jahren des 19. Jahrhunderts bei Krankenhausneubauten durchweg darauf geachtet worden war, spezielle Gebäude für Kranke mit ansteckenden Krankheiten zu errichten Wo dies versäumt wurde, war mit heftiger Kritik aus den Reihen der Pädiater zu rechnen.[179] Das Pavillonsystem war maßgebend für den Krankenhausbau dieser Zeit; bereits vor 1900 entstanden in Basel, München, Berlin, Leipzig, Heidelberg und Wien Isoliergebäude für Kinder mit Infektionskrankheiten[180], und zwar teilweise eigene Häuser für unterschiedliche Infektionen.[181]

Eine andere Methode der Isolierung, das seit 1890 in Frankreich angewendete sogenannte »Boxessystem«[182], setzte sich ab 1900 auch in Deutschland durch. Als OTTO HEUBNER[183] dieses Verfahren, das auf individueller Isolierung innerhalb eines Raumes oder einer Abteilung basierte, in der Kinderklinik der Charité einführte, konnte er die Mortalitätsrate von 73 auf 14

---

ten durchaus die gleichen Krankheitsbilder dominiert haben. Eine diesbezügliche Auswertung steht aus, wobei Thamer (1991), S. 3, darauf hinweist, dass die Aufzeichnungen vor 1931 nur unvollständig erhalten sind.

177 Zu Rauchfuss vgl. Oehme (1993), S. 69.

178 Vgl. Murken (1971), S. 232. Die laut Murken am häufigsten zur Krankenhauseinweisung führenden Infektionen im Kindesalter waren Diphtherie, Scharlach, Masern und Pocken. Dies bestätigt eine zeitgenössische Statistik: Seifert (1881), S. 337.

179 Vgl. dazu auch die öffentlich geführte Auseinandersetzung zwischen Hennig (1882) aus Leipzig und Förster (1882) aus Dresden. Eröss (1886), S. 50, meinte, dass »ein Kinderspital ohne Isolirhäuser [sic !] nicht bestehen könne (...)«.

180 Vgl. Metz (1988), S. 14–34.

181 Weitere Quellen zur Isolierung von Infektionskrankheiten in Kinderkliniken: Baginsky (1891); Kassowitz (1923), hier auch zahlreiche weitere Literaturhinweise.

182 Vgl. dazu Kassowitz (1923).

183 Otto Heubner habilitierte sich 1868 in Leipzig für Innere Medizin und übernahm dort 1876 die Leitung der Distriktspoliklinik. Fünf Jahre später leitete er als Honorarprofessor die Leipziger Kinderklinik. Im Jahr 1894 wurde Heubner in Berlin zum ersten ordentlichen Professor Deutschlands, der ausschließlich für das Fach Kinderheilkunde zuständig war, ernannt. In dieser Funktion, die er bis 1913 ausübte, widmete er sich besonders der Säuglingspflege und Ernährung sowie gastroenterologischen Fragen und Infektionskrankheiten; vgl. Pagel (1901), S. 732–734; Peiper (1958), S. 220 f.; Oehme (1993), S. 44.

Prozent senken.[184] Die Erlanger Universität verfügte nicht über die finanziellen Möglichkeiten der großen Hochschulen, diese innovativen Methoden zügig einzuführen. Als Vorstand der Kinderklinik war JAMIN aber bestrebt, trotz der beschränkten Mittel eine dem damals aktuellen Stand der Medizin angepasste Erweiterung des Krankenhauses durch den Bau eines Isoliergebäudes vorzunehmen. Zieht man zum Vergleich nicht nur große Universitäten heran, stand es in Erlangen bis zum Ersten Weltkrieg trotz der Leitung durch einen »Nichtpädiater« um die Versorgung kranker Kinder besser als an manchen anderen Hochschulen.[185] Die bayerische Nachbaruniversität Würzburg zum Beispiel errichtete nach den zum Erliegen gekommenen frühen Initiativen unter FRANZ VON RINECKER (1811–1883)[186] erst 1923 eine Kinderklinik, erhielt dann allerdings im Gegensatz zu Erlangen sofort einen Neubau.[187]

FRIEDRICH JAMIN mangelte es nicht an Bereitschaft und Initiative zum Ausbau der Kinderklinik, sondern an Geld zur Verwirklichung größerer Projekte. Als Indiz für sein Engagement ist zu werten, dass er sich bereits kurze Zeit nach der Fertigstellung des sogenannten »Gartenhauses«[188], wie das Isoliergebäude auch genannt wurde, erneut um eine Erweiterung der Klinik bemühte. So beantragte er am 16. Juli 1912 den Ausbau des Dachgeschosses des Isoliergebäudes. Zwei kleinere Zimmer sollten

> »durch Verwendung für Personal, Schwestern, Hilfskräfte, Pflegerinnen einem oft dringend gefühlten Bedürfnis abhelfen, da es erforderlich ist, dass möglichst alle mit der Kinderpflege und besonders der Wartung der Säuglinge beschäftigten Personen in der Klinik wohnen können.«[189]

Ein größeres Zimmer war als »Operationsraum für Tracheotomien und dgl«.[190] vorgesehen. Diese Baumaßnahme diente also nicht der Erweiterung

---

184 Vgl. Nichols (1991 b), S. 50. Nach der Einführung der Methode durch Heubner in Berlin folgten kurz darauf Theodor Escherich in Wien (1902) und Schloßmann in Dresden (1904).

185 Metz (1988), schreibt S. 74 dazu: »Die meisten Hochschulorte verfügten [zwischen 1900 und 1914, M. Z.] nicht über eigene Kinderkliniken.« Allerdings muss einschränkend angemerkt werden, dass in dieser Monographie mit dem Titel »Universitäts-Kinderkliniken im deutschen Sprachgebiet (1830–1939)« die Erlanger Kinderklinik nicht erwähnt wird. Einen zeitgenössischen Situationsbericht liefert eine Denkschrift der Lehrer für Kinderheilkunde vom Februar 1918. In: Arch. Dek. Med. Fak. Erl.: No 10. Kinderklinik, Bl. 76–80.

186 Zu von Rinecker vgl. Oehme (1993), S. 71; Keil (1998).

187 Vgl. zur Situation in Würzburg Metz (1988), S. 87 f.

188 Vgl. Schamberger (1964), S. 106.

189 UAE: R. Teil IV Pos. 7 No 60. Die Errichtung einer Universitätskinderklinik betr., Direktion Kinderklinik (Jamin) an Verwaltungsausschuß UE, Betr. Dachgeschoßausbau des Isoliergebäudes, 16.7.1912.

190 Ebenda.

der Bettenkapazität, die jedoch zu diesem Zeitpunkt ein ebenfalls dringliches Anliegen war: Im Jahr 1906 wurden 218 Kinder in der Erlanger Universitäts-Kinderklinik aufgenommen, 1910 waren es bereits 408 und bis 1916 erhöhte sich die Zahl noch einmal um ca. 50 Prozent auf 597.[191]

Die Universität genehmigte innerhalb von zwei Wochen den Ausbau[192], was vermutlich daran lag, dass die Kosten von 5.000 Mark aus dem Instituts-etat des Vorjahres bestritten werden konnten. Im Januar 1914 bat JAMIN dann um die Genehmigung, im ersten Stock des Altbaus eine »Glashalle«[193] an-bauen zu dürfen, die er ebenfalls aus dem Klinikhaushalt des vergangenen Jahres finanzieren könne. Das Plazet wurde innerhalb einer Woche erteilt. Jamin argumentierte, für die Behandlung von Erkrankungen der Atemwege und der blutbildenden Organe sei die Zufuhr von frischer Luft und Sonnen-licht dringend erforderlich.[194] Außerdem hoffte er, durch diese Veranda dem Platzmangel in den Räumen der Klinik entgegenzuwirken. Im Bauantrag ist in den Akten erstmals deutlich dokumentiert, wie unzulänglich der Direktor der Kinderklinik die Situation empfand:

> »Durch diese neuzugewinnenden Räume würde nicht nur einem neuzeit-lichen Erfordernis zur Behandlung genügt, es könnte dadurch auch eine Entlastung der jetzt stets übervoll belegten Zimmer im Erdgeschoss des alten Hauses ermöglicht werden, wodurch mancher Missstand [sic!] in den engen räumlichen Verhältnissen der alten Kinderklinik erträglicher gemacht werden würde. An eine wesentliche Umänderung des alten Hauses ist natürlich nicht mehr zu denken; auch der vorliegende Plan bedeutet nicht mehr, als die Ausnützung einer günstigen zufällig durch die Bauart des Hauses gegebenen Gelegenheit zur besseren Anpassung an die gegebenen Bedürfnisse.«[195]

Der Erste Weltkrieg machte jedoch alle Pläne hinsichtlich der Errichtung einer modernen Kinderklinik zunichte. Obwohl JAMIN weiterhin kaum eine Gelegenheit verstreichen ließ, auf den dringend erforderlichen Neubau zu verweisen, blieben alle seine Bemühungen vergeblich. Im März 1918 forder-te dann das Bayerische Kultusministerium die Universität Erlangen auf, zu

---

191 Arch. Dek. Med. Fak. Erl.: No 10. Kinderklinik, Bl. 72. Med. Fak. UE an Senat UE, »Bericht zur Ministerialentscheidung vom 3.6.1918«. Für die Zeit zwischen 1931 und 1938 wurde eine durchschnittliche jährliche Belegung der Klinik mit etwa 500 Patienten errechnet, das heißt Jamin steigerte nach 1916 die Zahl der durchschnittlich pro Jahr stationär behandelten Kinder nicht mehr. Vgl. Thamer (1991), S. 14 und Abbildung S. 15.

192 UAE: R. Teil IV, Pos. 7 No 60. Die Errichtung einer Universitätskinderklinik betr., o. S.

193 Ebenda. Direktion Kinderklinik (Jamin) an Verwaltungsausschuß UE, Betr. An-bau einer Glashalle an der Kinderklinik, 7.1.1914.

194 Ebenda.

195 Ebenda.

einer Denkschrift über den Unterricht in Kinderheilkunde Stellung zu nehmen[196] und »den gegenwärtigen Stand des Unterrichts- und Prüfungswesens in Kinderheilkunde an der Universität näher dar[zu]legen«.[197] JAMIN, der von der Fakultät mit der Ausarbeitung dieses Berichtes beauftragt wurde, betonte in einem internen Schreiben, für ihn als Mitunterzeichner der Denkschrift sei es schwierig, diese zu kritisieren, und forderte aus diesem Anlass

> »eine gründliche und weitgreifende Erneuerung der Kinderklinik. Diese wird sich bei den gesteigerten Bedürfnissen nicht umgehen lassen.«[198]

Seine Stellungnahme wurde über die Medizinische Fakultät und den Akademischen Senat an das Ministerium weitergeleitet.[199] Wörtlich heißt es dort:

> »Der Neubau einer Kinderklinik mit vollwertigen Einrichtungen für den Unterricht am Krankenbett und im Hörsaal [ist] ein unabweisbares Bedürfnis geworden. Der gegenwärtige Zustand kann nur noch als Notbehelf betrachtet werden.«[200]

Eine Reaktion staatlicher Stellen auf dieses »unabweisbare Bedürfnis« blieb indes aus oder wurde nicht aktenkundig. Laut Statistik zählte Erlangen 1918 immerhin unter den 21 deutschen Universitäten mit einer Medizinischen Fakultät zu den neun Hochschulen, die »halbwegs vollständige Kinderkliniken«[201] besaßen. In demselben Schreiben heißt es einige Zeilen später allerdings einschränkend:

> »Mehrere dieser als Vollanstalten angelegten Kliniken sind nach Bau und Einrichtung derartig rückständig, daß sie eine Gefahr für ihre Insassen bilden.«[202]

Die Erlanger Kinderklinik wurde vermutlich dieser Kategorie zugeordnet. Einige Jahre später, im Jahre 1926, ging JAMIN anlässlich der Schadensersatzklage eines Vaters, dessen 13 Monate alter Sohn sich an einem Heizkörper in der Kinderklinik schwere Verbrennungen zugezogen hatte, in der von ihm daraufhin geforderten Stellungnahme wiederum in die Offensive:

> »Eine ausreichende Beaufsichtigung wäre nur bei durchgreifender Personalvermehrung zu ermöglichen, die bei den heutigen räumlichen Verhältnissen der Kinderklinik unmöglich ist. Ich habe schon früher in meinen Anträgen auf Errichtung einer neuen und zeitgemäßen Kinderklinik darauf hingewiesen, dass es unmöglich ist, für die uns anvertrauten Kin-

---

196 Arch. Dek. Med. Fak. Erl.: No 10. Kinderklinik, Bl. 76–80.

197 Ebenda, Bl. 69, BayStaMIKS an Senate der drei Landesuniversitäten, 11.3.1918.

198 Ebenda, Bl. 70, Jamin an »Spectatissime« (Rektor der UE), 8.5.1918.

199 Ebenda, Bl. 72, Med. Fak. UE an Akad. Senat UE, »Bericht zur Ministerialentscheidung vom 11. März 1918«.

200 Ebenda, Bl. 72.

201 Arch. Dek. Med. Fak. Erl.: No 10. Kinderklinik, Bl. 76, »Betrifft den Unterricht in Kinderheilkunde und seine Bedeutung für die Bevölkerungspolitik«.

202 Ebenda.

der unter den derzeitigen Verhältnissen die Verantwortung zu übernehmen.«[203]

Aus den Protokollbüchern der Fakultätssitzungen geht hervor, dass der Bau einer Kinderklinik lange Zeit nicht zu den Vorhaben gezählt hatte, die innerhalb der Fakultät Priorität genossen: 1912 wurden andere Baumaßnahmen als »vordringlich« eingestuft, z. B. ein Neubau der Hals-, Nasen- und Ohren-Klinik und eines Institutes für Physiologie. Als »weitere Baubedürfnisse (...) für die nächsten 10 Jahre« wurden zur gleichen Zeit eine Klinik für Haut- und Geschlechtskrankheiten, der Umbau des Hygieneinstitutes und eine Zahnpoliklinik genannt. An letzter Stelle dieser Aufzählung rangierte die Kinderklinik.[204] Im Juni 1925, also 13 Jahre später, war der Verwaltungsausschuss von der Medizinischen Fakultät »wegen des Neubaues einer Kinderklinik (...) um Genehmigung der Ausarbeitung von Plänen« ersucht worden.[205] Die Verärgerung JAMINS, die in der erwähnten Stellungnahme zu der Schadensanklage von 1926 deutlich wird, lässt allerdings darauf schließen, dass bis zu diesem Zeitpunkt wieder nichts in dieser Richtung geschehen war.[206]

Im Juli 1927 kam es zu einem Antrag des Akademischen Senats der Universität Erlangen an das Kultusministerium. Mit deutlichen Worten wurde betont, dass die Medizinische Fakultät wiederholt auf die »unhaltbaren Zustände« in der Kinderklinik hingewiesen habe; ihr Antrag »den Neubau einer solchen Klinik ernsthaft ins Auge zu fassen«, sei aber bisher unbeantwortet geblieben. Dem Schreiben war offenkundig eine Denkschrift von JAMIN beigelegt, die erneut »auf den Ernst der Verhältnisse«[207] in der Klinik hinwies; leider ist diese Quelle nicht erhalten geblieben. Inzwischen hatte aber die überwiegende Mehrheit der Mitglieder der Medizinischen Fakultät die Dringlichkeit eines modernen Kinderkrankenhauses erkannt; denn die Fakultät war jetzt bereit, zu diesem Zweck 80.000 RM vorzufinanzieren.[208] Das Kultusministerium lehnte jedoch auch diesen Antrag mit dem Hinweis auf

---

203 UAE: Teil I Pos. 9. No 62. Kinderklinik betr., Jamin an Verwaltungsausschuß UE, 26.1.1926.
204 Arch. Dek. Med. Fak. Erl.: Sitzungsprotokolle 24.XI.1908–4.VI.1925, S. 48. Sitzung vom 29. November 1912.
205 Ebenda, S. 191. Sitzung vom 4. Juni 1925. Außerdem wurden der Anbau einer Veranda in der Frauenklinik, ein Neubau der Orthopädie und Physiologie und eine Erweiterung der Psychiatrie beantragt.
206 Der Schriftwechsel in der Schadensersatzangelegenheit zog sich vom 25.1. bis 29.9.1926 hin und umfasst mehrere Seiten. Vgl. UAE: Teil I Pos. 9. No 62. Kinderklinik betr.
207 Arch. Dek. Med. Fak. Erl.: No 10. Kinderklinik, Bl. 81. Senat UE an BaySta-MiIKS, 15.7.1927.
208 Ebenda.

leere Kassen und darauf, dass »nur Mittel für begonnene oder schon längst genehmigte Bauten« zur Verfügung stünden, vier Monate später ab.[209]

Spätestens im Jahre 1929 wandte sich JAMIN an Dr. FRÖHLICH, ein ihm bekanntes Mitglied des Bayerischen Landtages, und bat ihn, sich beim Ministerium für eine Verbesserung der Verhältnisse in der Erlanger Kinderklinik einzusetzen. Der Abgeordnete hatte die Klinik besichtigt und daraufhin im Februar 1929 ein Schreiben folgenden Inhaltes an das Ministerium gerichtet:

> »Ich muss schon sagen, dass ich mich des Eindruckes nicht erwehren kann, dass diese Räume und die ganze Anstalt den an sie gestellten Anforderungen in keiner Weise entsprechen. Der Vorstand der Anstalt erklärte mir, dass er nicht verhindern könne, dass ein Kind irgend eine Infektionskrankheit in der Anstalt noch dazu bekomme. Professor Jamin hat mir wiederholt gesagt, dass es vorgekommen sei, dass Kinder nicht an der Krankheit gestorben seien, wegen der sie eingeliefert wurden, sondern an Krankheiten, die sie in der Klinik bekommen haben.«[210]

In demselben Schreiben wies Dr. FRÖHLICH das Ministerium darauf hin, dass auf den Staat keine Unkosten zukommen würden, da sich JAMIN ihm gegenüber wiederholt dazu bereit erklärt habe, die notwendigen Mittel selbst aufzubringen.[211] Die überraschende Antwort des Ministeriums lautete, dass ihm die »unerfreulichen Zustände in der Erlanger Kinderklinik (…) zuverlässig nicht bekannt seien.«[212] Diese Behauptung kann allerdings angesichts der bisherigen Ausführungen nicht als glaubhaft gelten; denn selbst wenn nicht alle Quellen erhalten geblieben sind, liegen ausreichend Dokumente vor, die die Aussage des Ministeriums widerlegen. Immerhin erfolgte wenig später ein Antrag des Kultusministeriums an das Finanzministerium, einen Neu- oder Erweiterungsbau der Erlanger Universitäts-Kinderklinik mit 52.000 Reichsmark zu bezuschussen. Ob hierfür tatsächlich die Intervention von Dr. FRÖHLICH den Ausschlag gegeben hatte, lässt sich nicht mehr feststellen; es liegt jedoch nahe, dass ein direkter Zusammenhang besteht, zumal da die Begründung für die Notwendigkeit der Baumaßnahmen große Ähnlichkeiten mit dessen Argumentation aufweist:

> »Die Räume in der Kinderklinik Erlangen sind völlig unzureichend geworden. Die ganze Klinik entspricht inbezug auf sachgemäße Krankenpflege und namentlich dem Seuchenschutz bei weitem nicht mehr den zu

---

209 Ebenda, Bl. 82. BayStaMiIKS an Verwaltungsausschuß UE, 16.11.1927.

210 BayHStAM: MK 72077. Universität Erlangen. Kinderklinik, Dr. Fröhlich (Mitglied des Bay. Landtages) an BayStaMiIKS, 2.2.1929.

211 Ebenda. Wörtlich schreibt Fröhlich: »Professor Jamin will kein Geld, er äußerte nur die Bitte, dem Kultusministerium ein Projekt für die zeitgemäße Erbauung seiner Klinik vorlegen zu dürfen. Er behauptete auf meine Frage wiederholt, dass er die Mittel zur Erweiterung der Kinderklinik *selbst* aufbringen wird, so dass Staatsmittel nicht in Anspruch genommen werden müßten.«

212 Ebenda, BayStaMiIKS an Dr. Fröhlich, 8.2.1929.

stellenden Anforderungen. (...) Die Herstellung eines Neu- oder wenigstens Erweiterungsbaues für die Kinderklinik ist nach Lage der Verhältnisse in absehbarer Zeit dringend notwendig. Aus einer Zuwendung stehen hierfür bereits 100.000 RM zur Verfügung.«[213]

Im Dezember 1929 wies JAMIN nochmals deutlich in einem Schreiben an
den Rektor auf die Missstände in der Kinderklinik hin.[214] Doch trotz der inzwischen von allen Seiten erkannten und anerkannten Notwendigkeit mussten Universität und Bevölkerung Erlangens noch mehr als zwei Jahrzehnte
auf einen Neubau warten, und erst der zweite auf JAMIN folgende Ordinarius
für Kinderheilkunde konnte dieses Projekt verwirklichen. Immerhin konnte
aber aufgrund von JAMINS Beharrlichkeit im Jahr 1931 erneut ein Altbau
erworben und für die Zwecke der Kinderklinik umgebaut werden. Es handelte sich um das im Jahr 1860/61 von der Stadt Erlangen erbaute und nach dem
Gründer benannte »Loschgestift«, das direkt neben dem sogenannten »Hegelhaus« lag.

Dieses Gebäude war ursprünglich als Heim für ehemalige weibliche
Hausangestellte errichtet worden, bevor es städtisches Altenheim wurde.[215]
Die Stadt Erlangen benötigte es aber jetzt nicht mehr, da sie ein neues Senio-
renheim gebaut hatte, und bot deshalb das 70 Jahre alte Haus der Universität
zum Kauf an, der nach langwierigen Verhandlungen schließlich im August
1931 zustande kam. In diesem Zusammenhang teilte die Universität dem
Ministerium mit, dass sie bereit sei, eine 100.000 Reichsmark betragende
Spende[216] für den Erwerb des Gebäudes, das 40.000 Reichsmark kostete, und

---

213 Ebenda, BayStaMiIKS an BayStaMiF, »Betreff: Die kulturelle Wohlfahrtsrente
der Universität Erlangen«, 22.11.1929. Interessant ist der Hinweis auf einen Bericht der Direktion der Kinderklinik Erlangen vom 30.8.1927, da gegenüber dem
Abgeordneten Fröhlich behauptet wurde, die Verhältnisse in der Kinderklinik
seien dem Ministerium nicht bekannt.

214 Ebenda, Direktor Kinderklinik Erlangen (Jamin) an Rektor UE. »Betreff: Feuer-
gefahr durch Röntgenfilme«, 14.12.1929. Dort heißt es: »Das sogenannte Direk-
tionszimmer ist vollgestopft mit Büchern und dient als Warteraum, als Bücherei
und als einziger Bestrahlungsraum sowie zum Aufenthalt aller Leute, die mit den
Büchern etwas zu arbeiten haben. Auch dieser Sonderfall zeigt nur, daß die Zustände in der Kinderklinik seit langem schon ganz unhaltbar geworden sind, weil
der Raum in keiner Richtung mehr ausreicht und in verschiedener Hinsicht der
gegenwärtige Notstand eine Gefahr für Leib und Leben der in der Klinik arbeitenden Personen und der dort behandelten Kranken bedeutet. Ich habe schon seit
Jahren darauf hingewiesen, dass eine derartige Bedrängnis nicht mehr verantwor-
tet werden kann. (...) Nur durch einen Neubau können für das hiesige Kinderkrankenhaus gesundheitlich einwandfreie Verhältnisse geschaffen werden.«

215 Vgl. Schamberger (1964), S. 110, und BayHStAM: MK 72007. Universität Erlangen. Kinderklinik, Stadtrat Erlangen an BayStaMiLA, 19.3.1930.

216 Der Spender der 100.000 RM wird in keiner Quelle genannt. Erwähnt wird diese
Stiftung erstmals 1929. (Vgl. BayHStAM: MK 72007. Universität Erlangen.

für seinen Umbau vorzufinanzieren, sie könne dies jedoch nur unter dem Vorbehalt, dass der Staat später diesen Betrag »bei günstigerer Finanzlage«[217] übernehme. Da sich die Finanzlage des Fiskus in der Folgezeit allerdings nicht besserte, wurden diese Gelder vermutlich niemals rückerstattet.[218] Im Lauf der Verhandlungen büßten die in Wertpapieren angelegten Stiftungsmittel von 100.000 Reichsmark durch Kursverluste zudem an Wert ein, so dass für den Umbau schließlich weniger Mittel als geplant zur Verfügung standen. Da somit die Gelder nicht einmal ausreichten, um die »allerschlimmsten Mißstände einigermaßen zu beheben«[219], fuhr JAMIN fort, Anträge an verschiedene Stellen zu verfassen um die minimalen Anforderungen an eine Kinderklinik erfüllen zu können.[220]

Nach dem Umbau 1933 befanden sich im Erdgeschoss des ehemaligen Loschgestiftes die Ambulanz bzw. Kinderpoliklinik, im oberen Stockwerk Wohnräume für Schwestern. Außerdem wurden Hegelhaus und Loschgestift mit einem Gang verbunden und am Hegelhaus eine zweistöckige Veranda angebaut. Die Universitäts-Kinderklinik Erlangen umfasste nun »Hegelhaus«, »Gartenhaus« und »Loschgestift«. Mit der Neuerwerbung wurde das Stückwerk lediglich erweitert, erreichte jedoch nicht die räumlichen Voraussetzungen für eine universitäre Forschungseinrichtung oder eine moderne Kinderklinik. In einem Schreiben weist JAMIN darauf hin, dass durch die Umbauten weder für den Unterricht (Hörsaal) noch für die Forschung (Labor etc.) irgendwelche Verbesserungen erzielt wurden. Es sei lediglich erreicht worden, dass die Kinderklinik kein »Gefahrenherd« mehr für ihre Patienten sei:

> »Es war eine Pflicht der öffentlichen Gesundheitsfürsorge, die hiesige Kinderklinik nicht mehr länger in einem Zustand zu belassen, der diese Anstalt, zu der aus allen fränkischen Kreisen Kinder zum Untersuchen, Begutachten und Heilen gebracht werden, als einen Gefahrenherd betrachten lassen müsste.«[221]

Kinderklinik. BayStaMiUK an BayStaMiF, 22. 11. 1929.) Es ist nicht auszuschließen, dass Jamin selbst die Mittel zur Verfügung stellte, wie Frau Dr. Kleinschmidt in einem Gespräch bestätigte. Ein Hinweis dafür ist auch das Schreiben des Landtagsabgeordneten Fröhlich, das weiter oben im Text zitiert wurde. Allerdings lässt das Schreiben offen, ob Jamin das Geld tatsächlich aus eigener Tasche bereitstellte oder im Sinn des »fundraising« tätig war.

217 BayHStAM: MK 72007. Universität Erlangen. Kinderklinik. Verwaltungsausschuss UE an BayStaMiIKS, »Ankauf Loschge Stift«, 26.1.1931.

218 Sollte dies doch der Fall gewesen sein, kamen die Gelder zumindest nicht der Kinderklinik zugute, wie deren Etats belegen.

219 Ebenda, Direktion Kinderklinik (Jamin) an Verwaltungsausschuß UE, 28.3.1933.

220 Ebenda, Schriftwechsel von März bis August 1933.

221 Ebenda, Jamin an Rektor UE., 27.11.1934.

Der Umbau ermöglichte jedoch die räumliche Trennung der Kinder-Poliklinik von der Medizinischen Poliklinik. Bis 1933 fanden täglich zwischen 14 und 15 Uhr, meist jedoch wesentlich länger dauernd, die Kindersprechstunden in den Räumen der Medizinischen Poliklinik statt. Bis 1918 waren jährlich etwa 500 Kinder ambulant behandelt worden;[222] da, wie oben erwähnt, nach diesem Zeitraum bis zum Ende der Amtszeit JAMINS die Zahl der stationären Patienten nicht zunahm, kann man dies auch von den ambulanten Patienten annehmen. Ab 1933 konnte man dann von einer Kinderklinik mit Kinder-Poliklinik sprechen, wie es JAMINS Nachfolger 1939 offiziell auf den Briefkopf drucken ließ.

Im Jahr 1936 richtete der Pädiater über den Dekan der Medizinischen Fakultät und den Rektor ein Schreiben an das Kultusministerium, in dem er einen konkreten und preiswerten Vorschlag machte, wie der nach wie vor bestehende Notstand in der Kinderklinik gemildert werden könnte. JAMIN war Vorsitzender des Erlanger »Vereins zur Bekämpfung der Tuberkulose«[223], der plante, seine Erholungsstätte für Tbc-Kranke aus finanziellen Gründen aufzugeben. Der Verein machte, vermutlich auf Betreiben seines Vorsitzenden, der Erlanger Universität das großzügige Angebot, die sogenannte »Walderholungsstätte« in Spardorf, ein Haus mit 25 Betten für Patienten inklusive mehrerer Nebengebäude, der Kinderklinik Erlangen unentgeltlich zu überlassen. Das Haus wäre entweder als Nebenstelle der Kinderklinik oder als Erholungsheim zu verwenden gewesen.

JAMIN weist in seinem Schreiben, vielleicht zu aufrichtig, darauf hin, dass zwar keine Anschaffungskosten anfallen würden, aber die Übernahme des Gebäudes Nebenkosten verursachen würde. Es sei nicht möglich, dass die Erholungsstätte durch den bisherigen Etat und das ohnehin knapp bemessene Personal der Kinderklinik finanziert bzw. mitversorgt würde:

> »Es ist nicht möglich, diese Anstalt als Geschenk anzunehmen. (...) Die hiesige Klinik leidet seit Jahrzehnten an Mangel in jeder Richtung, an Raum und Pflegepersonal, an Ärzten. Sie hat weniger Assistenzärzte als jede andere deutsche Universitätskinderklinik; sie hat auch nicht genügend Arbeitsräume. Es ist aber trotz zahlloser Vorstellungen nicht möglich gewesen, in dieser Hinsicht Besserung herbeizuführen. Bauliche Verbesserungen und Erweiterungen in den Jahren 1933 und 1934 haben nur die allerschlimmsten Schäden zu beseitigen vermocht. Nach wie vor wird es der Kinderklinik recht schwer gemacht, all das für die Volksge-

---

222 Vgl. Arch. Dek. Med. Fak. Erl.: No 10. Kinderklinik, Bl. 40.

223 Vgl. zu diesem Verein, der 1937 an die NSV überging und 1948 wiederbegründet wurde, bevor er 1963 endgültig aufgelöst wurde: StAE: XXXII. 208. T. 1; R. 66. d. 4/6. Verein zur Bekämpfung der Tuberkulose und StAE: 542. 330. 1. A. z. R. 121. 9. 115, Betreff: Bekämpfung der Tuberkulose.

sundheit zu leisten was heute gerade in diesem wichtigen Gebiet verlangt werden muß.«[224]

Jahrzehntelang wurde JAMIN also nicht müde, die Missstände anzuprangern und auf ihre Abhilfe zu drängen. Konkret bat er um die Einstellung eines Assistenzarztes, zweier Schwestern und zweier Hausangestellter sowie um einen Betriebskostenzuschuss, um das Spardorfer Haus für Zwecke der Kinderklinik nutzen zu können. Man sollte annehmen, die zuständigen Stellen hätten angesichts dieses äußerst kostengünstigen Vorschlags mit ihrer Zustimmung nicht lange gezögert. Die Walderholungsstätte hatte ursprünglich immerhin 70.000 Reichsmark gekostet, und das zweigeschossige Hauptgebäude war erst im Jahr 1928 neu erbaut worden. In einem Schreiben des Ministeriums an den Rektor der Universität heißt es jedoch:

> »Aus dem Bericht der Direktion der Kinderklinik ergibt sich deutlich, daß der im Randbericht vom 6.6.1936 als ›fast kostenlos‹ bezeichnete Erwerb der Walderholungsstätte in Spardorf für die Universitätskinderklinik Erlangen eine Reihe von Aufwendungen im Gefolge hätte (...). Bei den strengen Bestimmungen von Reich und Land, die für die Ausbildung und Durchführung des Staatshaushalts gelten, können diese Forderungen nicht erfüllt werden, wenn nicht entsprechende Einsparungen gemacht oder Zuschüsse gewonnen werden können.«[225]

Wie unrealistisch diese Auflage des Ministeriums war, geht aus der Antwort des Universitätsrentamtes auf eine entsprechende Anfrage der Fakultät hervor: Der Gesamthaushalt der Universität sei »in den letzten Jahren (...) um 20 Prozent gekürzt«[226] worden.

> »Auch die Haushalte der Kliniken sind von Jahr zu Jahr gekürzt worden, ohne daß die dadurch frei gewordenen Mittel einzelnen notleidenden Instituten oder Seminaren zugute gekommen sind; sie sind dem Gesamthaushalt der Universität verloren gegangen. Nun sind die Staatszuschüsse für die Kliniken aber für 1936 (...) noch weiter (...) erheblich gekürzt worden.«[227]

Dieser Brief dokumentiert den Stellenwert der Universitäten im »Dritten Reich«. Zugunsten der militärischen Aufrüstung wurden massive finanzielle Streichungen im Hochschul- und Kulturbereich vorgenommen.

Weder die Universität Erlangen sah eine Möglichkeit, aus ihrem Gesamthaushalt etwas zu den laufenden Betriebskosten der Walderholungsstätte zuzuschießen, noch war es JAMIN möglich, Mittel aus dem Etat der Kinderklinik aufzubringen:

---

224 UAE: Teil I Pos. 9. No 62. Kinderklinik betr., Jamin an Rektor UE, 6.6.1936.
225 Ebenda, BayStaMiUK an Rektor UE, 30.6.1936.
226 Ebenda, Rentamt UE über Rektor UE an Med. Fak. UE, 6.6.1936.
227 Ebenda.

>»Dafür hat sie [die Kinderklinik] selbst in den vergangenen Jahren zu
viel einsparen müssen, wobei sie so weit hinter allen gleichartigen Anstalten zurückgeblieben ist, dass sie selbst unter viel günstigeren Finanz-
verhältnissen sehr lange Zeit nötig haben wird, um solchen Rückstand
aufzuholen. So ist die Klinik heute noch weder für den Hochschulunter-
richt noch für die wissenschaftliche Arbeit auch nur einigermaßen geeignet. (...) Es gibt aber für kranke Kinder hier in der Nähe keine Anstalt, in der bei bescheidenen Kosten eine Erholungszeit unter klinischer
Überwachung durchgeführt werden könnte. Alle anderen Universitäten
haben solche Anstalten an der Hand.«[228]

JAMIN gab aber zu bedenken, dass die Walderholungsstätte bis 1932 kos-
tendeckend betrieben werden konnte. Wegen sinkender Zuschüsse der Lan-
desversicherungsanstalt wurde im Jahr 1934 ein Defizit von 2461,92 RM und
1935 von 1217,92 RM verbucht, das der Verein zur Bekämpfung der Tuberkulose deckte. Berücksichtige man die hohen Unkosten, die entstehen, weil
viele Kinder mangels heimatnaher Anstalten in weit entfernte Orte zur Kur
geschickt werden müssten, könne der Staat unter dem Strich vielleicht sogar
durch die Spardorfer Einrichtung profitieren.[229]

Der Rektor der Universität unterstützte den Ordinarius für Kinderheilkunde und griff dessen Argumente in einem Schreiben an das zuständige Ministerium nochmals auf, wobei er vor allem das »Interesse der Volksgesundheit«
betonte und darauf hinwies, dass sich die Anstalt wahrscheinlich in absehbarer Zeit selbst tragen könne.[230] Das Ministerium lehnte jedoch am 7. November 1936 erneut jede finanzielle Beteiligung ab, fragte aber nochmals nach,
ob die betreffenden Einrichtungen, deren Neubauwert auf 74.000 Mark inklusive Einrichtung beziffert wurde, tatsächlich der Klinik kostenlos überlassen werden würden.[231] Spürbar ungeduldig antwortete JAMIN, dieses Mal als
Dekan der Medizinischen Fakultät, er habe bereits im Juni geklärt, dass »der
Verein die Anstalt der Universität und damit dem Staat (...) zur Überlassung
ohne Entgelt angeboten«[232] hätte. Er mahnte zur Eile, da er damals bereits
darauf hingewiesen habe, dass »andere mit Krankheitsverhütung und -fürsor-
ge betreute Einrichtungen auch die unentgeltliche Erwerbung dieser Anstalt
wahrzunehmen sich bemühen werden.«[233]

Spricht aus diesen Worten noch die Hoffnung, durch intensives Drängen
zum Ziel zu kommen, musste er bereits einen Tag später kapitulieren:

---

228 Ebenda, Schreiben Jamins vom 2.10.1936.
229 Ebenda.
230 UAE: Teil I Pos. 9. No 62. Kinderklinik betr., Rektor UE an BayStaMiUK,
     12.10.1936.
231 Ebenda, BayStaMiUK, 7.11.1907.
232 Ebenda. Dekan UE (Jamin) über Rektor UE an BayStaMiUK, 23.11.1936.
233 Ebenda.

»Wie mir heute von der Gauamtsleitung mitgeteilt wird, ist bestimmt damit zu rechnen, dass die Nationalsozialistische Volkswohlfahrt (NSV) die Oberleitung des hiesigen Vereins zur Bekämpfung der Tuberkulose e.V. übernehmen wird und dass sie auch den ganzjährigen Betrieb der Walderholungsstätte Spardorf gewährleisten will. Damit entfällt für den Verein die Notwendigkeit, diese Walderholungsstätte abzugeben. Mein Antrag auf die Übernahme der Anstalt durch die Universität beziehungsweise den Staat ist damit hinfällig geworden. Es bedarf einer solchen Übernahme umso weniger als mir von der NSV zugesagt worden ist, dass sie die Wünsche und Bedürfnisse der Kinderklinik bei Betrieb und Belegung der Heilstätte auch künftig jederzeit berücksichtigen wird.«[234]

Ein Protest gegen die Übernahme von Verein und Walderholungsstätte durch die NSV wäre mit Sicherheit aussichtslos gewesen. Widerstand gegen die »Gauamtsleitung« war im Bezirk des Gauleiters JULIUS STREICHER, der kein Freund der Intellektuellen und der »Schulmediziner« war, wenig empfehlenswert. Die einzige Möglichkeit, auf das Spardorfer Heim Einfluss auszuüben, war der Versuch, Kooperationsbereitschaft zu signalisieren. JAMIN dokumentierte in seinem Schreiben geschickt die Zusage der NSV, »die Wünsche und Bedürfnisse der Kinderklinik bei Betrieb und Belegung (...) jederzeit [zu] berücksichtigen«. Inwiefern der Kinderklinik tatsächlich Mitspracherecht eingeräumt wurde, geht aus den untersuchten Quellen nicht hervor.

Dieser Umschwung in den offiziell geäußerten Ansichten JAMINS läßt sich nur mit Pragmatismus erklären. Im Juni mahnte er noch zur Eile, da er die Universität für den geeigneten Träger der Walderholungsstätte halte[235], und noch einen Tag vor dem Bescheid durch die Gauleitung versuchte er der Konkurrenz zuvorzukommen, indem er die Befürchtung äußerte, eine andere Institution könne schneller als die Universität handeln, wenn der Staat weiter zögere.

Nachdem der damalige Rektor der Universität und Ordinarius für Ohren-Nasen- und Kehlkopfheilkunde, FRIEDRICH SPECHT (1890–1972),[236] durch JAMIN über die Mitteilung der Gauamtsleitung informiert worden war, reagierte er etwas weniger diplomatisch als sein Klinikdirektor. In einem Brief

---

234 Ebenda, Jamin an Rektor UE, 24.11.1936.

235 Ebenda, vgl. Schreiben Jamins über Dekan an Rektor UE, 6.6.1936: »Es wäre doch zu wünschen, dass die Universität und die Klinik die Leitung solchen gemeinnützigen Unterrichtes [J. schlug Kurse für Mütter in der Walderholungsstätte vor, M. Z.] zum Nutzen und zur Ausbildung der Ärzte in die Hand bekommen könnte.«

236 Zu Fritz (Friedrich) Specht vgl. Wittern (1999), S. 186; außerdem Wendehorst (1993), S. 195–198, und Sandweg (1993), S. 110–112.

an das Staatsministerium äußerte er seinen Unmut, allerdings nicht ohne auf die erwünschte Zusammenarbeit mit der NSV hinzuweisen:

> »Die Walderholungsstätte Spardorf ist damit der Universität verloren gegangen. Ich bedaure das lebhaft, wenn ich auch annehme, daß die NSV sicher alles aufbieten wird, um den berechtigten Hoffnungen der Universität Rechnung zu tragen.«[237]

Es fällt auf, dass das Ministerium trotz der wiederholt geäußerten Bitte um Eile und des angebotenen Geschenkes im Wert von 74.000 Mark diese Angelegenheit sehr schleppend behandelte. Bemerkenswert ist die Anfrage, ob das Haus tatsächlich kostenlos zur Verfügung stehe, obwohl schon Monate vorher explizit darauf hingewiesen worden war. Ob das Ministerium zögerte, weil ihm bekannt war, dass eine Parteiorganisation die Anstalt übernehmen und man deren Pläne nicht durchkreuzen wollte oder ob das Kultusministerium aktiv die Bemühungen der Universität sabotierte, um eine Übernahme durch die NSV zu gewährleisten, bleibt eine offene Frage. Die Annahme, es habe sich um das übliche Arbeitstempo eines bürokratischen Apparates gehandelt, erscheint in diesem Fall nicht überzeugend. Denn für das Ministerium waren postwendende Ablehnungen von Anträgen und nicht die hier vorliegende Verzögerungstaktik typisch.

Aus diesem Briefwechsel wurde auch deshalb so ausführlich zitiert, weil in ihm deutlich wird, dass JAMIN und andere Mitglieder und Institutionen der Universität, die wie im Fall SPECHTS sogar »alte Kämpfer« waren, noch 1936 wagten, klare Worte gegenüber staatlichen, das hieß in dieser Zeit nationalsozialistischen Stellen zu äußern, allerdings hinsichtlich ihrer Institute nur Unpolitisches oder nicht unmittelbar Politisches.

Im Februar 1938 teilte das Universitätsbauamt dem Rektor der Universität mit, eventuell könne man den Knabenhort Sonnenblume, der direkt an das Loschgehaus grenzte, erwerben.[238] Dieses Anwesen gehörte dem »Verein für Volkserziehung«, der 1872 von FRANZ XAVER SCHMID-SCHWARZENBERG, einem Erlanger Philosophieprofessor, gegründet worden war. Im Jahr 1874 wurde das Haus als »Tagesheim für arme aufsichtslose schulpflichtige Knaben«[239] errichtet. Bereits 1931 hatte der Verein dieses Gebäude der Universität zum Kauf angeboten, allerdings zu einem »überhöhten Kaufpreis«.[240] Im Juli 1938 hatte sich der Verein aufgelöst und sein Vermögen war an die Stadt

---

237 UAE: Teil I Pos. 9. No 62. Kinderklinik betr., Rektor UE (F. Specht) an BayStaMiUK, 28.11.1936.

238 Ebenda. Bauamt UE an Rektor UE, 19.2.1938, vgl. auch Schamberger (1964), S. 113.

239 Vgl. Schamberger (1964), S. 113 f. Der Autor verweist hier auf StAE: XXXII, 23 T. 1.

240 UAE: Teil I Pos. 9. No 62. Kinderklinik betr., Bauamt UE an Rektor UE, 19.2. 1938.

Erlangen übergegangen.[241] Die Kommune forderte für Gelände inklusive der Gebäude von der Universität einen Preis von 25.000 Reichsmark. Das Ministerium lehnte dieses Vorhaben ab, schlug jedoch nun den Bau einer Kinderklinik im botanischen Garten oder auf einem anderen Bauplatz vor, der sich bereits in Universitätsbesitz befinde.[242]

Damit zeigte sich das Ministerium nicht nur erstmals mit dem Bau einer neuen Kinderklinik einverstanden, sondern schlug dies sogar von sich aus vor. Allerdings wurde das Vorhaben aus finanziellen Gründen Mitte 1939 wiederum zurückgestellt.[243] Es fällt auf, dass bei dieser letzten Initiative zum Bau einer neuen Klinik, die noch in JAMINS Amtszeit fiel, kein Schreiben von diesem selbst aktenkundig wurde, während er, wie berichtet, bei früheren Gelegenheiten ausführliche Erörterungen und Eingaben verfasst hatte. Der Grund hierfür liegt vermutlich in der Tatsache, dass bereits im Dezember 1938 eine Besprechung im Kultusministerium mit JAMINS Nachfolger ALBERT VIETHEN (1897–1978)[244] stattfand, in der dieser seine Wünsche hinsichtlich der Erlanger Kinderklinik vortragen konnte;[245] denn JAMIN war bereits zum 31. März 1938 wegen Erreichens der Altersgrenze offiziell emeritiert worden und übte seine Lehrtätigkeit zum Zeitpunkt der ministeriellen Initiative nur noch stellvertretend aus.[246]

Da die betreffenden Akten nicht lückenlos vorliegen, besteht allerdings auch die Möglichkeit, dass JAMINS Beitrag zu diesem Schriftwechsel nicht abgeheftet wurde. Diese Variante ist aber eher unwahrscheinlich, weil sein vergebliches Bemühen um den Kauf eines Kühlschrankes für die Kinderklinik von September 1937 bis März 1939 nicht weniger als sieben erhaltene Dokumente umfasst.[247] Wahrscheinlicher ist deshalb die Annahme, dass JAMIN, dessen Ablösung in der Kinderklinik unmittelbar bevorstand, die Planungen für den Neubau seinem bereits designierten Nachfolger überlassen wollte.

Im Jahr 1938 stand unstrittig fest, dass nun auch in Erlangen ein Fachpädiater die Kinderheilkunde vertreten würde. Eine Kombination mit dem Lehrauftrag für Medizinische Poliklinik stand nun nicht mehr zur Debatte. Die Medizinische Fakultät Erlangen hatte bei der Neubesetzung allerdings

---

241 Ebenda. Inwieweit es sich tatsächlich um eine freiwillige »Auflösung« handelte oder um einen weiteren Akt der Gleichschaltung, müsste noch geklärt werden.

242 Ebenda, BayStaMiUK an Rektor UE, 28.12.1938.

243 Ebenda, BayStaMiUK an Rektor UE, 13.7.1939.

244 Zu Albert Viethen vgl. den Beitrag von Dagmar Bussiek in diesem Band; ferner Wittern (1999), S. 206.

245 BayHStAM: MK 72077. Universität Erlangen. Kinderklinik, BayStaMiUK an Rektor UE, 24.12.1938.

246 Vgl. UAE: R. Teil II Pos. 1. Lit. J. No 14. Personalakte Jamin, RMin.Wiss.Erz. Volksb. an Jamin (über BayStaMiUK und Rektor UE), 28.3.1938.

247 UAE: Teil I Pos. 9 No 62, Kinderklinik betr., o. S.

VIETHEN nur auf Rang drei der Berufungsliste platziert.[248] An erster Stelle schlug sie den Chefarzt des Städtischen Kinderkrankenhauses Wuppertal-Barmen ALBRECHT PEIPER vor und an zweiter Stelle den langjährigen Oberarzt der Erlanger Kinderklinik ERNST STETTNER (1885–1963)[249], der zum Zeitpunkt der Berufungsvorbereitungen Direktor des Kinderkrankenhauses Berlin-Charlottenburg war. Der Reichsminister für Wissenschaft, Erziehung und Volksbildung beschloss jedoch, ALBERT VIETHEN zu berufen, mit der wahrscheinlich vorgeschobenen Begründung, daß die beiden erstplazierten Kandidaten »bereits Chefarztposten an großen Krankenhäusern bekleiden und hier ein ausgedehntes Wirkungsfeld haben.« Das wahre Motiv dürfte allerdings ein politisches gewesen sein.[250]

Am 1. Oktober 1939 trat VIETHEN nach einigen Verzögerungen die Nachfolge JAMINS in der Kinderklinik an. Dieser wurde am selben Tag im Rahmen einer Feier verabschiedet. Seine Verdienste um die Erlanger Kinderklinik wurden vom damaligen Rektor HERMANN WINTZ und vom Gaudozentenführer HANS ALBRECHT MOLITORIS eingehend gewürdigt.[251] JAMIN selbst hielt eine Ansprache, in der er auf die Geschichte der Erlanger Kinderklinik einging und allen, auch den Kindern, die ihm immer besonders lieb gewesen

---

248 Vgl. UAE: R. Teil II Pos. 1. Lit. J. No 14. Personalakte Jamin, Betreff: Wiederbesetzung der o. Professur für Kinderheilkunde und Medizinische Poliklinik, Med. Fak. UE an Rektor UE, 26.8.1938.

249 Ernst Melchior Stettner hatte sich 1920 in Erlangen für Kinderheilkunde habilitiert und 1931 als Facharzt in Nürnberg niedergelassen. 1938 wurde er Ärztlicher Direktor des Städtischen Kinderkrankenhauses und Mütterheims in Berlin-Charlottenburg; vgl. Wittern (1999), S. 190; Schamberger (1964), S. 79–83, berichtet über das Verhältnis Stettners zu Jamin, allerdings aus der Perspektive von Stettner, den Schamberger noch befragen konnte; s. ferner Thuss (1969), S. 111–118.

250 UAE: R. Teil II Pos. 1. Lit. J. No 14. Personalakte Jamin, RMin.Wiss.Erz. Volksb. an BayStaMiUK, 22.11.1938. In BArch.B: R 21/10183 Fol 1, Die Professoren der Medizinischen Fakultät der Universität Erlangen, Bl. 94, ist die Einflussnahme des NSDDozB's für Viethen dokumentiert: »Für die Wiederbesetzung des Lehrstuhles für Kinderheilkunde in Erlangen wird u. a. Viethen genannt.(...). Derartige Lehrstühle sind besonders geeignet gerade jüngeren Dozenten Gelegenheit zu geben, sich als Hochschullehrer zu bewähren. Wenn ich in diesem Zusammenhang besonders auf Viethen hinweise, so deshalb, weil er nicht nur fachlich für einen derartigen Posten geeignet erscheint, sondern weil er als früherer Frontoffizier – Viethen erhielt das E. K. I und II sowie das Verwundetenabzeichen – einer Förderung würdig erscheint.« NSDAP, Reichsleiter NS-DozB an RMin.Wiss.Erz. Volksb., 21.10.1938.

251 Vgl. dazu: Fränkische Tageszeitung, 2.10.1939, S. 5: Abschied von Geheimrat Jamin aus der Kinderklinik. Dort wurde die Kinderklinik als »Lebenswerk des Arztes und Gelehrten« [Jamin] bezeichnet. Vgl. auch Erlanger Tagblatt, 2.10.1939. – Beim Gaudozentenführer handelte es sich um den Sohn des Erlanger pers. o. Prof. für Gerichtliche Medizin und Kriminalistik Hans Molitoris.

seien, für das ihm entgegengebrachte Vertrauen dankte. In JAMINS Privatkorrespondenz kommt mehrfach zum Ausdruck, dass ihm der Abschied aus der Kinderklinik sehr schwer fiel, an einer Stelle sprach er sogar davon, man habe ihn »an die Luft gesetzt.«[252] Der Hinweis, JAMIN seien die Kinder immer besonders lieb gewesen, wird durch seine Briefe, besonders an seine Schülerin Frau Dr. ILSE KLEINSCHMIDT, vielfach bestätigt.[253]

Aus Gründen der Vollständigkeit sei darauf verwiesen, dass sich der Schriftwechsel über den Kinderhort noch über ein Jahr erstreckte, ohne zum Erwerb des Hauses zu führen. Von 1941 bis Kriegsende pachtete die NSV das Gebäude und richtete darin ein Schwesternwohnheim ein.[254] Während des Krieges wurde der Bau der Kinderklinik zurückgestellt.[255] Versuche von JAMINS Nachfolger, das Projekt als »kriegswichtig« einstufen zu lassen, scheiterten. In der unmittelbaren Nachkriegszeit war angesichts der Zerstörungen an den Universitäten in München und Würzburg nicht daran zu denken, dass eine hinsichtlich ihrer Bausubstanz unversehrt gebliebene Hochschule Gelder für den Bau einer neuen Klinik erhielt.

Die kurze Periode zwischen Mai 1945 und Januar 1946, in der FRIEDRICH JAMIN die Kinderklinik nach der Entlassung ALBERT VIETHENS durch die Amerikanische Militärregierung nochmals kommissarisch leitete, verlief nicht reibungslos.[256] In dieser kurzen Phase konnte er lediglich die Krankenversorgung aufrechterhalten, an Innovationen war jedoch nicht zu denken. Erst 1950 konnte der neu berufene ALFRED ADAM den längst überfälligen Neubau der Kinderklinik erfolgreich vorantreiben. Vier Jahre später wurde der erste Bauabschnitt fertig gestellt und das neue Bettenhaus endlich bezogen.[257]

---

252 UAE: Ms. 2695. Jamin, Krankengeschichten, Bd. XVI, S. 144/145, Schreiben Jamins an Prof. Dr. Roesener, Schnaittach, 30.11.1939. Das Zitat lautet im Zusammenhang: »Jetzt warte ich darauf, ob man mich noch einmal brauchen kann. In der Kinderklinik bin ich seit 1. Oktober an die Luft gesetzt, dafür darf ich in der Poliklinik jetzt die Trimester exerzieren.« Auch in Briefen vom 7.7.1939 und 3.8.1939 kommt zum Ausdruck, wie schwer Jamin der Abschied von der Kinderklinik fiel. Jamin (1986), S. 86 f.

253 Vgl. Jamin (1986), S.161, Brief vom 4.12.1931: »Man soll den liebeshungrigen Kindern so viel Liebe schenken als man nur verschütten kann«, vgl. u. a. auch die Briefe vom 15.10.1937 und 6.12.1937 in Jamin (1986), S. 168.

254 UAE: Teil I Pos. 9. No 62. Kinderklinik betr., o. S.

255 Ebenda. BayStaMiUK an Rektor UE, 9.12.1939.

256 Darauf weist auch Rexroth in seinem Beitrag in dieser Festschrift hin; vgl. dazu außerdem Zapf (2003), S. 81–88.

257 Vgl. dazu ausführlich Schamberger (1964), S. 116–129, und kursorisch Stephan (1973); und insbesondere den Beitrag von Rexroth in diesem Band.

4.3. Jamins Lehrtätigkeit und seine Publikationen im Fach Kinderheilkunde

FRIEDRICH JAMIN musste sich nicht nur hinsichtlich der Räumlichkeiten und Ausstattung der Kinderklinik[258] mit bescheidenen Verhältnissen abfinden, sondern auch in bezug auf die personelle Situation. Zu Beginn seiner Tätigkeit als Direktor der Erlanger Kinderklinik stand ihm lediglich ein Assistenzarzt zur Verfügung.[259] Da er wie sein damaliger Assistent und späterer Oberarzt der Kinderklinik ERNST STETTNER[260], fast während des gesamten Ersten Weltkrieges Kriegsdienst leistete, musste ein Assistent der Medizinischen Poliklinik, der 1915 zum Oberarzt befördert wurde, die Kinderklinik mitbetreuen. Diese hohe Arbeitsbelastung war kaum zu bewältigen und führte dazu, dass die Patientenversorgung in dieser Zeit erhebliche Defizite aufwies.[261]

Erst ab dem Wintersemester 1922/23 wurde neben dem seit 1912 in der Klinik angestellten, 1919 zum Oberarzt beförderten und seit 1920 habilitierten STETTNER, ein zweiter Arzt, der bis 1926 noch als »Hilfsassistent«[262] bezeichnet wurde, eingestellt. JAMIN sah sich daher im Jahr 1926 gezwungen, dem zuständigen Ministerium zu drohen, wegen des eklatanten Ärztemangels entweder die Kinderklinik oder die Poliklinik zu schließen.[263] Bis zum Jahre 1931, in dem sich STETTNER als Facharzt in Nürnberg niederließ, verfügte die Erlanger Kinderklinik zwar über einen habilitierten Oberarzt, der jedoch in den Personalverzeichnissen unter dem Institut »Kinderklinik« konsequent

---

258 Hinsichtlich der Ausstattung sei exemplarisch auf die Hürden hingewiesen, die selbst bei der Anschaffung eines dringend erforderlichen Kühlschrankes zu überwinden waren: Obwohl bereits 1937 für die Kinderklinik ein neuer Kühlschrank, der für die Kühlung der Milch dringend erforderlich war, beantragt wurde, lehnte das Ministerium noch im Jahr 1938 während der Sommermonate einen Ersatz des irreparabel defekten alten Gerätes ab und erteilte erst im Jahr 1939 die Genehmigung für diese Anschaffung. Vgl. dazu BayHStAM: MK 72077. Universität Erlangen. Kinderklinik, Schreiben Direktor Kinderklinik Erl. (Jamin) an Rektor UE, 14.6.1938 und nachfolgender Schriftverkehr.

259 Vgl. dazu Universität Erlangen, Übersicht des Personalstandes Jahre 1908 bis 1941. Über die Personalsituation, auch die Anzahl der Schwestern und Hilfskräfte, informiert außerdem Schamberger (1964), S. 108–116.

260 Zu den biographischen Angaben vgl. oben Anm. 249. Bekannt wurde Stettner vor allem durch seine Arbeiten über die Ossifikation des kindlichen Skelettes (zugleich Thema der Habilitationsschrift). Weitere Veröffentlichungen, teilweise gemeinsam mit Jamin verfasst, beschäftigten sich mit Infektionskrankheiten und Erkrankungen des Blutes; vgl. BayHStAM: MK 35744; Pittroff (1964), S. 169 f.; Schamberger (1964), S. 79–83.

261 gl. Zapf (2003), S. 190 f. u. ö.

262 Vgl. UE: Verzeichnis Personalstand WS 1922/23, S. 14 bis SS 1927, S. 14.

263 Vgl. Zapf (2003) Abschn. 6.5., insbesondere S. 190 f., Anm. 127–132.

als »Assistent« geführt wurde.[264] Danach musste sich JAMIN wiederum mit wechselnden Assistenzärzten arrangieren, von denen sich bis zum Amtsantritt seines Nachfolgers kein zweiter habilitierte. Es ist deshalb zu verstehen, dass er wiederholt in Schreiben ans Ministerium auf die dürftige personelle Ausstattung der Kinderklinik verwies.[265]

Die dünne Personaldecke der Kinderklinik ließ JAMIN kaum Zeit für Vorlesungen zu speziellen Themen der Kinderheilkunde oder aufwändige wissenschaftliche Arbeiten. Seit dem Sommersemester 1908 bot er eine zwei Wochenstunden umfassende Vorlesung »Kinderklinik« an. Jeweils in den Sommersemestern kam ein ebenfalls zweistündiger »Impfkurs« hinzu. Von 1911 an bis 1913/14 las er in den Wintersemestern einstündig über »Physiologie und Pathologie des Säuglingsalters«. Während seines Kriegsdienstes wurde er meist durch den Oberarzt der Poliklinik LUDWIG ZAPF vertreten. Nach dem Ende des Krieges wurde der Titel der zusätzlichen Wintervorlesung abgewandelt in »Pathologie und Therapie des Säuglingsalters«. STETTNER unterstützte seinen Klinikleiter erstmals im Zwischensemester 1919, das den Kriegsteilnehmern unter den Studenten angeboten wurde, indem er die Vorlesung über Physiologie des Säuglingsalters alternierend mit diesem abhielt. Nach seiner Habilitation 1920 bot er dann diese Vorlesung jeweils im Wintersemester allein an. In unterschiedlichen Semestern las der Privatdozent außerdem jeweils einstündig über Infektionskrankheiten, Ernährungsstörungen, Knochenwachstumsstörungen oder die Entwicklung des Kindes.[266] JAMIN behielt es sich vor, die Hauptvorlesung und den Impfkurs abzuhalten.

Ab dem Sommersemester 1922 wurde der Impfkurs nur noch einstündig gehalten; dafür wurden zusätzlich als gemeinsame Veranstaltung JAMINS mit seinem Privatdozenten, ebenfalls einstündig, »Arbeiten im Labor der Kinderklinik« angeboten.[267] JAMINS Vorlesungspensum in Kinderheilkunde umfasste bis 1927 im Wintersemester drei und im Sommersemester vier Wochenstunden. Im Sommersemester 1927 wurde die Hauptvorlesung »Kinderheilkunde« auf vier Wochenstunden verdoppelt, ab dem folgenden Winter-

---

264 Vgl. UE: Personenstandsverzeichnisse SS 1926, SS 1927 jeweils S. 14, SS 1930 S. 16.

265 Vgl. BayHStAM: MK 72077. Universität Erlangen. Kinderklinik, Jamin an Rektor UE, Betreff: Ausbildungslehrgänge für Hebammen in Kinderkrankenpflege, 30.1.1937. Jamin bat in diesem Schreiben um die Einstellung eines Aushilfsarztes, um den geforderten Unterricht für die Hebammen anbieten zu können. Dies sei ihm mit lediglich zwei Ärzten, wovon nur einer planmäßiger Assistent sei und der zweite lediglich eine außerplanmäßige Stelle besitze, nicht möglich. An dieser Stelle wies Jamin auch auf diese an deutschen Universitätskinderkliniken einzigartige Situation hin: »Das gibt es an keiner anderen Anstalt in Deutschland.«

266 Vgl. die Vorlesungsverzeichnisse der UE 1908–1931.

267 UE Vorlesungsverzeichnis SS 1922, S. 8.

semester jeweils dreistündig gehalten. STETTNER bot zwar nach seiner Niederlassung in Nürnberg im Jahr 1931 weiterhin als außerplanmäßiger außerordentlicher Professor Vorlesungen zu speziellen Themen an, ging jedoch der
Kinderklinik und Kinderpoliklinik[268] als erfahrene Arbeitskraft verloren.
Nachdem ihm im Oktober 1938 die Leitung des Städtischen Kinderkrankenhauses in Berlin-Charlottenburg übertragen worden war, musste JAMIN in
seinem letzten Jahr als Direktor der Kinderklinik auch auf diese Unterstützung in der Lehre verzichten. Da seinem Nachfolger im Wintertrimester 1940
lediglich ein zusätzlicher Assistent für die Kinderklinik genehmigt wurde und
im Zweiten Weltkrieg die Kapazitäten für die Lehre aufgrund massiv gestie-
gener Belegungszahlen[269] zurückgingen, führte der Weggang STETTNERS zu
einer langjährigen Einbuße an speziellen Vorlesungsangeboten in der Pädiatrie.[270]

JAMINS erste wissenschaftliche Arbeit, seine Dissertation aus dem Jahr
1896 mit dem Titel »Beitrag zur Kasuistik der Dystrophia muscularis progressiva«[271], ist zwar in erster Linie der Neurologie zuzuordnen, da jedoch
die Krankheit im Kindes- und Jugendalter beginnt, könnte sie als seine erste

---

268 Wie oben bereits erwähnt, wurde nachmittags eine spezielle Sprechstunde für
   Kinder in den Räumen der Medizinischen Poliklinik angeboten. Nach dem Erwerb und Umbau des »Loschgestiftes« im Jahr 1933 wurde dort die Kinderpoliklinik und -ambulanz eingerichtet.

269 Vgl. Thamer (1991), S. 14. Dort wird von einer Verdreifachung der Patientenzahl im Zeitraum zwischen 1939 und 1944 berichtet, verglichen mit 1931 bis
   1938. Das Maximum wurde im Jahr 1944 mit 1690 stationär aufgenommenen
   Kindern und Jugendlichen erreicht.

270 Auf das nicht immer reibungslose Verhältnis zwischen Stettner und Jamin geht
   Schamberger (1964), S. 83, ein: »In den letzten Jahren ihrer Zusammenarbeit war
   es wohl zu gewissen Spannungen zwischen Jamin und Stettner gekommen, was
   vielleicht nicht zuletzt seinen Grund darin hatte, daß Stettner unterdessen ein allgemein anerkannter Pädiater geworden war, während Jamin eben zum größten
   Teil Internist war und blieb.« Schamberger weist in der Widmung seiner Dissertation darauf hin, er habe von Stettner »so manche Einzelheiten und Begebenhei-
   ten« erfahren. Was er erfahren hatte, dürfte zu seinem oben zitierten Kommentar
   geführt haben, beruhte jedoch auf den subjektiven Schilderungen aus der Perspektive eines in Erlangen nicht zum erwünschten Ziel, dem Ordinariat für Kinderheilkunde, gekommenen Schülers. Nicht weniger subjektiv dürfte der mündli-
   che Kommentar der ehemaligen Schülerin Jamins, Frau Dr. Kleinschmidt,
   gefärbt sein, den sie abgab, nachdem sie mit dem Abschnitt aus Schambergers
   Dissertation konfrontiert wurde. Nach Frau Kleinschmidts Erinnerung, die von
   1934 bis 1937 Assistentin von Jamin war, habe Stettner auf sehr arrogante Art
   und Weise versucht, den überaus angesehenen und beliebten Professor aus der
   Kinderklinik zu verdrängen. Auch sei Jamin mindestens ebenso sehr Pädiater
   gewesen, wie er Internist war.

271 Jamin (1896).

neuropädiatrische Publikation bezeichnet werden. Einschränkend muss allerdings vermerkt werden, dass die beiden vorgestellten Patienten mit 19 und 21 Jahren dem Kindesalter bereits entwachsen waren und die Subspezialität der Neuropädiatrie erst Jahrzehnte später institutionalisiert wurde. Bis zur nächsten dokumentierten Beschäftigung JAMINS mit der Pädiatrie sollten einige Jahre verstreichen. Im Jahr 1904 hielt er einen Vortrag mit Demonstration eines Falles von »umschriebener Sklerodermie im Kindesalter«.[272]

Beginnend im Jahr 1905 lieferte JAMIN zunächst allein und ab 1913 gemeinsam mit STETTNER, jeweils den Beitrag über Meningitiden im »Jahresbericht über die Leistungen und Fortschritte auf dem Gebiet der Neurologie und Psychiatrie«.[273] Auf den ersten Blick scheint es sich um ein rein neurologisches Thema zu handeln, wie es der Titel des Erscheinungsorgans auch impliziert. Von den unterschiedlichen Meningitisformen waren jedoch sehr häufig Kinder betroffen[274], so dass starke Überschneidungen der Pädiatrie und Nervenheilkunde bei der Bearbeitung dieses Themas auftreten. Den von Meningitis betroffenen Patienten der Erlanger Kinderklinik dürfte es zugute gekommen sein, dass JAMIN sich veranlasst sah, sich in regelmäßigen Abständen über die aktuellen Forschungsergebnisse auf diesem Gebiet zu informieren, um seinen Beitrag für das Periodikum liefern zu können. Es handelte sich um die Bibliographie der im vorangegangenen Jahr zu diesem Thema erschienenen Publikationen, wobei in erster Linie deutsche, aber auch französisch- und englischsprachige Literatur berücksichtigt wurde. Im Anschluss an die Aufzählung erfolgte jeweils eine kurze Zusammenfassung einiger Beiträge, die den Autoren wesentlich erschienen. Im Jahr 1913 stellte JAMIN einen Fall »von subakut verlaufender eitriger Zerebrospinalmeningitis« in einer Sitzung des ärztlichen Bezirksvereins vor.[275] Auch in den folgenden Jahren demonstrierte er mehrfach pädiatrische Fälle in diesen Sitzungen.[276]

Entsprechend den am häufigsten zur Einweisung führenden Diagnosen in der Pädiatrie, den bakteriellen und viralen Infektionskrankheiten und den Ernährungsstörungen, beschäftigten sich auch JAMINS Vorträge und Publikationen mit diesen Themen. Neben den oben bereits genannten Beiträgen ist ferner der gemeinsam mit STETTNER im Jahrbuch für Kinderheilkunde publi-

---

272 Jamin (1904 b).

273 Jamin (1905 d); ders. (1905 e); ders. (1906 e); ders. (1906 f); ders. (1907 d) etc., s. unten das Schriftenverzeichnis.

274 Über die Statistik der an Meningitis erkrankten stationär aufgenommenen Patienten der Erlanger Kinderklinik zwischen 1931 und 1954 vgl. Thamer (1991), S. 101–108.

275 Jamin (1913 b).

276 Jamin (1918 d); ders. (1918 e); ders. (1921 c); ders. (1927 d); ders. (1933 b).

zierte Artikel »Über Grippe und Krankheitsbereitschaft mit besonderer Berücksichtigung der Altersdisposition bei Kindern«[277] erwähnenswert.

Bemerkenswert ist außerdem die Zusammenfassung eines Vortrages aus
dem Jahr 1926 über »die Skrofulose«[278], eine Erkrankung der Haut und der
Lymphknoten im Kindesalter, die mit der Tuberkulose in Verbindung gebracht wurde.[279] Da der Medizinischen Poliklinik auch die örtliche Fürsorge-
stelle für Lungenkranke zugeteilt war und nicht wenige Kinder an Tuberkulose erkrankt waren, die in die Erlanger Kinderklinik stationär aufgenommen
wurden[280], hatte JAMIN jahrzehntelange Erfahrungen auf diesem Gebiet gewonnen. Auch sein jahrelanger Vorsitz beim Erlanger »Verein zur Bekämpfung der Tuberkulose«, dem ein 25-Bettenhaus in Spardorf gehörte, mehrte
seine Erfahrung. Er definierte die sogenannte Skrofulose als »besondere
Form der tuberkulösen Erkrankung, deren Entstehungsbedingungen nicht so
sehr in der Eigenart der Krankheitskeime, als in der Eigenart des kindlichen
Organismus und der kindlichen Lebensumstände bedingt sind.«[281] Auch hier
vertrat JAMIN wie bereits in seiner Akademischen Antrittsrede über die Ursachen der Säuglingssterblichkeit ein Konzept der Pathogenese, das auch Um-
weltfaktoren und individuelle Faktoren berücksichtigte. Er weist auf den die
Symptome verstärkenden Einfluss des »Pauperismus«[282] hin und beruft sich

---

277 Jamin (1920 c).
278 Jamin (1926 b). Dieser Vortrag fand auch in der italienischen Fachpresse Erwäh-
     nung, vgl. Jamin (1926 c). Ein weiterer Beitrag Jamins zur Tuberkulose, der in
     Italien erschien – Jamins einzige Erwähnung in der ausländischen Fachpresse –,
     der jedoch, wie auch Jamin (1926 c), nicht im Original eingesehen wurde: Jamin
     (1935 b). Beide Artikel sind erwähnt in Hagel (1968), S. 179, und 1926 zusätz-
     lich im Index Medicus.
279 Pschyrembel (1982), S. 1113f.: »Skrofulose (...) (lat. Scrofulae Halsdrüsenge-
     schwulst) f: histor. Begriff, der früher mit der (Disposition zur) Tuberkulose in
     Zusammenhang gebracht wurde, vgl. auch Exsudative Diathese. Nach heutiger
     Auffassung handelt es sich um eine nur noch seltene Haut- und Lymphknotener-
     krankung im Kindesalter auf allerg. Basis.«
280 Vgl. Thamer (1991), S. 69-75, 127f., 160. Erfasst sind die Jahre 1931 bis 1954.
281 Jamin (1926 b). Jamin definiert die Skrofulose damit eindeutig als Erscheinungs-
     form der Tuberkulose, weicht also von Pschyrembel (s. Anm. oben) ab. Die
     unklare Begriffsbestimmung der »Skrofulose« führte schließlich dazu, dass
     dieser Begriff nicht mehr verwendet wurde, was bereits 1926 angeregt wurde
     (vgl. Jamin, ebenda, S. 269); allerdings gehörte Jamin zu den Befürwortern der
     Diagnose »Skrofulose«.
282 Vgl. das Zitat im Zusammenhang: »Aber die Hautausschläge und die starken
     katarrhalischen Reizerscheinungen der Bindehäute und der Nasengänge und die
     übergroße Empfindlichkeit der Epidermis gegen deren ausfließende Produkte
     sind sicher nicht durch die Wirksamkeit der Tuberkelbazillen an Ort und Stelle
     bedingt. Hier machen sich Schädlichkeiten aus der Umwelt der Kinder geltend,
     die *Pfaundler* mit dem Ausdruck *Pauperismus* treffend zusammenfasst: Verun-

bei seinem Hinweis auf individuelle Faktoren auf die sogenannte »Diathesenlehre«, die der Pädiater ADALBERT CZERNY (1863-1941) begründete. [283]

Im Untertitel seiner Publikation, »Exsudative Diathese und Tuberkulose im Kindesalter« und auch im Text wies JAMIN darauf hin, dass er sich in seinen Ausführungen auf CZERNY berief. Durch seine Lehre von der exsudativen Diathese legte dieser die Grundlagen für die von ihm forcierte Konstitutionsforschung, wobei er laut OEHME unter Konstitution das Produkt von Erbe und Umwelt verstanden habe.[284] JAMIN beschäftigte sich bereits früh intensiv mit der Konstitutionsforschung, wie auch seine Rektoratsrede aus dem Jahr 1920 mit dem Titel »Lebensbahn und Krankheit« belegt.[285] Wie ADOLF STRÜMPELL wies auch CZERNY darauf hin, dass nicht die einzelne Krankheit, sondern der ganzen Patient im Auge zu behalten sei. Dieser ärztlich-ethische Hintergrund zieht sich wie ein roter Faden durch JAMINS Publikationen[286] und seine Privatkorrespondenz.

Ein weiterer Schwerpunkt der zeitgenössischen Pädiatrie waren neben den Infektionskrankheiten die Ernährungsstörungen.[287] Mit dem sehr frühen Bau einer Milchausgabestelle in Erlangen, in der nach dem Soxleth-Verfahren sterilisierte Milch verteilt wurde, und der Einrichtung einer an die Kinderklinik angegliederten Säuglingsfürsorgestelle, in der eine intensive Mütterberatung stattfand, leistete die Erlanger Medizin früh einen Beitrag zur Vorbeugung von Ernährungsstörungen. Auch diesen Begriff hatte ADALBERT CZERNY geprägt und er hatte zugleich darauf verwiesen, dass nicht nur der Darm, sondern der gesamte kindliche Organismus bis hin zur sogenannten Toxikose betroffen sei. Auf CZERNY ist auch die Diagnose des »Milch- und Mehlnähr-

---

reinigung, Staub, Rauch, Schmierinfektionen nach Kratzeffekten.« Jamin (1926 b), S. 269.

283 Adalbert Czerny habilitierte sich 1893 für Kinderheilkunde und wurde auf Empfehlung Otto Heubners von Friedrich Althoff nach Breslau berufen. Dort lehrte er als Professor für Kinderheilkunde, bis er im Jahr 1910 einem Ruf als planmäßiger Ordinarius an die Universität Straßburg folgte. Bereits 1913 wechselte er als Nachfolger Heubners an die Berliner Charité, wo er 1932 emeritiert wurde. Czerny arbeitete hauptsächlich über Säuglingsernährung und prägte die Begriffe »Ernährungsstörung« und »exsudative Diathese«. Mit seiner Konstitutionsforschung trat er für eine ganzheitliche Betrachtung der Kinderheilkunde ein; vgl. Peiper (1958), S. 221–223; Oehme (1993), S. 23.

284 Oehme (1993), S. 23.

285 Jamin (1920 a). Dort spricht Jamin die unterschiedlichen und zusammenwirkenden Einflüsse von Umwelt und Erbfaktoren auf das Auftreten von Krankheit und die gesundheitliche Verfassung eines Menschen an. Vgl. auch Jamin, Stettner (1920 c) und Jamin (1944 a), S. 2 f.

286 Vgl. dazu beispielsweise Jamin (1920 a), S. 11.

287 Einen Überblick über die Entwicklung der Ernährungslehre und die Ernährungsstörungen gibt Peiper (1958), S. 325–402.

schadens« zurückzuführen[288], über den JAMIN im Jahr 1940 in der Zeitschrift Hippokrates einen Artikel veröffentlichte.[289]

Erst spät setzte sich Jamin in seinen Publikationen mit Fragen der Kinderernährung auseinander. Er kritisierte in den Artikeln, die nicht auf klinischen Studien basierten, eine einseitige Ernährung mit chemisch veränderten Kindermehlen und propagierte eine ausgewogene Ernährung mit Vollkornprodukten, Milch, Gemüse und Obst.[290] Dabei berief er sich wiederum auf Veröffentlichungen CZERNYS und KELLERS, wobei er die Frage stellte, ob es sich bei der einseitigen Ernährung mit gebleichtem Mehl tatsächlich nur um einen Mehlnährschaden handle, wie CZERNY postulierte, oder nicht unter Umständen sogar um eine direkt toxische Wirkung durch chemische Zusätze im gebleichten Mehl, also um eine »Mehlvergiftung«. Damit kam JAMIN den Intentionen der gleichgeschalteten Zeitschrift »Hippokrates« entgegen, die zugleich »Offizielles Mitteilungsblatt der wissenschaftlichen Gesellschaft für naturgemäße Lebens- und Heilweisen« und »Wochenschrift für neue deutsche Heilkunde« war.[291]

Seinen Spezialgebieten entsprechend beschäftigte sich JAMIN auch mit Röntgenuntersuchungen in der Kinderheilkunde, wobei ein entsprechendes Kapitel im 1924 von FRANZ M. GROEDEL veröffentlichten Atlas der Röntgendiagnostik besonders hervorzuheben ist.[292] In einer ausführlichen Kasuistik berichtete er über die erfolgreiche strahlentherapeutische Behandlung eines basophilen Adenoms des Hypophysenvorderlappens eines 14-jährigen Jungen.[293] Hier überschneiden sich neben der Pädiatrie noch die Strahlentherapie und Endokrinologie. Berührungspunkte zwischen der Endokrinologie und der Kinderheilkunde sind in nahezu allen seinen Veröffentlichungen nachweisbar, die die Stoffwechselstörungen betreffen.[294] Über die häufig zur

---

288 Vgl. Oehme (1993), S. 23. Gemeinsam mit seinem Schüler Arthur Keller gab Czerny 1906 bis 1918 das zweibändige Standardwerk »Des Kindes Ernährung, Ernährungsstörungen und Ernährungstherapie« heraus. Dort unterschied er drei Ursachen für Ernährungsstörungen: ex alimentatione, ex infectione, ex constitutione.

289 Jamin (1940 a).

290 Vgl. Jamin (1937 b); ders. (1937 c); ders. (1937 d); ders. (1940 a). Über die Häufigkeit von Ernährungsstörungen in der Erlanger Kinderklinik im Zeitraum zwischen 1931 und 1954 vgl. Thamer (1991), S. 87–100, 165 f. Thamer unterschied dabei zwischen infektiösen Darmerkrankungen, Dyspepsie und Toxikose.

291 Vgl. zur Geschichte und Ausrichtung der Zeitschrift Bothe (1991).

292 Jamin (1924 b). Andere Beiträge zu diesem Thema: ders. (1932 c); ders. (1933 c). Berührungspunkte der Radiologie mit der Endokrinologie sind auch bei Jamin (1918 e) gegeben.

293 Jamin (1934 c); Jamin (1935a).

294 Vgl. dazu Zapf (2003), S. 152–160. Beispielsweise wird in Lehrbuchbeiträgen der inneren Medizin über Schilddrüsenerkrankungen der »endemische Kretinis-

Klinikeinweisung führende Rachitis[295] und deren Prophylaxe durch Gaben von Vigantol oder Lebertran, gekoppelt mit ausreichender Zufuhr von UV- bzw. Sonnenlicht, existiert ein Artikel aus dem Jahr 1940.[296] Weitere Aufsätze in Zeitschriften oder Vorträge haben die »juvenile Asthenie«[297] zum Thema oder beschäftigen sich mit der »Gesundheitspflege des Reifungsalters«[298], dem »Ekzemtod zweier Kinder nach Paraffin-Ganzpackung«[299] und mit dem »Rheumatismus im Kindesalter«.[300]

Schon SCHAMBERGER stellte fest, dass sich JAMINS Veröffentlichungen durch einen flüssigen und eleganten Stil auszeichneten,[301] und dieser Beurteilung ist uneingeschränkt zuzustimmen. JAMIN verfügte tatsächlich über eine sprachliche Brillanz, die in seinen Briefen noch mehr als in seinen Publikationen erkennbar wird. In der Privatkorrespondenz kommt außerdem auch noch deutlicher als bei der Analyse seiner Publikationen in Hinsicht auf pädiatrische, neurologische, internistische und radiologische Themen zum Ausdruck, wie sehr er sich am Ende seiner Laufbahn vor allen Dingen als Kinderarzt verstand.

Während er mehrfach über die Medizinische Poliklinik klagte[302], hing er mit ganzem Herzen an der Kinderklinik und den Kindern:

> »Vorvergangene Woche war so eine Art Abschied: letzte Kinderklinik-Vorlesung, noch einmal zum Abschied in einem vollen Hörsaal – es hat mich doch mehr bewegt, als ich erwartet hätte, gerade weil es so unerwartet und unbefangen kam. Ich zählte auf, was mir die Arbeit an den Kindern so wertvoll gemacht hatte.«[303]

---

mus« von Jamin ebenfalls besprochen. In Veröffentlichungen über Hypophysenerkrankungen geht er ausführlich auf den Morbus Fröhlich und die Akromegalie ein.

295 Vgl. Thamer (1991), S. 116-119, 167.

296 Jamin (1940 c).

297 Jamin (1913 d); ders. (1913 e). Mit diesen Arbeiten, bei denen Jamin bereits von Stettner unterstützt wurde, legte er den Grundstock für dessen spätere Veröffentlichungen zum Thema der Anämien (vgl. dazu Schamberger, 1964, S. 79 f.). Das sei an dieser Stelle nochmals in Richtung auf die Bemerkungen geäußert, Jamin sei an sich kein Pädiater gewesen, sondern zum größeren Teil Internist.

298 Jamin (1935 c).

299 Jamin (1939 a).

300 Jamin (1941 b).

301 Schamberger (1964), S. 82: »Bestechend ist immer wieder der flüssige und elegante Stil.«

302 Vgl. z. B. den in Jamin (1986), S. 81 zitierten Brief vom 14.12.1937.

303 Jamin (1986), S. 86, Brief vom 7.7.1939, Adressat nicht genannt. Ähnlich, ebenda, S. 87, Brief vom 3.8.1939: »Ab 1. Oktober keine Kinder mehr – ich weiß das längst, aber – so sehr ich mich darob schämen sollte – jetzt, da das mit einem Male als Erlebnis heranrückt, hat es mich noch einmal erschüttert.«

Seine Liebe gegenüber seinen kleinen Patienten drückt sich auch in den Ratschlägen an die Adressaten seiner Briefe aus:

> »Alles Angezwungene und wider die eigene Natur Aufgemalte hilft zu nichts – das Geheimnis liegt nur darin, die Natur der Kinder richtig zu erkennen, und dann all das Vortreffliche herauszulocken, was in ihnen veranlagt ist. Und dieses Freientfaltenlassen ist es gerade, was so viele Erwachsene aus Unkenntnis verfehlen und in ihren voreiligen Vorurteilen und Voreingenommenheiten. Faul ist doch nur ein krankes Kind; also muß man es halt richtig leiten oder gesund machen, gesund werden lassen.«[304]

JAMIN selbst war sich seiner Schwächen, zu denen er seinen fehlenden Forscherdrang zählte,[305] durchaus bewusst. Dass FERDINAND HOFF (1896-1988)[306] dennoch meinte, er sei »der klügste Kopf der Fakultät«[307] gewesen, liegt vielleicht an seinem umfassenden Wissen in mehreren medizinischen Spezialfächern. Seine Selbstreflexion, die ihn vermutlich ständig animierte, seine Kenntnisse und Fähigkeiten zu erweitern, kommt in einem Zitat zum Ausdruck, das zugleich Motto seines Lebens gewesen sein könnte:

> »Das ist das Schlimmste, wenn ein Mensch glaubt, er habe seine möglichste Vollkommenheit schon erreicht: unvollkommen, wie wir bis zum letzten Atemzug bleiben müssen.«[308]

---

304 Jamin (1986), S. 197, Brief vom 9.7.1944, Adressat nicht genannt.

305 Vgl. ebenda, S. 93, Brief vom 17.7.1942, Adressat vermutlich sein Patenkind Frau Lore Schoenborn, da er das »Du« verwendet und deren Freundin, I. K. (Ilse Kleinschmidt) erwähnt: »Leider kein Forscher, denn dafür fehlt mir die bestimmte unnachgiebige Zähigkeit und Ausdauer, bei einer bestimmten als wichtig erkannten Aufgabe zu bleiben, bis sie eben gelöst ist.«

306 Ferdinand Hoff war seit 1927 wissenschaftlicher Assistent an der Medizinischen Klinik Erlangen und habilitierte sich hier ein Jahr später. 1931 ging er zunächst nach Königsberg, dann nach Würzburg und wurde 1941 Ordinarius für Innere Medizin in Graz. Nach dem Krieg war er in dieser Funktion in Frankfurt am Main tätig; vgl. Wittern (1999), S. 85 f.

307 Hoff (1971), S. 289 schreibt: »Im Februar 1928 konnte die Habilitation stattfinden. (...) Ich mußte vor der Fakultät im Frack und Zylinder mit weißen Glacéhandschuhen erscheinen und einen Vortrag halten, dann fand darüber eine Diskussion statt, wozu ein Professor von der Fakultät als ›Opponent‹ bestellt war, der alle erdenklichen Einwände vorzubringen hatte. Der Opponent war Geheimrat Jamin, meines Erachtens der klügste Kopf der Fakultät. Er hat mich in einem harten Streitgespräch weidlich schwitzen lassen, aber ich liebte sachliche Diskussionen.«

308 Jamin (1986), S. 223, Brief vom 24.5.1949, vermutlich an Frau Dr. Kleinschmidt gerichtet, da er den Tod des Komponisten Hans Pfitzner, den sie kannte, bedauernd erwähnt.

## 5.	Friedrich Jamin und der Nationalsozialismus

5.1. Die »braunen Schwestern« in der Erlanger Kinderklinik

Den Standpunkt eines Hochschullehrers in der Zeit des »Dritten Reiches« zwischen den extremen Positionen eines nationalsozialistischen Aktivisten und uneingeschränkten Befürworters der Ideologie einerseits und eines Widerstandskämpfers andererseits zu bestimmen – und irgendwo in der Grauzone zwischen diesen beiden Polen ist FRIEDRICH JAMIN anzusiedeln – ist problematisch und kann an dieser Stelle, soweit das im Fall JAMINS überhaupt möglich ist, nicht in aller notwendigen Ausführlichkeit geleistet werden.[309] Ein Ereignis in dieser Zeit betraf jedoch die Erlanger Kinderklinik und JAMIN in seiner Funktion als deren Direktor unmittelbar und soll deshalb hier beispielhaft behandelt werden. Es handelt sich um die Kündigung des Vertrages mit den Neuendettelsauer Diakonissen, die mit der Absicht erfolgte, an deren Stelle in der Kinderklinik sogenannte »braune Schwestern« einzustellen.

In JAMINS Personalakte des Bayerischen Kultusministeriums ist eine »Ergänzung zum Fragebogen des Gesetzes zur Wiederherstellung des Berufsbeamtentums« abgeheftet, der am 27.7.1933 beim Bayerischen Ministerium für Unterricht und Kultus einging.[310] Dort verweist JAMIN auf eine kurz dauernde Mitgliedschaft in der DDP und auf den Besuch von Parteiveranstaltungen der NSDAP; eine Mitgliedschaft in der nationalsozialistischen Partei führte er nicht an. In einem Fragebogen zum »Vollzug des Runderlasses des Reichs- und Preußischen Ministeriums des Innern vom 5.1.1938« bezeichnete er sich als förderndes Mitglied der SS, des NS-Fliegerkorps sowie seit 1934 als Mitglied der NS-Volkswohlfahrt (NSV) und seit 1936 des Reichsluftschutzbundes.[311]

Während eine Mitgliedschaft in der NSV häufig als das kleinste Übel und minimales Zugeständnis an die Machthaber galt und mit sozialen Motiven gerechtfertigt werden konnte, weist eine Unterstützung der SS auf eine weitreichende Akzeptanz des NS-Staates hin. Häufig war die Förderung der Eliteeinheit der Nationalsozialisten eine Alternative für jene, die nicht rechtzeitig vor dem Aufnahmestopp in die NSDAP eingetreten waren. Allerdings darf eine Parteimitgliedschaft oder deren Fehlen nicht überbewertet werden. Einerseits gab es viele Anhänger des Nationalsozialismus, die nie ein Parteibuch besaßen, andererseits traten zahlreiche, vor allem jüngere, karrierebe-

---

309 Vgl. zu diesem Thema ausführlich Zapf (2003), S. 46–93.

310 BayHStAM: MK 35507. Personalakte Jamin, o. S.

311 UAE: R. Teil II Pos. 1. Lit. J. No 14. Personalakte Jamin. Recherchen im Bundesarchiv Berlin, in dem u. a. die Akten des ehemaligen Berlin Document Center archiviert sind, ergaben keinen Hinweis auf eine Mitgliedschaft Friedrich Jamins in der NSDAP oder in anderen NS-Organisationen.

wusste Wissenschaftler aus opportunistischen Gründen in die NSDAP ein, ohne von deren Methoden und Zielen überzeugt zu sein.

Ein deutlicher Hinweis darauf, dass JAMIN, zumindest in der Anfangszeit, kein Kritiker des Nationalsozialismus war, ist neben der fördernden Mitgliedschaft der SS ein vier Seiten langer, mit der Maschine geschriebener Brief vom 8. September 1933 an den damaligen bayerischen Kultusminister HANS SCHEMM. Anlässlich einer dreiwöchigen Schiffsreise nach Frankreich, England, Spanien, Portugal und auf die Kanarischen Inseln hatte JAMIN die Idee, Freiplätze auf deutschen Schiffen für »befähigte deutsche Jünglinge«[312] anzubieten, und unterbreitete diesen Vorschlag dem Kultusminister, einem der eifrigsten Verfechter einer »deutschen und subjektiven Wissenschaft«.[313] Zum einen, so führte JAMIN aus, würde der Jugend dadurch Einblick in fremde, alte Kulturen gewährt, zum andern würde ein solches Angebot deren Verständnis für den Wert der Heimat festigen. Könnte der einleitende Gedanke noch als geschickter Schachzug des Professors gewertet werden mit dem Ziel, eine bessere Völkerverständigung herbeizuführen, widerspricht der Tenor der folgenden Seiten einer derartigen Vermutung. Vielmehr lag JAMIN ganz offenkundig daran, dass dem Ausland ein selbstbewusstes und überlegenes Deutschland unter Führung eines starken Reichspräsidenten und Reichskanzlers präsentiert würde.[314]

In der Personalakte des Bayerischen Kultusministeriums findet sich noch ein weiterer Hinweis auf eine Unterstützung des Nationalsozialismus durch den Erlanger Pädiater: In einem Schreiben des Bayerischen Kultusministeriums an das Reichs- und Preußische Wissenschaftsministerium »Betreff: Entpflichtung der Hochschullehrer«[315] vom 23. November 1937, wurde zwar auf JAMINS kurze Mitgliedschaft in der DDP hingewiesen, jedoch wurden auch

---

312 BayHStAM: MK 35507. Personalakte Jamin, Schreiben Jamins an Minister Schemm, 8.9.1933, S. 1.

313 Vgl. dazu Fest (1993), S. 349 und S. 491, Anm. 34.

314 »Die Anwesenheit von frischem, deutschem, jungen Blut – S.A. oder S.S. möglichst in Uniform – würde einer solchen Fahrt ›auf deutschen Schiffen‹ auch im inneren Kreis der Passagiere einen Schimmer davon geben, dass ein erwachtes deutsches Volk im neuen Geist und mit neuen Zielen dabei in die Welt hinausschaut . (…) Vielleicht ist es Ihnen, hochverehrter Herr Staatsminister, möglich, an zuständiger Stelle eine Anregung zu geben, dass das Bildungsmittel dieser Auslandsreisen mit zur nationalsozialistischen Werbung herangezogen wird.« Vgl. BayHStAM: MK 35507. Personalakte Jamin, Schreiben Jamins an Minister Schemm vom 8.9.1933, S. 1 und 4.

315 BayHStAM: MK 35507. Personalakte Jamin, BayStMiUK an Preuß.Min.Wiss. Erz.Volksb., Schreiben vom 23.11.1937, betreff: Entpflichtung der Hochschullehrer. Die Nationalsozialisten waren bestrebt, die Emeritierung nicht über die Vollendung des 65. Lebensjahres hinauszuschieben, um jüngere linientreue Dozenten berufen zu können. Vgl. dazu van den Bussche (1989), S. 55 f.

ausdrücklich dessen Verdienste bei der Etablierung nationalsozialistischer Schwestern in Erlangen gewürdigt:

> »Nach einem Bericht des Rektors der Universität Erlangen ist das Eintreten des Geheimrats Jamin für eine Erneuerung des Universitätsbetriebes im Sinne der nationalsozialistischen Auffassung bemerkenswert; bei dem notwendig gewordenen Schwesternwechsel hat er mit Nachdruck den Wunsch nach nationalsozialistischen Schwestern ausgesprochen und vertreten.«[316]

Wie überzeugt JAMIN sich tatsächlich für die nationalsozialistischen Schwestern eingesetzt hatte, geht aus den Akten nicht eindeutig hervor. Seine Unterstützung der Neuendettelsauer Diakonissen, die zwischen 1904 und 1937 die Pflege in der Kinderklinik übernommen hatten, hielt sich jedoch in Grenzen. JAMIN war 1936/37 Dekan der Medizinischen Fakultät Erlangen und deshalb an der Einstellung der »braunen Schwestern«[317] maßgeblich beteiligt. Im September 1936 riet er in seiner Funktion als Dekan in einem Brief an den damaligen Rektor der Universität Erlangen, der NSV vorerst noch keine Zusage zur Einstellung einer größeren Zahl von nationalsozialistischen Schwestern zu erteilen. Als Grund gab er eine mögliche Kündigung des bisherigen Vertrages durch die Leitung der Diakonissenhäuser an, falls mehr braune Lehrschwestern beschäftigt würden. Das wiederum könnte aber die Patientenversorgung gefährden. Außerdem wendete er ein, es müsse zuerst ein Antrag beim Finanzministerium gestellt werden, weil vermutlich höhere Kosten entstehen würden. Er schlug daher vor, der Vorstand der NSV solle dieses Problem direkt mit dem Vorstand der Diakonissenhäuser klären, und teilte dem Rektor der Universität Erlangen mit:

> »Die Leitung der NSV werde nun von sich aus mit den Vorschlägen an die Mutterhäuser herantreten und sei sicher, daß sich dann keinerlei Widerstände mehr zeigen würden, wie es auch in Nürnberg, in Fürth und in Ansbach und an anderen Orten gelungen sei, ein Zusammenarbeiten von Diakonissen mit den braunen Schwestern unter der Führung der nun doch wesentlich veränderten Zeitverhältnisse zu erzielen[!]. Ich habe dabei in Aussicht gestellt, daß auch die Klinikvorstände ihre freudige Mitarbeit in den Dienst der Sache stellen werden, wenn so die einzig wahren Hindernisse, die der weiteren Entwicklung bisher im Wege standen, sich aus der Bahn schaffen lassen.«[318]

---

316 BayHStAM: MK 35507. Personalakte Jamin, BayStMiUK an Preuß.Min.Wiss. Erz.Volksb., Schreiben vom 23.11.1937, betreff: Entpflichtung der Hochschullehrer.

317 Die Bezeichnung »braune Schwestern« ist auf die braune Arbeitskleidung der NS-Schwestern zurückzuführen. Zur Krankenpflege im Nationalsozialismus vgl. Seidler (1993), S. 233–237.

318 UAE: Teil I Pos. 9. No 62. Kinderklinik betreffend. Schreiben des Dekans der Med. Fak. UE, Jamin, an Rektor der UE, Specht, 17.9.1936.

In diesem Schreiben vom 17. September 1936 sprach JAMIN auch von einer »Zwangslage«[319], in die er durch die Intervention der NSV geraten sei, und weist darauf hin, man könne die insgesamt förderliche vertrauensvolle langjährige Zusammenarbeit mit den Diakonissen »nicht ganz aus den Augen lassen«.[320] Dennoch vermittelte er dem Verantwortlichen der NSV den Eindruck, dass die Universität selbst zwar keinen Druck auf die kirchlichen Schwestern ausüben möchte, jedoch Repressalien durch den NSV keinen Widerstand entgegensetzen würde.[321]

In einem Brief an den Gauamtsleiter des Amts für Volkswohlfahrt bezog sich JAMIN auf ein Schreiben des kirchlichen Trägers vom 13.12.1935, in dem der Universität mitgeteilt worden war, dass die Neuendettelsauer Leitung »aus praktischen und weltanschaulichen Gründen«[322] nicht mit der Beschäftigung von mehr Schwesternschülerinnen der NSV einverstanden sei und gedroht hätte, die Klinikvorstände müssten für die NS-Schwestern die nötigen Kliniken freimachen, falls die Universität mehr nationalsozialistische Schülerinnen einstellen sollte. Selbst wenn JAMIN in den folgenden Zeilen betonte, er sei überzeugt, der Vorstand der Gauamtsleitung könne sich mit den Rektoren der Diakonissenanstalten einigen, liegt der Verdacht nahe, dass der Hinweis auf weltanschauliche Bedenken der kirchlichen Organisation gegenüber den nationalsozialistischen Schwestern nicht unbeabsichtigt in sein Schreiben einfloss. Diese Illoyalität war geeignet, den Druck auf den bisherigen Träger zu verstärken, oder diente sogar dazu, der NSV zu suggerieren, eine mögliche Alternative zur Gleichschaltung der kirchlichen Schwestern wäre deren Ausschaltung.

Im Universitätsakt »Kinderklinik betreffend« folgt auf das oben erwähnte Schreiben JAMINS an den Gauamtsleiter das Kündigungsschreiben der Diakonissenanstalt Neuendettelsau vom 29. März 1937. Es ist an die Direktion der Universitäts-Kinderklinik, also an JAMIN, adressiert und beinhaltet die Kündigung des Vertrages der Diakonissenanstalt mit der Erlanger Universitäts-Kinderklinik zum 30.6.1937.[323] In der Akte sind noch einige weitere

---

319 Ebenda.
320 Ebenda.
321 Vgl. ein ähnliches Schreiben Jamins an den Gauamtsleiter des Amts für Volkswohlfahrt, Gau Franken, Herrn M. Schröder vom 9.10.1936, ebenda (UAE: Teil I. Pos. 9. No 62): »Wir müssen es vermeiden, daß eine der Kliniken der nötigen und gewohnten Krankenpflege entbehren muß. Wenn aber der Widerstand der Leitung der Diakonissenanstalten behoben ist, wird seitens der Universitätsanstalten mit Eifer alles geschehen, um die Anleitung der N.S.-Lernschwestern praktisch durchzuführen.«
322 Ebenda.
323 UAE: Teil I Pos. 9. No. 62. Kinderklinik betreffend. Schreiben der evang.-luth. Diakonissenanstalt an Direktion der Universitäts-Kinderklinik Erlangen, 29.3. 1937.

Dokumente zu den braunen Schwestern aus dem Jahr 1937 abgeheftet, die jedoch die Finanzierung, den Inhalt des Vertrages und weitere Verfahrensfragen betreffen und deshalb hier unberücksichtigt bleiben können.[324]

Zum Zeitpunkt dieser Problematik um die Schwestern war JAMIN bereits 64 Jahre alt, seine Emeritierung war also abzusehen. Er hatte seine Karriere schon hinter sich. Das vielfach verwendete Argument jüngerer Kollegen, im Grunde sei man gegen den Nationalsozialismus gewesen und habe das Regime lediglich zum Schein unterstützt, um weiterhin wissenschaftlich tätig sein zu können, ist für ihn also nicht anwendbar. Wir müssen somit davon ausgehen, dass sein fehlender Einsatz für die Diakonissen mit einer weitgehenden Akzeptanz des Regimes und seiner Methoden der »Gleichschaltung« begründet werden kann, die nun unter seinem Dekanat auch in der von ihm geleiteten Kinderklinik angewendet wurden.

Nach der gegenwärtig bekannten Quellenlage ist es nicht gerechtfertigt, JAMIN als »nationalsozialistischen Kämpfer«[325] zu bezeichnen, wie dies der Gaudozentenführer MOLITORIS anlässlich der Amtsübergabe in der Kinderklinik an JAMINS Nachfolger im Oktober 1939 getan hat. Allerdings finden sich auch keine Hinweise, dass er vor Ende des »Dritten Reiches« Kritik am Nationalsozialismus übte. Die Verleihung des Titels »Ehrensenator der Universität Erlangen« anlässlich des 200-jährigen Bestehens der Universität im Jahr 1943[326] ist ein weiteres Indiz dafür, dass JAMIN zumindest als eine passive Stütze der nationalsozialistischen Universität galt. Der Umstand, dass anlässlich seines Todes der Zeitpunkt der Verleihung dieses Titels auf die Zeit nach dem Krieg datiert wurde, sollte nicht verschwiegen werden und dokumentiert die Art der Vergangenheitsbewältigung der Universität Erlangen in den ersten Jahren nach dem Zweiten Weltkrieg.[327]

---

324 Eine Untersuchung über die NSV-Schwestern in Erlangen steht meines Wissens noch aus.

325 Erlanger Tagblatt vom 2.10.1939, ohne Seitenangabe archiviert in StAE III. 24. J. 1, R. 60. Friedrich Jamin. Im Wortlaut: »Gaudozentenbundsführer Dr. Molitoris feierte Geheimrat Jamin als Kämpfer im grauen Rock der Armee wie als nationalsozialistischen Kämpfer, der bei seinen Jahren so sehr das Wollen des Führers verstanden habe, mit dem Herzen und dem Verstand.«

326 Vgl. UAE: R. Teil II Pos. 1Lit. J. No 14. Personalakte Jamin, Ernennungsurkunde zum Ehrensenator der Universität Erlangen (am 22.4.91 aus der Akte der Ehrensenatoren I7 3a /560 a dem Personalakt zugeordnet).

327 Vgl. Erlanger Tagblatt vom 29.12.1951, S. 9, und Mitt.bl. d. Univ.-bundes, N. F. Nr. 5, Juni 1952, S. 3: »Geheimrat Prof. Dr. Jamin zum Gedächtnis«.

5.2. »Wie die Zeit zum Schicksal wurde«: Jamins Reflexionen über die Zeit des Nationalsozialismus[328]

Die Aufarbeitung der NS-Vergangenheit an deutschen Universitäten ließ lange Zeit zu wünschen übrig, und die Erlanger Hochschule war in dieser Beziehung keine Ausnahme.[329] FRIEDRICH JAMIN beurteilte sein Handeln während der Zeit des Nationalsozialismus und die Schuld der Deutschen wenig kritisch, wie weiter unten aufgezeigt wird. Er war sicherlich weit von einem Schuldbekenntnis ähnlich demjenigen MARTIN NIEMÖLLERS[330] entfernt, das in der Erlanger Neustädter Kirche im Januar 1946 zu Tumulten geführt hatte.[331] Immerhin gehörte er aber zu denjenigen, die sehr früh ihre Gedanken über die Zeit des Nationalsozialismus schriftlich niederlegten. Seine Überlegungen fügen sich in das Bild, das EDUARD BRENNER im Juli 1946 als typische Einstellung der Akademiker wiedergibt:

> »Für das Gros unserer Professoren und die Masse unserer Studenten ist der verlorene Krieg und der Zusammenbruch Deutschlands gleichsam eine Eisenbahnkatastrophe, für welche der Lokomotivführer die Verantwortung trägt.«[332]

JAMIN verwendet ein fast identisches Bild, dasjenige eines Omnibusses, der von einem verantwortungslosen Fahrer, dem die Passagiere hilflos ausgeliefert sind, in den Abgrund gesteuert wird.

Dennoch sollen JAMINS Gedanken über die Zeit des »Dritten Reiches« zusammengefasst dargestellt werden als Beispiel für die Art und Weise der Vergangenheitsbewältigung eines deutschen Hochschullehrers im Jahre 1946. Sie wurden von ihm zwischen dem 10. und 31. Juli auf 111 Seiten eines gebundenen Heftes niedergelegt.[333] In seinem Eintrag »Der Omnibus« vom 11. Juli 1946 vergleicht er nach philosophischen Anmerkungen über ein Zitat FICHTES, das sich auf die Eingebundenheit des Individuums in die Gesellschaft bezieht, die menschliche Gesellschaft mit einem Omnibus und das Leben mit einer Reise in unterschiedlichen Omnibussen:

> »Sie [die jungen Menschen] setzen sich für die Lebensreise in einen Omnibus, oder sie werden in einen solchen gesetzt, und dann kann die

---

328 Jamin (1986), S. 108–130.

329 Vgl. Wendehorst (1993), S. 217–245.

330 Ruhl (1989), S. 297. Pastor Niemöller in einer Aussprache in der Neustädter Kirche Erlangen über das Schuldbekenntnis des Rates der EKD, 22.1.46.

331 Vgl. Wendehorst (1993), S. 230.

332 Eduard Brenner: Gedanken über die innere Lage der Universität Erlangen, Juli 1946, zitiert in Sandweg (1996 b), S. 369.

333 Privatbesitz Frau Dr. Kleinschmidt, Buch 2, S. 1–111; darunter auf S. 46–81 der in Jamin (1986), S. 108–130, veröffentlichte Beitrag »Als die Zeit zum Schicksal wurde« und auf S. 82–111 nicht zur Verwendung freigegebene Aufzeichnungen über die Zeit von April 1945 bis Juli 1946.

Fahrt angehen: eine Fahrt mit der Wucht eines gewaltigen Motors und eines groben schweren Wagens, mit der Abgeschlossenheit eines festgefügten Kastens, aus dem man wohl hinausschauen, aber nicht so leicht hinausspringen kann, unter der Führung eines Fahrers, der sich nicht gern etwas dreinreden läßt und auf dessen Umsicht und Geschicklichkeit jeder Mitfahrer vertrauen muß, in Gemeinsamkeit mit den Fahrtgenossen, die man sich nicht einzeln aussuchen konnte und nach denen man sich wird einrichten müssen.«[334]

Später zieht er die Parallele zur jüngsten Vergangenheit:

>»Unsere jüngste politische Vergangenheit hat es fertig gebracht, das ganze deutsche Volk in einen solchen Kraftwagen zu hocken und ihn dann mit atemberaubender Vehemenz in den Abgrund zu kutschieren. Viele haben sich nur darum hineingesetzt, weil sie nicht die Geduld dafür hatten, auf eine behutsamere Weise den Weg zu einer besseren Aussicht zurückzulegen. Natürlich hat man ihnen versprochen, sie an's Ziel zu bringen. (...) Der Trieb ist es aber, der die Fahrt ermöglicht: der Herdentrieb, der Geltungstrieb.«[335]

JAMIN weicht an anderer Stelle noch deutlicher vom oben verwendeten Bild BRENNERS einer Zugkatastrophe ab, für die allein der Lokomotivführer die Verantwortung trage. Er betont die Freiheit des Individuums, sich für oder gegen einen Omnibus zu entscheiden, was eine Verantwortung jedes Einzelnen für die Wahl des jeweiligen Fahrzeuges impliziert.[336] In den ersten Einträgen des Heftes überwiegen ethisch-philosophische Überlegungen, vor allem über die Rolle des Einzelnen in der Gesellschaft und dessen Verantwortung für die Gesellschaft. Jamins Überzeugung, dass der Mensch zum Dienst an der Gesellschaft verpflichtet sei und sich trotz aller Widrigkeiten nicht zurückziehen dürfe, wird hier mehrfach betont.

In einem Kapitel mit der Überschrift »Die Verzweiflung«[337] beschäftigt er sich unter anderem mit der Gottesfrage, dem Existentialismus – mit Aussa-

---

334 Ebenda, S. 16f.

335 Ebenda, S. 18.

336 Ebenda, S. 17: »Es gibt viele solcher Omnibusfahrten im Leben. Jeder muß sich oft entscheiden, ob er sich ihnen anschließen oder lieber für sich seinen Weg fortsetzen will. Will er schneller vorwärtskommen und billiger, wenn er die Kosten mit anderen teilt und die Wahl des Wegs anderen überläßt? Will er versuchen, allein als Fußgänger an sein Ziel zu gelangen, weil er da weniger einen Unfall zu befürchten hat und unterwegs ungestört an allen begegnenden Einzelheiten seine Betrachtungen anstellen kann? Er wird seinen Reiseplan viel bescheidener aufstellen müssen und auf viele wichtige Sehenswürdigkeiten Verzicht leisten. Vielleicht kommt es mehr darauf an, daß er zwar einen, aber den richtigen Omnibus wählt.«

337 Ebenda, S. 25–32, ohne Datum. Jedoch in der Zeit zwischen dem 11. und 21. Juli 1946 verfasst, wofür die Datierung der vorangehenden und nachfolgenden Eintragung spricht.

gen von JEAN PAUL SARTRE. Er lehnt den Selbstmord explizit ab, da sich der Mensch dadurch seinen Pflichten gegenüber der Gesellschaft entziehen würde.[338] Diese Seiten, die nicht für eine Veröffentlichung bestimmt waren, belegen, dass die Hauptantriebsfeder für seine Arbeit in der Fakultät, zumindest aus der Sicht des Zeitraums zwischen 1945 und 1950 tatsächlich ein vielleicht übersteigertes Pflichtbewusstsein und nicht der Wunsch nach Selbstdarstellung war. JAMINS Aufzeichnungen entstanden zum Zeitpunkt von unerfreulichen Konflikten und Anschuldigungen gegen ihn während seiner kommissarischen Vertretung.[339] Auf den ersten Seiten der im Juli 1946 entstandenen tagebuchähnlichen Sammlung musste er selbst mit sich und seiner Situation ins Reine kommen, bevor er als Resümee, quasi als publizierbare Bilanz seines Lebens, die Reflexionen »Wie die Zeit zum Schicksal wurde« schreiben konnte.

In diesem, 1986 von seinen Schülern und Freunden veröffentlichten Beitrag machte er für den Erfolg des Nationalsozialismus und den Zweiten Weltkrieg »das Märchen von der deutschen Dolchstoßlegende«[340], die von der Rüstungsindustrie forcierte Wiederaufrüstung, Hitler und die Nationalsozialisten, die das deutsche Volk überrumpelt hätten, verantwortlich.[341] Im Vergleich mit den nicht veröffentlichten Äußerungen des Jahres 1946, wirken seine Gedanken in dieser 1988 von den Erlanger Nachrichten sogenannten »scharfen Abrechnung mit Hitler und seinem Regime«[342], weniger tiefgründig.

In einem »Politik«[343] überschriebenen Essay, den er ebenfalls 1946 verfasste, notierte er einige, allerdings recht vage Anregungen für die Zukunft Deutschlands, die eine deutliche Absage an reaktionäre Bestrebungen sind:

> »Der Lauf der Welt ist es, daß wir des Früheren niemals in der alten
> Form wieder habhaft werden können. Daher keine ›reaktionär‹ vernei-

---

338 Ebenda, S. 28: »Insofern ist der Freiheit und der Wahl nun doch eine Grenze gezogen. Der an sich selbst arbeitende Mensch darf in Erkenntnis seiner höheren Verpflichtung doch nicht die Zerstörung, den Freitod, wählen.«

339 Vgl. dazu Zapf (2003), S. 81–88.

340 Jamin (1986), S. 118.

341 Ebenda, S. 118, 121, 125–130. Vgl. z. B. S. 125: »Was wußten wir davon, wie diese mächtige militärische Ausstattung [der Wehrmachtsvorführung auf dem Reichsparteitag 1938 in Nürnberg, M. Z.] zustande gekommen war. Was wußten wir von den Gefahren, die unbedacht, rings um uns herausgefordert waren?«

342 Erlanger Nachrichten, 4.8.1988, Lokalteil S. 4. Dort wurde auch die nachweislich falsche Vermutung geäußert, Jamin habe mit diesen Aufzeichnungen bereits in den 30er Jahren begonnen: »Die Leiden und Schrecken des Krieges scheinen in den Aufzeichnungen auf, zur scharfen Abrechnung mit Hitler und seinem Regime kommt es in der Schrift ›Wie die Zeit zum Schicksal wurde‹. Jamin hat sie – kann man vermuten – in den 30er Jahren begonnen, beendet wurde sie 1946.«

343 Privatbesitz Frau Dr. Kleinschmidt, Friedrich Jamin, Buch 2, S. 32–39.

nende Haltung! Erziehung: Auswahl und Aufstieg des Tüchtigen: (wofür noch keine verlässige [sic!] Methode gefunden worden ist). Wirtschaftsordnung: sozialistisch, ohne Diktatur, im Rechtsstaat: ohne Preisgabe der individuellen Freiheit. Neuordnung mit Verstand, wobei vernünftigerweise aufgehört werden sollte, an das Gefühl zu appellieren. Dem Abendland verpflichtet.«[344]

Zusammenfassend war JAMIN nach dem verlorenen Krieg weder Reaktionär noch Revolutionär. Es scheint tatsächlich so, als habe er sich keiner Gruppe zugehörig gefühlt und sei seine eigenen Wege gegangen, wie er in einem Schreiben an den damaligen Rektor betonte.[345] Für diese Tendenz in seinem Wesen spricht auch seine Distanz gegenüber studentischen Verbindungen während des Studiums, obwohl derartige Mitgliedschaften einer Karriere in der Regel eher förderlich waren, da Beziehungen zu »Alten Herren« geknüpft werden konnten.

Nach den turbulenten ersten drei Nachkriegsjahren mit den oben geschilderten und teils nur angedeuteten Problemen und Konflikten innerhalb der Fakultät kehrte allmählich Ruhe in FRIEDRICH JAMINS Leben ein. Er konnte Ende 1946[346] wieder einen Teil seines von den Amerikanern vorübergehend beschlagnahmten Hauses in der Schillerstraße bewohnen[347] und ohne die

---

344 Ebenda, S. 39.

345 UAE: R. Teil II Pos. 1Lit. J. No 14. Personalakte Jamin, Schreiben Jamins an Rektor UE, 10.6.46.

346 Jamin (1986), S. 138, nennt als Termin des Wiederbezugs den Dezember 1946 (Jamin an seinen ehemaligen Assistenten, Dr. Udo Baudler, 28.12.1948), davon abweichend: Jamin (1986), S. 152: 26.11.1946.

347 Eine kurze Chronik der mehrfachen Ausquartierungen in Jamin (1986), S. 138 f. und S. 152f.: »Hier in der Schillerstraße 25 hat sich manches verändert. Am 16.4.45 wurden wir zum erstenmale herausgejagt mit 1 ½ Stunden Frist und obenhin ausgeplündert. Dann kam ich aber wieder herein und versuchte die noch ziemlich verschonten Reste zusammenzuklauben. Am 6.6.45 kam aber wieder eine Küche herein, die dann 18 Monate hier hauste und nach deren Abzug war nichts mehr ganz und zu gebrauchen. Wir durften das Haus mit einer Reihe von Mitbewohnern im Dezember 46 wieder beziehen, aber die Möbel, die Arbeiten, die Instrumente, die Bücher, Bilder und Sammlungen waren fort. (...) Ich bewohne 1 Zimmer im Erdgeschoß, weil das den einzigen verbliebenen Ofen – natürlich auch beschädigt – besitzt und habe das und jenes zum Leben zusammengestoppelt. Im andern Zimmer wohnt mein Fräulein Ilse Ritz, die mir treulich bei den verschiedenen Auszügen geholfen hat. (...) Gegen die Mithauser müssen wir uns verteidigen; erst waren es zwei Familien, die ihr eigenes Häuschen hatten räumen müssen. Nachdem diese im Sommer diesen Jahres wieder auf ihren eigenen Grund zurückkehren durften, habe ich eine Familie hereinbekommen, die mich wie der Igel den Maulwurf an die Wand drückt. Aber man gewöhnt sich an alles und lernt mit gutem Humor möglichst das Unvermeidliche hinzunehmen.« Vgl. Jamin (1986), S. 138f., Brief an Dr. Udo Baudler. Auf S. 152 (ebenda) fin-

Verpflichtungen eines Ordinarius und Instituts- oder Klinikleiters noch etliche weniger aufregende Jahre verbringen.

Noch im Wintersemester 1951/52 bot der Emeritus als eine einstündige Veranstaltung für Hörer aller Fakultäten eine Vorlesung zum Thema »Soziale Pflichten und Verantwortung des Arztes«[348] an. Für den 29. Januar 1952 war im Rahmen eines Dies Academicus ein Vortrag von ihm mit dem Thema »Der Arzt und die öffentliche Gesundheitsfürsorge«[349] angekündigt. Diesen Termin konnte FRIEDRICH JAMIN jedoch nicht mehr wahrnehmen – er starb am 27. Dezember 1951. Als Todesursache gaben die Herausgeber der »Briefe und Betrachtungen eines Arztes« Herz-Kreislaufversagen[350] an. Am 31. Dezember 1951 wurde er in Nürnberg eingeäschert[351], die Urne wurde auf dem Neustädter Friedhof in Erlangen beigesetzt.

6. Quellen und Literatur

6. 1. Werkverzeichnis von Friedrich Jamin

(1896): Beitrag zur Kasuistik der Dystrophia muscularis progressiva. Diss. med. Erlangen.

(1901): Ein Fall von multiplen Dermatomyomen. In: Dt. Arch. klin. Med. 70 (1901), S. 468–485.

(1902): Über akute Karbolsäurevergiftung. In: Münch. Med. Wschr. 49 (1902), S. 2164. Sitzungsbericht über Vortrag.

(1903): Über das spezifische Gewicht des lebenden Menschen mit besonderer Berücksichtigung eines für klinische Zwecke brauchbaren »spezifischen Äquivalenzgewichts«. In: Münch. Med. Wschr. 50 (1903), S. 1454–1457, 1511–1515. Gemeinsam mit Eduard MÜLLER.

(1904 a): Experimentelle Untersuchungen zur Lehre von der Atrophie gelähmter Muskeln. Habilitationsschrift Univ. Erlangen. Jena: Gustav Fischer, 1904.

---

det sich noch der Hinweis, zwischen 17.4. und 9.6. habe Jamin in der Poliklinik das Direktorzimmer bewohnt, zwischen 6.6.1945 und 26.11.1946 habe er in der Östlichen Stadtmauerstraße gewohnt.

348 UE, Vorlesungsverzeichnis WS 1951/52, S. 45, 64.

349 Ebenda, S. 68.

350 Jamin (1986), S. 6. In einem Brief vom 7.12.1946 (Adressat unbekannt) deutete Jamin an, dass ihm ein Aortenaneurysma gesundheitliche Probleme bereitete: »Ich könnte eine Abhandlung darüber schreiben, was meine ausgeweitete Hauptschlagader für Scherze treibt in dem schmalen Gefängnis des Zwerchfells zwischen Druck und Rhythmus von Bauch und Brust. Aber es wird kaum einer viel Hingabe dafür aufbringen, bis es ihn zufällig selbst so einklemmt, daß er sich Erlösung wünscht aus dieser Presse in der Engelskluft.« Im Oktober 1950 wurde er von Angina pectoris Anfällen geplagt. Vgl. Jamin (1986), S. 148, Brief vom 12.10.1950, Adressat unbekannt.

351 Vgl. Jamin (1986), S. 257–260, Grabrede Prof. Dr. Paul Althaus.

(1904 b): Fall von umschriebener Sklerodermie im Kindesalter. In: Münch. Med. Wschr. 51 (1904), S. 176. Sitzungsbericht über Vortrag.

(1904 c): Über das Verhalten der Bauchdeckenreflexe bei Erkrankungen der Abdominalorgane. In: Mschr. Psych. u. Neurol. 16 (1904), S. 289.

(1904 d): Über die Atrophie gelähmter Muskeln. Aus der medizinischen Klinik der Universität Erlangen. Vorgetr. in der Sitzung vom 8. März 1904. In: Sitzungsber. Phys.-med. Soz. Erl. 36 (1904), S. 300–306.

(1905 a): Über Hautreflexe an den Armen. In: Arch. Psych. 40 (1905), S. 1055 f.

(1905 b): Hautreflexe an den Armen. In: Psychol. neurol. Wschr. 7 (1905), S. 197 f.

(1905 c): Beitrag zur Kasuistik der Kombination von Hysterie mit organischen Herzklappenerkrankungen. In: Sitzungsber. Phys.-med. Soz. Erl. 37 (1905), S. 466–469.

(1905 d): Meningitis cerebrospinalis. In: Jahresber. Leist. Fortschr. Neurol. Psych. 8 (1905), S. 453–498.

(1905 e): Meningitis tuberculosa, Meningitis purulenta, Pachymeningitis etc. In: Jahresber. Leist. Fortschr. Neurol. Psych. 8 (1905), S. 498–515.

(1905 f) Über hysterisches Zittern. In: Münch. Med. Wschr. 52 (1905), S. 1070 f. Sitzungsbericht über Vortrag.

(1905 g): Kongreßbericht über die Wandertagung südwestdeutscher Neurologen und Irrenärzte am 27. und 28. Mai 1904. In: Münch. Med. Wschr. 52 (1905), S. 1164–1166.

(1906 a): Drei Fälle von Poliomyelitis acuta adultorum. In: Münch. Med. Wschr. 53 (1906), S. 1183 f. Sitzungsbericht über Vortrag.

(1906 b): Über die Untersuchung der Lunge mit Röntgenstrahlen. In: Sitzungsber. Phys.-med. Soz. Erl. 38 (1906), S. 390–411.

(1906 c): Über den Einfluß der Phrenicusreizung beim Menschen nach Röntgenuntersuchungen. In: Festschrift für Isidor Rosenthal zur Vollendung seines 70. Lebensjahres, Teil II. Leipzig: Thieme, 1906, S. 87–116.

(1906 d): Über Stand und Bewegung des Zwerchfelles. In: Verhandl. Kongr. Innere Med. Wiesbaden 23 (1906), S. 565–572.

(1906 e): Meningitis cerebrospinalis epidemica. In: Jahresber. Leist. Fortschr. Neurol. Psych. 9 (1906), S. 437–461.

(1906 f): Meningitis cerebrospinalis tuberculosa, purulenta, Pachymeningitis. In: Jahresber. Leist. Fortschr. Neurol. Psych. 10 (1906), S. 488–502.

(1907 a): Die Koronararterien des menschlichen Herzens unter normalen und pathologischen Verhältnissen. Privatdruck aus der medizinischen Klinik und dem pathologischen Institut zu Erlangen. Jena: Gustav Fischer, 1907. Gemeinsam mit Friedrich MERKEL.

(1907 b): Zur Pathologie der Coronararterien. In: Verhandl. Kongr. Innere Med. Wiesbaden 24 (1907), S. 523–529.

(1907 c): Ursachen und Bekämpfung der Säuglingssterblichkeit. Akademische Antrittsrede gehalten am 7. Dezember 1907. In: Sitzungsber. Phys.-med. Soz. Erl. 39 (1907), S. 148–171.

(1907 d): Meningitis cerebrospinalis epidemica. In: Jahresber. Leist. Fortschr. Neurol. Psych. 10 (1907), S. 465–493.

(1907 e): Meningitis tuberculosa, purulenta, Pachymeningitis. In: Jahresber. Leist. Fortschr. Neurol. Psych. 10 (1907), S. 516–533.

(1908 a): Fortschritte in der Diagnostik der Lungenkrankheiten. In: Dt. med. Wschr. 34 (1908), S. 1185–1188.

(1908 b): Meningitis cerebrospinalis epidemica. In: Jahresber. Leist. Fortschr. Neurol. Psych. 11 (1908), S. 510–538.

(1908 c): Meningitis tuberculosa, Meningitis purulenta, Pachymeningitis. In: Jahresber. Leist. Fortschr. Neurol. Psych. 11 (1908), S. 574–591.

(1909 a): Systemerkrankungen des Rückenmarks. In: Curschmann, Hans (Hrsg.): Lehrbuch der Nervenkrankheiten. Berlin: Julius Springer, 1909, S. 246–298.

(1909 b): Allgemeine Diagnostik der Nervenkrankheiten. In: KRAUSE, Paul (Hrsg.): Lehrbuch der klinischen Diagnostik innerer Krankheiten. Jena: Gustav Fischer, 1909, S. 551–684.

(1909 c): Meningitis cerebrospinalis epidemica. In: Jahresber. Leist. Fortschr. Neurol. Psych. 12 (1909), S. 425–452.

(1909 d): Meningitis tuberculosa, Meningitis purulenta, Pachymeningitis. In: Jahresber. Leist. Fortschr. Neurol. Psych. 12 (1909), S. 477–496.

(1910 a): Suggestion und Hypnotismus. In: PENZOLDT und STINTZING (Hrsg.): Handbuch der gesamten Therapie in sieben Bänden. Jena: Gustav Fischer, 1910, Bd. 4, S. 198–217.

(1910 b): Behandlung der vasomotorisch-trophischen und der Beschäftigungs-Neurosen. In: PENZOLDT und STINTZING (1910), Bd. 4, S. 287–325.

(1910 c): Meningitis cerebrospinalis epidemica. In: Jahresber. Leist. Fortschr. Neurol. Psych. 13 (1910), S. 436–559.

(1910 d): Meningitis tuberculosa, Meningitis purulenta, Pachymeningitis. In: Jahresber. Leist. Fortschr. Neurol. Psych. 13 (1910), S. 476–500.

(1911 a): Meningitis cerebrospinalis epidemica. In: Jahresber. Leist. Fortschr. Neurol. Psych. 14 (1911), S. 534–547.

(1911 b): Meningitis tuberculosa, Meningitis purulenta, Pachymeningitis. In: Jahresber. Leist. Fortschr. Neurol. Psych. 14 (1911), S. 524–544.

(1912 a): Meningitis cerebrospinalis epidemica. In: Jahresber. Leist. Fortschr. Neurol. Psych. 15 (1912), S. 500–506.

(1912 b): Meningitis tuberculosa, Meningitis purulenta, Pachymeningitis . In: Jahresber. Leist. Fortschr. Neurol. Psych. 15 (1912), S. 524–544.

(1913 a): Über die Kombination von Thyreosen und Nephrosen. In: Dt. Zschr. f. Nervenheilk. 47 (1913), S. 255–266.

(1913 b): Demonstration eines Falles von subakut verlaufender eitriger Zerebrospinalmeningitis. In: Münch. Med. Wschr. 60 (1913), S. 268. Sitzungsbericht.

(1913 c): Allgemeine Diagnostik der Nervenkrankheiten. In: KRAUSE, Paul (Hrsg.): Lehrbuch der klinischen Diagnostik innerer Krankheiten. 2. Aufl. Jena: Gustav Fischer, 1913, S. 585–676.

(1913 d): Über juvenile Asthenie. In: Verhandl. Kongr. Inn. Med. Wiesbaden 30 (1913), S. 344–356.

(1913 e): Ueber juvenile Asthenie. In: Münch. Med. Wschr. 60 (1913), S. 1002 f. Sitzungsbericht.

(1914 a): Zwerchfell und Atmung. In: GROEDEL, Franz M. (Hrsg.): Grundriß und Atlas der Röntgendiagnostik. 2. Aufl. München: Lehmann, 1914, S. 100–128. (Lehmann´s medizinische Atlanten, Bd. 7).

(1914 b): Meningitis cerebrospinalis epidemica. In: Jahresber. Leist. Fortschr. Neurol. Psych. 17 (1914), S. 626–628. Gemeinsam mit Ernst STETTNER.

(1914 c): Meningitis tuberculosa, Meningitis purulenta, Pachymeningitis usw. In: Jahresber. Leist. Fortschr. Neurol. Psych. 17 (1914), S. 651–669. Gemeinsam mit Ernst STETTNER.

(1916): Mit Kriegs- und Feldlazaretten. In: Erlangen im Krieg. 2. Gruß der Universität an ihre Studenten. Erlangen, 1916, S. 17 f.

(1918 a): Psychotherapie. In: PENZOLDT und STINTZING (1918), Bd. 4, S. 60–80.

(1918 b): Behandlung der vasomotorisch-trophischen und der Beschäftigungs-Neurosen, der Migräne und der Kopfschmerzen. In: PENZOLDT und STINTZING (1918), Bd. 4, S. 365–385.

(1918 c): Behandlung der Störungen der inneren Sekretion. In: PENZOLDT und STINTZING (1918), Bd. 4, S. 928–950.

(1918 d): Demonstration eines Kindes mit beiderseitiger oberer Plexuslähmung. In: Sitzungsber. Phys.-med. Soz. Erl. 14 (1918), S. 125. Sitzungsbericht.

(1918 e): Über Störungen des Knochenwachstums mit Demonstrationen. In: Med. Klinik 14 (1918), S. 748 f. Sitzungsbericht.

(1919): Über Zwerchfellneurosen. In: Münch. Med. Wschr. 66 (1919), S. 1408–1410.

(1920 a): Lebensbahn und Krankheit. Rede beim Antritt des Rektorates der Bayerischen Friedrich-Alexanders-Universität Erlangen am 4. November 1920 gehalten. Erlangen: Junge & Sohn, 1920, S. 3–20.

(1920 b): Gebhardt Zieher, Oberarzt der Reserve und Assistenzarzt der medizinischen Poliklinik Erlangen. Gest. für das Vaterland am 8./9. Juni 1918. In: JORDAN, Hermann (Hrsg.): Blätter der Erinnerung an die im Kriege 1914–1919 Gefallenen der Universität Erlangen. Leipzig/Erlangen: Deichert, 1920, S. 20 f.

(1920 c): Über Grippe und Krankheitsbereitschaft mit besonderer Berücksichtigung der Altersdisposition bei Kindern. In: Jahrb. Kinderheilk. N.F. 91 (1920), S. 1–20. Gemeinsam mit Ernst STETTNER.

(1921 a): Innersekretorische Störungen. In: Jahresber. Leist. Fortschr. Neurol. Psych. 23 (1921), S. 270–292. Gemeinsam mit Ernst STETTNER.

(1921 b): Zwerchfell und Atmung. In: GROEDEL, Franz M. (Hrsg.): Grundriß und Atlas der Röntgendiagnostik. 3. Aufl. München: Lehmann, 1921, S. 190–222.

(1921 c): Vorstellung eines Falles von eigenartiger allgemeiner Dystrophie. In: Münch. Med. Wschr. 68 (1921), S. 1540. Sitzungsbericht.

(1921 d): Dietrich Gerhardt 1866–1921. Nachruf. Med. Klinik 17 (1921), S. 1261.

(1923 a): Gang der Untersuchungstechnik. Technik der Anamnese. Inspektion. Palpation. Perkussion. Auskultation. Temperaturmessung. Probepunktion. In: SCHWALBE, J. (Hrsg.): Diagnostische Technik für die ärztliche Praxis. Leipzig: Thieme, 1923, S. 3–78.

(1923 b): Zur Entwicklung des psychischen Infantilismus. In: Zschr. ges. Neurol. Psych. 83 (1923), S. 17–21. Vortrag.

(1924 a): Robert Heinz 1865–1924. Nachruf. In: Dt. med. Wschr. 50 (1924), S. 476 f.

(1924 b): Die Röntgenuntersuchungen in der Kinderheilkunde. In: GROEDEL, Franz M.: Lehrbuch und Atlas der Röntgendiagnostik in der inneren Medizin und ihren Grenzgebieten. 4. vollk. umgearb. und wesentl. erw. Aufl. München: Lehmann, 1924, S. 979–1079.

(1925 a): Adolf Strümpell. In: Zschr. ges. Neurol. Psych. 97 (1925), Heft 1, S. I–III. Nachruf.

(1925 b): Degeneration und Regeneration. Transplantation. Hypertrophie und Atrophie. Myositis. In: BETKE, A. und G. BERGMANN (Hrsg.): Handbuch der normalen pathologischen Physiologie. Bd. 8. Berlin: Julius Springer, 1925, S. 540–581.

(1926 a): Behandlung der Störungen der inneren Sekretion. In: GULEKE, PENZOLDT und STINTZING (1926), Bd. 1, S. 1046–1085.

(1926 b): Die Skrofulose. In: Münch. Med. Wschr. 73 (1926), S. 269–271, 326–328.

(1926 c): La scrofolosi. Morgagni, Milano, 68 (1926), S. 486–489.

(1927 a): Psychotherapie. In: GULEKE, PENZOLDT und STINTZING (1927), Bd. 4, S. 67–89.

(1927 b): Behandlung der vasomotorisch-trophischen und Beschäftigungs-Neurosen, der Migräne und der Kopfschmerzen. In: GULEKE, PENZOLDT und STINTZING (1927), Bd. 4, S. 167–191.

(1927 c): Behandlung der Störungen des sympathischen und parasympathischen Systems. Innere Behandlung. In: GULEKE, PENZOLDT und STINTZING (1927), Bd. 4, S. 192–207.

(1927 d): Posttraumatische Hirnhernie im frühen Kindesalter. Erythema nodosum als Manifestation aktiver bzw. sekundärer Tuberkulose des Schulalters. Vorweisungen. In: Münch. Med. Wschr. 74 (1927), S. 1345. Sitzungsbericht.

(1927 e): Franz Penzoldt † 19. September 1927. In: Münch. Med. Wschr. 74 (1927), S. 1883 f.

(1928 a): Das Zwerchfell. In: KOHLMANN, Gerd (Hrsg.): Kurzes Lehrbuch der gesamten Röntgendiagnostik und -therapie. Berlin: 1927, S. 152–175.

(1928 b): Franz Penzoldt † Nachruf. In: Dt. Arch. klin. Med. 158 (1928), S. I f. (zwischen S. 128 und 129)

(1929): Ärztliche Kunst und Organisation im Wandel der Zeit. In: Münch. Med. Wschr. 76 (1929), S. 465–467, 504–506.

(1930): Nagelfalzkapillaren und konstitutionelle Eigenart. In: Zschr. ges. Neurol. Psych. 131 (1930), S. 114–123.

(1931 a): Vegetatives Nervensystem und innere Sekretion. In: MÜLLER (1931), S. 266–288.

(1931 b): Zur Bewertung der Kapillarenmikroskopie am Nagelwall. In: Münch. Med. Wschr. 78 (1931), S. 1853–1855.

(1932 a): Ueber Farben und Goethes-Farbenlehre. Vortrag am 22. Februar im Volkshaus Erlangen. In: Erl. Volksbl. 68 (1932) o. S. archiviert in StAE: III. 24. J. 1.

(1932 b): Ueber Farben und Goethes Farbenlehre. 2. Vortrag am 29. Februar 1932. In: Erl. Tagbl., 7.3.1932, o. S. archiviert in StAE: III. 24. J. 1.

(1932 c): Die Bedeutung der Knochenwachstumsstörungen bei Gelenkdeformitäten. In: Radiol. Rundschau 1 (1932), S. 45–47.

(1932 d): Die Schubladenkrankheit. In: Med. Welt 6 (1932), S. 1889–1891.

(1933 a): Warum geht man nicht zum Arzt? In: Gesundheitslehrer. Zeitschrift gegen Mißstände im Heilwesen für Ärzte und Behörden. Organ der Deutschen Gesellschaft zur Bekämpfung des Kurpfuschertums 36 (1933), S. 198–200.

(1933 b): Über das basophile Adenom des Hypophysen-Vorderlappens nach Cushing, mit Vorweisung eines Kranken (Sitzung Mo. 11.12.1933). In: Sitzungsber. Phys.-med. Soz. Erl. Bd.65/66, 1933. S. XX. Hinweis auf Vortrag.

(1933 c): Der Wert der Entdeckung Röntgens für die Diagnostik und Therapie in der Kinderheilkunde. In: Radiol. Rundschau 2 (1933), S. 61–72. Vortrag.

(1934 a): Die hypophysäre Plethora. In: Münch. Med. Wschr. 81 (1934), S. 1045–1048, 1085–1088.

(1934 b): Vorweisung zur Frage der hypophysären Plethora. In: Sitzungsber. Phys.-med-Soz. Erl. Bd. 65/66, 1934, S. XXI. Hinweis auf Vortrag.

(1935 a): Die hypophysäre Plethora. Erweiterter Sdr. aus Münch. Med. Wschr. 81 (1934). München: Lehmanns, 1935.

(1935 b): Diagnostico e tratamento da tuberculose infantile. A Medicina Germanica 3 (1935), S. 689–697.

(1935 c): Gesundheitspflege des Reifungsalters. In: Zschr. f. ärztl. Fortbild. 32 (1935), S. 438–441.

(1936): Gegensätze in der Heilkunde. Zur 50jährigen Geschichte des Ärztlichen Bezirks-Vereins in Erlangen. In: Ärztebl. für Bayern, 1936, S. 510–513.

(1937 a): Erbkrankheiten im Kindesalter. Nach Vortrag in der Ärztlichen Bezirksvereinigung Erlangen-Fürth am 27.1.1937. In: Ärztebl. für Bayern, 1937, S. 174–178.

(1937 b): Knäckemehl und Säuglingsnahrung. In: Die Umschau 41 (1937), S. 1161.

(1937 c): Knäckemehlmilch als Säuglingsheilnahrung. In: Med. Welt 11 (1937), S. 1178.

(1937 d): Knäckemehl als Zusatz zur Säuglingsnahrung. In: Hippokrates 8 (1937), S. 1209–1214.

(1937 e): Über die Lebensschwelle bei der Phosgenvergiftung des Menschen. In: Dt. Arch. klin. Med. 180 (1937), S. 676–680.

(1938): Der Ärger als Krankheitsursache und Krankheitserscheinung. In: Med. Welt 12 (1938), S. 1546–1548.

(1939 a): Ekzemtod zweier Kinder nach Paraffin-Ganzpackung. In: Hippokrates 10 (1939), S. 921–929.

(1939 b): Wissenschaft und Kunst in der deutschen Heilkunde. Vortrag UE am 6.1.1939. Erlangen: Palm & Enke, 1939 (Erlanger Universitätsreden, 25).

(1939 c): Der Kur-Brunnen auf dem Dietrich-Eckart-Platz (Bohlenplatz) in Erlangen. In: Erl. Heimatblätter 22 (1939), S. 41–43.

(1940 a): Mehlnährschaden oder Mehlvergiftung? In: Hippokrates 11 (1940), S. 25–28.

(1940 b): Antwort auf eine Frage der verspäteten Dentition. In: Hippokrates 11 (1940), S. 216.

(1940 c): Zur Verhütung der englischen Krankheit. In: Hippokrates 11 (1940), S. 569–573.

(1940 d): Zur Heilwirkung der »Kaffeekohle« nach Heisler. In: Münch. Med. Wschr. 87 (1940), S. 295–297.

(1941 a): Herrmann Königer. In: STOLLREITHER, Eugen (Hrsg.): Friedrich-Alexander-Universität Erlangen. Nekrologe 1935–1940. Im Auftrag des Rektors herausgegeben. Erlangen, 1941, S. 88–95.

(1941 b): Rheumatismus im Kindesalter (akuter und chronischer) seine Formen, Prognose, Spätfolgen und Behandlung. In: Med. Welt 15 (1941), S. 233–236, 266–271.

(1942 a): Psychologie der Krankenbehandlung. In: MEYER, Ernst (Hrsg.): Therapeutische Technik für die ärztliche Praxis. Leipzig: Georg Thieme, 1942, S. 3–24.

(1942 b): Über die Aluminium-Staublunge. In: Sitzungsber. Phys.-med. Soz. Erl. 73 (1942), S. 25–57.

(1942 c): Die wissenschaftlichen Grundlagen der Behandlung der Erfrierungen mit Kurzwellendurchflutung. In: Sitzungsber. Phys.-med. Soz. Erl. 73 (1942), S. 77–110.

(1943 a): Die klinischen Meister der Universität Erlangen. In: Deutschlands Erneuerung 27 (1943), S. 207–220.

(1943 b): Psychologie der Krankenbehandlung. In: JANSEN, K. (Hrsg.): Therapeutische Technik für die ärztliche Praxis. 2. Aufl. Leipzig: Georg Thieme, 1943, S. 4–20.

(1943 c): Behandlung der Erfrierungen mit Kurzwellendurchblutungen. In: Zentralbl. f. Chirurgie 70 (1943), S. 54–63.

(1944 a): Die Erkältung. Feldpostbriefe der medizinischen Fakultät Erlangen, Nr.1. Erlangen, 1944.

(1944 b): Vor 50 Jahren. Elektra, ein verwirklichtes Märchen. In: Med. Welt 18 (1944), S. 436.

(1949): Der Kanzler Friedrich von Müller in Weimar (1779-1849). In: Erl. Tagbl., 1949, 17.10., S. 6; 19.10., S. 8; 22.10., S. 8; 24.10., S. 9.

(1986): Briefe und Betrachtungen eines Arztes. Aus dem Nachlaß von Geheimrat Professor Dr. med. Friedrich JAMIN weiland Ordinarius für Innere Medizin und für Kinderheilkunde an der Universität Erlangen. Hrsg. von BAUDLER, Udo; BERNHARD, Emil Karl; KLEINSCHMIDT, Ilse und Lore SCHOENBORN. Erlangen: Palm & Enke, 1986.

6. 2. Ungedruckte Quellen

Dekanatsarchiv der Medizinischen Fakultät der Universität Erlangen-Nürnberg:

Arch. Dek. Med. Fak. Erl.: No 10. Kinderklinik 1–2/0.

Arch. Dek. Med. Fak. Erl.: No 10 a. Prof. Dr. A. VIETHEN.

Arch. Dek. Med. Fak. Erl.: Sitzungsprotokolle der Med. Fak. Erl., 24.XI.1908–4.VI.1925.

Universitätsarchiv Erlangen:

UAE: Teil I Pos. 9. No 62. 1904. Acta der Königlichen Universität Erlangen die Kinderklinik betreffend.

UAE: R. Teil II Pos. 1. Lit. C. No 7. Personalakt für den ordentlichen Professor Dr. med. Oskar DE LA CAMP. 1907.

UAE: R. Teil II Pos. 1. Lit. G. No 32. Pesonalakt für den außerordentlichen Professor Dr. Dietrich GERHARDT. 1903–1907.

UAE: R. Teil II Pos. 1. Lit. J. No 14. Personalakt für Herrn Dr. med. Friedrich JAMIN

UAE: R. Teil II Pos. 1 Lit. L. No 19. Personalakt des außerordentlichen Universitätsprofessors Dr. Hugo LÜTHJE. 1905/06.

UAE: R. Teil II Pos. 1. Lit. V. No 9. Personalakt für den ordentlichen Professor Dr. Fritz VOIT. 1903–1907.

UAE: R. Teil IV Pos. 7 No 60. Acta der königlichen Universität Erlangen. Die Errichtung einer Universitätskinderklinik betr. 1901-1914.

UAE: Ms 2695. JAMIN, Krankengeschichten, Bd. I-XVI (1903–1950).

Stadtarchiv Erlangen:

StAE: III. 24. J. 1, R. 60. Friedrich JAMIN.

StAE: XI. A 2, R. 111 b 2/5. Friedrich JAMIN 1872–1951.

StAE: XXXII. 208. T. 1. R. 66. d. 4/6. Verein zur Bekämpfung der Tuberkulose.

StAE: 542. 330. 1. A. z. R. 121. 9. 115. Betreff: Bekämpfung der Tuberkulose.

Bayerisches Hauptstaatsarchiv München:

BayHStAM: MK 35507. JAMIN, Dr. med. Friedrich (Universität Erlangen, Personal 1904-1952, † 28.12.1951).

BayHStAM: MK 72011. Universität Erlangen. Medizinische Fakultät. Lehrstellen – Allgemein.Vol. IV. 1919-1958.

BayHStAM: MK 72077. Universität Erlangen. Kinderklinik. In genere, Bauwesen, Personal. 1928-1949.

BayHStAM: MK 72079. Universität Erlangen. Kinderklinik mit Poliklinik. Vorstand und ärztliches Personal. 1922-1960.

Bundesarchiv Berlin:

BArch.B: R 21/10183 Fol 1, Reichsministerium für Wissenschaft, Erziehung und Volksbildung. Die Professoren der Medizinischen Fakultät der Universität Erlangen.

JAMIN, Friedrich: Handschriftliche Aufzeichnungen, Privatbesitz Dr. Ilse KLEINSCHMIDT, Herrenberg (Buch 2, 1946).

6. 3. Literatur

Anonym: Bericht der Kinderspitäler über das Jahr 1880. In: Jahrb. Kinderheilk. NF 18 (1882), S. 52–57.

Anonym: Bericht der Kinderspitäler über das Jahr 1883. In: Jahrb. Kinderheilk. NF 22 (1885), S. 399–402.

Anonym: Geheimrat Prof. Dr. Jamin. In: Erl. Tagbl. vom 29.12.1951, S. 9.

BAADER, Gerhard: Rassenhygiene und Eugenik – Vorbedingungen für die Vernichtungsstrategien gegen sogenannte »Minderwertige« im Nationalsozialismus. In: BLEKER und JACHERTZ (1993), S. 36–42.

BAGINSKY, Adolf: Ueber den Bau von Kinderkrankenhäusern. Isolirung und Verhütung der Uebertragung von Infektionskrankheiten. – Verpflegung der Kranken. In: Arch. Kinderheilk. 13 (1891), S. 241–250.

DERS.: Kindersterblichkeit. In: EULENBURG, Albert (Hrsg.): Real-Encyclopädie der gesammten Heilkunde. Medicinisch-chirurgisches Handwörterbuch für praktische Aerzte, Bd. 12. 3. gänzlich umgearb. Aufl. Wien/Leipzig: Urban & Schwarzenberg, 1897, S. 254–270.

BALLABRIGA, Angel: One Century of Pediatrics in Europe. In: NICHOLS, BALLABRIGA und KRETCHMER (1991), S. 1–21.

BLEKER, Johanna und Norbert JACHERTZ (Hrsg.): Medizin im »Dritten Reich«. 2. erw. Aufl. Köln: Deutscher Ärzte-Verlag, 1993.

Bonin, Gerhardt von: Rudolf Albert von Kölliker (1817–1907). In: Haymaker (1953), S. 52–54.

Bothe, Detlef: Die Neue Deutsche Heilkunde 1933-1945. Dargestellt anhand der Zeitschrift »Hippokrates« und der Entwicklung der volksheilkundlichen Laienbewegung. Husum, Matthiesen, 1991 (Abhandlungen zur Geschichte der Medizin und der Naturwissenschaften, Heft 62). Zugleich Diss. med. FU Berlin 1991.

Clarke, Edwin und L. S. Jacyna: Nineteenth-century of neuroscientific concepts. Berkeley/Los Angeles/London: University of California Press, 1987.

Clarke, Edwin: The human brain and spinal cord: a historical study illustrated by writings from antiquity to the twentieth century. 2nd ed. rev. San Francisco: Norman Publishing, 1996.

Corzelius, Thomas: Private Kinderkrankenhäuser im deutschen Sprachgebiet. Diss. med. Köln 1988.

Eröss, Julius: Die Kinderspitäler Mitteleuropas nach Reisenotizen. In: Arch. Kinderheilk. 7 (1886), S. 44–65.

Feer, Emil: Die Kinderheilkunde im Universitätsunterricht. In: Mschr. Kinderheilk. 8 (1909), S. 426 f.

Fest, Joachim C.: Das Gesicht des Dritten Reiches. 10. Aufl. Profile einer totalitären Herrschaft. München/Zürich: Piper, 1993 (1. Aufl., München, 1963).

Fischer, I. (Hrsg.): Biographisches Lexikon der hervorragenden Ärzte der letzten fünfzig Jahre, Bd. 2. Berlin/Wien: Urban & Schwarzenberg, 1933.

Förster, R.: Zur Abwehr. In: Jahrb. Kinderheilk. 18 (1882), S. 116 f.

Garrison, Fielding H: Garrison's History of Neurology. Rev. and enlarg. with a Bibliography of Classical, Original and Standard Works in Neurology by Lawrence C. Mc. Henry. Springfield/Ill.: Charles C. Thomas, 1969.

Hagel, Karl-Heinz: Personalbibliographien von Professoren und Dozenten der Medizinischen Klinik und Poliklinik der Universität Erlangen-Nürnberg im ungefähren Zeitraum von 1900–1965. Diss. med. Erlangen-Nürnberg 1968.

Hardach-Pinke, Irene: Zwischen Angst und Liebe. Die Mutter-Kind Beziehung seit dem 18. Jahrhundert. In: Martin und Nitschke (1986), S. 525–590.

Hartmann, Hans: Lexikon der Nobelpreisträger. Frankfurt M./Berlin: Ullstein, 1967.

Haymaker, Webb Edward (Hrsg.): The founders of neurology. Springfield/Ill.: Charles C. Thomas, 1953.

Hennig, C.: Etwas über Isolirhäuser [sic]. In: Jahrb. Kinderheilk. 18 (1882), S. 365.

Henning, Diethard: Erlangen und seine Garnison 1868–1918. In: Sandweg (1982), S. 451–494.

Hirsch, August (Hrsg.): Biographisches Lexikon der hervorragenden Ärzte aller Zeiten und Völker, Bd. 2. 2. Aufl. Berlin/Wien: Urban & Schwarzenberg, 1930.

Ders. (Hrsg.): Biographisches Lexion der hervorragenden Ärzte aller Zeiten und Völker, Bd.5. 2. Aufl. Berlin/Wien: Urban & Schwarzenberg, 1934.

HOFF, Ferdinand: Erlebnis und Besinnung. Erinnerung eines Arztes. Frankfurt M./ Berlin: Ullstein, 1971.

IMHOF, Arthur E.: Die gewonnenen Jahre. Von der Zunahme unserer Lebensspanne seit dreihundert Jahren oder von der Notwendigkeit einer neuen Einstellung zum Leben und Sterben. München: Beck, 1981.

KASSOWITZ: Isolierung von Infektionskrankheiten. In: Erg. Inn. Med. Kinderheilk. 24 (1923), S. 170–178.

KEIL, Gundolf: Rinecker und die Anfänge der Pädiatrie. In: der kinderarzt 29 (1998), S. 198–201; 345–351.

KEUNECKE, Hans-Otto: 250 Jahre Erlanger Studentengeschichte. In: KÖSSLER (1993), S.153–203.

KLEINSCHMIDT, Ilse: Friedrich Jamin (Nachruf). In: Kinderärztl. Praxis 20 (1952), S. 575 f..

KNEVELKAMP, Walthard: Die Entwicklung der Pharmakologie an der Friedrich-Alexander-Universität Erlangen-Nürnberg. Diss. med. Erlangen-Nürnberg 1990.

KOELLIKER, Albert (von): Erinnerungen aus meinem Leben. Leipzig: Engelmann, 1899.

KÖSSLER, Henning (Hrsg.): 250 Jahre Friedrich-Alexander-Universität Erlangen-Nürnberg. Festschrift. Erlangen: Universitätsbund, 1993 (Erlanger Forschungen, Sonderreihe Bd. 4).

KOTEK, Samuel: Geschichte der Kinderheilkunde von ihren Anfängen bis Ende des 18. Jahrhunderts. In: TOELLNER (1992), Bd. 5, S. 2429–2453

KRABLER, Peter: Uebersicht der Vertretung der Pädiatrie an den deutschen Universitäten nach dem Universitätskalender für das Wintersemester 1901/02. Arch. Kinderheilk. 34 (1902), S. 96–99.

KUDLIEN, Fridolf: Ärzte im Nationalsozialismus. Köln: Kiepenheuer und Witsch, 1985.

KUNZ, Roland: Der Kinderarzt Emil Feer (1864–1955). Diss. med. Zürich 1987 (Zürcher Medizingesch. Abhandl., H. 193).

LAPLANE, Robert: French Pediatrics. In: NICHOLS, BALLABRIGA und KRETCHMER (1991),
S. 29–48.

MARSCHALK, Peter: Bevölkerungsgeschichte Deutschlands im 19. und 20. Jahrhundert. Frankfurt M.: Suhrkamp, 1984.

MARTIN, Jochen und AUGUST NITSCHKE (Hrsg.): Zur Sozialgeschichte der Kindheit. Freiburg/München: Karl Alber, 1986.

METZ, Bodo: Universitätskinderkliniken im deutschen Sprachgebiet (1830–1930). Diss. med. Köln 1988.

MÜLLER, Ludwig Robert: In memoriam: Friedrich Jamin. In: Münch. Med. Wschr. 94 (1952), S. 1961–1964.

DERS.: Lebenserinnerungen. München: Beck, 1957.

MURKEN, Axel Hinrich: Die Entstehung des Kinderkrankenhauses im 19. Jahrhundert. In: Med. Mschr. 25 (1971), S. 227–235.

NICHOLS, Buford L.; BALLABRIGA, Angel und Norman KRETCHMER (Hrsg.): History of Pediatrics 1850-1950. New York: Raven Press/Vevey: Nestec Ltd., 1991 (Nestlé Nutrition Workshop Series, 22).

NICHOLS, Buford L.: The European Roots of American Pediatrics. In: NICHOLS, BALLABRIGA und KRETCHMER (1991), S. 49–54.

OEHME, Johannes: Pioniere der Kinderheilkunde. Lübeck: Hansisches Verlagskontor, 1993 (Themen der Kinderheilkunde, 7).

PAGEL, Julius (Hrsg.): Biographisches Lexikon hervorragender Ärzte des neunzehnten Jahrhunderts. Berlin/Wien: Urban & Schwarzenberg, 1901.

PEIPER, Albrecht: Chronik der Kinderheilkunde. 3. erw. und umgearb. Aufl. Leipzig: VEB Georg Thieme, 1958 (1. Aufl. 1951).

PITTROFF, Rainer: Die Lehrer der Heilkunde der Universität Erlangen 1843–1943 und ihr Werdegang. Diss. med. Erlangen-Nürnberg 1964.

PSCHYREMBEL, Willibald: Klinisches Wörterbuch mit klinischen Syndromen und Nomina Anatomica. 254. neubearb. Aufl. Berlin/New York: Walter de Gruyter, 1982.

RUHL, Klaus-Jörg (Hrsg.): Neubeginn und Restauration. Dokumente zur Vorgeschichte der Bundesrepublik Deutschland 1945–1949. 3. Aufl. München: dtv, 1989 (1. Aufl. München, 1982).

SANDWEG, Jürgen (Hrsg.): Erlangen. Von der Strumpfer- zur Siemens-Stadt. Beiträge zur Geschichte Erlangens vom 18. zum 20. Jahrhundert. Erlangen: Palm & Enke, 1982.

SCHAMBERGER, Ulrich: Geschichte und Entwicklung der Kinderheilkunde an der Universität Erlangen. Diss. med. Erlangen-Nürnberg 1964.

SCHLOSSMANN, Arthur: Über Errichtung und Einrichtung von Säuglingskrankenanstalten. In: Arch. Kinderheilk. 33 (1902), S. 177–221.

DERS.: Die Entwicklung der Versorgung kranker Säuglinge in Anstalten. In: Erg. Inn. Med. Kinderheilk. 24 (1923), S. 188–203.

SEIDLER, Eduard: Carl Gerhardt und seine Rede: »Die Aufgaben und Ziele der Kinderheilkunde« (1879). In: Mschr. Kinderheilk. 131 (1983), S. 545–548.

DERS.: Geschichte der Medizin und der Krankenpflege. 6. neu bearb. und erweit. Aufl. der »Geschichte der Pflege des kranken Menschen«. Stuttgart u. a.: W. Kohlhammer, 1993.

SEIFERT, Otto: Bericht über die Kinderabtheilung des Julius-Spitals zu Würzburg aus den Jahren 1872–1880. In: Jahrb. Kinderheilk. 17 (1881), S. 337–408.

SEIFFERT, G. und DIETZEL: Das Bayerische Gesundheitswesen im Jahre 1925. In: Münch. Med. Wschr. 41 (1927), S. 1765 f.

SPREE, Reinhard: Sozialisationsnormen in ärztlichen Ratgebern zur Säuglings- und Kleinkindpflege. Von der Aufklärungs- zur naturwissenschaftlichen Pädiatrie. In: Martin und Nitschke (1986) S. 609–659.

STEPHAN, Ulrich: Die Kinderklinik der Universität Erlangen-Nürnberg. In: der kinderarzt 4 (1973), S. 572 f.

STRÜMPELL, Adolf: Aus dem Leben eines deutschen Klinikers. 2. durchges. Aufl. Leipzig: F. C. W. Vogel, 1925.

THAMER, Ursula: Der Wandel des Krankengutes der Universitäts-Kinderklinik Erlangen 1931–1954 unter besonderer Berücksichtigung der Infektionskrankheiten und ihrer Epidemiologie. Diss. med. Erlangen-Nürnberg 1991.

THUSS, Sabine Ulrike: Personalbibliographien von Professoren und Dozenten der Augenklinik, Hautklinik und Kinderklinik der Universität Erlangen-Nürnberg im ungefähren Zeitraum von 1907–1960. Diss. med. Erlangen-Nürnberg 1969.

TOELLNER, Richard (Hrsg.): Illustrierte Geschichte der Medizin, 6 Bände. Erlangen: Karl Müller, 1992 (Franz. Originalausg. Paris, 1978).

Universitätsbund Erlangen: Geheimrat Prof. Dr. Jamin zum Gedächtnis. Mitteilungsblatt des Universitätsbundes Erlangen e. V., N.F. Nr. 5 (1952), S. 1-3.

Universität Erlangen: Vorlesungsverzeichnisse. Erlangen, 1904-1951.

VAN DEN BUSSCHE, Hendrik (Hrsg.): Medizinische Wissenschaft im »Dritten Reich«. Kontinuität, Anpassung und Opposition an der Hamburger Medizinischen Fakultät. Berlin/Hamburg: Dietrich Reimer, 1989 (Hamburger Beiträge zur Wissenschaftsgeschichte, Bd. 5).

WENDEHORST, Alfred: Geschichte der Friedrich-Alexander-Universität Erlangen-Nürnberg 1743–1993. München: Beck, 1993.

WINAU, Rolf: Die Freigabe der Vernichtung »lebensunwerten Lebens«. In: BLEKER und JACHERTZ (1993), S. 162–174.

WINDORFER, Adolf: Der Neubau der Universitäts-Kinderklinik Erlangen. In: Das Krankenhaus 49 (1957), S. 432–434.

DERS.: Die Entwicklung der Kinderheilkunde an der Universität Erlangen. In: der kinderarzt 15 (1984), S. 1491–1498.

DERS.: Universitätskinderklinik Erlangen 1907 bis 1977. In: der kinderarzt 16 (1985), S. 73–80.

WITTERN, Renate: Aus der Geschichte der Medizinischen Fakultät. In: KÖSSLER (1993), S. 315–420.

DIES. (Hrsg.): Die Professoren und Dozenten der Friedrich-Alexander-Universität Erlangen 1743–1960. Teil 2: Medizinische Fakultät, bearb. von Astrid LEY. Erlangen: Universitätsbund Erlangen-Nürnberg, 1999 (Erlanger Forschungen, Sonderreihe Bd. 9).

ZAPF, Manuela: Friedrich Jamins (1872–1951) Leben und Werk unter der besonderen Berücksichtigung seiner Bedeutung für die Neurologie und Pädiatrie Erlangens in der ersten Hälfte des 20. Jahrhunderts. Diss. med. Erlangen-Nürnberg 2003.

ZISCHKA, Gert A.: Allgemeines Gelehrten-Lexikon. Biographisches Handwörterbuch zur Geschichte der Wissenschaften. Stuttgart: Alfred Kröner, 1961.

Dagmar Bussiek[1]
Albert Viethen, Direktor der Universitäts-Kinderklinik in Erlangen 1939–1945

»Wir Ärzte strebten nach Ruhe und
schlängelten uns so durch.«[2]

Einleitung

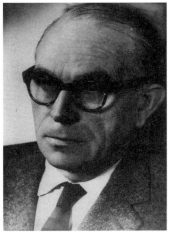

ALBERT VIETHEN

5. November 1947. Vor der Spruchkammer im fränkischen Forchheim muss sich der Pädiater ALBERT VIETHEN verantworten. VIETHEN ist zu diesem Zeitpunkt 49 Jahre alt, deutscher Staatsbürger, katholisch, verheiratet, Vater von drei Kindern, ehemaliger Ordinarius für Kinderheilkunde an der FRIEDRICH-ALEXANDER-UNIVERSITÄT und ehemaliger Direktor der Universitäts-Kinderklinik. Nach dem Einmarsch der 3. US-Armee in Erlangen am 16. April 1945 war er seines Amtes enthoben und gleichzeitig verhaftet worden. Zwei Jahre hat er in Lagerhaft verbracht. Nun steht sein Entnazifizierungsverfahren an.[3] VIETHEN, langjähriges Mitglied der SS und der NSDAP, hofft auf eine Einstufung in die Gruppe V (»Entlastete«), denn dies ist die Voraussetzung für die Wiederaufnahme seiner wissenschaftlichen Tätigkeit an einer deutschen Universität. Zwischen VIETHEN und dem öffentlichen Kläger entspinnt sich folgender Dialog:

> *Kläger:* Sie gehörten doch einer katholischen Studentenverbindung an. Wieso konnten Sie da Mitglied der SS werden?

---

1 Unter Mitarbeit von Rolf Castell und Wolfgang Rascher.
2 Albert Viethen im Entnazifizierungsverfahren vor der Spruchkammer Forchheim. Personalakte Albert Viethen, Universitätsarchiv Erlangen-Nürnberg, F2/1 Nr. 24946, Blatt 85/84, hier 85. – Die zweibändige Erlanger Personalakte Viethens ist nur unvollständig und unsystematisch durchnummeriert. Eine Kurzfassung dieser Arbeit ist erschienen in Monatsschrift f. Kinderheilkunde 152 (2004), S. 992–1003.
3 Zur Entnazifizierungspraxis in Deutschland vgl. z. B. Vollnhals (1995).

VIETHEN: Ich musste mich damals irgendeiner Organisation anschliessen, und es war ja damals so, daß die SS noch nicht so verrufen und genau so eine Formation wie die SA war. Überdies war sogar der Weihbischof von Freiburg förderndes Mitglied der SS, sodaß ich also keine Bedenken hatte, dieser Organisation beizutreten.

Kläger: Sie wussten doch aber im Jahre 1939 oder im Jahre 1942, welchen Ruf die SS hatte, warum haben Sie sich zum Unter- bezw. Obersturmbannführer ernennen lassen?

VIETHEN: Ich konnte nicht mehr zurück, (...).

Kläger: Mir sind aber Fälle bekannt, wonach Angehörige der SS aus dieser Formation austraten, um einer anderen Gliederung beizutreten.

VIETHEN: Für mich bedeutete die Mitgliedschaft bei der SS eine Tarnung. Ich habe übrigens ein paar Mal versucht, aus der SS auszutreten, was mir aber nicht gelang. Wenn ich den Austritt erreicht hätte, wäre ich keiner anderen Organisation beigetreten.

Kläger: Ich stelle mir vor, daß Sie als Arzt die Gründe für einen Austritt hätten finden können.

VIETHEN: Sie müssen bedenken, daß ich nicht nur Arzt, sondern auch Dozent an der Universität war. Wir standen als Lehrer unter einer sehr scharfen Kontrolle. Im übrigen wollte ich meine wissenschaftliche Tätigkeit, welche mir sehr am Herzen lag, nicht aufgeben, ich mußte also Angehöriger irgendeiner Organisation sein. Ich hätte mich auch (...) als Kinderarzt niederlassen können und wäre dadurch von der Partei unabhängiger gewesen. Das lag mir aber nicht.

Kläger: In Ihrem politischen Lebenslauf streben Sie an, in die Gruppe der Entlasteten eingereiht zu werden. Das ist eine Sache, die Sie der Kammer schon genügend beweisen müssen. Das Gesetz verlangt, daß man nach dem Maß seiner Kräfte aktiven Widerstand geleistet haben muss.

VIETHEN: Sie müssen verstehen, daß wir damals noch nicht eine genaue Kenntnis des Gesetzes hatten. Im übrigen habe ich einen gewissen Widerstand schon geleistet (...).

Kläger: Es ist nur schade, daß Sie sich nicht zu einem höheren Widerstand aufgerafft haben.

VIETHEN: Man kann das verstehen, wenn man unsere berufliche Tätigkeit sieht. Wir Ärzte strebten nach Ruhe und schlängelten uns so durch. (...)

Kläger: Sie haben nach Ruhe gestrebt und jetzt haben Sie den Schaden.

VIETHEN: Wenn ich damals aus der SS ausgetreten wäre, hätte ich ins Ausland gehen müssen. Ich hätte auch grosse Nachteile gehabt, da ich als Katholik bekannt war.

Kläger: Dafür haben Sie heute den Nachteil und sind draußen.«[4]

Dieser Wortwechsel zeigt zwei charakteristische Züge ALBERT VIETHENS: seinen beruflichen und wissenschaftlichen Ehrgeiz auf der einen und seine hohe Bereitschaft zur Anpassung an die jeweiligen politischen und gesellschaftlichen Umstände auf der anderen Seite. Mit dieser Mentalität stand er in der deutschen Ärzteschaft in seiner Generation keineswegs allein. Autoritäre und nationalistische Tendenzen sowie eine auffällige »Unterschätzung der Politik und Überschätzung der Ordnung«[5] in Kombination mit der »biomedizinische[n] Vision einer nationalen Heilung«[6] machten den Nationalsozialismus für Mediziner besonders attraktiv: »In der Tat haben mehr Ärzte zur SS tendiert als Mitglieder eines jeden anderen Berufszweiges, ausgenommen Anwälte.«[7] 45 % aller Ärzte in Deutschland traten der NSDAP bei.[8]

ALBERT VIETHEN wurde 1947 von der Spruchkammer Forchheim zunächst als »Mitläufer« (Stufe IV) eingestuft, ein Jahr später im Rahmen eines Wiederaufnahmeverfahrens jedoch wunschgemäß entlastet. Seine wissenschaftliche Arbeit konnte er dennoch nicht mehr fortsetzen, so dass er bis zum Eintritt in den Ruhestand 1962 als Chefarzt des katholischen Kinderkrankenhauses »Felicitas« in Berchtesgaden arbeitete. Das Universitätsklinikum Erlangen hat ihm lange Zeit ein ehrendes Andenken bewahrt. So hob der spätere Leiter der Kinderklinik, Prof. Dr. ADOLF WINDORFER, in einem Aufsatz aus dem Jahre 1985 VIETHENS Verdienste für die Klinik hervor, ohne seine Rolle im Dritten Reich anzusprechen; zur Reputation VIETHENS in der Universitätsstadt Erlangen heißt es schlicht: »Er erfreute sich bei der Bevölkerung allgemeiner Anerkennung und Beliebtheit.«[9]

Eine öffentliche Diskussion über VIETHENS NS-Vergangenheit begann erst im Jahre 2000. Nun allerdings war von »allgemeiner Anerkennung und Beliebtheit« nicht mehr viel zu spüren. Die Vorwürfe waren heftig und wenig differenziert: VIETHEN, so hieß es, sei indirekt in das »Kindereuthanasie«-Programm der Nationalsozialisten verstrickt gewesen, indem er während der Jahre 1942 bis 1944 zwanzig junge Patienten von Erlangen in die »Kinder-

---

4 UA Erlangen, Personalakte Viethen, F2/1 Nr. 24946, Blatt 85/84. – Der katholische Freiburger Erzbischof Dr. Conrad Gröber, von dem Viethen hier vermutlich spricht, erklärte 1946, die SS habe »bei uns in Freiburg als die anständigste Organisation der Partei gegolten«. Zitiert nach: Höhne (1969), Bd. 1, S. 132.

5 Karl Dietrich Bracher, zitiert nach: Lifton (1988), S. 37.

6 Lifton (1988), S. 37.

7 Kater (2001), S. 57. Kater konstatiert eine dauerhafte Unzufriedenheit vieler Ärzte mit den Zuständen in der Weimarer Republik, insbesondere den Wunsch, »das krakenhafte Kassenwesen zu zerschlagen« und den »Quacksalber[n] (...), die sich in der liberalen Aura der Republik recht breit gemacht hatten«, das Handwerk zu legen.

8 Vgl. Lifton (1988), S. 37.

9 Windorfer (1985), S. 74.

fachabteilung« der Heil- und Pflegeanstalt Ansbach überwiesen habe, wo der Tod der Kinder durch Phenobarbital (Luminal[R]) planmäßig und systematisch herbeigeführt worden sei. Er trage damit die Mitverantwortung an der Ermordung von bis zu zwanzig Kindern. Die erregte Debatte mündete in der Entfernung eines Portraitbildes des mittlerweile Verstorbenen, das bis dahin zusammen mit den Fotografien der übrigen ehemaligen Direktoren den Eingangsbereich vor dem Hörsaal der Klinik geschmückt hatte.

Neu waren die Vorwürfe gegen VIETHEN nicht. Schon 1963/64 hatte er sich vor dem Landgericht Ansbach gegen eine Anklage der Staatsanwaltschaft wegen Beihilfe zum Mord in mehreren Fällen verteidigen müssen, war aber aus Mangel an Beweisen außer Verfolgung gesetzt worden. Dieses Urteil führten Freunde und Mitarbeiter der Klinik ins Feld, die die Entfernung des Bildes als unsachgemäße Verunglimpfung eines verdienten Mannes erlebten. Immer lauter wurde schließlich der Ruf nach einer genauen Analyse der Vorfälle.

Obwohl die Geschichte der Erlanger Universitäts-Kinderklinik recht gut erforscht ist[10], wussten wir bisher nur wenig über Leben und Werk ALBERT VIETHENS. Auch über seine mögliche schuldhafte Verstrickung in NS-Verbrechen und über das Schicksal der zwanzig in Ansbach verstorbenen Kinder waren lediglich Bruchstücke bekannt. Diese Lücke will der vorliegende Beitrag schließen. Er verfolgt VIETHENS beruflichen und wissenschaftlichen Werdegang, beschäftigt sich nicht nur mit seiner Tätigkeit in Erlangen, sondern auch mit der Zeit vor 1939 und nach 1945, beleuchtet die Einzelheiten des Entnazifizierungsverfahrens und diskutiert ausführlich die zwanzig fraglichen »Fälle«, VIETHENS jeweiliges Verhalten und den Prozess von 1963/64. In diesem Kontext wird ein kurzer Überblick über Vorgeschichte und Praxis der NS-»Euthanasie« gegeben.

1. »(...) ein seltenes Maß von Einsicht, Reife, Taktgefühl und Anständigkeit.«[11] Viethens Werdegang bis 1939

Über Kindheit und Jugend ALBERT VIETHENS sind uns nur dürre Fakten bekannt. Geboren wurde er am 23. November 1897 als Sohn des Architekten WILHELM VIETHEN und seiner Frau KATHARINA, geb. DANTZENBERGER in Mönchengladbach.[12] Es ist davon auszugehen, dass die Familie in materiell

---

10 Vgl. v. a. Schamberger (1964) und Zapf (2003). Zur Geschichte der Universität Erlangen während des Dritten Reiches vgl. Die Friedrich-Alexander-Universität (1993), S. 311–377.

11 Prof. Dr. Ernst Moro, 24.6.1936, in: UA Erlangen, Personalakte Viethen, F2/1 Nr. 24946, ohne Blattangabe.

12 Die Berufsbezeichnung »Architekt« bezieht sich auf Angaben Viethens aus dem Jahre 1964. UA Erlangen, Personalakte Viethen, F2/1 Nr. 2494a, Blatt 1–3, hier 1. Auf einem Fragebogen der Universität Freiburg von 1939 hatte Viethen als Beruf

gesicherten Verhältnissen lebte, denn obwohl ALBERT VIETHEN acht Geschwister hatte, konnten ihm seine Eltern den Besuch des humanistischen Gymnasiums in seiner Heimatstadt ermöglichen. Wie die meisten männlichen Angehörigen seiner Generation wurde VIETHEN direkt von der Schulbank in den Krieg geschickt. Nach dem Abitur leistete er vom 1. März 1916 bis zum 20. November 1918 Kriegsdienst im 1. Rheinischen Pionierbataillon No. 8 Koblenz. Er wurde sowohl an der West- als auch an der Ostfront eingesetzt und 1917 zum Leutnant der Reserve befördert. Nach drei Verwundungen – Oberarmschuss, Handschuss, Gasvergiftung – erhielt er das Verwundetenabzeichen in Silber. Hoch dekoriert mit dem Eisernen Kreuz 1. und 2. Klasse wurde er am Ende des Ersten Weltkrieges aus dem Militärdienst entlassen.

In einem Lebenslauf aus dem Jahre 1937 notierte er stichpunktartig seinen weiteren Werdegang:

>»Medizin. Studium 1919 in Bonn begonnen, dort Vorprüfung 1920, dann klinische Ausbildung in Freiburg und Cöln. Unterbrechung des Studiums infolge Gasvergiftung im Weltkrieg. Medizin. Staatsexamen Ende 1923 in Freiburg. Als Medi. Praktikant 8 Monate in der Medizinischen Klinik und 2 Monate in der Univ. Frauenklinik Freiburg. Ab Oktober 1924 in der Univ. Kinderklinik Freiburg, u. a. Leiter der Röntgenabteilung und Tuberkulosefürsorge für Kinder. Habilitation für Kinderheilkunde Mai 1932. Ab Oktober 1933 als Oberarzt der Univ. Kinderklinik Freiburg tätig.«[13]

Freiburg war für VIETHEN fast zwei Jahrzehnte lang Wirkungsstätte und Wahlheimat. Hier legte er am 10. Dezember 1923 sein Medizinisches Staatsexamen ab und promovierte zehn Tage später mit einer Arbeit zum Thema »Die prognostische Bedeutung der Kaverne bei der Lungenphthise«, die mit dem Prädikat »gut« beurteilt wurde. Das Gutachten fasst die Arbeit inhaltlich zusammen:

>»In seiner Arbeit: Über die prognostische Bedeutung der Kaverne bei der Lungenphthise bringt der Verfasser zunächst die Pathologische Anatomie der phthisischen Kaverne und zwar im wesentlichen die neueren Gesichtspunkte über die Entstehung, den Sitz und die Ausbreitung der Höhlenbildungen bei der Lungenphthise. In diesem Zusammenhang wird die anatomische Ausheilungsmöglichkeit der phthisischen Kaverne besprochen.

>Im zweiten Abschnitt seiner Arbeit wird die praktisch klinische Bedeutung der Kaverne für die Prognose und die Therapie des Einzelfalls eingehend behandelt. Dabei geht der Verfasser auf die drei wichtigsten Gefahr-Momente des näheren ein, die eine jede Kaverne für ihren Träger in

---

des Vaters »Maurermeister« angegeben. Universitätsarchiv Freiburg, Personalakte Albert Viethen, B 24 / 4055.

13 Bundesarchiv Berlin-Lichterfelde, Referat R2 Pers.: Viethen, Albert, 23.11.97.

sich birgt. Es wird gezeigt, dass die Prognose im Einzelfalle nicht so sehr von dem Sitz und der Zahl der Höhlenbildungen, als vielmehr von dem Charakter des Krankheitsprozesses abhängig ist. Hieraus ergibt sich die Notwendigkeit einer möglichst genauen Qualitäts-Diagnose, die durch Anwendung der drei klinischen Untersuchungsmethoden (physikalische Untersuchung, Sputum-Untersuchung, Röntgenverfahren) anzustreben ist. Zum Schlusse wird ausführlich begründet, weshalb und in welcher Weise gerade das Röntgenverfahren die beste Grundlage abgibt für die Indikationsstellung und die praktische Durchführung der Kollapstherapie.«[14]

Am 1. Januar 1925 erhielt der junge Mediziner die Approbation. Nach Stationen an der Medizinischen Klinik und der Universitäts-Frauenklinik entschied er sich für eine Laufbahn in der Pädiatrie. An der Universitäts-Kinderklinik war er zunächst vom 1. Januar 1926 bis zum 31. März 1926 als Volontärassistent beschäftigt, anschließend vom 1. April 1926 bis zum 31. Dezember 1927 als außerordentlicher Assistent und schließlich seit dem 1. Januar 1928 als ordentlicher Assistent. Im Herbst 1933 wurde er Oberarzt, am 20. April 1937 erfolgte seine Ernennung zum nicht beamteten außerordentlichen Professor.

VIETHEN absolvierte seine Laufbahn während einer Blütephase der Medizinischen Fakultät Freiburg. Der im Herbst 1931 nach fünfjähriger Bauzeit fertig gestellte Klinikneubau »galt in seinen Ausmaßen als weit über Freiburgs Verhältnisse hinausgreifend und in seiner Kombination von Krankenversorgung und Laboreinrichtung als in Deutschland führend und einmalig.«[15] EDUARD SEIDLER bescheinigt den Freiburger Medizinern der Weimarer Zeit ein ausgeprägtes Selbstbewusstsein, das sich aus dem Wissen um ihre hohe Bedeutung in der akademischen Landschaft Deutschlands gespeist habe. Im Wintersemester 1932/33 zählte die Fakultät 16 Ordinarien, 24 Extraordinarien und 26 Privatdozenten, darunter Forscher und Lehrer von hoher Geltung wie den Pädiater CARL T. NOEGGERATH, der VIETHENS wissenschaftlicher »Ziehvater« wurde. Die politische Grundhaltung an der Fakultät wird als konservativ, teilweise völkisch-national, aber bis 1933 nahezu frei von offenen nationalsozialistischen Tendenzen beschrieben:

»Als die Nationalsozialisten bereits längst die Freiburger Studentenschaft radikalisiert hatten, (...), wählte die Medizinische Fakultät in ihrer Sitzung vom 9. Dezember 1932 den demokratisch gesonnenen Anatomen Wilhelm v. Möllendorff zum Kandidaten für das Rektoramt und

---

14 Gutachten vom 28.2.1924, in: Universitätsarchiv Freiburg, Promotionsakte 1923/24, B 54/2937.
15 Seidler (1989), Alltag, S. 86. Zur Geschichte der Medizinischen Fakultät Freiburg vgl. Seidler (1989): Die Medizinische Fakultät.

den jüdischen Internisten Siegfried Thannhauser zum designierten Dekan – beide für das Amtsjahr 1933/34.«[16]

Nach der Machtergreifung habe sich allerdings ein »brüsker Wechsel«[17] in der politischen Haltung und insbesondere im Umgang mit den jüdischen Kollegen vollzogen. Im Rahmen einer badischen Sonderregelung vom 5./6. April 1933, die – noch vor der offiziellen Bekanntgabe des »Gesetzes zur Wiederherstellung des Berufsbeamtentums«[18] – die sofortige Beurlaubung »nichtarischer« und politisch unliebsamer Beamter verfügte, wurden in der Medizinischen Fakultät zwei Ordinarien, drei außerordentliche Professoren, sieben Privatdozenten und 21 Assistenten »beurlaubt«. SEIDLER schreibt:

> »Die Fakultät – als Fakultät – schwieg zu allen diesen Vorgängen. Wir wissen von verdeckter und verschreckter persönlicher Anteilnahme, auch von Hilfeleistungen in Einzelfällen; (...). Von außen gesehen gewinnt man den Eindruck der Lähmung beziehungsweise einer hilflosen Untätigkeit angesichts der Ächtung von Kollegen, mit denen man gestern noch in scheinbar selbstverständlicher Weise zusammengearbeitet hatte.«[19]

Von der Entlassungswelle profitierten in ganz Deutschland naturgemäß die im Dienst verbleibenden oder nachrückenden Ärzte, wobei die Pädiatrie aufgrund des bis dahin sehr hohen Anteils jüdischer Fachvertreter in ganz besonderer Weise betroffen war.[20] Auch VIETHEN verdankte seine Ernennung zum Oberarzt im Oktober 1933 der Entlassung eines Kollegen, des Privatdozenten Dr. WALTER HEYMANN, der in die USA emigrieren konnte.[21] Moralische Bedenken gegen die näheren Umstände dieser Beförderung scheint er nicht gehabt zu haben, denn kurz darauf, am 1. November 1933, bewarb er sich um die Mitgliedschaft in der Allgemeinen SS, in die er am 15. Oktober 1934 aufgenommen wurde. Diese Entscheidung war für ehrgeizige Akademiker nach der Machtergreifung nicht ungewöhnlich, genoss Hitlers elitäre »Schutz-Staffel« doch wie keine zweite NS-Formation den Ruf, sich von der

---

16 Seidler (1989), Alltag, S. 87.

17 Ebenda.

18 Das von der Reichsregierung beschlossene Gesetz vom 7. April 1933 ordnete die Entlassung bzw. die Versetzung in den Ruhestand für alle Beamten »nichtarischer« Abstammung an.

19 Seidler (1989), Alltag, S. 89 f.

20 Bei einem jüdischen Anteil von 0,9 % an der Gesamtbevölkerung waren 1933 15 bis 16 % aller Ärzte und sogar 48,8 % der Kinderärzte in Deutschland Juden. Vgl. Seidler (2000), S. 15.

21 Vgl. Seidler (1989), Die Medizinische Fakultät, S. 310, 321 und 356 f.

»plebejischen Masse des braunen Fußvolks abzuheben«.[22] Der NSDAP trat VIETHEN direkt nach der Aufhebung des Aufnahmestopps 1937 bei.[23]

Zu dieser Zeit gestaltete sich VIETHENS beruflicher Werdegang ausgesprochen hoffnungsvoll. NOEGGERATH, schrieb in einem ausführlichen Gutachten vom 16. Januar 1936 über ihn:

> »Seine Ausbildung war natürlich zunächst rein ärztlich. Sie betraf alle Zweige der Kinderheilkunde, einschließlich der Säuglingskrankheiten und der Infektionskrankheiten. Dies alles sowohl in der Klinik wie in der Ambulanz. Dazu kam eine gründliche Ausbildung in den einzelnen Zweigen der Gesundheitsführung, soweit sie dem Kinderarzt obliegt; Mütterberatung, Ausbildung von Pflegeschülerinnen, Leitung mehrerer der Kinderklinik angegliederter Heime, Tuberkulosefürsorge. (...) Sowohl am kranken Kinde wie in der Gesundheitsführung ist Viethen heute vollkommen ausgebildet, sodaß er jeder Lage in selbständiger Arbeit gewachsen ist.«[24]

Im wissenschaftlichen Bereich konzentrierte sich VIETHEN auf Tuberkuloseforschung und Röntgenkunde. Mit 34 Jahren habilitierte er sich mit einer Arbeit über »Klinische, röntgenologische und bakteriologische Untersuchungen an Kindern der Tuberkulose-Fürsorge für Freiburg und das Badische Oberland« und einem Vortrag zum Thema: »Röntgendiagnose und Röntgenbild der Pneumonie im Kindesalter«. Am 14. Mai 1932 erhielt er die Venia legendi für Kinderheilkunde und Röntgenologie. Ein Jahr später erschien im Berliner Verlag S. KARGER seine Monographie »Über Tuberkulose der Kinder«. NOEGGERATH führt dazu aus:

> »Tuberkulose: die jahrelange Überwachung der tuberkulosegefährdeten und tuberkulösen Kinder gab Viethen Gelegenheit, sich sehr eingehend sowohl mit allen Teilen der Klinik wie auch der Gesundheitsführung dieser Krankheit zu befassen. Seine diesbezüglichen Arbeiten sind natürlich – zum Teil wenigstens – von denen seines zweiten Hauptarbeitsbietes nicht zu trennen: der diagnostischen und therapeutischen Röntgenkunde. (...): so hat er – als Erster – die Behandlung entzündlicher Erkrankungen mit niedrig dosierten Röntgenstrahlen in die Kinderheilkunde eingeführt; hierin gehört auch eine – gemeinsam mit mir – veröffentlichte Untersuchung über eine ebensolche Behandlung der epidemischen Kinderlähmung. Neben der Röntgentherapie hat ihm auch die Röntgendiagnostik mancherlei wertvolle Förderungen zu verdanken; sie

---

22 Höhne (1969), Bd. 1, S. 132.

23 Um den massenhaften Eintritt politischer Opportunisten zu stoppen, verhängte die NSDAP mit Wirkung vom 1. Mai 1933 einen Aufnahmestopp, der erst 1937 wieder gelockert und 1939 formal aufgehoben wurde. Insbesondere Beamte wurden nun verstärkt zum Beitritt gedrängt. Bis Kriegsende hatte die NSDAP über 8,5 Millionen Mitglieder.

24 Gutachten C. Noeggerath, 16.1.1936, in: UA Erlangen, Personalakte Viethen, F2/1 Nr. 24946, ohne Blattangabe, S. 1.

sind in seinen Arbeiten über die Masernlunge und Keuchhustenlunge enthalten, ferner führten sie zur Konstruktion eines sehr brauchbaren Haltegerätes für die röntgenologische Untersuchung von Säuglingen und Kleinkindern. Vor allem ist auf diesem Gebiet die Anpassung der am Tier und am Erwachsenen verwendeten Erfahrungen zur röntgenologischen Sichtbarmachung des Urogenitale schon im frühesten Kindesalter zu nennen; in diesem Verfahren hat Viethen geradezu eine Meisterschaft sich erworben.«[25]

NOEGGERATH empfahl VIETHEN mit diesem Gutachten für die selbständige Leitung einer Kinderklinik. Die Tatsache, dass die Zahl seiner Veröffentlichungen »nicht übermäßig groß«[26] sei, begründete er zum einen mit der hohen klinischen Inanspruchnahme VIETHENS, zum anderen mit dessen Persönlichkeitsstruktur:

> »Viethen gehört – seiner ganzen Charakterveranlagung nach – nicht zu den Arbeitern, die ihre Forschungsergebnisse in schneller Folge abstoßen; denn er leidet geradezu an einer übermäßigen – man kann schon sagen – selbstquälerischen Selbstkritik; (...). Seine Habilitationsarbeit habe ich ihm seinerzeit fast durch einen Befehl herauslocken müssen; immer wieder glaubte er sie nicht genügend gereift.«[27]

Seinem Vorgesetzten zufolge war VIETHEN ein zuverlässiger und beliebter Arzt und Lehrer, dessen öffentliches Auftreten manchmal durch seine »große Bescheidenheit«[28] beeinträchtigt werde: »Gerade als Dozent hatte es VIETHEN im Anfang nicht leicht; (...).«[29]
Vermutlich Ende 1935 übersiedelte VIETHEN vorübergehend nach Heidelberg, um als Vertreter des erkrankten ERNST MORO die kommissarische Lei-

---

25 Gutachten Noeggerath, S. 2 f.
26 Ebenda, S. 3.
27 Ebenda, S. 4. Dieses Urteil wiederholte Noeggerath fast wörtlich in einem Sondergutachten für die Universitätskinderklinik Erlangen vom 27.4.1938. In: Bayerisches Hauptstaatsarchiv München, MK 72020, Laufzeit 1938–1956, S. 4.
28 Gutachten Noeggerath, S. 5.
29 Ebenda. – Aus dem oben genannten Sondergutachten Noeggeraths von 1938 geht hervor, dass Viethen seine Fähigkeiten in diesem Bereich verbessern konnte: »Gerade als Dozent hatte es Viethen im Anfang nicht leicht; denn seine – wenn auch mit männlichem Selbstbewusstsein verbundene – grosse Bescheidenheit hemmte ihn bei dem Auftreten vor der Öffentlichkeit. (...) Heute spricht er in den Vorlesungen oder in wissenschaftlichen Versammlungen ausgesprochen gut; dabei ist er nicht etwa ein faszinierender Redner, der durch billige Effekte zu verblüffen sucht; aber alles, was er sagt, hat Hand und Fuss und wird farbenreich, eindringlich und mit Temperament vorgetragen. Infolgedessen ist dann auch der Hörsaal bei seinen Vorlesungen überfüllt (...). Er gilt heute als einer der besten Dozenten der Freiburger medizinischen Fakultät!« Sondergutachten Noeggerath, 27.4.1938, in: Bayerisches Hauptstaatsarchiv München, MK 72020, Laufzeit 1938–1956, S. 5 f.

tung der dortigen Universitäts-Kinderklinik zu übernehmen.[30] MORO, der nach eigenen Angaben mit VIETHEN in dieser Zeit »in engstem persönlichen Kontakt«[31] stand, bescheinigte ihm später in einem Schreiben an den Dekan der Medizinischen Fakultät Freiburg neben wissenschaftlicher Befähigung »ein seltenes Maß von Einsicht, Reife, Taktgefühl und Anständigkeit«[32]: »Die Führung der Klinik in meiner Vertretung vollzog sich (...) in *vorbildlicher* Weise; (...).«[33]

NOEGGERATH stellte 1936 einen Antrag auf Verleihung des Professorentitels an den Oberarzt VIETHEN, obwohl seit dessen Habilitation erst vier Jahre verstrichen waren und die Fakultät derartige Anträge normalerweise erst nach sechs Jahren genehmigte. Am 20. April 1937 wurde VIETHEN nicht beamteter außerordentlicher Professor in Freiburg. Zwei Monate später, im Juni 1937, heiratete er im Alter von 39 Jahren die 27jährige Berliner Professorentochter CHRISTA SCHRÖDER[34], die von 1932 bis 1936 als technische Angestellte in der Kinderklinik gearbeitet hatte. Aus der Ehe gingen drei Kinder hervor: CHRISTIANE, geb. 1938, JÜRGEN, geb. 1940, und WOLFGANG, geb. 1943.

Kurz nach der Hochzeit unterbrach VIETHEN noch einmal seine Freiburger Tätigkeit und übernahm vom 1. November 1937 bis zum 1. August 1938 die kommissarische Leitung der Universitäts-Kinderklinik Halle a. d. Saale. Dort kam es offenbar zu beträchtlichen Konflikten, denn schon am 4. Februar 1938 bat VIETHEN den Rektor der Universität schriftlich,

> »mein in der Anlage beigefügtes Gesuch um Entbindung von meiner hiesigen Verwendung zum nächsten dienstlich vertretbaren Zeitpunkt an den Herrn Reichs-Erziehungsminister weiterzugeben und dem Herrn

---

30 Die zeitlichen Angaben über Viethens Aufenthalt in Heidelberg differieren. Im Entnazifizierungsverfahren sprach er davon, dass er Moro im Jahre 1937 vertreten habe. UA Erlangen, Personalakte Viethen, F2/1 Nr. 24946, Blatt 104–102, hier 103/102. Auf einem Personalbogen aus dem Jahre 1964 gab er an, die Heidelberger Klinik vom 1.12.1934 bis zum 1.5.1935 kommissarisch geleitet zu haben. UA Erlangen, Personalakte Viethen, F2/1 Nr. 2494a, Blatt 1–3, hier 2. Offensichtlich versagte an dieser Stelle Viethens Erinnerungsvermögen. Aus der Heidelberger Personalakte Moros geht hervor, dass der Freiburger Oberarzt ihn in den Jahren 1935/36 mehrere Monate lang vertrat; diese Angabe scheint seriös. Vgl. Personalakte Prof. Dr. Ernst Moro, Universitätsarchiv der Ruprecht-Karls-Universität Heidelberg, Personalakte 1083 und Personalakte 5070.

31 Schreiben Ernst Moro, 24.6.1936, in: UA Erlangen, Personalakte Viethen, F2/1 Nr. 24946, ohne Blattangabe.

32 Ebenda.

33 Ebenda.

34 Christa Schröders Vater war Direktor des zahnärztlichen Instituts an der Universität Berlin. So angegeben auf einem Fragebogen des NS-Dozentenbundes vom 6.2.1939, Universitätsarchiv Freiburg, B 133/198.

Dekan der Medizinischen Fakultät vom Vorstehenden geeignet Kenntnis geben zu wollen.«[35]

Er begründete diesen Schritt damit,

> »dass meine dienstlichen Beziehungen zur Medizinischen Fakultät nicht so geartet sind, dass eine gedeihliche und erfolgreiche Zusammenarbeit gewährleistet erscheint. Insbesondere ist es mir als SS-Mann und Offizier d. R. des Reichsheeres nicht möglich weiterhin unter Verhältnissen zu arbeiten, die geeignet sind, mich in meinem persönlichen Ehrgefühl zu verletzen.«[36]

Nach Kriegsende hat VIETHEN behauptet, dass er in Halle aufgrund seiner katholischen Glaubensüberzeugung zum Opfer von politischen Angriffen innerhalb der Fakultät geworden sei. Diese Ereignisse, die anhand der Akten nicht nachweisbar sind, spielten in seinem Entnazifizierungsverfahren eine wesentliche Rolle.

Auch eine weitere Episode aus dieser Zeit ist anhand der vorhandenen Dokumente nicht nachzuprüfen: Nach eigener Darstellung erhielt VIETHEN im Jahre 1938 einen Ruf für das Ordinariat der Kinderheilkunde an die Akademie Danzig, den er aus Gründen persönlicher Ehre und Integrität nicht akzeptiert haben will, »weil der damalige dortige Prof. ADAM aus politischen Gründen entlassen war. Ich wollte nicht der Nachfolger eines Kollegen werden, der nur aus politischen Gründen entlassen war.«[37] Sollte dies den Tatsachen entsprechen, muss es für VIETHEN eine bittere Ironie gewesen sein, dass ADAM nach dem Ende des Dritten Reiches seinen bisherigen Posten in Erlangen übernahm, den er aufgrund seiner NS-Vergangenheit aufgeben musste. Im Entnazifizierungsverfahren nach Kriegsende erklärte er außerdem, er habe »auch eine Berufung an die Universität in Prag [erhalten], die ich aber auch ablehnte, da ich nicht an eine dauernde deutsche Besetzung der Tschechoslowakei glaubte.«[38] Einen Ruf auf den Lehrstuhl für Kinderheilkunde an die Tung-Chi-Universität Shanghai will VIETHEN in den späten 30er Jahren aus gesundheitlichen Gründen abgelehnt haben.[39] Stattdessen stellte er am 24. April 1939 in Freiburg einen Antrag auf Ernennung zum außerplanmäßigen Professor neuer Ordnung, die laut Reichshabilitationsordnung vom 17. Februar 1939 möglich war.[40] Zu dieser Zeit befand er sich bereits in Berufungs-

---

35 Viethen an den Rektor der Martin-Luther-Universität Halle-Wittenberg, 4.2.1938, in: Universitätsarchiv Halle, Personalakte 16420 Prof. Viethen.

36 Ebenda.

37 Aussage Viethen vor der Spruchkammer Forchheim, 5.11.1947, in: UA Erlangen, Personalakte Viethen, F2/1 Nr. 24946, Blatt 104–102, hier 103.

38 Ebenda.

39 Ebenda.

40 Der Antrag wurde mit Datum vom 24.7.1939 vom Rektor der Albert-Ludwigs-Universität Freiburg unterstützt. Beide Dokumente in: Universitätsarchiv Freiburg, Personalakte Viethen, B 24/4055.

verhandlungen mit der Universität Erlangen. Zum 1. Oktober 1939 erfolgte der Ruf als ordentlicher Professor für Kinderheilkunde und Direktor der Universitäts-Kinderklinik in Erlangen.

2. »(...) ein ausserordentlich guter Kinderarzt und Lehrer.«[41]
Viethens Wirken in Erlangen

Als VIETHEN im Alter von 41 Jahren den Ruf nach Erlangen erhielt, trat er die Nachfolge eines Mannes an, der die Klinik dreißig Jahre lang »vorbildlich«[42] geleitet hatte: FRIEDRICH JAMIN. War schon bei JAMINS Berufung und der seines Vorgängers OSKAR DE LA CAMP die Möglichkeit diskutiert worden, die Kinderheilkunde von der Inneren Medizin zu trennen, so war es jetzt »selbstverständlich, daß die Personalunion zwischen medizinischer Poliklinik und Kinderklinik nicht weiter bestehen konnte.«[43] In einem Schreiben der medizinischen Fakultät an den Rektor der Universität Erlangen vom 26. August 1938 heißt es:

> »An allen anderen deutschen Hochschulen ist nunmehr dieses Fach (Kinderheilkunde, A.d.V.) durch einen eigens für diese Lehraufgabe vorgebildeten kinderärztlichen Fachmann vertreten. Es ist daher auch hier fernerhin nicht mehr möglich, die Verbindung der beiden Fächer (Kinderheilkunde und innere Medizin, A.d.V.) an dieser Lehrstelle aufrecht zu erhalten.«[44]

Mit gleichem Datum reichte die Fakultät eine Liste mit Berufungsvorschlägen ein, auf der auf Platz 1 ALBRECHT PEIPER, Direktor des städtischen Kinderkrankenhauses Wuppertal-Barmen, und auf Platz 2 ERNST STETTNER, außerordentlicher Professor für Kinderheilkunde der Universität Erlangen, standen; an dritter und gleicher Stelle wurden VIETHEN und PAUL EMIL FRICK aus Gießen vorgeschlagen.[45] Gutachten und Vorschläge wurden von der Universität an das Bayerische Staatsministerium für Unterricht und Kul-

---

41 Eidesstattliche Erklärung der Krankenschwester Hannelore Theinert, 13.9.1946, in: UA Erlangen, Personalakte Viethen, F2/1 Nr. 24946, Blatt 41.
42 Windorfer (1985), S. 73.
43 Schamberger (1964), S. 84.
44 Die Medizinische Fakultät an den Rektor der Universität Erlangen, 28.8.1938, in: Bayerisches Hauptstaatsarchiv München, MK 72020, Laufzeit 1938–1956, S. 1 f.
45 Jamin hatte zuvor Kollegen an verschiedenen deutschen Kliniken um Vorschläge und Anregungen für die Besetzung gebeten. Für Viethen votierten neben seinem Lehrer Noeggerath u. a. der Leiter der Kinderklinik Würzburg, Prof. Rietschel, der jedoch auch einige andere Namen nannte, und der Direktor der Klinik für Kinderheilkunde an den Allgemeinen städtischen Krankenanstalten Düsseldorf, Prof. Goebel; in zahlreichen anderen entsprechenden Schreiben an Jamin taucht der Name Viethen jedoch nicht auf. Der Briefwechsel findet sich in: Bayerisches Hauptstaatsarchiv München, MK 72020, Laufzeit 1938–1956.

tus weiter geleitet, wobei der Rektor jedoch zugleich unter Hinweis auf schwere räumliche Mängel in der Klinik den Vorschlag formulierte, die Stelle von JAMIN um zwei Jahre zu verlängern, um in der Zwischenzeit die notwendigen baulichen Veränderungen durchführen zu können:

> »Dass die Kinderklinik keinen Hörsaal und kein Laboratorium hat, sondern beides sich in der etwa 200 m davon entfernten Poliklinik befindet, ist an sich eine Unmöglichkeit. (...) Unsere Meinung ist, dass der neue Kinderkliniker gleich zu Beginn seiner Tätigkeit günstige Arbeitsbedingungen vorfinden muss. (...) Wenn wir einen guten Mann nach Erlangen bekommen sollen, müssen wir ihm auch gute Arbeitsbedingungen geben.«[46]

Die Entscheidung für VIETHEN fiel in Berlin. Mit Datum vom 22. November 1938 teilte der zuständige Reichsminister für Wissenschaft, Erziehung und Volksbildung dem Bayerischen Staatsministerium für Unterricht und Kultus mit:

> »Eine weitere Verlängerung des mit Erlaß vom 26. September 1938 (...) bis Ende des S.S. 1939 erteilten Vertretungsauftrages an den entpflichteten Professor Dr. Jamin kommt nicht in Frage. Ich habe daher die endgültige Wiederbesetzung des Lehrstuhls für Kinderheilkunde in Erlangen zum 1. Oktober 1939 in Aussicht genommen und beabsichtige, Professor Viethen-Freiburg zu berufen. Von einer Berufung der Professoren Peiper [sic!] und des Professors Stettner wird im Hinblick auf ihr vorgeschrittenes Lebensalter und mit Rücksicht darauf, daß beide bereits Chefarztstellen an großen Krankenhäusern bekleiden und hier ein ausgedehntes Wirkungsfeld haben, abgesehen. Ich ermächtige Sie daher, mit Professor Viethen Berufungsverhandlungen zu führen und hierüber eine Vereinbarung vorbehaltlich meiner Zustimmung abschließen zu lassen.«[47]

An die Universität erging von ministerieller Seite die Empfehlung, »Professor VIETHEN schon jetzt an den Planungsarbeiten für den Um- und Ausbau der Kinderklinik in Erlangen zu beteiligen.«[48] Wenige Wochen später, am 19. und 20. Dezember 1938, besichtigte VIETHEN die Kinderklinik. Bei den Vorbesprechungen, die aus diesem Anlass stattfanden, betonte er, »daß ihm nach seiner Fachrichtung besonders die Ausstattung der Klinik mit zureichenden

---

46 Der Rektor der Universität Erlangen an das Bayerische Staatsministerium für Unterricht und Kultus, 28.8.1938, in: Bayerisches Hauptstaatsarchiv München, MK 72020, Laufzeit 1938–1956.

47 Das RM für Wissenschaft, Erziehung und Volksbildung an das Bayerische Staatsministerium für Unterricht und Kultus, 22.11.1938, in: Bayerisches Hauptstaatsarchiv München, MK 72020, Laufzeit 1938–1956.

48 Schreiben des RM für Wissenschaft, Erziehung und Volksbildung an den Rektor der Universität Erlangen, 22.11.1938, in: UA Erlangen, Personalakte Viethen, F2/1 Nr. 2494a, Blatt 4.

Einrichtungen für Röntgendiagnostik (nicht Therapie!) am Herzen liege, da er gerade auf diesem Gebiete forschend tätig sein wolle.«[49] Tatsächlich gelang VIETHEN 1942 die Anschaffung einer strahlensicheren Röntgenanlage für die Klinik.

VIETHEN erhielt die Mitteilung, dass der »Führer und Reichskanzler« ihn unter Berufung in das Beamtenverhältnis auf Lebenszeit zum ordentlichen Professor für Kinderheilkunde und Direktor der Kinderklinik ernannt habe, am 11. Juli 1939.[50] Die Leitung der medizinischen Poliklinik wurde noch bis 1942 von JAMIN wahrgenommen.

Im Laufe seiner fünfeinhalb Jahre umfassenden Tätigkeit in Erlangen konnte VIETHEN einige Erfolge verzeichnen. 1941 erfolgte die Einrichtung einer klinikeigenen Schule für Kinderkrankenschwestern: »Nun konnten in der Klinik Schülerinnen angenommen und ausgebildet werden, Nachwuchs für die Krankenpflege.«[51] Die Schwesternschülerinnen wurden in dem Gebäude des ehemaligen »Ersten Deutschen Knabenhortes« in unmittelbarer Nachbarschaft der Kinderklinik untergebracht, das die Universität zu diesem Zweck erwarb.

Wissenschaftlich beschäftigte sich VIETHEN weiterhin vor allem mit Tuberkulose und Röntgenologie des Kindesalters und veröffentlichte zu diesen Themen mehrere Beiträge in Fachzeitschriften, u. a. in der »Monatsschrift für Kinderheilkunde«, in der »Zeitschrift für Kinderheilkunde« und in »Medizinische Welt«. Die Untersuchungstechnik, vor allem das Röntgenverfahren, zur Feststellung einer Tuberkulose im Säuglings- und Kindesalter wurde durch ihn entscheidend verbessert. Im Mittelpunkt seiner Forschung standen auch die röntgenologisch feststellbaren Lungenveränderungen bei Masern und Keuchhusten, deren Kenntnis zur Differentialdiagnostik einer möglicherweise bestehenden Tuberkulose von großer Bedeutung war. Daneben arbeitete er u. a. über Rachitis und Urologie des Kindesalters. Nach eigenen Angaben vom 18. November 1943 hatte er in seiner medizinischen Laufbahn seit 1924 56 wissenschaftliche Arbeiten publiziert, davon fünfzehn in seiner Erlanger Zeit.[52] Ein Schlaglicht auf VIETHENS Arbeit wirft eine Aufstellung der von ihm angefertigten Kurven, die er als Unterlagen für Vorlesungen und Lehrveranstaltungen benutzte:

---

49 Bericht des Bayerischen Kultusministeriums, in: UA Erlangen, Personalakte Viethen, F2/1 Nr. 2494a, Blatt 6/7, hier 6.

50 Ernennungsurkunde, 11.7.1939, in: UA Erlangen, Personalakte Viethen, F2/1 Nr. 2494a, Blatt 19.

51 Windorfer (1985), S. 74.

52 Eine Abschrift von Viethens Publikationsverzeichnis ist dieser Arbeit als Anlage beigefügt. Es ist nicht davon auszugehen, dass er nach 1943 noch wesentliche wissenschaftliche Beiträge leistete, da seine universitäre Laufbahn mit dem Krieg endete.

1. Häufigkeit der Fütterungstuberkulose
2. Sterblichkeit an Infektionskrankheiten
3. Sterblichkeit der lebendgeborenen Säuglinge
4. Zusammensetzung der Heilnahrung
5. Hydrotherapie
6. Darmschädenhäufigkeit bei Rheumatismus
7. Die natürliche Ernährung des Säuglings
8. Biologische Wirkung der U-Strahlen
9. Nachweis der Tuberkelbazillen in der Magenflüssigkeit
10. Allergieablauf der Tbc nach Mommsen
11. Prognose und Letalität der Säuglings- und Kleinkindertbc.
12. Die Tbc-Station
13. Diphtherie-Morbidität im Reich
14. Aktuelle Diphtherie-Schutzimpfung
15. Aktuelle Diphtherie-Schutzimpfung bei Kindern der Klinik
16. Ursachen der Ernährungsstörungen
17. Häufigkeit der primären Darmtbc.
18. Künstliche Ernährung des Säuglings
19. Für die Säuglingsnahrung wichtige Molkereiprodukte
20. Sauere Nahrungen
21. Tbc-Empfindlichkeit in zwei Dörfern
22. Bestandteile und Eigenschaften der Milch
23. Einteilung der Ernährungsstörungen im Säuglingsalter
24. Hydrotherapie / feuchte Wickel
25. D-Vitamin in der Ernährung[53]

Wie SCHAMBERGER hervorhebt[54], ist es verständlich, dass VIETHENS wissenschaftliche Tätigkeit durch die Folgen des Krieges erheblich eingeschränkt und erschwert wurde, zumal er zeitweise als Stabsarzt der Reserve zur Wehrmacht eingezogen war. Vier Tage vor seinem Dienstantritt in Erlangen ersuchte der Rektor der Universität das zuständige Wehrbezirkskommando Fürth mit Schreiben vom 27. September 1939, VIETHEN »im Falle einer Einziehung zum Heeresdienst nur zu einer Verwendung innerhalb des Stadtbereiches von Erlangen beordern zu wollen.«[55] Der Bitte wurde offenbar stattgegeben: Am 17. April 1940 teilte VIETHEN dem Rektorat der Universität mit, »dass ich mit sofortiger Wirkung für die ärztliche Betreuung der Zivil-

---

53 UA Erlangen, Personalakte Viethen, F2/1 Nr. 2494a, Blatt 54.
54 Schamberger (1964), S. 86.
55 Schreiben vom 27.9.1939, in: UA Erlangen, Personalakte Viethen, F2/1 Nr. 2494a, Blatt 32.

bevölkerung in Erlangen angefordert wurde.«[56] Vom 15. Mai bis zum 15. August 1940 führte VIETHEN neben der Leitung der Klinik eine Abteilung im Reserve-Lazarett II Erlangen.

Zu den kriegsbedingten Belastungen kamen gesundheitliche Probleme. Im Herbst 1940 infizierte sich VIETHEN bei seiner Arbeit in der Klinik mit Rachendiphtherie und musste sich vorübergehend beurlauben lassen. Vom 15. November 1940 bis zum 15. April 1941 wurde er von JAMIN (Vorlesung) und dem Assistenten Dr. RUNK (Klinikleitung) vertreten.

Als sich VIETHEN nach dem Krieg wegen seiner Mitgliedschaft in der NSDAP und SS einem Entnazifizierungsverfahren unterziehen musste, sangen ihm zahlreiche ehemalige Mitarbeiter und Patienteneltern Loblieder, so z. B. die Krankenschwester HANNELORE THEINERT:

> »Im übrigen betone ich, dass Herr Professor Viethen ein ausserordentlich guter Kinderarzt und Lehrer war, der seinen Lebensinhalt darin sah, in stets hilfsbereiter Weise seinen kranken Mitmenschen zu helfen. Besonders schätze ich an ihm, dass er auch ausländische Kinder (Ukrainer und Polen) trotz der damaligen nationalsozialistischen Bestimmungen in die Klinik aufnahm und behandelte. Insbesondere erinnere ich mich eines hoffnungslosen schwerkranken ukrainischen Säuglings im September 1944, den er durch persönliches Eingreifen und persönliche Anordnungen, die striktens befolgt werden mussten, gerettet hat und der dann gesund aus der Klinik entlassen werden konnte.«[57]

In einer eidesstattlichen Erklärung, unterzeichnet von HANS BURKEL am 26. August 1947, wird VIETHEN als »Menschenfreund« bezeichnet, der »in Fürsorge, Behandlung und Pflege seiner kleinen Patienten einfach das leistete, was nur ein Mensch leisten konnte«.[58] Solche enthusiastischen Äußerungen sind mit Vorsicht zu betrachten, da sie als umgangssprachlich sogenannte »Persilscheine« im Kontext des Entnazifizierungsverfahrens mit dem Zweck entstanden, die Weste des Angeklagten von möglichen braunen Flecken reinzuwaschen und ihm zu einem milden Spruchkammer-Urteil zu verhelfen. Es steht aber außer Frage, dass VIETHEN die Klinik während des Krieges unter besonders schwierigen Bedingungen zu führen hatte und diese Aufgabe zur allgemeinen Zufriedenheit und Anerkennung meisterte.[59] Einer eidesstattli-

---

56 Schreiben vom 17.4.1940, in: UA Erlangen, Personalakte Viethen, F2/1 Nr. 2494a, Blatt 36.

57 Eidesstattliche Erklärung Hannelore Theinert, 13.9.1946, in: UA Erlangen, Personalakte Viethen, F2/1 Nr. 24946, Blatt 41.

58 Eidesstattliche Erklärung Hans Burkel, 26.8.47, in: UA Erlangen, Personalakte Viethen, F2/1 Nr. 24946, Blatt 72.

59 Anderer Meinung war nur Viethens Nachfolger Prof. Dr. Alfred Adam. Er malte die Zustände in der Kinderklinik in einem Schreiben an den Rektor der Universität vom 1.9.1947 in düsteren Farben und verwies u. a. auf zahlreiche, zum Teil langjährige Angestellte, denen er Unfähigkeit, Unzuverlässigkeit und mangelnden Ar-

chen Erklärung von VIETHENS Verwaltungs- und Privatsekretärin MARIA RUF vom 2. August 1947 zufolge, hat VIETHEN »während des ganzen Krieges, ohne Oberarzt, selbst die vollständige ärztliche Betreuung von ca. 130–150 kranken, z.T. schwerkranken Kindern, mit Hilfe von drei Assistentinnen übernommen«.[60] MARIA SCHLEICHER, Gesundheitspflegerin am Staatlichen Gesundheitsamt Erlangen, bescheinigte mit Datum vom 19. Juni 1947, »dass Herr Professor Dr. VIETHEN, (...) in der Zeit seiner Tätigkeit an der Kinderklinik Erlangen die Tuberkulose-Fürsorge für Kinder ausgebaut hat an allwöchentlichen regelmäßigen Sprechtagen«.[61] Über den schwierigen Alltag in der Klinik schreibt SCHAMBERGER:

> »Der täglich steigende Zustrom von Patienten in die längst zu klein gewordene Klinik stellte schon rein technisch große Schwierigkeiten dar, wenn wir bedenken, daß die für maximal fünfzig bis siebzig Kinder eingerichtete Klinik bald einhundertachtzig Kranke aufnehmen mußte. Hatte schon Jamin immer die Notwendigkeit einer Klinikerweiterung hervorgehoben, so versuchte auch Viethen jetzt, unter diesen dringlichen Zuständen, die Mittel für einen Neubau zu erreichen. Es nützte wenig, daß ihm von der entsprechenden Stelle alles zugesagt worden war, da schließlich das Geld doch fehlte.«[62]

Als die US-Armee im April 1945 in Erlangen einmarschierte, wurde VIETHEN aufgrund seiner Mitgliedschaft in der SS verhaftet und musste die Leitung der Klinik aufgeben. Am 22. August 1945 teilte der Rektor der Universität ihm im Auftrag der Militärregierung mit, dass er vorläufig bzw. unter Vorbehalt einer späteren Regelung von seiner Dienststellung enthoben sei. Die endgültige Enthebung vom Dienst erfolgte am 19. November 1945 durch das Bayerische Staatsministerium für Unterricht und Kultus auf Weisung der Militärregierung. Als Leiter der Kinderklinik sprang kurzfristig noch einmal FRIEDRICH JAMIN ein, bevor im Jahre 1946 ALFRED ADAM als Ordinarius für Kinderheilkunde und neuer Klinikvorstand berufen wurde. Zu dieser Zeit war die Klinik für etwa 75 Patienten ausgestattet, aber mit »etwa 200 kranken, halbverhungerten Kindern belegt«.[63]

---

beitseifer bescheinigte. Dabei ließ er anklingen, dass einige von ihnen, insbesondere Krankenschwestern, aktive Nationalsozialisten gewesen seien. UA Erlangen, Personalakte Alfred Adam, F2/1 Nr. 2187. Die Etablierung nationalsozialistischer Schwestern hatte allerdings schon unter Jamin begonnen. Vgl. Zapf (2003), S. 49–54.

60 Eidesstattliche Erklärung Maria Ruf, 2.8.1947, in: UA Erlangen, Personalakte Viethen, F2/1 Nr. 24946, Blatt 74/73, hier Blatt 74.

61 Bescheinigung zur Vorlage bei der Spruchkammer Maria Schleicher, 19.6.1947, in: UA Erlangen, Personalakte Viethen, F2/1 Nr. 24946, Blatt 55.

62 Schamberger (1964), S. 86 f.

63 Windorfer (1985), S. 74.

3. »(...) ein völlig unpolitischer Mensch«[64]? Viethens Rolle im Dritten Reich

ALBERT VIETHEN bewarb sich am 1. November 1933, neun Monate nach der Machtergreifung der Nationalsozialisten, um die Mitgliedschaft in der Allgemeinen SS und wurde am 15. Oktober 1934 aufgenommen. Er erhielt die Mitgliedsnummer 244.227 und wurde bereits nach wenigen Wochen, am 24. Dezember 1934, zum SS-Unterscharführer befördert, was in der Dienstrangfolge des Armeeheeres einem Unteroffizier entsprach.[65] Am 21. September 1935 folgte die Beförderung zum Scharführer (Unterfeldwebel) und am 8. September 1936 zum Oberscharführer (Feldwebel), am 30. Januar 1942 zum Untersturmführer (Leutnant) und am 30. Januar 1944 zum Obersturmführer (Oberleutnant). VIETHENS SS-Stammkarte enthält neben diesen Angaben und der Notiz »SS-Zivilabzeichen Nummer 89.831« keine relevanten Eintragungen.[66]

Entgegen früheren Darstellungen[67] wissen wir heute, dass die SS alles andere als eine monolithische Vereinigung war. Ihre soziale Zusammensetzung war ebenso heterogen wie die Beweggründe für eine Mitgliedschaft. In der SS gab es »Verbrecher und Idealisten, Dummköpfe und Männer von intellektuellem Rang«[68], und mancher SS-Mann, der es genoss, »in attraktiver, auf Taille geschneiderter, schwarzer Uniform und schickem Dienstwagen«[69] zur Arbeit zu fahren, stand der NS-Ideologie herzlich gleichgültig gegenüber. Die 1925 als Gliederung der »Sturmabteilung« (SA) gegründete »Schutz-Staffel« war zunächst für den persönlichen Schutz von ADOLF HITLER zuständig gewesen und wurde als Ordnungsmacht bei Parteiveranstaltungen eingesetzt. Als HEINRICH HIMMLER am 6. Januar 1929 zum Reichsführer der SS ernannt wurde, umfasste die Organisation rund 280 Mann – Ende 1932 waren es 52.000, Ende 1933 bereits über 209.000. Das dreifache Leitbild der SS »forderte von allen Mitgliedern, einer ›rassischen‹ Auslese zu entsprechen, soldatische Ideale zu verkörpern und die politisch-ideologischen Ziele des Nationalsozialismus mit größter Leidenschaft und Radikalität zu vertreten.«[70] Bewerber hatten sich einer Aufnahmeprüfung zu unterziehen, bei der körperliche Merkmale (z. B. Mindestgröße) und rassenbiologische Eigenschaften (»arische Abstammung«) im Mittelpunkt standen; formlose Auf-

---

64 Dr. Boedecker, 10.1.1947, in: UA Erlangen, Personalakte Viethen, F2/1 Nr. 24946, Blatt 51 und 22.
65 Eine Übersicht über die Dienstränge der SS im Vergleich zum Heer findet sich bei Höhne (1969), Bd. 1, S. 158.
66 BA Berlin-Lichterfelde, Referat R2 Pers.: Viethen, Albert, 23.11.97.
67 Vgl. Kogon (1946).
68 Paetel (1954), S. 25.
69 Kater (2001), S. 62.
70 Dierker (2002), S. 67.

nahmen hochrangiger Persönlichkeiten waren möglich, aber nicht die Regel. Da sich die SS als »Sippengemeinschaft« und Keimzelle einer künftigen nordischen Rassendominanz in Deutschland begriff, galten die Auswahlkriterien – überwacht vom 1931 eingerichteten »Rasse- und Siedlungshauptamt« – auch für die Ehefrauen der SS-Männer.[71] So musste sich 1937 auch das heiratswillige Paar ALBERT VIETHEN und CHRISTA SCHRÖDER dem aufwändigen Verfahren zur Erlangung der Verlobungs- und Heiratserlaubnis unterziehen.[72] Da beide Partner für »rassisch und gesundheitlich wertvoll« und damit fortpflanzungswürdig erklärt wurden, erhielten sie mit Stempel vom 15. April 1937 die Erlaubnis zur Verlobung und Eheschließung.[73]

Als die SS nach dem Ende des Krieges von den Siegermächten als »verbrecherische Organisation« eingestuft wurde[74], begründete VIETHEN seinen Eintritt in die nationalsozialistische Eliteorganisation mit beruflichen Motiven und dem Wunsch nach »Ruhe« vor Belästigungen durch Staat und Partei:

> »Ich war katholisch gebunden und habe auch einer katholischen Studentenverbindung angehört. Bereits 1933 nach der Machtübernahme wurde ich von der Klinik aus dieserhalb angegriffen. Ich war damals schon Privatdozent und musste einer Organisation angehören. So trat ich im Juni 1933 dem Stahlhelm bei. Ich bin zum Stahlhelm gegangen, um nicht der SS oder SA beitreten zu müssen. Als dann der Stahlhelm 1934 aufgelöst wurde, bin ich zur SS gegangen, weil ich glaubte, dann vor der Partei sicher zu sein und mich in Ruhe meiner Wissenschaft widmen zu können. Ich wurde damals schon aufgefordert, der Partei beizutreten, was ich aber ablehnte. Der SS bin ich beigetreten unter der Bedingung, dass ich keinen Dienst zu machen brauche und ich mit Arbeit überlastet und für dienstliche Funktionen ungeeignet sei. Dies wurde mir auch zugebilligt. (...) Bei der SS habe ich nie Dienst gemacht und habe auch seit ca. 1937 keinerlei Beiträge mehr gezahlt. Zu den örtlichen SS-Dienststellen habe ich gar keine Bindung gehabt.«[75]

---

71 Vgl. Schwarz (2001), S. 24–52.

72 Allein für das korrekte Ausfüllen der SS-Ahnentafel mussten ein SS-Führer und seine Braut mindestens 186 Dokumente herbeischaffen. Vgl. Schwarz (2001), S. 45.

73 BA Berlin-Lichterfelde, Referat R2 Pers.: Viethen, Albert, 23.11.97.

74 Laut Beschluss des Internationalen Militärgerichtshofes in Nürnberg vom 30.9./ 1.10.1946 wurde die SS mit allen Dienststellen, Abteilungen, Dienstgruppen, Organen, Zweigstellen, Verbänden, Gliederungen und Gruppen zu einer »verbrecherischen Organisation« erklärt. Vgl. IMT: Der Prozeß gegen die Hauptkriegsverbrecher vor dem Internationalen Militärgerichtshof, Nürnberg 1947–1949, 42 Bände, hier Bd. 22, S. 587.

75 Protokoll der öffentlichen Sitzung der Spruchkammer Forchheim, 5.11.1947, in: UA Erlangen, Personalakte Viethen, F2/1 Nr. 24946, Blatt 104/103. – Der »Stahlhelm, Bund der Frontsoldaten«, gegründet im Dezember 1918 in Magdeburg von

Diese Version wurde gestützt durch eine schriftliche Aussage von VIETHENS ehemaligem Freiburger Chefarzt NOEGGERATH:

>Über den Eintritt Professor Viethens in die SS glaube ich im wesentlichen genau unterrichtet zu sein. Aufnahme geschah auf Drängen eines ihm befreundeten Kollegen, der Viethen sagte, er habe keine ihn irgendwie belästigende dienstliche Verpflichtung zu übernehmen und sei, wenn er nur eintrete, sicher, dass er nunmehr in Ruhe sich seiner ärztlichen und wissenschaftlichen Arbeit widmen könne.«[76]

Im Gegensatz zu dieser Nachkriegs-Darstellung hatte NOEGGERATH im Jahre 1938 VIETHENS Engagement in der SS in kausale Verbindung mit seiner vergleichsweise geringen Zahl wissenschaftlicher Publikationen gebracht: »Endlich hat VIETHEN ein reiches Arbeitsfeld in der SS gefunden; (...).«[77]

Ein weiterer Widerspruch: Während NOEGGERATHS Erinnerung zufolge ein »befreundeter Kollege« die Mitverantwortung für VIETHENS Eintritt in die SS trug, sprach Dr. BOEDECKER, ärztlicher Leiter des Waldsanatoriums Todtmoos im Südschwarzwald, in einem Gutachten vom 10. Januar 1947 in diesem Zusammenhang von einem »Doktoranden«:

>Herr Professor Viethen ist mir seit 1920 bekannt, auch seiner Gesinnung und seinem Charakter nach. Er ging völlig in seiner ärztlich wissenschaftlichen Tätigkeit auf, ohne sich je für Politik zu kümmern, da er ein völlig unpolitischer Mensch war. Als ein typisch deutscher Gelehrter alter Schule empfand er die Politisierung unter den Nazis als eine empfindliche Störung seiner der Allgemeinheit gewidmeten Berufsarbeit. Einer seiner Doktoranden empfahl ihm in die SS einzutreten, um Ruhe vor der ständigen Belästigung der Partei zu haben, und nahm ihm sogar alle dazu gehörigen Gänge und Gesuche ab. Viethen glaubte sich dadurch in seiner ärztlichen Tätigkeit geschützt. Der Naziideologie ist er nie verfallen.«[78]

Mit seiner Entscheidung für die SS befand sich VIETHEN 1933/34 in Deutschland in »bester« Gesellschaft: »Die sogenannten ›feinen Leut‹ bevorzugten beim Eintritt in eine der Parteigliederungen die SS«[79], erinnerte

---

dem Reserveoffizier Franz Seldte, war mit rund 500.000 Mitgliedern im Jahre 1930 der größte Wehrverband in Deutschland. Trotz nomineller Überparteilichkeit stand der paramilitärisch organisierte »Stahlhelm« in eindeutiger Opposition zum politischen System in der Weimarer Republik. 1934 erfolgte die Gleichschaltung durch die Eingliederung in die SA, 1935 die Auflösung des Verbandes.

76 Prof. Dr. C. Noeggerath, 26.12.1945, in: UA Erlangen, Personalakte Viethen, F2/1 Nr. 24946, Blatt 47 und 14.

77 Sondergutachten Noeggerath, 27.4.1938, in: Bayerisches Hauptstaatsarchiv München, MK 72020, Laufzeit 1938–1956, S. 4.

78 Dr. Boedecker, 10.1.1947, in: UA Erlangen, Personalakte Viethen, F2/1 Nr. 24946, Blatt 51 und 22.

79 Schellenberg, zitiert nach: Höhne (1969), Bd. 1, S. 132.

sich später WALTER SCHELLENBERG, der letzte Geheimdienstchef unter HITLER. Hatte sich der »Schwarze Orden« bis 1933 vor allem aus ehemaligen Freikorpsmännern, akademisch gebildeten Verlierern der Wirtschaftskrise und kleinbürgerlichen Parteiveteranen zusammengesetzt, so strömten nun Adelige und Söhne des mittleren Bürgertums, Juristen, Wirtschaftswissenschaftler und Mediziner in HIMMLERS Truppe. Das SS-Ideal eines elitären Führungsordens in bewusster Anlehnung an mittelalterliche Ritterorden wirkte attraktiv auf viele ehrgeizige und aufstiegswillige Angehörige des deutschen Bürgertums und der Intelligenz. Dies änderte sich auch nicht, als HITLER und die SS Ende Juni 1934 einen angeblich geplanten Putsch des SA-Führers ERNST RÖHM zur Ermordung der SA-Spitze nutzten. Im Anschluss daran wertete HITLER die SS zur selbständigen, ihm direkt unterstellten Gliederung der NSDAP auf und übertrug ihr die Alleinzuständigkeit für sämtliche Konzentrationslager in Deutschland. Diese Ereignisse konnten ALBERT VIETHEN nicht dazu bewegen, seinen Antrag auf Aufnahme in die SS zurückzuziehen.

Wenn VIETHENS Eintritt in die SS ausschließlich dem Zweck gedient haben sollte, »Ruhe vor der ständigen Belästigung der Partei zu haben«[80], so stellt sich die Frage, warum er es dabei nicht bewenden ließ. Sollte er kein überzeugter Nationalsozialist gewesen sein, so ist sein Eintritt in die NSDAP am 1. Mai 1937 (Mitglieds-Nr. 5.257.415) nur mit politischer Anpassung vor dem Hintergrund eines unbedingten beruflichen Aufstiegswillens zu erklären, musste doch in den späten 30er Jahren jeder Wissenschaftler, der eine Universitätsdozentur anstrebte, Parteimitglied werden.[81] VIETHEN selber hat keine Erklärung für diese Entscheidung abgegeben. In einem Schreiben des Landeskriminalpolizeiamtes Baden an das Badische Staatskommissariat für politische Säuberung in Freiburg vom 29. September 1947 wird in diesem Kontext auf VIETHENS »politische Dummheit und auf heftiges Drängen eines jüngeren Kollegen«[82] verwiesen. Prof. Dr. FLEISCHER, Vorstand der Erlanger Universitätsaugenklinik, berichtete in einer schriftlichen Aussage vom 12. Oktober 1946, VIETHEN habe ihm erzählt, »dass er Mitglied der Partei bzw. der SS nur geworden sei im Anschluss an den kummulativen [sic] Eintritt von Mitgliedern der Freiburger Universität in die Partei.«[83] Nach dem Krieg behauptete VIETHEN, er habe bei der Kreisleitung der NSDAP in Erlangen in

---

80 Dr. Boedecker, 10.1.1947, in: UA Erlangen, Personalakte Viethen, F2/1 Nr. 24946, Blatt 51 und 22.

81 Vgl. Schulze (1989), S. 237 f.

82 Landeskriminalpolizeiamt Baden, 29.9.1947, in: UA Erlangen, Personalakte Viethen, F2/1 Nr. 24946, Blatt 81.

83 Prof. Dr. Fleischer, 12.10.1946, in: UA Erlangen, Personalakte Viethen, F2/1 Nr. 24946, Blatt 39 und 4.

dem Ruf gestanden, »politisch unzuverlässig«[84] zu sein, und erhielt dabei Rückendeckung durch den ehemaligen Erlanger Bürgermeister Dr. HERBERT OHLY:

> »Er (Viethen, A.d.V.) trat demzufolge trotz seiner Zugehörigkeit zur NSDAP politisch überhaupt nicht in Erlangen hervor. (...) Ich habe ihn niemals in Uniform (der SS, A.d.V.) gesehen, wie ich mich auch nicht entsinnen kann, ihn bei politischen Veranstaltungen wie Sprechabenden, Mitgliederversammlungen oder dergleichen angetroffen zu haben, obwohl wir in der gleichen Ortsgruppe wohnten. (...) Als ehemaligem Kreisamtsleiter ist mir bekannt, dass Herr Prof. Dr. Viethen wegen seiner starken kirchlichen Bindung nicht für einen vollwertigen Parteigenossen, also nicht als politisch zuverlässig gehalten wurde. (...) in persönlichen Gesprächen äusserte er sich wiederholt sehr scharf über mancherlei Massnahmen der NSDAP und verschiedene Missstände innerhalb der Partei, so insbesondere über die einer grossen Nation wie der deutschen absolut unwürdige Behandlung der Juden, ferner über den unseligen Kampf gegen die christlichen Kirchen, die unheilvolle Aussenpolitik und die Führung des Krieges.«[85]

Neben der NSDAP und SS gehörte VIETHEN seit 1934 dem NS-Ärztebund und der NS-Kriegsopferversorgung, seit 1935 dem NS-Dozentenbund und der NS-Volkswohlfahrt und seit 1939 dem NS-Altherrenbund an.[86]

Nach dem Einmarsch der US-Truppen in Erlangen wurde VIETHEN aus seinem Amt entfernt und am 28. April 1945 verhaftet und interniert. Als Angehöriger der SS unterlag er dem »Automatischen Arrest«, auf den sich das britische und das amerikanische Oberkommando bereits 1944 für alle politischen Leiter der NSDAP, alle Führer und Unterführer der SS und der Waffen-SS, alle Gestapo- und SD-Mitarbeiter, die Leiter der Militär- und Zivilverwaltungen in den besetzten Gebieten sowie hohe Beamte geeinigt hatten.[87] Seine Haftzeit dauerte knapp zwei Jahre, wobei er in dieser Zeit nicht zur Untätigkeit verurteilt war. Von Oktober 1945 bis Anfang August 1946 arbeitete er zunächst als Sektionsarzt, dann als Leitender Arzt des Lagerreviers in Hersbruck und Plattling. Eine Arbeitsbescheinigung des »Civil-Int.-Camp(s) 409 Nürnberg-Langwasser« vom 2. August 1946 bestätigte, dass er »fortlaufend aerztliche Fortbildungsvortraege fuer den Laien, vor

---

84 Aussage Viethen vor der Spruchkammer Forchheim, 5.11.1947, in: UA Erlangen, Personalakte Viethen, F2/1 Nr. 24946, Blatt 104-102, hier 103.

85 Eidesstattliche Erklärung Dr. Herbert Ohly, 6.10.1947, in: UA Erlangen, Personalakte Viethen, F2/1 Nr. 24946, Blatt 99/98, hier 99.

86 Meldebogen auf Grund des Gesetzes zur Befreiung von Nationalsozialismus und Militarismus vom 5.3.1946, ausgefüllt am 26.6.1947, in: UA Erlangen, Personalakte Viethen, F2/1 Nr. 24946, Blatt 91.

87 Insgesamt wurden 1945 in den drei westlichen Besatzungszonen 192.000 Personen interniert, von denen bis zum 1.1.1947 86.000 wieder aus den Lagern entlassen worden waren. Vgl. Vollnhals (1995), S. 376 f.

allen Dingen aber fuer die zahlreich internierten Aerzte gehalten, sowie die Ausbildung der Medizin-Studenten geleitet und durchgefuehrt«[88] habe. Über seine Tätigkeit von August 1946 bis zur Entlassung aus dem Internierungs- und Arbeitslager Nürnberg-Langwasser acht Monate später ist nichts bekannt.

Während der Lagerhaft litt VIETHEN offenbar unter psychischen Problemen. Das ärztliche Gutachten des Lagerarztes Dr. BRUNNER vom 3. März 1947 bescheinigte ihm neben den Langzeitfolgen einer schweren Lungentuberkulose, an der er am Ende des Ersten Weltkrieges erkrankt war, und den Nachwirkungen der Rachendiphtherie von 1940 wiederholte, lang andauernde Depressionen:

> »(...) lt. vorliegendem Gutachten der Psychiatr. Klinik der Univ. Erlangen 1943 wurde er wegen Melancholie mit entsprechenden depressiven Gedanken mehrere Wochen fachärztlich behandelt. Einen ähnlichen wesentlich schwereren, monatelang anhaltenden Krankheitszustand hat er während der Haft 1945 im Lager Hersbruck durchgemacht. Es ist zu befürchten, dass durch die lange Internierung und durch die schwierigen Lagerverhältnisse erneut derartige Krankheitszustände ausgelöst werden. Ich halte deshalb seine baldige Entlassung bzw. bevorzugte Spruchkammerbehandlung für dringend notwendig. Versehrtenstufe III (drei).«[89]

Schon zwei Monate zuvor, am 10. Januar 1947, hatte Dr. BOEDECKER vom Waldsanatorium Todtmoos unter Hinweis auf VIETHENS Neigung zu Depressionen für seine Entlassung aus der Haft plädiert. BOEDECKER beschrieb ihn als einen gehemmten Menschen mit einer »schweren depressiven Anlage«[90] und Neigung zu übertriebener Gewissenhaftigkeit. Am 29. März 1947 wurde VIETHEN von den Amerikanern auf freien Fuß gesetzt.

Am 5. November 1947 fand vor der Spruchkammer Forchheim die öffentliche Verhandlung gegen Prof. Dr. ALBERT VIETHEN statt. In seiner ausführlichen Verteidigungsrede betonte der Angeklagte in erster Linie seine Bindung an die katholische Kirche – ein geschicktes Vorgehen, war in der Nachkriegszeit doch allgemein die Annahme verbreitet, dass in den Kirchen jene »guten Deutschen« zu finden seien, auf die die Westalliierten ihre Hoffnungen für den Wiederaufbau des Landes setzten:

---

88 Bescheinigung Civil-Int.-Camp 409 Nürnberg-Langwasser, 2.8.1946, in: UA Erlangen, Personalakte Viethen, F2/1 Nr. 24946, Blatt 24.

89 Ärztliche Bescheinigung Internierungs- und Arbeitslager Nürnberg-Langwasser, Lagerarzt Dr. Brunner, 3.3.1947, in: UA Erlangen, Personalakte Viethen, F2/1 Nr. 24946, Blatt 53 und 23.

90 Dr. Boedecker, 10.1.1947, in: UA Erlangen, Personalakte Viethen, F2/1 Nr. 24946, Blatt 51 und 22. Ein Amtsärztliches Zeugnis vom Staatlichen Gesundheitsamt Freiburg hatte Viethen dagegen am 8.7.1939 beste Gesundheit bescheinigt. Universitätsarchiv Freiburg, Personalakte Albert Viethen, B 24/4055.

»Ich bin dann auch von der SS aus angegriffen worden, weil ich der katholischen Kirche angehörte. Es sollten damals (ungefähr im Jahre 1935) Beförderungen in der SS vorgenommen werden und ich wurde aufgefordert, aus der Kirche auszutreten. Ich lehnte dies ab und wurde als einziger nicht befördert. Ich habe nach katholischem Mythus geheiratet und auch meine Kinder katholisch getauft und im katholischen Glauben erzogen. Auch meine evangelische Ehefrau trat zur katholischen Kirche über. Dies wurde mir von der SS sehr verübelt.«[91]

Es stellt sich die Frage, wie VIETHEN seine Mitgliedschaft in der NSDAP, vor allem aber in der SS mit seinem katholischen Glauben vereinbaren konnte. Für die Nationalsozialisten gehörten die Kirchen »zu den Stützen einer überholten Gesellschaft (...), die die nationalsozialistische Revolution zu zerstören entschlossen war«[92]; sie fürchteten die Kirchen als weltliche Gegenmacht und das Christentum als geistige Konkurrenz.[93] Mehr noch als die evangelischen Kirchen stand dabei die straffer organisierte, autoritärer ausgerichtete und deshalb – zumindest in der Theorie – widerstandsfähigere römisch-katholische Kirche im Blickpunkt: »Als wichtigster und gefährlichster Gegner galt von Anfang an der Katholizismus (...).«[94] Insbesondere in der SS wurden Anstrengungen unternommen, christliche Traditionen durch neue, an heidnisch-germanische Bräuche angelehnte Riten wie etwa die Feier der Wintersonnenwende in der Weihnachtszeit und spezielle SS-Zeremonien zur »Eheweihe« und »Namensgebung« zu ersetzen. Trotz dieser Bemühungen verließ nur eine – wenn auch beachtliche – Minderheit der SS-Männer die Kirchen.[95]

VIETHEN will auf Grund seiner katholischen Glaubensüberzeugung insbesondere während seiner Tätigkeit als kommissarischer Leiter der Universitäts-Kinderklinik Halle 1937/38 negative Erfahrungen gemacht haben:

»Es wurden gegen mich Angriffe unternommen, weil ich immer noch der katholischen Kirche angehörte, also konfessionell gebunden war, dass ein Kruzifix in meinem Dienstzimmer hing, dass ich an Prozessionen teilnahm und die Kirche besuchte. Ich bat daher, mich wieder an meine alte Stelle zurückzuversetzen, was auch geschah. Ich kam wieder

---

91 Aussage Viethen vor der Spruchkammer Forchheim, 5.11.1947, in: UA Erlangen, Personalakte Viethen, F2/1 Nr. 24946, Blatt 104–102, hier 104/103.

92 Conway (1969), S. 9.

93 An dieser Stelle kann nicht in angemessenem Umfang auf das komplexe Thema »Kirchen im Dritten Reich« eingegangen werden. Es sei auf die umfangreiche Forschungsliteratur verwiesen, z. B. Scholder (1977/1985), Lewy (1965), Conway (1969) und Dierker (2002).

94 Dierker (2002), S. 145.

95 1938 gehörten 51,4 % aller SS-Männer der evangelischen und 22,6 % der katholischen Kirche an, während 25,8 % die Kirche verlassen hatten und als Konfession entsprechend der üblichen Sprachregelung »gottgläubig« angaben. Vgl. Dierker (2002), S. 88.

nach Freiburg zurück, wo ich nur Oberarzt, also Angestellter war, während ich in Halle Ordinarius und damit Beamter geworden wäre.«[96]

Darüber hinaus gab VIETHEN an, er habe während des Krieges – entgegen offizieller Weisung – ausländische Kinder (»Ostkinder«) in die Klinik aufgenommen, wenn dies vom ärztlichen Standpunkt aus erforderlich gewesen sei, und teilweise kostenlos behandelt. Seine Vorlesungen seien ebenso unpolitisch gewesen wie sein Schwesternunterricht.[97] Zeitweise habe er auf einen Ausschluss aus der SS gehofft, zu dem es jedoch nicht gekommen sei:

> »Anfang des Krieges kam dann der Befehl, dass sich sämtliche SS-Mitglieder in ihrem Bereich zu melden hätten. Der damalige SS-Obergruppenführer in Nürnberg fragte mich, warum ich noch nicht befördert sei, worauf ich ihm antwortete, dass ich für irgendwelche Funktionen keine Zeit hätte. Er bestand aber darauf, daß ich Untersturmführer wurde. Ich sollte dann zum Obersturmführer befördert werden. Es kam nun wieder die Frage auf, ich solle aus der Kirche austreten. Ich habe darauf in einer sehr erregten Besprechung darauf hingewiesen, dass ich nicht aus der Kirche austrete und ich hoffte, dass man mich nun aus der SS entlassen würde. Trotzdem beförderte man mich aber zum Obersturmführer.«[98]

Es gelang VIETHEN, umfangreiche Zeugenaussagen und Dokumente (»Persilscheine«) vorzulegen, die seine Angaben weitgehend bestätigten.[99] So konnte er nachweisen, dass er der katholischen Studentenverbindung »Bavaria« angehört hatte,[100] dass seine Kinder katholisch getauft worden waren[101] und seine Ehefrau kurz vor Kriegsende – die US-Truppen standen buchstäblich schon vor den Toren der Stadt – vom evangelischen zum katholischen Glauben konvertiert war.[102] Der Erlanger Stadtpfarrer Dr. BUCK vom

---

96 Aussage Viethen vor der Spruchkammer Forchheim, 5.11.1947, in: UA Erlangen, Personalakte Viethen, F2/1 Nr. 24946, Blatt 104–102, hier 103.

97 Auch in den Fakultätssitzungen trat Viethen nicht durch politische Äußerungen hervor. Vgl. Fakultätsprotokolle/Medizinische Fakultät der Friedrich-Alexander-Universität Erlangen-Nürnberg, Protokollbuch der engeren Fakultät, S. 219 ff.

98 Aussage Viethen vor der Spruchkammer Forchheim, 5.11.1947, in: UA Erlangen, Personalakte Viethen, F2/1 Nr. 24946, Blatt 104–102, hier 103.

99 Zur weit verbreiteten Praxis des »white-washing« durch »Persilscheine« und die Umfunktionierung der Spruchkammern zu »Mitläufer-Fabriken« vgl. u. a. auch Schrumpf (1996).

100 Bestätigung Kath. Pfarramt Heroldsbach, Pfarrer Gaier, 10.5.1946, in: UA Erlangen, Personalakte Viethen, F2/1 Nr. 24946, Blatt 11.

101 Die Taufbescheinigung für die beiden Söhne liegt vor. UA Erlangen, Personalakte Viethen, F2/1 Nr. 24946, Blatt 2. Es fehlt ein entsprechendes Dokument für Tochter Christiane, die 1938 – also vor der Übersiedlung nach Erlangen – geboren worden war.

102 Bestätigung Stadtpfarrer Dr. Buck, 6.3.1945, in: UA Erlangen, Personalakte Viethen, F2/1 Nr. 24946, Blatt 3.

Katholischen Pfarramt Herz Jesu gab allerdings zwischen den Zeilen zu erkennen, dass VIETHEN kein regelmäßiger Kirchgänger gewesen war:

> »(...) ist mir seit dem Tauftag seines Kindes am 13.5.1943, wo er persön-
> lich in der Kirche der Taufhandlung beiwohnte, bekannt. Seitdem zeigte
> er sich, auch in Begleitung anderer Ärzte auf der Strasse stets aufs
> freundlichste und scheute sich auch nicht in aller Öffentlichkeit mich auf
> der Straße anzusprechen, wiewohl ich als katholischer Geistlicher zu er-
> kennen war.«[103]

VIETHENS ehemaliger Chef NOEGGERATH unterstützte die – in den Akten
nicht nachvollziehbare – Darstellung eines angestrebten, aber missglückten
SS-Ausschlusses:

> »Weil Prof. Viethen Sanitätsoffizier geworden war, sollte er aufgrund
> des bekannten Allgemeinbefehls Himmlers innerhalb der SS im Range
> aufsteigen. Ein Adjutant des zuständigen Obergruppenführers verlangte
> aber von Viethen, *dass er vorher aus der katholischen Kirche austrete.*
> Dies verweigerte Viethen, (...) – Ich glaube bestimmt zu wissen, dass
> Prof. Viethen seine Antwort in dieser kompromisslosen Form gegeben
> hat, weil er die allbekannte Stellung der SS zu Religion kannte und hoff-
> te, daraufhin aus der SS ausgestossen zu werden. Leider ist ihm dies
> nicht geglückt. Wäre er von sich aus ausgetreten, so würde er nicht nur
> sich selbst, sondern auch seine Familie nicht nur wirtschaftlich sondern
> auch physisch aufs allerschwerste gefährdet haben.«[104]

In seinem oben bereits zitierten »Gesuch und Befürwortung der Entlassung von Professor ALBERT VIETHEN« aus der Lagerhaft vom 10. Januar
1947 erklärte Dr. BOEDECKER sogar, die Beförderung zum Sturmführer habe
bei VIETHEN eine »schwere Depression« hervorgerufen, »da er fast krankhaft
gewissenhaft war, und sah, in welche Gesellschaft er geraten war«.[105]
VIETHEN habe deshalb in Baden-Baden ärztlichen Rat in Anspruch nehmen
müssen.

Über die Vorgänge in Halle 1937/38 berichtete NOEGGERATH, dass Partei-
und SS-Angehörige an der Medizinischen Fakultät VIETHEN »das Leben geradezu zur Hölle gemacht« hätten: »Die Hetze war so gross, dass Herr VIE-
THEN den für einen Privatdozenten völlig ungewöhnlichen und mutigen
Schritt unternahm und um Entlassung aus der Hallenser Stelle einkam,

---

103 Pfarramtliches Gutachten, Stadtpfarrer Dr. Buck, in: UA Erlangen, Personalakte
Viethen, F2/1 Nr. 24946, Blatt 9.

104 Prof. Dr. C. Noeggerath, 26.12.1945, in: UA Erlangen, Personalakte Viethen,
F2/1 Nr. 24946, Blatt 47 und 14. – Obwohl Himmler seinen Einheitsführern un-
tersagt hatte, ihre Untergebenen zum Verlassen der Kirche zu zwingen, traten
solche Vorfälle immer wieder auf. Vgl. Dierker (2002), S. 88 f.

105 Dr. Boedecker, 10.1.1947, in: UA Erlangen, Personalakte Viethen, F2/1 Nr.
24946, Blatt 51 und 22.

(...).«[106] Leider, so NOEGGERATH, seien seine Unterlagen zu diesem Vorgang verbrannt.[107] In einer Erklärung von Prof. Dr. EMIL ABDERHALDEN, Zürich, vom 27. Oktober 1946 hieß es zum gleichen Thema:

> »Herr Prof. Dr. Viethen war 1937 zum Leiter der Universitätskinderklinik in Halle ausersehen. Er bewaehrte sich ganz ausgezeichnet. Alle seine Collegen und vor allem die Studierenden anerkannten seine sehr grosse Lehrbefaehigung. Insbesondere wurden seine Charaktereigenschaften geschätzt. In der Folge wurde er von dem beruechtigten Chirurgen Wagner zu Fall gebracht. Er warf Viethen vor glaeubiger Katholik zu sein. Als Beweis hierfuer wurde angefuehrt, er habe an einer kathol. Prozession teilgenommen. Herr Viethen lehnte es ab, sich zur Wehr zu setzen, weil eindeutig klar lag, dass er niemals in den Nazikreis hineinwachsen koennte. In mehreren mit V. geführten Gesprächen konnte ich in eindeutiger Weise feststellen, dass V. das Verwerfliche des Naziregimes verabscheute. Alle, die V. kannten, bedauerten seinen Weggang aus Halle.«[108]

Prof. Dr. ERNST MORO erklärte, er sei sehr überrascht gewesen, als er nachträglich von VIETHENS SS-Mitgliedschaft erfahren habe.[109] VIETHEN berichtete:

> »1937 wurde ich als Vertreter des jüdisch verheirateten Prof. Moro nach Heidelberg berufen. Man betrachtete mich dort bei meinem Amtsantritt als denjenigen, der gekommen sei, um Prof. Moro aus seiner Stellung zu verdrängen und sein Nachfolger zu werden. Ich habe damals aber gleich Prof. Moro erklärt, dass er mich nur als seinen Vertreter ansehen solle, der die Klinik nur so lange leiten werde, bis er wieder gesund sei (Prof. Moro war damals infolge der Aufregungen erkrankt). Ich habe auch das Geld, das ich durch die Privatpraxis einnahm, mit ihm geteilt, wofür er mir sehr dankbar war.«[110]

---

106 »Zusatz« zur Aussage C. Noeggerath, in: UA Erlangen, Personalakte Viethen, F2/1 Nr. 24946, Blatt 48 und 13.

107 Ebenda. – Die schmale Personalakte Viethens im Archiv der Martin-Luther-Universität Halle-Wittenberg enthält zu diesem Vorgang lediglich ein Schreiben vom 4.2.1938, in dem der kommissarische Klinikleiter den Rektor der Universität um Entbindung von seinem Posten zum nächstmöglichen Zeitpunkt bittet und in diesem Kontext auf seine schlechten Beziehungen zur Medizinischen Fakultät verweist. Vgl. Kap. 1 dieses Beitrags.

108 Prof. Dr. Emil Abderhalden, Zürich, 27. 10.1946, in: UA Erlangen, Personalakte Viethen, F2/1 Nr. 24946, Blatt 49 und 15.

109 Gutachten Prof. Dr. Ernst Moro, 1.9.1946, in: UA Erlangen, Personalakte Viethen, F2/1 Nr. 24946, Blatt 46 und 12.

110 Aussage Viethen vor der Spruchkammer Forchheim, 5.11.1947, in: UA Erlangen, Personalakte Viethen, F2/1 Nr. 24946, Blatt 104–102, hier 103/102. Tatsächlich hatte Viethen den Heidelberger Klinikleiter Moro nicht 1937, sondern 1935/36 vertreten. Vgl. Kap. 1 dieses Beitrages. Aus der Heidelberger Personalakte Moros geht hervor, dass Viethens Rückkehr nach Freiburg im Frühjahr 1936

Mehrere Zeugen bescheinigten VIETHEN in z.T. eidesstattlichen Erklärungen, dass er in den Jahren 1944/45 ausländische Kinder stationär und ambulant behandelt habe.[111] Eindrucksvoll war die eidesstattliche Erklärung von VIETHENS Sekretärin MARIA RUF vom 2. August 1947:

>»Ich kann bestätigen:

> 1.) dass sich Prof. Viethen in der Kinderklinik nicht politisch betätigte. Er widmete sich meines Wissens nur seinen wissenschaftlichen und ärztlichen Aufgaben und hat öftere Aufforderungen zur Mitarbeit von Seiten der Partei abgelehnt. (...)

> 2.) Einen Unterschied in der Behandlung der Klinikangestellten, ob Pg. oder nicht, gab es nicht. Bei Einstellung des Personals wurde nie nach politischer Richtung hin gefragt. (...)

> 3.) In der Behandlung der Patienten gab es prinzipiell keinen Unterschied zwischen arm und reich. Mir war ausdrücklich aufgetragen worden, dass ich bei der Rechnungsstelle das ärztl. Honorar je nach dieser Richtung hin zu stellen hatte, und bei minderbemittelten Patienten wurde das Honorar ganz erlassen. (...) Auch in der Ambulanz war Weisung gegeben, dass der Chef zu jedem Kinde ohne Standesunterschied, wenn die Assistentinnen es für nötig hielten, geholt werden konnte. (...) Unterschiede in der Behandlung von deutschen und ausländischen Kindern gab es ebenfalls nicht. Wir hatten in der Klinik russische Dienstmädchen; diese waren gut untergebracht und wurden bei Krankheit genau wie deutsche Mädchen gepflegt und ärztlich betreut.

> 4.) Herr Prof. Viethen hat auch bei Weihnachtsfeiern stets angeordnet, dass der Geistliche eingeladen wird; als dies von der Partei im allgemeinen für die Krankenhäuser unterbleiben sollte, hat Prof. Viethen darüber sein Bedauern ausgesprochen. Er hat stets auf Station angeordnet, dass zur Taufe eines Neugeborenen der Geistliche gerufen wurde. Ferner ist mir bekannt, dass Prof. Viethen bei Fliegerangriffen stets in der Klinik war und sich selbst für seine Patienten sehr eingesetzt hatte, um die Kinder vor Unglück zu bewahren. Ebenso weiss ich, dass er sich intensiv

---

dringend notwendig war, da mittlerweile auch Prof. Noeggerath unter gesundheitlichen Problemen litt und seinen Oberarzt nicht länger entbehren konnte. An keiner Stelle wird die Möglichkeit einer dauerhaften Besetzung der Klinikleitung durch Viethen diskutiert. Vgl. Personalakte Prof. Dr. Ernst Moro, Universitätsarchiv der Ruprecht-Karls-Universität Heidelberg, Personalakte 1083 und Personalakte 5070. Moros Krankheitssymptome – Schlaflosigkeit, Magenentzündung, Herzprobleme – deuten darauf hin, dass er unter übermäßigem Stress litt, der durchaus durch die politische Situation verursacht gewesen sein könnte. Laut schriftlicher Auskunft der Archivamtfrau Hunerlach vom 7.8.2003 war Moros Ehefrau Margarete Mathilde Moro – wie von Viethen angegeben – Jüdin. Vgl. auch: Seidler (1960), S. 108 f.

111 UA Erlangen, Personalakte Viethen, F2/1 Nr. 24946, Blatt 40.

bemühte, entsprechende Ausweichkrankenhäuser für den Fall eines Luftangriffes zu bekommen.

5.) In der Zeit 1942/43 bekam Herr Prof. Viethen von SS-Seite die Aufforderung aus der Kirche auszutreten, da er sonst Schwierigkeiten bekäme und nicht befördert würde. Herr Prof. Viethen, der mir das Schreiben s. Zt. zeigte, war darüber sehr aufgebracht und er diktierte mir als Antwort, dass er dies nie tue – er bat darum, ihn als Mitglied zu streichen.

Prof. Viethen hat sich überhaupt des öfteren bei mir über die damaligen politischen Zustände in empörender Weise geäussert.«[112]

Einen schriftlichen Beleg erbrachte VIETHEN auch für den »Fall SCHIELER«, auf den er in seiner Verteidigungsrede vor der Spruchkammer verwies. Der Freiburger Sozialdemokrat FRITZ SCHIELER bescheinigte ihm, dass er sein Kind während einer schweren Erkrankung 1933 behandelt habe, obwohl er, der Vater, nach der Machtergreifung wegen Hochverrates zu zwei Jahren und vier Monaten Haft verurteilt worden sei.[113]

Angesichts der großen Anzahl entlastender Zeugnisse, u. a. auch von Prälat Dr. BENEDICT KREUTZ, dem Präsidenten des Deutsches Caritasverbandes[114], reihte die Spruchkammer den Angeklagten in die Gruppe IV (Mitläufer) ein und verurteilte ihn zur Zahlung einer einmaligen Geldsumme an den Wiedergutmachungsfond in Höhe von einhundert Reichsmark oder ersatzweise zu einer entsprechenden Arbeitsleistung (10 Reichsmark pro Arbeitstag) sowie zur Übernahme der Verfahrenskosten. In der Urteilsbegründung hieß es, dass VIETHEN sich in der Zeit des Naziregimes »nicht nur passiv verhalten, sondern ununterbrochen einen bewundernswerten aktiven Widerstand gegen die nationalsozialistische Gewaltherrschaft geleistet hat.«[115] Da er aus diesem Grund mehrfach Nachteile erlitten habe, habe die Kammer eine Einstufung in Gruppe V (Entlastete) geprüft, jedoch verworfen, da die VIETHEN entstandenen Nachteile hauptsächlich auf seine eigenen Ablehnungen von Berufungen zurückzuführen seien.

Das Urteil wurde am 21. Dezember 1947 rechtskräftig. VIETHEN übernahm Sühnestrafen und Kosten in Höhe von insgesamt 1820 Reichsmark, gab sich aber mit der Entscheidung nicht zufrieden. Er wollte eine Einstufung als Entlasteter erreichen und strengte aus diesem Grund am 14. August 1948

---

112 Eidesstattliche Erklärung Maria Ruf, Erlangen, 2.8.1947, in: UA Erlangen, Personalakte Viethen, F2/1 Nr. 24946, Blatt 74/73.

113 Fritz Schieler, Freiburg, 9.4.1946, in: UA Erlangen, Personalakte Viethen, F2/1 Nr. 24946, Blatt 43.

114 Dr. Kreutz, Freiburg, 4.6.1947, in: UA Erlangen, Personalakte Viethen, F2/1 Nr. 24946, Blatt 65 und 56.

115 Spruch der Spruchkammer Forchheim, 5.11.1947, in: UA Erlangen, Personalakte Viethen, F2/1 Nr. 24946, Blatt 106/105, hier 105.

über seinen Anwalt Dr. ROHNFELDER eine Wiederaufnahme des Verfahrens
an. In der Antragsbegründung hieß es:

> »Für Herrn Dr. Viethen handelt es sich nicht darum, daß er das eine oder
> andere Kind allein noch retten kann, sondern seine höhere Aufgabe be-
> steht in der Unterrichtung der Universitätsstudenten und Heranziehung
> eines tüchtigen Ärztenachwuchses: er braucht also die venia legendi, die
> Befugnis, Vorlesungen zu halten. Die aber setzt Einreihung in Gruppe V
> voraus!«[116]

Eine Formulierung in der Urteilsbegründung vom 5. November 1947

> – »(...) befürchtet die Kammer, dass die Entlastung des Betroffenen be-
> anstandet werden könnte und hat ihn daher in die Gruppe der Mitläufer
> eingereiht, zumal es ihr zweckmäßig erschien, einen Arzt mit so qualifi-
> ziertem Wissen und Können der Öffentlichkeit nicht durch unnötige wei-
> tere Verzögerung vorzuenthalten«[117] –

interpretierte ROHNFELDER als vorauseilenden Gehorsam der Spruchkammer
gegenüber der Militärregierung, die seitdem jedoch »von der Bevormundung
und Beaufsichtigung der Spruchkammern«[118] Abstand genommen habe. Die
Amerikaner hätten mittlerweile erkannt, dass der Aufbau eines demokratischen deutschen Staates nur erschwert werde, wenn man »aus kleinlichen
formalistischen Erwägungen auf die Mithilfe solcher wertvoller Kräfte [wie
Prof. VIETHEN, Anm. d. Verf.] verzichtet«.[119] Beigefügt wurden vier neue
Beweismittel in Form von Zeugenaussagen, die inhaltlich keine neuen Erkenntnisse brachten.

Die Spruchkammer Forchheim gab dem Antrag am 17. September 1948
statt. Das Wiederaufnahmeverfahren am 21. September 1948 endete mit der
von VIETHEN gewünschten Einstufung in die Gruppe V der Entlasteten. Die
Kosten des Verfahrens wurden der Staatskasse auferlegt. Das Urteil wurde
folgendermaßen begründet:

> »Die Kammer hat Prof. Viethen in der Verhandlung vom 5. November
> 1947 in die Gruppe der Mitläufer eingereiht, bereits damals aber durch
> eine sehr geringe Sühne und die Begründung zum Ausdruck gebracht,
> dass Prof. Viethen weitgehend aktiven Widerstand geleistet hat. Auf-
> grund der verschiedenen neuen Zeugnisse hat die Kammer dem Antrag
> auf Wiederaufnahme des Verfahrens entsprochen (...). Prof. Viethen hat
> nach den beigebrachten Unterlagen während des ganzen Naziregimes

---

116 Dr. L. Rohnfelder an die Spruchkammer Forchheim, 14.8.1948, in: UA Erlangen,
Personalakte Viethen, F2/1 Nr. 24946, Blatt 117–115, hier 117.

117 Spruch der Spruchkammer Forchheim, 5.11.1947, in: UA Erlangen, Personalakte
Viethen, F2/1 Nr. 24946, Blatt 106/105, hier 105.

118 Dr. L. Rohnfelder an die Spruchkammer Forchheim, 14.8.1948, in: UA Erlangen,
Personalakte Viethen, F2/1 Nr. 24946, Blatt 117–115, hier 117.

119 Dr. L. Rohnfelder an die Spruchkammer Forchheim, 14.8.1948, in: UA Erlangen,
Personalakte Viethen, F2/1 Nr. 24946, Blatt 117–115, hier 115.

durch sein mannhaftes Auftreten sich nicht nur passiv verhalten, sondern aktiven Widerstand nach dem Maß seiner Kräfte geleistet. Er hat (...) auch verschiedene Nachteile durch seine politische Unzuverlässigkeit in Kauf nehmen müssen, sodass seine Einstufung in die Gruppe der Entlasteten damit gerechtfertigt ist.«[120]

In Anbetracht dieses bemerkenswert milden Urteils bleiben einige Fragen und Ungereimtheiten. Wenn nicht alle Dokumente und sämtliche Zeugen lügen, trat VIETHEN als NSDAP-Parteigenosse nicht aktiv in Erscheinung. Allerdings findet sich in seiner Erlanger Personalakte eine Bescheinigung des SS-Sturmbanns I/65 vom 29. Januar 1936, dass der SS-Scharführer VIETHEN »vom 1. November 1933 bis heute ununterbrochen in der Schutzstaffel Dienst macht.«[121] VIETHEN sei Führer der SS-Sanitätsstaffel I/65. Dieses Dokument, das dem von VIETHEN und den Entlastungszeugen entworfenen Bild einer rein passiven Mitgliedschaft in der SS widerspricht, wurde im Rahmen der Urteilsfindung nicht berücksichtigt und war der Spruchkammer möglicherweise nicht bekannt.

Sollte VIETHENS Einstufung als »Entlasteter« dem Zweck gedient haben, ihm den Weg zu einer Wiederaufnahme seiner wissenschaftlichen Laufbahn im Nachkriegsdeutschland nicht zu versperren, so ist das Ziel verfehlt worden. Der 51-jährige kehrte nicht an die Universität zurück. 1948/49 war er kurzfristig als niedergelassener Kinderarzt in Erlangen tätig, bevor er am 15. Mai 1949 Chefarzt des Kinderkrankenhauses Felicitas in Berchtesgaden (Träger: kath. Jugendfürsorgeverein München) wurde. Hier arbeitete er bis zu seinem altersbedingten Ausscheiden am 1. Oktober 1962. Er starb am 27. März 1978 in Berchtesgaden.

4. »(...) sicher nichts gewusst.«[122] Die Nachkriegszeit

Wie viele andere Deutsche hat sich VIETHEN in den 50er und 60er Jahren kaum über Politik im allgemeinen oder den Nationalsozialismus im besonderen geäußert. Er konzentrierte sich auf seine Arbeit und baute das Berchtesgadener Kinderkrankenhaus Felicitas zu einem Haus mit über 300 Betten, einem modernen, separaten Infektionsbau, einem Abholdienst für Frühgeborene und einer eigenen Schwesternschule aus.[123] MARIA RAMSAUER, die als Unterrichtsschwester in der Klinik tätig war, schildert ihn als autoritär, ordnungsliebend, kompetent und einsatzfreudig. Ihr sei bekannt gewesen, dass

---

120 Spruch der Spruchkammer Forchheim, 21.9.1948, in: UA Erlangen, Personalakte Viethen, F2/1 Nr. 24946, Blatt 119.
121 Bescheinigung SS-Sturmbann I/65, Freiburg, 29.1.1936, in: UA Erlangen, Personalakte Viethen, F2/1 Nr. 24946, ohne Blattangabe.
122 Persönliche Auskunft Dr. Jürgen Viethen, 23.2.2003. – Sämtliche Interviews mit Zeitzeugen führte Prof. Dr. Rolf Castell, München.
123 Persönliche Aussage Dr. Jürgen Viethen, 6.7.2003.

VIETHEN der NSDAP angehört habe, von seiner SS-Mitgliedschaft und der Internierung in Nürnberg-Langwasser habe sie jedoch nichts gewusst. Über das Thema »Euthanasie« habe er niemals gesprochen.[124] Diese Aussage deckt sich mit den Erinnerungen von CHRISTINE LANG, die von April 1962 bis September 1963 Schwesternschülerin im Berchtesgadener Kinderkrankenhaus war. Sie erlebte den Chefarzt als gefühlsmäßig distanziert im Umgang mit Kindern, seine nationalsozialistische Vergangenheit war ihr nicht bekannt, an irgendeine Bemerkung oder Stellungnahme zur Euthanasie kann sie sich nicht erinnern.[125] Dr. ANTON SCHÄFFNER, Assistenzarzt bei VIETHEN von 1953 bis 1957, erklärte, der Chef habe nie über Politik gesprochen.[126] In ähnlicher Weise äußerte sich auch Dr. JÜRGEN VIETHEN, der Sohn ALBERT VIETHENS: Obwohl der Vater zahlreiche zeitgeschichtliche Bücher über das Dritte Reich gelesen habe, sei in der Familie nie über dieses Thema diskutiert worden. JÜRGEN VIETHEN sagte, sein Vater sei lediglich passives Mitglied in der NSDAP und SS gewesen und habe von der Euthanasie »sicher nichts gewusst«. Seinen Kindern habe er den Rat gegeben, nie in eine Partei einzutreten. Die politische Haltung des Vaters nach dem Krieg stufte der Sohn als christlich-sozial ein.[127]

Sowohl JÜRGEN VIETHEN als auch MARIA RAMSAUER hatten den Eindruck, ALBERT VIETHEN habe seiner Zeit in Erlangen nicht nachgetrauert. Dagegen sprechen allerdings die Anstrengungen um eine Rückerteilung der Venia legendi und die Erlangung einer außerordentlichen Professur, die der ehemalige Erlanger Klinikleiter schon bald nach seiner Entnazifizierung unternahm.[128] In der Fakultätssitzung der Medizinischen Fakultät der Universität Erlangen am 27. Januar 1950 wurde diese Frage diskutiert und mehrheitlich verworfen.[129] Tage später, am 6. Februar 1950, wandte sich der Klinikleiter Prof. Dr. ALFRED ADAM an den Rektor der Universität, um seine Bedenken gegen die Besetzung einer außerordentlichen Professur mit seinem Vorgänger schriftlich darzulegen. ADAM argumentierte zunächst, dass VIETHEN in wirtschaftlich abgesicherter Stellung in Berchtesgaden tätig sei und dass die Abhaltung von Vorlesungen in Erlangen deshalb auf entfernungsbedingte Schwierigkeiten stoßen und »mit Wahrscheinlichkeit in absehbarer

---

124 Persönliche Auskunft Maria Ramsauer, 13.3.2003.
125 Persönliche Auskunft Christine Lang, 19.2.2003.
126 Persönliche Auskunft Dr. Anton Schäffner, 12.3.2003.
127 Persönliche Auskunft Dr. Jürgen Viethen, 23.2.2003.
128 Schon am 19.12.1949 schickte der Rektor der Universität Erlangen, Prof. Dr. Friedrich Baumgärtel, Viethens Antrag auf Wiedereinstellung mit dem Hinweis zurück, dass der Lehrstuhl für Kinderheilkunde bereits neu besetzt worden sei. in: UA Erlangen, Personalakte Viethen, F2/1 Nr. 2494a, Blatt 59.
129 Dies geht aus dem unten erwähnten Schreiben Adams vom 6.2.1950 hervor. UA Erlangen, Personalakte Viethen, F2/1 Nr. 2494a, Blatt 68/69.

Zeit weitere Folgerungen nach sich ziehen«[130] werde. Die Zulassung eines älteren Dozenten und außerordentlichen Professors an der Kinderklinik bedeute »zwangsläufig«, dass für jüngere Nachwuchswissenschaftler eine Habilitation unmöglich werde, da mehr als ein Privatdozent für die Klinik nicht tragbar sei. Dadurch werde gleichzeitig die angestrebte Entwicklung einer eigenen Schule mit dem Forschungsschwerpunkt Ernährung und Ernährungsstörungen des Kindesalters unmöglich gemacht. ADAM verwies darauf, dass an der Klinik mehrere wissenschaftliche Assistenten tätig seien, die für eine akademische Laufbahn in Frage kämen, und kam dann zum zweiten Teil seiner Ausführungen: Er persönlich sehe sich bezüglich einer kollegialen Zusammenarbeit mit VIETHEN »befangen«, denn:

> »1938 wurde ich von der NS-Partei meiner Ämter als Ordinarius für Kinderheilkunde an der Staatl. Akademie für prakt. Medizin und Direktor der Kinderklinik [in Danzig, Anm. d. Verf.] enthoben. Während sieben Jahren durfte ich nur als praktischer Kinderarzt tätig sein und wurde politisch verfolgt. Bei Kriegsende entging ich nur durch die Flucht einer Verhaftung durch den noch in den letzten Kriegstagen gegen mich eingesetzten Fahndungsdienst der Partei. Prof. Viethen dagegen war seit April 1934 Mitglied der Allgemeinen SS und bekleidete das Amt eines *SS-Obersturmbannführers.*
>
> Meine Befangenheit wird weiterhin durch beiliegende, unterschriftlich notariell beglaubigte Bestätigung einer Patientenmutter bestärkt, durch die der Verdacht nahe gelegt wird, dass Prof. Viethen noch 1943 auch in ärztlicher Hinsicht gewisse extreme politische Ansichten vertreten hat.
>
> Sollte die politische Einstellung der früheren sogenannten »braunen Schwesternschaft« an der Kinderklinik einen gewissen Rückschluss auf Beeinflussung bzw. Duldung durch den ehemaligen Leiter der Klinik zulassen, so hatte ich Gelegenheit bei Dienstantritt i. J. 1946 Einblick zu gewinnen. Es hat viel Mühe gekostet, einer demokratischen Gesinnung in dem massgeblichen Teil der Schwesternschaft Eingang zu verschaffen. Die leitende Oberschwester musste wegen mangelnder politischer Einsicht und Umstellung durch den damaligen Rektor der Universität persönlich fristlos entlassen werden.
>
> Da Prof. Viethen durch die Spruchkammer »entlastet« ist, steht seinen Bemühungen um Wiederaufnahme der akademischen Laufbahn nichts im Wege.«

»[D]ass Prof. VIETHEN noch 1943 auch in ärztlicher Hinsicht gewisse extreme politische Ansichten vertreten hat« – mit dieser Formulierung umschrieb ADAM höflich seinen begründeten Verdacht, dass sein Amtsvorgänger in Patiententötungen im Rahmen der NS-»Euthanasie« verstrickt gewesen sein könnte. In der beiliegenden, notariell beglaubigten Erklärung erhob

---

130 Ebenda. Hier auch die folgenden Zitate.

SOFIE SCHNÖRRER aus Fischbach bei Nürnberg einen schrecklichen Vorwurf gegen VIETHEN:

>Anlässlich einer Untersuchung meines Kindes im Jahre 1943 erklärte mir Herr Prof. Viethen mein Kind sei unheilbar und sagte wörtlich: lassen Sie das Kind da, ich werde dafür sorgen, dass es eines sanften Todes stirbt. Was wollen Sie mit dem Kind, das ist ja nur eine Belastung für Sie. Mein Kind war weder krank noch tödlich erkrankt. Es handelte sich um ein, in seiner geistigen Entwicklung zurückgebliebenes Kind, das durch ein Geburtstrauma geschädigt wurde. Es liegt kein Erbfehler vor.<[131]

VIETHEN hat sich zum Fall SCHNÖRRER ausführlich geäußert; es handelt sich zugleich um seine einzige verfügbare schriftliche Äußerung zum Thema Euthanasie. Am 31. Dezember 1950 schrieb er an den Dekan der Medizinischen Fakultät:

>Die Erklärungen von Frau Schnörrer weise ich wie folgt zurück.

Nach 7 Jahren ist es mir nicht mehr möglich, mich an Gespräche mit Patienten und deren Angehörigen zu erinnern.

Schon aus ethischen und menschlichen Gründen muss ich Äußerungen, wie sie mir als Mensch und Arzt zugedacht worden sind, zurückweisen. Dass was ich in nahezu 30jähriger kinderärztlicher Praxis meinen Patienten und deren Angehörigen geraten habe, kann ich jederzeit vor der Welt und meinem Gewissen verantworten.

Es ist ausgeschlossen und ich muss dies auf das schärfste ablehnen, dass ich einer Mutter den Tod eines Kindes angeraten oder ihn durchgeführt habe. Ich stelle vielmehr fest: Während meiner Amtszeit vom Oktober 1939 bis zum April 1945 an der Erlanger Kinderklinik ist eine Euthanasie weder geduldet noch durchgeführt worden, was durch das ärztliche und pflegerische Personal bezeugt werden kann.

Im übrigen ist durch meine christliche Bindung, die ich auch während des Nationalsozialismus nie aufgegeben oder verleugnet habe, meine Einstellung zur Euthanasie festgelegt.

Mit diesen Feststellungen glaube ich die falschen Auslegungen bzw. Mißverständnisse von Frau Schnörrer und meine Grundeinstellung klargelegt zu haben.<[132]

Es stellt sich die Frage, welchen Inhalt ein Gespräch zwischen Arzt und Patientenmutter haben könnte, das von letzterer >missverständlich< als Aufforderung interpretiert wird, ihr Kind zur Tötung freizugeben. Auch VIE-

---

131 Sofie Schnörrer, Fischbach, 3.2.1950, in: UA Erlangen, Personalakte Viethen, F2/1 Nr. 2494a, Blatt 70.
132 Viethen, Berchtesgaden, 31.12.1950, in: UA Erlangen, Personalakte Viethen, F2/1 Nr. 2494a, Blatt 88.

THENS Erklärung, dass in der Erlanger Kinderklinik keine »Euthanasie«-Aktionen durchgeführt oder geduldet wurden, trägt wenig zu seiner Entlastung bei, denn wie bekannt, befand sich im nahegelegenen Ansbach eine Heil- und Pflegeanstalt mit »Kinderfachabteilung«, wo junge Patienten, die u. a. aus der Erlanger Universitäts-Kinderklinik überwiesen worden waren, mit Hilfe von Phenobarbital systematisch getötet wurden. Warum dieser Fall nicht aufgegriffen und näher durchleuchtet oder sogar juristisch verfolgt wurde, ist unerklärlich.

Die Medizinische Fakultät gab sich unbeeindruckt von den Vorwürfen und entschied am 25. Januar 1951 mit 17 von 19 gültigen Stimmen für die Wiederverleihung der Venia legendi an VIETHEN.[133] Der streitbare Demokrat ADAM hatte bereits am 14. Dezember 1950 ein Sondervotum verfasst, das er beim Dekan der Fakultät einreichte:

> »Betreff: Sondervotum bezgl. der Erteilung der venia legendi an Herrn Prof. Dr. Viethen
>
> Dem Beschluss der Medizinischen Fakultät, Herrn Prof. Dr. Viethen die venia legendi an der Universität Erlangen zu erteilen, trete ich nicht bei und gebe folgendes Sondervotum ab. Ich beantrage, dieses gleichzeitig mit dem Fakultätsbeschluss dem Staatsministerium für Unterricht und Kultus zur Kenntnis zu geben. Gründe:
>
> 1) Ich (...) bin mir nicht im klaren, ob Herr Prof. Viethen in der Euthanasiefrage eine zustimmende oder ablehnende Haltung eingenommen hat. Ich beantrage, dass der Herr Referent für Entnazifizierungsfragen beim Staatsministerium für Unterricht und Kultus feststellt, ob bei dem Spruchkammerbescheid, der auf ›entlastet‹ lautet, der Fall Schnörrer nachgeprüft ist.
>
> 2) Ich befürchte, dass eine Tätigkeit des Herrn Prof. Viethen in der Universitäts-Kinderklinik Erlangen auf Schwierigkeiten stößt, nachdem der Betriebsrat schwere politische Bedenken dagegen geäußert hat.«[134]

Dazu wurde in der Sitzung des Kleinen Senats der Universität am 14. Februar 1951 bemerkt,

> »daß die Stellungnahme des Betriebsrates (schwere politische Bedenken) unbeachtlich sei und daß die Einstellung von Prof. Adam in der ganzen Angelegenheit unklar erscheint. Dekan Heinitz (Jur. Fak. A.d. V.) weist darauf hin, daß die gegen Prof. Viethen im Falle Schnörrer erhobenen Vorwürfe sehr vage seien und daß nach 1945 weder von Frau Schnörrer

---

133 Vgl. Schreiben des Dekans, 30.1.1951, in: in: UA Erlangen, Personalakte Viethen, F2/1 Nr. 2494a, Blatt 93/94.

134 Schreiben Adam, 14.12.1950, in: UA Erlangen, Personalakte Viethen, F2/1 Nr. 2494a, Blatt 87. – Der »Fall Schnörrer« hatte im Entnazifizierungsverfahren keine Rolle gespielt und war der Spruchkammer möglicherweise nicht bekannt gewesen.

noch Prof. Adam wegen der behaupteten Euthanasie Anzeige erstattet worden sei.«[135]

Der Kleine Senat reichte den Antrag der Medizinischen Fakultät befürwortend an das Kultusministerium weiter.

Der Fall VIETHEN schlug hohe Wellen; Gegner und Anhänger des ehemaligen Klinikdirektors standen sich unversöhnlich gegenüber. Gewerkschaftsvertreter sprachen sogar beim Rektor der Universität Prof. Dr. RUDOLF POHLE persönlich vor, um VIETHENS Wiedereinstellung, die – genau genommen – gar nicht zur Debatte stand, zu verhindern; POHLE bat um »grössere Zurückhaltung« und kommentierte den Fall mit den Worten, er kenne VIETHEN nicht, dieser scheine aber »schlimmstenfalls« ein »billiger Mitläufer« gewesen zu sein.[136] Am 17. Januar 1953 stellte der Dekan der Medizinischen Fakultät in einem Schreiben, das über das Rektorat der Universität an das Staatsministerium für Unterricht und Kultus geleitet wurde, fest:

> »Mit dem Antrag der Medizinischen Fakultät vom 30.1.51 war die Rehabilitierung des Herrn Prof. Dr. Viethen beabsichtigt, um ihm die Umhabilitierung an eine andere Universität zu ermöglichen. Die Fakultät hat, wie in der Sitzung vom 15.1.53 festgestellt wurde, nicht die Absicht, für Herrn Prof. Viethen einen Lehrauftrag oder die Ernennung zum Privatdozenten zu beantragen.«[137]

Dennoch vergingen noch fünf Jahre, bis ALBERT VIETHEN am 11. April 1958 vom Bayerischen Staatsminister für Unterricht und Kultus die akademischen Rechte eines entpflichteten ordentlichen Professors an der Universität Erlangen erhielt. Er war damit berechtigt, die Amtsbezeichnung »ordentlicher Professor« (o. Prof.) mit dem Zusatz »emeritiert« (em.) zu führen. Diese Verleihung begründete keinen zusätzlichen Anspruch an den Staat, insbesondere keine Anwartschaft auf Übertragung eines planmäßigen Lehrstuhls.[138]

---

135 Auszug aus dem Sitzungsprotokoll des Kleinen Senats, 14.2.1951, in: UA Erlangen, Personalakte Viethen, F2/1 Nr. 2494a, Blatt 95.

136 Schreiben Prof. Dr. Rudolf Pohle, Erlangen, 17.2.1951, in: UA Erlangen, Personalakte Viethen, F2/1 Nr. 2494a, Blatt 96/97.

137 Schreiben des Dekans, 17.1.1953, in: UA Erlangen, Personalakte Viethen, F2/1 Nr. 2494a, Blatt 108.

138 Dokumente in: UA Erlangen, Personalakte Viethen, F2/1 Nr. 2494a, Blatt 125/126. – Neben dem Aspekt der persönlichen Genugtuung hatte diese Entscheidung für Viethen in erster Linie materielle Konsequenzen, denn ihm wurde ab 1.8.1964 ein Emeritengehalt gewährt. Einem Antrag Viethens auf Nachzahlung der Differenz zwischen Emeriten- und Ruhegehalt für den Zeitraum vom 1.12.1962 bis zum 1.8.1964 wurde nicht stattgegeben. UA Erlangen, Personalakte Viethen, F2/1 Nr. 2494a, Blatt 201–205. Laut Entschließung des Bayerischen Staatsministeriums für Unterricht und Kultus vom 3.3.1954 wurde Viethen außerdem mit Wirkung vom 1.4.1951 ein Übergangsgehalt gewährt. UA Erlangen, Personalakte Viethen, F2/1 Nr. 2494a, Blatt 121. Die Zahlung des Übergangsge-

5. »(...) mangels entsprechender Beweise.«[139] Der Ansbach-Prozess

»Beihilfe zum Mord in mehreren Fällen.« So lautete die Anklage, als sich Prof. Dr. ALBERT VIETHEN im Sommer 1963 vor dem Landgericht Ansbach wegen der Überweisung von bis zu zwanzig Kindern aus der Universitäts-Kinderklinik Erlangen an die Kinderfachabteilung der Heil- und Pflegeanstalt Ansbach in den Jahren 1942 bis 1944 verantworten musste. Die namentlich bekannten Kinder, zwölf Jungen und acht Mädchen im Alter bis zu fünf Jahren, waren in Ansbach verstorben. Es bestand der dringende Verdacht, dass sie im Rahmen des nationalsozialistischen »Euthanasie«-Programms in der Kinderfachabteilung ermordet worden waren. Mit dem Ansbach-Prozess holte die Vergangenheit VIETHEN wieder ein.[140]

Obwohl der Begriff Euthanasie – »guter Tod« – schon in der Antike bekannt war, fand er erst um die Wende vom 18. zum 19. Jahrhundert Eingang in die ärztliche Diskussion und wurde zu einem heftig umstrittenen Thema. Euthanasie im klassischen Sinne bedeutet Sterbehilfe und Sterbebegleitung, beinhaltet hilfreiche und tröstende Pflege, den behutsamen Einsatz von Medikamenten und die Verkürzung des Lebens auf Bitte des Sterbenden. Bis zum Ende des 19. Jahrhunderts hatte sich diese Definition gewandelt: Unter dem Einfluss sozialdarwinistischer Ideen und dem Deckmantel des »Fortschritts« wurde nun der Wert menschlichen Lebens in Frage gestellt. Die überlieferte ärztliche Ethik der uneingeschränkten Lebenserhaltung sah sich mit der neuen Forderung nach biologischer Auslese konfrontiert: »So sei deshalb die Tötung neugeborener, verkrüppelter Kinder ebenso wenig unter den Begriff Mord zu fassen, wie die Tötung von Geisteskranken; ihre Verwahrung bedeute Schmerz und Leid für die Kranken, Trauer und Sorge für die Familien, Verlust an Privat- und Staatsvermögen.«[141]

Eine neue Dimension erreichte die Euthanasie-Debatte im Jahre 1920, als der Freiburger Psychiater ALFRED E. HOCHE und der Leipziger Jurist KARL BINDING gemeinsam eine Schrift unter dem Titel »Die Freigabe der Vernichtung lebensunwerten Lebens« veröffentlichten, in der sie nicht nur die Legalisierung der Sterbehilfe bei Schwerstkranken auf eigenes Verlangen forderten, sondern sich darüber hinaus für die Tötung von »Ballastexistenzen«[142] aussprachen. Die medizinische Behandlung und Pflege von Menschen mit

---

haltes ruhte allerdings dauerhaft, da Viethens Einkommen die festgelegte Höhe von 700 DM überstieg. UA Erlangen, Personalakte Viethen, F2/1 Nr. 2494a, Blatt 135 sowie 139.

139 Beschluss der Strafkammer des Landgerichts Ansbach, in: UA Erlangen, Personalakte Viethen, F2/1 Nr. 2494a, Blatt 157–161, hier 160 f.

140 Detaillierte Angaben zu den Krankengeschichten der verstorbenen Kinder und Viethens möglicher Belastung finden sich in Kap. 6.

141 Winau (1989), S. 77.

142 Binding / Hoche (1920), S. 56.

einer unheilbaren Geisteskrankheit sowie von langfristigen Komapatienten sei eine wirtschaftliche und moralische Bürde für die Umgebung:

> »Es ist eine peinliche Vorstellung, dass ganze Generationen von Pflegern neben diesen leeren Menschenhülsen dahinaltern.«[143]

Parallel zu derartigen Überlegungen vollzog sich im späten 19. und frühen 20. Jahrhundert der Siegeszug der Eugenik. Sie verfolgte die Verbesserung der Gesellschaft und der »Rasse« durch Förderung hoher Geburtenzahlen bei physisch und psychisch gesunden, sozial angepassten Personen einerseits, durch die Minimierung oder Verhinderung der Fortpflanzung »Ungeeigneter« andererseits. An der Wiege solcher Gedankenmodelle stand der im Zeitalter zunehmender Säkularisierung salonfähig gewordene Biologismus, das heißt die Übertragung biologischer Systeme und Deutungsmuster auf andere Seins- und Wissensbereiche – ein krasser Gegensatz zum christlichen Menschenbild.[144]

In den 1920er Jahren wurde das eugenisch-rassenhygienisch geprägte Denkmodell in weiten Kreisen der Gesellschaft und bei vielen Ärzten konsensfähig: »Es fehlte nur noch der starke Mann, der es in die Tat umsetzen konnte; dies sollte 1933 geschehen.«[145] Als eines der ersten und wichtigsten nationalsozialistischen Gesetze wurde am 14. Juli 1933 das »Gesetz zur Verhütung erbkranken Nachwuchses« verabschiedet, durch das die Sterilisierung »Erbkranker« auch gegen ihren Willen ermöglicht wurde. Zu den im Gesetz angeführten Krankheitsbildern gehörten angeborener Schwachsinn, Schizophrenie, manisch-depressives Irresein, Chorea Huntington, Epilepsie, erbliche Blindheit, erbliche Taubheit, schwere körperliche Missbildung und schwerer Alkoholismus. Bis zur Machtergreifung der Nationalsozialisten hatte sich die deutsche Erbgesundheitspolitik in ähnlichen Bahnen bewegt wie in anderen Staaten mit starker eugenischer Bewegung.[146] Im Zuge des NS-Gesetzes wurden dagegen allein im Jahre 1934 30.000 Menschen unfruchtbar gemacht – mehr als in den USA von der ersten Freigabe eugenischer Sterilisierungen 1904 bis zum Ende des Jahres 1934 zusammen.[147]

Unter den Bedingungen der Diktatur konnten die Befürworter einer rassenhygienischen Umgestaltung des sogenannten »Volkskörpers« schließlich zum äußersten Mittel greifen: der Ermordung physisch und psychisch Kranker. Es ist auffällig, dass in der geballten Propagandaflut, mit der für die Durchführung des »Gesetzes zur Verhütung erbkranken Nachwuchses« geworben wurde, nie ein Hinweis auf den mittelfristig beabsichtigten zweiten Schritt, die Tötung »lebensunwerten Lebens«, enthalten war. Durch Ministe-

---

143 Binding / Hoche (1920), S. 55.
144 Vgl. z. B. Mann (1989), S. 15 f.
145 Baader (1989), S. 28.
146 Vgl. Zurukzoglu (1938).
147 Vgl. Schmuhl (1991), S. 295.

rialerlass war es der Presse verboten, dieses Thema zur Sprache zu bringen. Zugleich wurde die Bevölkerung jedoch durch subtile Stimmungsmache gegen »Erbkranke« und »Minderwertige« auf eine entsprechende Aktion vorbereitet.[148]

Die »Euthanasie« in Deutschland[149] begann im Jahre 1939 mit der Tötung eines schwerbehinderten Säuglings in Sachsen. Auf Anraten des Leipziger Ordinarius für Kinderheilkunde Prof. Dr. WERNER CATEL reichten die Eltern ein Gesuch an HITLER ein, um die Tötung des Kindes zu erwirken. HITLER beauftragte seinen Begleitarzt Dr. KARL BRANDT mit dem Fall. Der Junge wurde nach einer Besprechung zwischen BRANDT und CATEL im Sommer 1939 getötet. Im Oktober 1939 notierte HITLER unter dem Datum des Kriegsbeginns, 1. September 1939, auf seinem privaten Briefpapier folgende Weisung:

> »Reichsleiter Bouhler und Dr. med. Brandt sind unter Verantwortung beauftragt, die Befugnisse namentlich zu bestimmender Ärzte so zu erweitern, daß nach menschlichem Ermessen unheilbar Kranken bei kritischster Beurteilung ihres Krankheitszustandes der Gnadentod gewährt werden kann.«[150]

Die Ausführung der »Geheimen Reichssache« Kindereuthanasie wurde der »Kanzlei des Führers« unter der Leitung PHILIPP BOUHLERS übertragen. Schon im Frühjahr 1939 war dort der sogenannte »Reichsausschuss zur wissenschaftlichen Erfassung erb- und anlagebedingter schwerer Leiden« geschaffen worden. Seine Aufgabe war es, im ganzen Reichsgebiet Säuglinge und Kleinkinder bis zu drei Jahren ausfindig zu machen, die an »Idiotie, Mongolismus, Microcephalie, Hydrocephalus, Missbildungen jeder Art (besonders Fehlen von Gliedmaßen, schwere Spaltbildungen des Kopfes und der Wirbelsäule), Lähmungen einschließlich Littlescher Erkrankung« litten und nicht in Anstaltspflege waren. Diese Kinder waren die erste Zielgruppe der »Euthanasie« in Deutschland. Die Tötungen wurden in sogenannten Kinderfachabteilungen durchgeführt, in denen die Kinder zuvor teilweise über längere Zeit beobachtet wurden, und erfolgten durch die Gabe von Phenobarbital (Luminal[R]), das meistens in Tablettenform, gelegentlich durch Injektionen oder Klysmen verabreicht wurde. Die Kinder verfielen in einen Dauerschlaf, aus dem sie nur zur nächsten Medikamentengabe geweckt wurden, und verstarben nach zwei bis fünf Tagen an einer Pneumonie aufgrund von Atemdepression. Nach Anweisung des Reichsausschusses, der die Medikamente zur Verfügung stellte, wurden die Eltern nach der ersten Luminalgabe von einer

---

148 Vgl. Winau (1989), S. 80.

149 Die Planung und Durchführung der Euthanasie im Nationalsozialismus ist in der wissenschaftlichen Literatur ausführlich dargestellt worden. Vgl. beispielsweise Klee (1983) und Schmuhl (1987).

150 Zitiert nach: Winau (1989), S. 81.

»schweren Erkrankung« ihres Kindes unterrichtet. Die Einäscherung wurde meist sofort durch die Anstalt vorgenommen, der Termin war oft so kurzfristig angesetzt, dass die Eltern keine Möglichkeit hatten, an einer Zeremonie teilzunehmen. Der Verlegungen der Kinder auf die Kinderfachabteilungen erfolgten entweder ohne Wissen der Eltern oder mit der Begründung, dass in diesen Einrichtungen eine besonders »neuzeitliche« Therapie möglich sei. Im Einzelfall wurden Eltern auch zur Herausgabe ihrer Kinder gezwungen, indem man ihnen mit dem Entzug des Sorgerechts drohte oder die Mütter zum Arbeitseinsatz verpflichtete. Insgesamt existierten in Deutschland ca. 30 Kinderfachabteilungen. Die Leiter dieser Anstalten wurden von Dr. agrar. HANS HEFELMANN, einem medizinischen Laien, der als Sachbearbeiter für den »Reichsausschuss« tätig war, in Berlin unterwiesen, wobei man ihnen die Briefpapier-Notiz HITLERS als rechtskräftigen Erlass präsentierte. Auf die formelle Unterrichtung folgte eine praktische Anleitung in der »Reichsschulstation«, der Kinderfachabteilung Brandenburg-Görden, die 1939 unter der Leitung des Psychiaters HANS HEINZE, eines Spezialisten für Kinder- und Jugendpsychiatrie, eingerichtet worden war. Hier wurden die Ärzte mit dem Tötungsschema vertraut gemacht. Bis zum Kriegsende wurden in den Kinderfachabteilungen mindestens 5.000 Kinder ermordet.

Die Tötung geisteskranker Erwachsener durch das NS-Regime setzte später ein und wurde zunächst ebenfalls durch die »Kanzlei des Führers« geplant, dann aber wegen des hohen personellen Aufwandes in ein Gebäude in der Tiergartenstraße 4 ausgelagert. Von dieser Adresse leitete sich der Tarnname der Aktion ab: »T4«. Durch Ausfüllen von Fragebögen entschieden Gutachter, die die Patienten zum größten Teil nie gesehen hatten, über Leben und Tod. Von Januar 1940 bis August 1941 wurden über 70.000 behinderte Menschen umgebracht, üblicherweise durch Giftgas. Wegen massiver Proteste aus der Bevölkerung und kirchlichen Kreisen musste die »Aktion T4« abgebrochen werden. Es folgte die Phase der »wilden Euthanasie«, in der u. a. durch Anheben der Altersgrenze bei der Kindereuthanasie versucht wurde, zumindest einen Teil der in Frage kommenden jugendlichen Patienten zu töten. Die Anzahl der Kinder und Jugendlichen, die im Rahmen der Erwachseneneuthanasie bzw. außerhalb von Kinderfachabteilungen getötet wurden, ist derzeit nicht hinreichend bekannt.

Während die »Aktion T4« von weiten Kreisen der Bevölkerung wahrgenommen wurde und auf Protest stieß, drangen andere Formen der Euthanasie – beispielsweise in den rechtsfreien Räumen der Konzentrations- und Arbeitslager – kaum oder gar nicht in das Bewusstsein der Mehrheit. Die Tötungen der Kinder in den Kinderfachabteilungen berührten in der Regel nur die betroffenen Familien, gab der medizinische Kontext dem gesamten Ablauf doch einen seriösen Anstrich. Die Grenzen zwischen aktiver Tötung,

Sterbeförderung und Sterben-Lassen waren gerade in den Kinderfachabteilungen häufig fließend.[151]

Besonders »neuzeitliche« Behandlung versprach auch die Ende 1942 eingerichtete Kinderfachabteilung der Heil- und Pflegeanstalt Ansbach in Mittelfranken.[152] Hier starben in der zweiten Hälfte des Krieges 156 Kinder im Alter zwischen einer Woche und 16 Jahren. Zwanzig von ihnen waren zuvor in der Universitäts-Kinderklinik Erlangen behandelt und teilweise direkt aus Erlangen nach Ansbach überwiesen worden. Verantwortlich zeichneten in Ansbach der Anstaltsleiter Dr. HUBERT SCHUCH und die Leiterin der Kinderfachabteilung Dr. IRENE ASAM-BRUCKMÜLLER (später: MÜLLER-BRUCKMÜLLER). Die Tötungen verliefen in der gleichen stereotypen Weise wie in den anderen Kinderfachabteilungen. Am höchsten war die Sterblichkeit in Ansbach im Juli, August und September 1943 sowie kurz vor Kriegsende im Februar 1945. Auffällig ist, dass ab Oktober 1945 kein Todesfall mehr auftrat, obwohl sich die Wirtschafts- und Ernährungslage nicht verbessert hatte. Die Leichen der Kinder wurden in der Anstalt seziert, die entnommenen Gehirne an die Prosektur Eglfing-Haar geschickt und von dort im Einzelfall an die Deutsche Forschungsanstalt für Psychiatrie (heute MAX-PLANCK-INSTITUT für Psychiatrie) in München weitergeleitet.

Bereits 1947/48 wurden auf der Grundlage einer Verfügung, nach der »allgemein nachzuprüfen war, ob und inwieweit Kranke in bayerischen Heil- und Pflegeanstalten getötet worden sind«,[153] Ermittlungen gegen SCHUCH eingeleitet, die aber bald wieder eingestellt wurden, da sich keine Anhaltspunkte für Tötungen oder Beihilfe zu Tötungen ergeben hatten. Die hohe Zahl von Todesfällen zwischen 1942 und 1945 wurde mit der Verlegung schwerkranker Kinder aus anderen Anstalten nach Ansbach sowie mit der schwierigen Ernährungs- und Versorgungslage und dem Medikamentenmangel erklärt. Im Gerichtsbeschluss heißt es: »In keinem Falle ist Tötung durch Einspritzung von Luminal u. a. festzustellen. Weitere Ermittlungen in dieser Hinsicht dürften aussichtslos sein.«[154]

Dreizehn Jahre später zeigte sich, wie unzutreffend dieses Urteil gewesen war. Als Zeugen im Prozess gegen HANS HEFELMANN, den organisatorischen Verantwortlichen der Kindertötungen, mussten SCHUCH und MÜLLER-BRUCKMÜLLER im Juni 1961 vor dem Landgericht Limburg/Lahn aussagen. Hier räumte SCHUCH die Existenz der Kinderfachabteilung Ansbach ein, gab zu, HEFELMANN zu kennen und über die Arbeit des Reichsausschusses in-

---

151 Vgl. Nowak (1991).
152 Vgl. Nedoschill / Castell (2001).
153 Just. Min. Entschl. v. 19.7.1947, Nr. 4050 – I 1222, 1671. Zitiert nach: Nedoschill / Castell (2001), S. 207.
154 1 Js 5689/47 beim LG Ansbach gegen Hubert Schuch wegen Tötung von Kranken in der Heil- und Pflegeanstalt Ansbach. Zitiert nach: Nedoschill / Castell (2001), S. 207.

formiert gewesen zu sein und an eine gesetzliche Grundlage der Kindereuthanasie geglaubt zu haben. Er selbst habe keine Kinder getötet, sondern die jeweiligen Ermächtigungen hierzu an seine Mitarbeiterin weitergegeben. Auf die Frage, ob er damit gerechnet habe, dass von der Ermächtigung Gebrauch gemacht werde, verweigerte er die Aussage. Damit war klar, dass SCHUCH und MÜLLER-BRUCKMÜLLER nicht nur Zeugen, sondern Tatverdächtige waren. Die eingeleiteten Verfahren wurden allerdings 1968 aufgrund von Verhandlungsunfähigkeit der Angeklagten eingestellt. Ähnliche Verläufe nahmen auch die Verfahren gegen die Hauptverantwortlichen der Kindereuthanasie wie HEINZE und HEFELMANN.

Im Zuge der Ansbach-Ermittlungen rückte der ehemalige Erlanger Klinikleiter VIETHEN in das Blickfeld der Justiz. Die Anklage des Ersten Staatsanwalts Dr. GRETHLEIN vom 12. Juli 1963 vor dem Landgericht Ansbach gegen ihn lautete:

> »Dem Angeschuldigten kann es bei seinem Fachwissen nicht entgangen sein, daß in der Heil- und Pflegeanstalt Ansbach die Voraussetzung für die behauptete besonders neuzeitliche Behandlung der Kinder in keiner Weise gegeben war. Es besteht deshalb ein erheblicher Verdacht, daß der Angeschuldigte Einweisungen in die Kinderfachabteilung der Heil und Pflegeanstalt Ansbach vornahm in dem Wissen, daß die unheilbaren Kinder dort getötet würden.

> Der Angeschuldigte wird daher beschuldigt:

> in mehreren – in Zahlen noch nicht festlegbaren Fällen – anderen durch die Tat zu einer als Verbrechen mit Strafe bedrohten Handlung Hilfe geleistet zu haben, nämlich dazu, Menschen heimtückisch zu töten

> und sich dadurch

> mehrerer sachlich zusammentreffender Verbrechen der Beihilfe zum Mord gemäß §§ 74, 49, 211 StGB

> schuldig gemacht zu haben.«[155]

Der Prozess zog sich über Monate hin. Das Gericht ging den Einzelfällen nach und stellte dabei u. a. fest, dass die Überweisungsformulare in drei Fällen nicht von VIETHEN, sondern von der ihm unterstellten Ärztin Dr. HÄUßLEIN unterschrieben worden waren. Ferner gaben die Eltern dreier verstorbener Kinder an, dass die Überweisung nach Ansbach unabhängig von der Kinderklinik durch Vermittlung »örtlicher Behörden« erfolgt sei. VIETHENS Behauptung, dass elf der zwanzig betroffenen Kinder zwar in seiner Klinik untersucht, aber nicht von ihm nach Ansbach verlegt worden seien, wurde als »nicht widerlegbar« akzeptiert. Demnach waren dem Angeklagten noch die

---

155 Anklageschrift, 12.7.1963, in: UA Erlangen, Personalakte Viethen, F2/1 Nr. 2494a, Blatt 149–153, hier Blatt 152

Überweisungen von neun Kindern anzulasten, von denen – nach Erkenntnis des Gerichts – drei an Masern bzw. im Anschluss an eine Masernerkrankung im Sommer 1943 verstorben waren. VIETHEN bestand darauf, von der Kindereuthanasie im allgemeinen und den Vorgängen in Ansbach im besonderen nichts gewusst zu haben, und erhielt dabei Unterstützung durch ehemalige Klinikangestellte, die teilweise schon im Entnazifizierungsprozess zu seinen Gunsten ausgesagt hatten.

Am 4. Mai 1964 erging der Beschluss der Strafkammer des Landgerichts Ansbach: ALBERT VIETHEN wurde unter Überbürdung der Kosten auf die Staatskasse außer Verfolgung gesetzt. In der Begründung hieß es, dass die Erhebungen den gegen ihn formulierten Verdacht in keinem Punkt bestätigt hätten. VIETHEN berief sich darauf,

> »daß es zum üblichen Geschäftsgang einer Universitätskinderklinik gehöre, daß die unheilbar erkrankten Kinder, sog. Pflegefälle, schon aus Raumgründen nicht in der Klinik verblieben, sondern in Pflegeanstalten und -heime verbracht würden, falls eine Betreuung bei Angehörigen nicht möglich sei. Diese auch von der Zeugin Dr. Häußlein bestätigte Tatsache ist als (sic!) offenkundig nicht zu widerlegen.«[156]

VIETHEN sagte ferner aus, er habe nie Weisung erhalten, Kinder nach Ansbach zu verlegen, und sei weder von Angehörigen noch von anderen Personen über den Tod der Kinder unterrichtet worden. Diese Behauptungen konnten im Prozess nicht widerlegt werden, zumal die ehemalige Stations- und Oberärztin Dr. HÄUßLEIN, die ehemalige Abteilungsärztin Dr. PETERS und die ehemaligen Stationsschwestern V. BRANDENSTEIN, KLAMMER und MITTENZWEI unisono bekundeten, sie hätten nie davon gehört, dass in Ansbach Patienten getötet worden seien. Der ehemalige Leiter der Heil- und Pflegeanstalt SCHUCH erklärte, er könne »sich nicht daran erinnern, mit dem Angeschuldigten jemals verhandelt zu haben.«[157] Diese nachweislich falsche Darstellung[158] stimmte mit den Schilderungen VIETHENS und seines Klinikpersonals überein. Die Vernehmung der Eltern von sechs betroffenen Kindern ergab zwar, dass VIETHEN »verschiedentlich« zur Unterbringung in Ansbach geraten und diese »jedenfalls gelegentlich« veranlasst hatte, sein Verhalten habe aber nicht darauf schließen lassen, dass er über die Tötung kranker Kinder in Ansbach informiert gewesen sei. Kein Zeuge bekundete, dass VIETHEN von dem Tod der Kinder erfahren habe. In der Urteilsbegründung des Landgerichts Ansbach hieß es:

---

156 Beschluss der Strafkammer des Landgerichts Ansbach, in: UA Erlangen, Personalakte Viethen, F2/1 Nr. 2494a, Blatt 157–161, hier 159.

157 Ebenda, Blatt 157–161, hier 160. Hier auch die folgenden Zitate.

158 Es existieren Briefwechsel zwischen Viethen und Schuch. Vgl. die Abschnitte 6.14 und 6.16 dieses Beitrages.

»Das alles stimmt mit der allgemein bekannten Tatsache überein, daß die Tötung geisteskranker Kinder eine ›geheime Reichssache‹ war, über die nur die unmittelbar Beteiligten unterrichtet wurden.

(...)

Es fehlt somit – mangels entsprechender Beweise – am hinreichenden Verdacht, daß der Angeschuldigte Beihilfe zum Mord an verschiedenen Kindern geleistet habe, was zur Folge hat, daß er unter Überbürdung der Kosten auf die Staatskasse außer Verfolgung gesetzt werden muß. § 204, II; § 267, I STOP.«[159]

6. Die zwanzig Fälle – Darstellung und Analyse[160]

6. 1 W., Günter[161]

GÜNTER W. wurde am 13. November 1941 als drittes Kind des 34jährigen Regierungsrates der Luftwaffe RUDOLF W. und seiner 28jährigen Ehefrau MARIE W. geboren. Der Vater war dauerhaft in Berlin stationiert. Während GÜNTER W. vom 19. Dezember 1941 bis zum 27. Juni 1942 in der Universi-

---

159 Beschluss der Strafkammer des Landgerichts Ansbach, in: UA Erlangen, Personalakte Viethen, F2/1 Nr. 2494a, Blatt 157–161, hier 160/161. – Nicht untersucht wurde vor Gericht ein weiterer, ähnlich gearteter Vorgang, in den Viethen möglicherweise schuldhaft verstrickt gewesen war: Am 16.2.1943 überwies er – offensichtlich auf Wunsch der Eltern – den Patienten Günter G. an die Thüringischen Landesheilanstalten Stadtroda, wo das geistig behinderte Kind (Diagnose: »Idiotie« in Verbindung mit Epilepsie) am 15.5.1943 aufgenommen wurde und am 6.5.1944 im Alter von knapp sechs Jahren in der Kinderfachabteilung (Dr. Gerhard Kloos, Dr. Margret Hielscher) verstarb. Ob Günter G. gezielt getötet wurde, geht aus den Unterlagen nicht hervor, die wir bei Dr. Johannes-Martin Kasper, Chefarzt der Klinik für Kinder- und Jugendmedizin Eisenach, dankenswerterweise einsehen konnten. Vgl. Krankenakten der Thüringischen Landesheilanstalten Stadtroda und der Universitätskinderklinik Erlangen für den Patienten Günter G., geb. 21.7.1938.

160 Für diese Darstellung wurden – sofern vorhanden – die Krankenakten der Universitätskinderklinik Erlangen sowie die Unterlagen der Heil- und Pflegeanstalt Ansbach, die in der Regel aus einer Personalakte sowie einer sogenannten »Krankengeschichte« bestehen, ausgewertet. Die Ansbacher Akten befinden sich in den Beständen des Landgerichts Ansbach und konnten dort mit freundlicher Genehmigung des zuständigen Oberstaatsanwalts Dr. Ernst Metzger eingesehen werden, dem die Autorin an dieser Stelle ihren Dank aussprechen möchte. Die Auswertung der Krankenakten erfolgte zusammen mit Prof. Dr. Wolfgang Rascher, Erlangen.

161 Vgl. Krankenakte der Universitätskinderklinik Erlangen sowie Personalakte und Krankengeschichte der Heil- und Pflegeanstalt Ansbach. Hier auch die folgenden Zitate.

täts-Kinderklinik Erlangen untersucht und behandelt wurde, lag seine Mutter nach einer Brustoperation infolge einer Mastitis zeitweise im Krankenhaus Fürth. In der Kinderklinik stufte man die häuslichen Verhältnisse als »gut« ein. Das erste Kind der Familie war ein knapp fünfjähriges gesundes Mädchen, das zweite Kind war im Alter von fünf Wochen an Ostencephalitis verstorben.

Die Geburt des Jungen war normal verlaufen, allerdings waren gleich vermehrtes Fruchtwasser und ein 3 cm zu großer Kopf festgestellt worden. In der Erlanger Kinderklinik diagnostizierten die Ärzte einen Hydrocephalus internus. Ferner heißt es in der Krankenakte:

> *Allgemeiner Eindruck:* Etwas zarter, leicht dystropher Säugling mit deutlich vergrößertem Kopf. Die große Fontanelle reicht weit zwischen die Stirn- und Scheitelbeine, fühlt sich kissenförmig an. Die Schädelnähte klaffen etwas. Haut rosig, gut durchblutet. (...) Schreit viel, unruhig, guter Saugreflex.«

Nach einer mehr als sechsmonatigen Behandlung in der Kinderklinik erfolgte im Juni 1942 die Verlegung nach Ansbach. Hier notierten die Ärzte zum körperlichen Befund:

> »Sehr großer Wasserkopf. (Hydrocephalus internus und externus). Übriger Körper unterentwickelt. Kopfumfang 69 cm. Soweit die körperliche Untersuchung durchzuführen ist, ist kein krankhafter Befund zu erheben. (...) Wassermann-R im Blut: negativ (Erlg.).«

Zwei der Ansbacher Krankenakte beiliegende Fotos bestätigen das geschilderte Bild. Die Einlieferung des Kindes in Ansbach sei notwendig geworden, »da es vermehrte Pflege benötigt u. eine Besserung in dem Zustandsbilde nicht mehr zu erwarten ist.« Im Ansbacher Verlaufsprotokoll heißt es am 5. Juli 1942:

> »Man hat den Eindruck, als wenn der Hydrozephalus von Tag zu Tag wachsen würde. Durch die Schwere des Kopfes hat sich das Kind bereits am Hinterkopf etwas aufgelegen. Hin und wieder schreit das Kind etwas. Zeitweise gewinnt man den Eindruck, als wenn es Schmerzen habe, da es das Gesicht etwas verzieht. Nach Nahrungsaufnahme meist ruhig, schläft viel.«

Eine Woche später, am 12. Juli 1942, wurde das Aussehen des Kindes als »wächsern« beschrieben, »sodass man manchmal den Eindruck hat, als wenn es schon gestorben wäre.« Der Tod trat am 16. Juli 1942 ein. Als Todesursache wurde »allgemeine Lebensschwäche« vermerkt. Der Kopfumfang des Kindes hatte zuletzt 72 cm betragen. »Interessehalber« wurde der Kopf in Ansbach nach dem Ableben des Patienten geöffnet. Zum Befund heißt es:

> »Nach Durchschneiden der harten Hirnhaut entleeren sich ca 3 Liter klare Flüssigkeit. Die Hirnhäute sind entsprechend dem Schädelinneren erweitert und etwas gespannt. Gefässe sind gut injiziert. Nach Eröffnung der Hirnhaut kommt noch mehr Flüssigkeit heraus. Von einer eigentli-

che[n] Hirnmasse ist nichts zu sehen. Das Gehirn hat sich ebenso wie die Häute ausgeweitet und liegt blattähnlich den Hirnhäuten an. Ausgebreitet ergeben Gehirn samt den Häuten das Bild von zwei flachen Pfannkuchen, die nur an der Stelle des Hirnstammes durch eine schmale Querverbindung zusammenhängen. Von Hirnwindungen und Hirnfurchen ist nichts zu sehen und abzugrenzen. Die Fortsetzung des Gehirnes in der Medulla oblongata ist nach äusserer Betrachtung normal.«

Im Gerichtsurteil von 1964 wurde VIETHEN die Überweisung des Kindes GÜNTER W. nach Ansbach angelastet. Diese Entscheidung ist anhand erhaltener Dokumente nachvollziehbar. So erklärte VIETHEN in einem Brief vom 26. Juni 1942 an den Fürther Arzt Dr. WUNDER, der den Patienten W. nach Erlangen überwiesen hatte, dass er das Kind am kommenden Tag im Einverständnis mit den Eltern nach Ansbach verlegen wolle, da »es sich um einen schweren Hydrocephalus handelt, der durch nichts zu beeinflussen war. (...) Ich glaube nicht, dass das Kind noch sehr lange leben wird.« Am gleichen Tag unterzeichnete er ein entsprechendes »Ärztliches Zeugnis«.

Die Einverständniserklärung der Eltern ist in der Akte nicht vorhanden. Ein Brief VIETHENS an RUDOLF W., datiert vom 29. Juni 1942, weist darauf hin, dass entgegen VIETHENS Behauptung zumindest das Einverständnis des Vaters (noch) nicht vorlag, als das Kind nach Ansbach überstellt wurde. Trotzdem ist VIETHEN im Fall GÜNTER W. als entlastet zu betrachten. Zum einen entstand die Kinderfachabteilung in Ansbach erst Ende 1942 – mehrere Monate nach dem Tod des Patienten. Selbst die vorbereitenden Gespräche zwischen dem Ansbacher Anstaltsleiter SCHUCH und dem Berliner Organisator der Kindereuthanasie HEFELMANN fanden nach dem Tod des Kindes statt. Auch die eingetragene Todesursache »allgemeine Lebensschwäche« deutet nicht auf eine Tötung durch Luminal hin, da in diesen Fällen die übliche Sprachregelung »Lungenentzündung« lautete. Zum anderen war GÜNTER W. ohne Zweifel ein schwerstkrankes Kind, dem in der Kinderklinik nicht mehr zu helfen gewesen war und dessen Mutter mit der häuslichen Pflege sicher überfordert gewesen wäre. VIETHENS Entscheidung, GÜNTER W. nach dem sechsmonatigen Aufenthalt in der Kinderklinik in eine Pflegeanstalt verlegen zu lassen, ist deshalb nachvollziehbar.

6. 2 M., Egon[162]

EGON M. wurde am 22. Mai 1939 als erstes Kind eines Bäckers geboren. Der 31jährige Vater, die 26jährige Mutter sowie der jüngere Bruder wurden in der Erlanger Krankenakte als gesund bezeichnet. Die Familienverhältnisse waren – möglicherweise kriegsbedingt – unübersichtlich: Während der Vater

---

162 Vgl. Krankenakte der Universitätskinderklinik Erlangen sowie Personalakte und Krankheitsgeschichte der Heil- und Pflegeanstalt Ansbach. Hier auch die folgenden Zitate.

in Fulda und die gesamte Familie in Köln gemeldet war, hatte die Mutter zuletzt mit den beiden Kindern in einer Einzimmer-Notwohnung in Heilsbronn bei Ansbach gelebt. EGON M. war durch Zangengeburt entbunden worden. Als er im Alter von zweieinhalb Jahren weder sitzen noch stehen konnte, überwies ihn der Ansbacher Arzt Dr. H. KLEINSCHMIDT in die Universitätsklinik Erlangen. An den Klinikleiter VIETHEN schrieb er:

>Sehr geehrter Herr Professor!

Ich bitte um Aufnahme des Kindes M. Egon. Mit ½ Jahr ausgeheilte Meningitis, seitdem geistige Entwicklung stehen geblieben. Viele Krankheiten durchgemacht: Pneumonie, Angina etc. Im Allgemeinen sehr ruhig, während Krankheiten auffallend unruhig. Ich bitte um Beobachtung und Beurteilung des Krankheitsbildes. Ich kenne das Kind nur flüchtig von der Mütterberatung her. Die Mutter ist über den Zustand orientiert. (...).«

In Erlangen lautete die Diagnose Idiotie. In der Krankenakte heißt es:

>*Allgemeiner Eindruck:* Macht einen vollkommen idiotischen Eindruck. Schielt. Dicke Zunge. Schnorchelnde Atmung. Blöder Gesichtsausdruck. (...) Kann nicht sitzen, stehen nur mit Unterstützung möglich auf den Zehenspitzen, Stellung fast wie bei Little'scher Krankheit.

Epikrise: Völlige Idiotie. Lumbalpunktion ergab klaren Liquor ohne path. Bestandteile. Nach Encephalographie Fiebersteigerung. Sonst aber gut vertragen. Besserung wohl kaum zu erwarten.«

EGON M. blieb vierzehn Tage lang, vom 10. bis zum 24. November 1941, in der Kinderklinik. Er wurde nach Hause entlassen und von der Mutter abgeholt. Mit der Entlassung schließt die Erlanger Krankenakte.

Acht Monate später, am 13. Juli 1942, wurde EGON M. in Begleitung seiner Mutter in die Heil- und Pflegeanstalt Ansbach gebracht, »da er draussen nicht mehr zu halten ist«. Die Ansbacher Krankengeschichte dokumentiert einen typischen Fall von Tötung eines behinderten Kindes in einer Kinderfachabteilung:

>13. 7. 42. Zur Vorgeschichte: erhoben von der Mutter des Kindes. In der Familie nichts von Nerven- und Geisteskrankheiten. Mutter lebt in Heilsbronn, Vater ist bei der Wehrmacht. Noch 1 Kind, das vollständig gesund ist. (Ist das 1. von 2 Kindern.) Das Kind war ein 8-Monatskind. Zangengeburt! Die Mutter ist zu dieser Zeit eine Treppe heruntergefallen. Bei der Geburt wäre das Hinterhauptsbein eingedrückt gewesen. Das Kind war von klein auf etwas schwächlich, recht viel krank. (...) Isst alles, muß aber gefüttert werden. Am liebsten nimmt es die Flasche. Das Kind erkenne, wenn die Mutter mit dem Essen daher komme. Ausserdem reagiere es auch etwas auf Schalleindrücke. Das Kind könne nicht laufen, stehen und sitzen. Spreche kein Wort. Wegen der bestehenden schlechten Verhältnisse (Notwohnung) und des anderen Kindes wegen

könne sie es nicht mehr zu Hause haben. Das Kind kenne nicht einmal recht seine Mutter.

14. 7. 42. Das Kind hat sich bisher ruhig verhalten. Es spricht nichts und reagiert kaum auf Schall- und Lichteindrücke. Verzieht nicht einmal das Gesicht, wenn man sich mit ihm beschäftigt. (...) Muss in allem versorgt werden. (...).

28. 8. 42. Meist ruhig und freundlich, liegt auf dem Bauch und lacht gern, wenn man mit ihm spielt. (...)

10. 9. 42. Unverändert, ist der Liebling der ganzen Station. Jedoch hat er keinerlei Verständnis, reagiert nicht auf seinen Namen.

6. 11. 42. Das Befinden ist körperlich gut, geistig ist kein Fortschritt festzustellen. (...) Die Mutter war heute zu Besuch da mit dem 2jährigen Brüderchen, das ein sehr gut entwickeltes und nettes Kind ist. Die Mutter äusserte, sie wolle gern 5 weitere Kinder zur Welt bringen, wenn dies Kindchen nicht lange leben müsste.

16. 12. 42. Vor einigen Tagen plötzlich fieberhaft erkrankt. Die Untersuchung ergab Lungenentzündung, an welcher er heute verschieden ist. (...).«

EGON M. dürfte zu den ersten Opfern der Ende 1942 eingerichteten Kinderfachabteilung Ansbach gehört haben. Der plötzliche Tod des geistig behinderten, aber körperlich gesunden Kindes und die eingetragene Todesursache »Lungenentzündung« deuten auf eine Tötung nach dem Luminalschema hin. Die Ansbacher Krankenakte enthält einen kurzen Brief mit Datum vom 14. Dezember 1942, in dem die Mutter HILDE M. von der Erkrankung und dem möglicherweise bevorstehenden Tod ihres Sohnes in Kenntnis gesetzt wurde, ferner den von ASAM-BRUCKMÜLLER unterzeichneten Leichenschau-Schein sowie das von ihr handschriftlich ausgefüllte Sektionsprotokoll. Das Gehirn des Kindes samt Kurzbericht sandte die Leiterin der Kinderfachabteilung am 17. Dezember 1942 an die Prosektur der Heil- und Pflegeanstalt Eglfing-Haar, wo es erneut seziert wurde. Der Befund wurde am 4. Februar 1943 nach Ansbach geschickt und liegt der Akte ebenfalls bei. Erhalten blieb auch ein Brief von HILDE M. an Dr. IRENE ASAM-BRUCKMÜLLER vom 28. Januar 1943, in dem sie sich »nochmals für alle Pflege u. Mühe für EGON« bedankt und die Ärztin bittet, ihr den Sektionsbefund mitzuteilen: »Sie werden es wohl verstehen, daß ich als Mutter das größte Interesse daran habe, denn ich möchte doch gerne noch ein Kind.« ASAM-BRUCKMÜLLER antwortete, »dass es sich nicht ohne weiteres sagen lässt, ob es sich um ein Erbleiden handelt oder nicht.« Sie riet der Mutter in vorsichtigen Formulierungen, die Entscheidung für oder gegen weitere Kinder davon abhängig zu machen, ob ähnliche Fälle in der Familie und Verwandtschaft häufiger aufgetreten seien.

Während von einer Tötung des Kindes in der Kinderfachabteilung Ansbach sicher auszugehen ist, kann eine Mitschuld VIETHENS nicht festgestellt werden. EGON M. war aus der Erlanger Klinik nach Hause entlassen worden; in Ansbach wurde er erst mehr als ein halbes Jahr später auf Initiative der Mutter aufgenommen. Die Notwendigkeit der Anstaltsunterbringung wurde nicht von der Kinderklinik Erlangen, sondern von dem Ansbacher Arzt Dr. KLEINSCHMIDT am 10. Juli 1942 festgestellt und von dem Amtsarzt Dr. KUHN vom Staatlichen Gesundheitsamt bestätigt; dieses Dokument liegt vor.

6.3   R., Käthe[163]

KÄTHE R. wurde am 22. November 1940 als Kind des 23jährigen Schreiners HERBERT R. und seiner 24jährigen Ehefrau LUISE R. geboren. Die Eltern wie auch der Zwillingsbruder waren gesund und »vollständig normal«. Die Mutter berichtete, sie habe bei der Geburt der Zwillinge drei Tage lang in den Wehen gelegen. Am zweiten Tag nach der Entbindung sei die Tochter blau angelaufen. Man habe dann festgestellt, dass sie einen zu großen Kopf habe.

Im Alter von 15 Monaten wurde KÄTHE R. vom Jugendamt in die Erlanger Universitäts-Kinderklinik eingewiesen, wo sie vom 23. Februar bis zum 16. März 1942 untersucht und beobachtet wurde. Diagnostiziert wurde ein sehr ausgeprägter Hydrocephalus (Kopfumfang am 10. März: 60 cm) in Verbindung mit einem quadratischen, nach allen Seiten vorgetriebenen Schädel und vorstehenden Augen sowie einem relativ kleinen Körper. Das Kind konnte nicht sitzen, stehen oder sprechen, lachte aber, griff nach Gegenständen und beobachtete seine Umgebung. Nachdem der Chirurg Dr. GÖPEL eine Operation abgelehnt hatte, wurde KÄTHE R. entlassen. In der Erlanger Krankenakte findet sich der Vermerk: »Soll vom Nürnberger Jugendamt aus in ein Heim.«

Am 16. März 1942 wurde KÄTHE R. in Erlangen entlassen, am 13. April 1942 in Ansbach aufgenommen. In dem hier angefertigten Verlaufsprotokoll wurde hervorgehoben, dass die Patientin »keinen hochgradigen schwachsinnigen Eindruck« mache.

Im Mai 1942 erkrankte KÄTHE R. an Diphtherie. Sie wurde fachgerecht behandelt und von den anderen Kindern isoliert; die Eltern wurden von der Erkrankung benachrichtigt. Innerhalb von wenigen Wochen klang die Krankheit wieder ab. Im Sommer 1942 verschlechterte sich der Zustand des Kindes dramatisch. Das Verlaufsprotokoll hat hier Lücken, es existiert aber ein Schreiben des Ansbacher Arztes Dr. HOFMANN an LUISE R. vom 15. Juni 1942, in dem er ihr mitteilte, dass der Zustand ihrer Tochter ernst sei. Es sei

---

163   Vgl. Krankenakte der Universitätskinderklinik Erlangen sowie Personalakte und Krankheitsgeschichte der Heil- und Pflegeanstalt Ansbach. Hier auch die folgenden Zitate.

eine leichte Herzschwäche mit Verschleimung aufgetreten. Mit dem »Ableben« müsse u.U. gerechnet werden.

KÄTHE R. lebte noch einige Monate. Am 26. Oktober 1942 hieß es im Verlaufsprotokoll: »Unverändert. In der Hauptsache zufrieden. Klagt über nichts. Zeitweise nur etwas weinerlich.« Die folgenden Eintragungen lauten:

> »15. 12. 42. Hat sich nun weitgehend aufgelegen, hat offene Stellen am Hinterkopf und am Rücken. Das Kind ist ausserordentlich geduldig, äussert keine Klagen.

> 21. 12. 42. Nach weiterer körperlicher Verschlechterung ist das Kind heute ad Exitum gekommen. Todesursache: Allgemeine Lebensschwäche.

> Die Sektion ergab eine ausserordentlich starke Liquormenge von circa 2 Liter Flüssigkeit in den faustgroß erweiterten Ventrikeln. Die Gehirnwindungen waren vollkommen platt gedrückt, das Gehirn lappenartig. In der rechten Stirnregion zeigte sich eine circa fünfmarkstückgroße weissliche Trübung mit zahlreichen Blutpunkten. Das Gehirn wurde an die Prosektur in Eglfing eingesandt.«

Der Befund der Eglfinger Ärztin Dr. BARBARA SCHMIDT war: »Hydrocephalus internus mit Stauungsblutungen in Kleinhirn und Brücke.« Als Todesursache trug ASAM-BRUCKMÜLLER »Allgemeine Lebensschwäche« auf dem Leichenschau-Schein ein.

Insgesamt ist dieser Fall schwer zu beurteilen. Einerseits starb die Patientin Ende 1942, das heißt zu der Zeit, in der die Kinderfachabteilung Ansbach entstand, und sie gehörte mit der Diagnose Hydrocephalus zur Zielgruppe der Kindereuthanasie. Andererseits hatte sich ihr Zustand in den vorausgegangenen Monaten verschlechtert, und die Todesursache »allgemeine Lebensschwäche« ist nicht die typische Eintragung für Tod nach Luminalgabe. Möglicherweise war das Kind mit Medikamenten »ruhig gestellt« worden, die dem natürlichen Tod etwas »nachgeholfen« hatten.

VIETHEN erklärte 1964 vor Gericht, KÄTHE R. sei zwar in der Erlanger Kinderklinik untersucht, aber nicht von dort nach Ansbach überwiesen worden, und wurde als entlastet anerkannt. Es soll an dieser Stelle darauf hingewiesen werden, dass in der Heil- und Pflegeanstalt Ansbach zum Zeitpunkt der Überweisung im Frühjahr 1942 noch keine Patiententötungen stattfanden.

6.4. G., Erich[164]

ERICH G. wurde am 30. Juni 1938 als erstes Kind des Reichsbahninspektors CHRISTIAN G. und seiner Ehefrau ELSA G. geboren. Er wurde am 29. Mai 1942 in die Heil- und Pflegeanstalt Ansbach eingeliefert, wo er am 22. De-

---

164 Vgl. Krankheitsgeschichte der Heil- und Pflegeanstalt Ansbach. Hier auch die folgenden Zitate.

zember 1942 verstarb. Da keine Krankenakte aus Erlangen existiert, entnehmen wir die Vorgeschichte und das Krankheitsbild den Ansbacher Unterlagen:

>In der Familie des Vaters des Kindes befinden sich 1 Cousin und 1 Cousine von der Mutter und deren Schwester, die an Anfällen litten. Anstaltsbehandlung war bei ihnen nicht notwendig. Näheres ist nicht zu ermitteln.

Pat. ist das erstgeborene Kind, ist eine Frühgeburt (8 Monate). 2 Tage vor der Geburt ist das Fruchtwasser abgegangen. Erst nach diesen 2 Tagen wurden künstliche Wehen herbeigeführt. Geburt selbst verlief normal, ohne Hilfe des Arztes. Kind nach 6 Stunden geboren. Der Kopf war sehr klein, birnförmig verändert. Geburtsgewicht 5 Pfund. Körperlich erholte sich das Kind sehr gut, doch schien es den Eltern sehr langsam in seiner Entwicklung. Es griff nie nach Gegenständen, zeigte keine eigentliche geistige Entwicklung. Mit 11 Monaten setzte die Zahnung ein. Erst mit ca. 13 Monaten fiel der Rückstand bei dem Kinde auf. Man brachte es zum Kinderarzt nach Nbg. und Erlangen in die Kinderklinik zur Untersuchung (1939) und erfuhr, dass das Kind nicht normal sei. Es konnte in diesem Alter weder sitzen, noch stehen noch laufen. Man nahm in der Klinik Gehirnblutung während der Geburt an.

Ausser leichten Erkältungskrankheiten sind besondere Krankheiten nicht aufgetreten. Kein Sturz. Dagegen fiel auf, dass das Kind Arme und Beine öfter hochzog und sich zusammenkrümmte. Dabei wurden auch die Augen verdreht. Diese Anfälle treten häufig auf und kommen auch jetzt noch, namentlich nach dem Schlafen. Vorher sei er besonders unruhig, werfe sich herum.

Zusammenfassend sei zu berichten, dass das Kind ausserordentlich unruhig sei, heute mit 4 Jahren noch nicht laufen, stehen oder sitzen könne, keine Wortbildung und überhaupt kein Wortverständnis habe. Es müsse ununterbrochen bewacht werden.

Das 2. Kind, nunmehr 20 Monate alt, sei normal, entwickele sich ganz anders als dieses erste Kind.

Kinderklinik Nbg. und Erlangen werden um Untersuchungsbefund angeschrieben.

Zu bemerken ist noch, dass sowohl Vater als auch Mutter des Kindes [einen] körperlich und rassisch hochwertigen Eindruck machen.«

Auf Anfrage der Heil- und Pflegeanstalt Ansbach teilte die Verwaltung des Cnopf'schen Kinderspitals in Nürnberg am 11. Juni 1942 mit, »daß das Kind Erich G. bei uns nur ambulant behandelt wurde. Über ambulante Behandlungen werden keine Bücher geführt.« In der Erlanger Kinderklinik verfasste der Direktor persönlich die Antwort. Viethen schrieb am 3. Juni 1942:

»Auf Ihre Anfrage teile ich Ihnen ergebenst mit, dass obengenanntes Kind nicht klinisch bei uns aufgenommen, sondern lediglich in der Sprechstunde ambulant beurteilt wurde. Lumbalpunktionen u.s.w. wurden hier nicht vorgenommen. Es handelt sich um ein Kind, das offenbar an angeborenem schweren Schwachsinn (Idiotie) leidet. (...) Heil Hitler! Viethen«

ERICH G. starb am 22. Dezember 1942 angeblich an einer Lungenentzündung. Mit an Sicherheit grenzender Wahrscheinlichkeit gehörte er zu den ersten Opfern der Tötungen in der Kinderfachabteilung Ansbach. Noch vier Tage vor seinem Tod hatte er keine typischen Anzeichen von Lungenentzündung, sondern statt dessen eine Schwächung gezeigt:

»18. 12. 42. Ist plötzlich sehr blaß geworden, lag ruhig in den Kissen, nahm kaum noch Nahrung zu sich. Temp. sind nicht aufgefallen. Gestern trat nun neuerdings ein Schwächeanfall ein mit kleinem Puls, oberflächlicher Atmung und blasser Gesichtsfarbe.«

Die hier beschriebenen Symptome deuten auf eine allmähliche Tötung durch Luminal hin. ASAM-BRUCKMÜLLER unterzeichnete den Leichenschau-Schein, die Prosektur Eglfing führte die Hirnsektion durch.

VIETHEN wurde in diesem Fall im Gerichtsurteil von 1964 entlastet. Diese Entscheidung ist nachvollziehbar, denn ERICH G. war lediglich drei Jahre vor seiner Unterbringung in Ansbach ambulant in Erlangen untersucht worden. Mehr Kontakt mit der Kinderklinik scheint es nicht gegeben zu haben.

6. 5 V., Peter[165]

PETER V. wurde am 22. Mai 1941 in Gotha als Sohn des 26jährigen Oberwachtmeisters ALEXANDER V. und seiner 20jährigen Ehefrau KÄTHE V. geboren. Die Kinderärztliche Poliklinik der Universitäts-Kinderklinik Erlangen bescheinigte dem Jungen am 15. August 1942 Mikroencephalie und Idiotie. Aus dem »Ärztlichen Zeugnis« geht hervor, dass sich das Kind mehrere Monate zuvor, im Dezember/Januar 1941/42, in Erlangen in klinischer Beobachtung befunden habe. Ferner heißt es auf dem nicht unterschriebenen Dokument: »Wir veranlassten die Eltern zur Verbringung des Kindes in die Heil- und Pflegeanstalt.« Damit ist VIETHENS spätere Behauptung, PETER V. sei in Erlangen zwar untersucht, aber nicht von dort nach Ansbach überwiesen worden, hinfällig, obwohl auf dem Ansbacher Personalbogen die Mutter als Antragstellerin für die Aufnahme eingetragen ist.

Der Fall ist nicht mehr rekonstruierbar, da sowohl die Erlanger als auch die Ansbacher Krankenakte fehlen und lediglich die wenig aussagekräftige

---

165 Vgl. Personalakte der Heil- und Pflegeanstalt Ansbach. Hier auch die folgenden Zitate.

Ansbacher Personalakte vorhanden ist. Aussagen über Krankheitsverlauf und Todesursache sind deshalb nicht zu treffen. PETER V. starb am 20. Februar 1943 in der Heil- und Pflegeanstalt Ansbach.

6.6   S., Horst Dieter[166]

HORST DIETER S. wurde am 6. April 1941 als erstes Kind des 27jährigen Wachtmeisters WILHELM S. und seiner 21jährigen Ehefrau URSULA S. geboren. Er kam zwei bis drei Wochen zu früh nach kurzer Geburtsdauer mit einem Gewicht von vier Pfund zur Welt und musste bis zum Alter von drei Monaten in der Klinik aufgezogen werden. Dennoch stillte die Mutter ihren Sohn ein halbes Jahr lang. In der Erlanger Krankenakte heißt es, dass das Kind gut getrunken habe und immer gut gediehen sei, im Alter von 20 Monaten aber noch nicht laufen und frei sitzen konnte. Im Februar 1942 habe der Junge plötzlich über Nacht einen Krampf erlitten und sei »einige Stunden ganz weggeblieben. Weiß, steif, verdrehte Augen, keine Zuckungen.« Anschließend erfolgte eine sechswöchige Behandlung im Kinderkrankenhaus Stettin. Seit der Entlassung sei häufig ein »Zusammen-Sinken« beobachtet worden, wobei der Kopf auf die Brust gefallen sei und das Kind mit den Armen nach hinten geschlagen habe. Auch sei seit dem Krampf eine »Krampflähmung« der einen Körperseite vorhanden. HORST DIETER S. wurde am 4. Dezember 1942 in die Erlanger Kinderklinik aufgenommen: »Soll beobachtet werden, ob noch etwas hilft (aus Chefsprechstunde).« Diagnostiziert wurde Idiotie, deren Ursache in einer geburtraumatischen Schädigung des Gehirns vermutet wurde. Bei guter körperlicher Entwicklung seien die geistigen Funktionen zurückgeblieben. Das Verlaufsprotokoll des einwöchigen Klinikaufenthalts lautet:

> »5.12.: Das Kind ist sehr unruhig, wirft den Kopf von einer Seite zur anderen, spielt mit den Händen u. Füßen im Liegen, setzt sich *nicht* auf, stößt in kurzen Zwischenräumen grunzende Laute aus. Muß zur Beruhigung 2 Luminaletten bekommen. Hat leichten Schnupfen.

> 7.12.: Spielt auch mit primitivem Säuglingsspielzeug, hat sich beruhigt, liegt mit lächelndem, ausdruckslosem Gesicht: Reagiert auf Ansprechen und Anlachen. Mit dem Essen hat die pflegende Schwester große Mühe; nimmt schlecht einen Löffel, spuckt vielfach alles in die Gegend.

> 10.12.: Ißt jetzt besser. Aber nicht aus der eigenen Hand. Macht ganz zufriedenen Eindruck.

> 11.12.: Entlassung und Überführung in die Heil- und Pflegeanstalt Ansbach.«

---

166 Vgl. Krankenakte der Universitätskinderklinik Erlangen sowie Personalakte und Krankheitsgeschichte der Heil- und Pflegeanstalt Ansbach. Hier auch die folgenden Zitate.

Der Patient wurde mit einer schriftlichen Einverständniserklärung der Mutter am 11. Dezember 1942 direkt von Erlangen nach Ansbach überwiesen, wo er am 18. März 1943 verstarb. Aus der Ansbacher Krankengeschichte lässt sich schließen, dass er nach dem Luminalschema getötet wurde:

> »11. 12. 42. Äusserst lebhaft und unruhig, strampelt gerne. Gehversuche scheitern. Knickt sofort zusammen. Stimmungslabiles Kind, das grundlos vom Weinen zum Lachen kommt. Reagiert auf Lachen. Muss vollkommen versorgt werden, ist ständig unrein. (...) Kann keine Silben formen. Stösst von Zeit zu Zeit grunzende Laute aus. Lutscht gerne an den Daumen. (...)

> 29. 12. 42. Idiotisches Kind, bei welchem weder Sprachvermögen noch Sprachverständnis vorhanden ist, kein Hang zum Spielen besteht und dass (sic!) wegen der Unreinlichkeit und Hilflosigkeit einer besonderen Pflege bedarf. Zeitweise unruhig, schreit und weint dabei.

> 23. 2. 43. Zustandsbild unverändert. (...)

> 17. 3. 43. Hat seit einigen Tagen erhöhte Temperatur. Dazu oberflächliche und rasche Atmung. Allem Anschein nach handelt es sich um eine Pneumonie.

> 18. 3. 43. Das Kind ist heute früh um 9 Uhr verschieden.

> *Todesursache: Doppeltseitige kruppöse Pneumonie.*

> *Obduktion:* Beide Lungen frei beweglich. Beide Lungenunterlappen pneumonisch infiltriert. Ausgeschnittene Teilchen gehen unter. – Übrige Organe ohne pathologischen Befund.«

Neben dem hier zitierten Verlaufsprotokoll liegen der Ansbacher Akte der Sektionsbefund der Prosektur Eglfing sowie der Leichenschau-Schein bei. Die Mutter erhielt mit Datum vom 13. März die Nachricht, dass ihr Sohn an Lungenentzündung erkrankt sei und mit seinem »Ableben« gerechnet werden müsse. Dieses Standard-Schreiben rundet das Bild der Tötung eines Kindes im Rahmen des NS-Euthanasieprogramms ab.

Die Überweisung von HORST DIETER S. nach Ansbach wurde VIETHEN im Gerichtsurteil von 1964 angelastet, da im Ansbacher Personalbogen auf die Frage »Wer beantragt die Aufnahme?« die Kinderklinik Erlangen genannt wurde. Außerdem liegt ein »Ärztliches Zeugnis« vom 10. Dezember 1942 mit VIETHENS dienstlichem Briefkopf vor, in dem die Unterbringung des Kindes in Ansbach für »dringend erforderlich« erklärt wurde. Eine Begründung dafür wurde nicht gegeben. Warum war die junge, gesunde Mutter nicht in der Lage, ihr einziges Kind zu Hause zu versorgen, wenn die häuslichen Verhältnisse, wie es in der Erlanger Krankenakte heißt, »gut« waren? War man in Erlangen dazu übergegangen, Kinder mit bestimmten Krankheiten bzw. Behinderungen nach Möglichkeit nach Ansbach zu überstellen, wenn das Einverständnis der Eltern vorlag? Hatten die Eltern eine weitere Betreuung ihres Kindes abgelehnt? Für mangelndes elterliches Engagement spricht möglicherweise die Tatsache, dass der Vater sich erst im März 1943 – nach dem Tod seines Sohnes – bereit erklärte, die in Ansbach angefallenen Kosten von 70 Reichsmark zu bezahlen, nachdem bereits eine Übernahme dieser Summe durch den Landesfürsorgeverband veranlasst worden war. Insgesamt wirft der Fall viele Fragen im Hinblick auf das Vorgehen der Universitäts-Kinderklinik Erlangen und ihres Leiters auf.

6.7   R., Christine[167]

CHRISTINE R. wurde am 10. September 1941 als erstes Kind des 36jährigen Buchhalters ANDREAS R. und seiner 32jährigen Ehefrau ELISABETH R. geboren. Geburtsverlauf und -gewicht seien normal gewesen, das Kind habe nach der Entbindung gleich geschrien und sei fünf Monate lang gestillt worden. Es habe als Säugling eine Nabelinfektion durchgemacht. Am 25. Januar 1943 wurde das Mädchen »zur Beobachtung« in die Universitäts-Kinderklinik Erlangen eingewiesen, da es in der Entwicklung zurückgeblieben sei. Die Diagnose lautete »Idiotie mit Krämpfen, Hydrocephalus«. CHRISTINE R. blieb nur drei Tage in der Klinik. Am 28. Januar 1943 wurde sie entlassen, am 8. Februar 1943 mit einer schriftlichen Einverständniserklärung des Vaters in Ansbach aufgenommen, wo sie am 28. Juni 1943 verstarb. Der Leichenschau-Schein wurde von ASAM-BRUCKMÜLLER unterzeichnet. In der Erlanger Krankenakte heißt es:

> *Gegenwärtige Erkrankung:* (...) Mit 4 Monaten hat die Mutter gemerkt, daß das Kind nichts ›begreift‹. In Behandlung des Augenarztes Dr. Merkel, Nürnberg: die Netzhaut sei nicht entwickelt. Ißt vom Löffel, sehr lebhaft, spricht nichts. Bekommt noch 2 Flaschen, Gemüse, Brei, Suppe. *Täglich Einlauf* nötig. Tgl. *Krämpfe* (schon seit dem Alter von 10 Wochen aufgetreten, ...) Sehr schreckhaft.
>
> *Allgemeiner Eindruck:* Kräftiges, ziemlich paströses, sehr schlaffes Kind, dem Alter nach sehr zurück. Kann nicht sitzen, klappt wie ein Taschenmesser zusammen. Gesicht ganz gut gebildet, hat aber völlig leeren Blick. Verfolgt nichts. Nicht ansprechbar. Ziemlich unruhig.
>
> *Epikrise:* Idiotie mit Krämpfen. Krämpfe wurden hier nicht beobachtet. Wird anschließend der Heil- und Pflegeanstalt Ansbach übergeben. Das Encephalogram (!) ergibt Anhalt für einen Hydrocephalus internus.«

Mit dem diagnostizierten Krankheitsbild passte CHRISTINE R. in das Schema der Kindereuthanasie. Im Ansbacher Verlaufsprotokoll ist zu lesen:

---

167 Vgl. Krankenakte der Universitätskinderklinik Erlangen sowie Personalakte und Krankheitsgeschichte der Heil- und Pflegeanstalt Ansbach. Hier auch die folgenden Zitate.

»11. 2. 43. Das Kind liegt völlig teilnahmslos im Bett, reagiert nicht auf Anrede. Gesichtsausdruck leer bei wohlgebildeter Gesichtsform. Zeitweise weint es viel, ein Grund ist dafür nicht ersichtlich. Ein Kontakt ist nicht herzustellen. Wirft den Kopf unruhig hin und her, ist nicht zu fixieren. Auch die Augen sind unstet und unruhig, doch besteht kein Nystagmus. Sitzversuche scheitern. Der Kopf kann nicht gehalten werden, fällt nach hinten. Bei Stehversuchen zeigen sich deutliche Hypotonie und Ataxie. Die Gelenke sind leicht überstreckbar. Das Kind ist statisch erheblich zurück. Es muss vollkommen versorgt werden, ist unrein. Im ganzen gut zu haben. – Körperlich sehr gut entwickelt, vor allem gut gepflegt. Die Sprache ist überhaupt nicht entwickelt. (...)

16. 3. 43. Völlig unveränderter Zustand. Kein Kontakt möglich. (...)

24. 4. 43. Heute Besuch durch die Mutter, die sehr unglücklich über das Kind ist. In der Familie von Nerven- und Geisteskrankheiten nichts bekannt. Seit 8 Jahren verheiratet, einziges Kind, kein Abort. Äußert: »Hoffentlich wird das Kind bald erlöst, es wäre für uns und für das Kind eine Erlösung.«

7. 6. 43. Zustandsbild in keiner Weise verändert. (...)

28. 6. 43. Ist vor 4 Tagen an Lungenentzündung erkrankt. Nach rascher Verschlechterung des Allgemeinbefindens ist heute der Exitus eingetreten. *T. U. Kr. Pneumonie* (Todesursache, A.d.V.) .

Die Sektion ergab ein offenes Foramen ovale und eine leichte Cystitis. 4. Ventrikel erweitert. Gehirn wird an die Prosektur Eglfing eingeschickt.«

Zu Recht wurde die Überweisung der Patientin CHRISTINE R. im Gerichtsurteil von 1964 ALBERT VIETHEN angelastet, hatte er ihre Aufnahme in Ansbach doch in einem Schreiben vom 1. Februar 1943 an die Heil- und Pflegeanstalt als »dringend erforderlich« bezeichnet. Es drängt sich die Frage auf, warum sich VIETHEN im Fall eines Kindes, das nur drei Tage in Erlangen beobachtet worden war, in diesem Maße für eine Anstaltsunterbringung engagiert hat. Ein zwingender Grund, warum das Kind – ein Einzelkind aus geordneten Familienverhältnissen – nicht zu Hause von der Mutter betreut und gepflegt werden konnte, wird nicht genannt. Insgesamt weckt der Ablauf den Verdacht, dass die Kinderklinik bzw. ihr Leiter im Jahre 1943 dazu übergegangen waren, Kinder mit bestimmten Behinderungen grundsätzlich nach Ansbach zu überweisen oder zumindest auf eine Aufnahme in Ansbach zu drängen. Ein Nachweis für ein solches Vorgehen fehlt.

6.8   F., Renate[168]

RENATE F. wurde am 13. April 1941 als zweites Kind des Berufsoffiziers
ALFRED F. und seiner Ehefrau ELISABETH F. geboren. Laut Ansbacher Unterlagen war über eine erbliche Belastung nichts bekannt; Eltern, Großeltern
und der 17 Jahre ältere Bruder des Kindes seien gesund. Die Schwangerschaft sei seit dem fünften Monat von Blasenbeschwerden und Sodbrennen
belastet gewesen. Das Kind wurde im siebten Schwangerschaftsmonat geboren. Die Geburt verlief außerordentlich kompliziert und wurde im »Äther-
rausch« vollzogen; die Mutter gab an, sie habe keine Erinnerung mehr daran.
Das Kind wog bei der Geburt nur 3 ½ Pfund und kam mit einem Schlüsselbeinbruch sowie einem Leistenbruch zur Welt. Die Mutter erklärte, sie habe
nicht stillen können. Die ersten acht Wochen nach der Entbindung verbrachte
das Kind auf der Frühgeburtenstation der Städtischen Säuglingsklinik in
Nürnberg. Weiter heißt es:

> »Ab Juni Kind zu Hause, wo es sich prächtig entwickelte.
>
> Das Kind entwickelte sich geistig und körperlich wie jedes andere auch,
> lachte viel, spielte mit Papier im 5. Monat und zerriss es mit Freuden,
> schaute nach, wenn es geworfen wurde. Gehör entwickelt. Mit 10 Mona-
> ten erstmals epileptischer Anfall. Schrie schrill, ließ zunächst ein Ärm-
> chen hängen. Verdrehte dann plötzlich die Augen und ließ alles hängen.
> Der sofort aufgesuchte Kinderarzt Kollmann stellte Verdacht auf Ge-
> hirngrippe fest. Eine Punktion durch Dr. Fleck bestätigte den Verdacht.
> Der Anfall wiederholte sich am gleichen Tag mehrmals.«

Im Juli 1942 wurde RENATE F. wieder ins Säuglingsheim gebracht. Hier
stellten sich in der folgenden Zeit weitere Krampfanfälle ein, die dazu führten, dass eine Untersuchung in der Universitäts-Kinderklinik Erlangen veranlasst wurde. Die Diagnose war »Idiotie (auf der Basis einer Encephalitis?)«.
Die Erlanger Krankenakte ist nicht mehr vorhanden, es liegt aber eine handschriftliche Bestätigung VIETHENS vom 26. Mai 1943 vor, dass das Kind
RENATE F. »dringend der Anstaltspflege in Ansbach« bedürfe.

Laut Ansbacher Unterlagen hatte die Patientin weiterhin Krampfanfälle,
nach einem schweren Schnupfen bis zu 25 Mal täglich. Außerdem sei sie
vollständig erblindet. Im Alter von 20 Monaten habe sie stehen gelernt, Geh-
versuche seien nur mit Unterstützung möglich. Bereits vorhandene Sprachfä-
higkeiten seien nach dem ersten Anfall wieder zurückgegangen. Ferner wurde von Gleichgewichtsstörungen, Interesselosigkeit, abendlicher Unruhe,
Herumwälzen, Zähneknirschen und Weinen berichtet.

RENATE F. wurde am 1. Juni 1943 wegen »erworbenen Schwachsinns«
mit einer schriftlichen Einverständniserklärung der Mutter in die Heil- und

---

168   Vgl. Personalakte und Krankheitsgeschichte der Heil- und Pflegeanstalt Ansbach. Hier auch die folgenden Zitate.

Pflegeanstalt Ansbach eingeliefert, wo sie am 3. August 1943 verstarb. Als Todesursache trug ASAM-BRUCKMÜLLER Masern-Pneumonie auf dem Leichenschau-Schein ein. Das Gehirn des Kindes wurde am 14. August 1943 an die Prosektur Eglfing gesandt; der Sektionsbericht von Dr. SCHMIDT liegt vor. Die letzten Eintragungen im Verlaufsprotokoll der Kinderfachabteilung sind:

> »29. 7. 43. Hat Masern, macht richtig kranken Eindruck. Der Ausschlag hat sich bereits über den ganzen Körper ausgebreitet. Keine Erscheinungen vonseiten der Lungen. Atmet ruhig.

> 31. 7. 43. Körperliches Zustandsbild hat sich verschlechtert. Der Ausschlag ist grossenteils verschwunden. Im Vordergrund steht leichte Atemnot und leichte Herzinsuffizienz. Es werden Cardiaca verabreicht. Die Mutter wurde verständigt.

> 3. 8. 43. Hatte gestern einen schweren Kollapszustand, war kurzatmig. Ist heute an Masern-Pneumonie, die sich in den letzten Tagen entwickelt hat, gestorben. Daneben bestand eine erhebliche Herzinsuffizienz. *T. U. Masern-Pneumonie.*«

In den Wochen vor dem Tod des Kindes hatte sich ein Vorfall ereignet, der einen näheren Blick auf die Kinderfachabteilung Ansbach gewährt. Am 20. Juli 1943 schrieb ROSA W., das ehemalige Kindermädchen der Familie F., einen empörten Brief an die Mutter, in dem sie von einem Besuch bei RENATE berichtete, der sie »enttäuscht und erschüttert« habe:

> »Wohin Sie Renate gebracht, wußte ich ja längst, trotz aller Schwindelei und Vorsichtsmaßregeln. Weshalb so ein Theater? (...) In dem Park [der Heil- und Pflegeanstalt, A.d.V.] eine unheimliche, drückende Stille oder empfand ich es nur so. Zwischenhinein aus den Häusern schrille, ungewohnte Laute, Schreie, Weinen, Lachen. (...) Ich läutete. Ein Wärter oder Pfleger schloß auf, fragte u. führte mich unten links in ein Zimmer. 2 kl. 4½jährige Jungens in Streifkleidern, barfuß mit blauroten Füßen (auf dem Steinpflaster), je 1 Rotzfahne bis zum Mund u. in den Händen einen Keil trocken Brot kamen mir neugierig entgegen und bestaunten mich. (...) Nachdem ich nun voller Ungeduld eine ¼ Std. gewartet, (draußen wurde inzwischen Blechgeschirr abgewaschen) kam er wieder u. brachte Renate in einem fahrbaren Lehnstuhle mit. Renate – armselig-ärmer als das ärmste Kind. Die Haare hingen ihr dauernd ins Gesicht, da kein Band oder eine Spange vorhanden. R. ebenfalls barfuß, auch vor Kälte ganz rote Füßchen, eiskalt bis zu den Schenkeln u. ebensolche Händchen u. Arme. Mir schien es das Herz zusammen zu krampfen, als ich das Kind auf dem Arme hatte. Das Streifkleid u. das Schürzchen frisch, gemangelt, wohl erst übergezogen als ich gemeldet, einen Windelpack, eine alte gestopfte zerrissene Hose, schmutzige Nasenlöcher u. ungeschnittene Nägel. (...) Ob sie noch gehen und stehen kann? Ich bezweifle! Dick war sie noch wie vorher. Gesicht, Arme u. Beine blaß. Sie kommt wahrscheinlich nicht hinaus. Sie würde viel schreien (wa-

rum?) u. ihre Kost würde mit Kindermehlen (?) gemischt, (einfach u. bequem) erklärte der Mann der sehr freundlich war.«

Das ehemalige Kindermädchen machte ELISABETH F. schwere Vorwürfe, weil sie ihr Kind »in ein Haus so voll Jammer u. Elend« gegeben habe und nicht einmal besuche. Sie warf ihrer ehemaligen Arbeitgeberin unchristliches Verhalten vor. Es folgte ein aufschlussreicher Satz: »Heute in einer Zeit, in welcher man gesunden Menschen das Recht zu leben abspricht, hat man doch kein Verstehen für das Leben eines solch kranken Kindes (...).« ROSA W. appellierte an ELISABETH F., für das Kind – wenn sie es nicht wieder nach Hause holen wolle – eine andere Unterbringung zu suchen. Offensichtlich hatte die Kinderfrau gespürt und begriffen, was in Ansbach vor sich ging.

6.9   D., Gertrud[169]

GERTRUD D. wurde am 5. Februar 1941 als zweites Kind des 33jährigen Studienrats JOSEF D. und seiner 31jährigen Ehefrau LUISE D. geboren. Laut Erlanger Krankenakte waren beide Elternteile sowie die vierjährige Schwester gesund und die häuslichen Verhältnisse gut. Das Kind war 14 Tage zu früh geboren worden, der Geburtsverlauf war normal, die Stillzeit betrug zwei Wochen. Das Mädchen hatte weder laufen noch sprechen gelernt und erst mit einem Jahr »mit recht krummem Rücken« gesessen. Im Alter von vier Monaten überstand sie eine Keuchhustenerkrankung. In die Erlanger Kinderklinik wurde sie im Alter von anderthalb Jahren am 22. Juli 1942 eingeliefert, weil sie seit vier Wochen an Fieber litt. Hier notierte man:

> »*Gegenwärtige Erkrankung:* Seit 4 Wochen Fieber: 38,7. In Forchheim behandelt, Arzt konnte nichts feststellen. Keinen Husten, keinen Schnupfen. Ist in der Entwicklung stark zurück seit dem Keuchhusten, bes. geistig. Spricht nicht, läuft nicht, macht eigenartige Kopfbewegungen. Ißt gut. Seit einigen Tagen Durchfall. (...) Lacht etwas, spielt mit ihren Sachen. In der letzten Zeit fürchtet sie sich sehr vor fremder Umgebung. Für Musik kein Interesse. Beobachtet ausgiebig ihre Umgebung, im allgemeinen aber teilnahmslos. Mutter kommt jetzt mit dem Kind, weil es schon so lange Fieber hat. Es wird zur Klinikaufnahme geraten.

> *Allgemeiner Eindruck:* Blasser, sehr pastöser Säugling. Leeres Gesicht, stark abgeflachter Hinterkopf. Große Unruhe, wälzt sich im Bett herum. Lacht öfters. Verfolgt bewegliche Gegenstände, greift danach, kann aber nichts damit anfangen. Kann frei sitzen, stehen unmöglich.

> *Epikrise:* Schlaffes Kleinkind, was in körperlicher und geistiger Entwicklung nur Entwicklungsstufe eines ¾jährigen Säuglings mitbringt. Bei Einweisung unklarer fieberhafter Infekt.«

---

169 Vgl. Krankenakte der Universitätskinderklinik Erlangen sowie Personalakte und Krankheitsgeschichte der Heil- und Pflegeanstalt Ansbach. Hier auch die folgenden Zitate.

Als Diagnose war zunächst »Idiotie« eingetragen worden; dies wurde durchgestrichen und durch »Imbezillität« ersetzt. Am 3. August 1942 richtete VIETHEN ein langes persönliches Schreiben an den zum Kriegsdienst eingezogenen Vater des Kindes, in dem er eindringlich eine Unterbringung in Ansbach empfahl:

> »Ich weiss aus der ärztlichen Erfahrung, dass man zumindesten nicht voraussagen kann, wie die Dinge weitergehen. Da Ihre Gattin durch die Pflege des Kindes vor allen Dingen psychisch etwas mitgenommen war, habe ich das Kind hier behalten und sogar die Ueberführung in eine Pflegeanstalt, z. B. Ansbach erwogen. Dort sind die Kinder vorzüglich aufgehoben. Inzwischen hat sich Ihre Frau wieder sehr erholt und ich habe gestern mit einem Verwandten Ihrer Familie, der Arzt ist, beschlossen, zunächst das Kind bei uns in der Klinik zu lassen, bis Sie sich zu meinem Vorschlag geäußert haben. (...)
>
> Sie müssen vor allen Dingen bedenken, dass das Kind gar nichts durchmacht, dass es eine ausserordentlich glückliche Stimmungslage hat. Aber wenn ich eine Trennung aus der Familie vorschlage, so tat ich es im Interesse Ihrer Frau und des so netten gesunden Töchterchens. (...).«

Bei der weiteren Durchsicht der Akten gewinnt man den Eindruck, dass die Mutter sich ein Jahr lang gegen den Druck ihrer Familie und des Erlanger Klinikleiters sträubte, ihr Kind in fremde Hände zu geben. So schrieb LUISE D.'S Vater ADAM K. aus Zeil am Main am 29. Mai 1943 an die Heil- und Pflegeanstalt Ansbach, dass er von seinem Schwiegersohn JOSEF D. beauftragt worden sei, für die Unterbringung der kleinen GERTRUD zu sorgen. Aus dem Brief geht hervor, dass VIETHEN offenbar nachdrücklich für eine Einweisung des Kindes in Ansbach eintrat:

> »Trotz mehrmaliger fachärztlicher Untersuchung in der Univ. Kinderklinik in Erlangen und Anraten zur Verbringung in einer Heil- und Pflegeanstalt, wollten sich die Eltern von ihrem liebgewonnenen Kinde nicht trennen.
>
> Nach wiederholter Untersuchung vor kurzer Zeit durch Herrn Professor Viethen in Erlangen, haben sich nun die Eltern in Würdigung weiterer absehbarer Folgen entschlossen, sich von dem Kinde zu trennen.
>
> Mein Schwiegersohn wünscht nun, daß ich in seinem Auftrag die nötigen Schritte für die Unterbringung des Kindes in die Hand nehme und die nötigen Verhandlungen in seinem Namen einleite und zum Abschluß bringe.«

Am 24. Mai 1943 stellte VIETHEN ein ärztliches Zeugnis aus, in dem er der Patientin GERTRUD D. »Idiotie« aufgrund einer im vierten Lebensmonat durchgemachten Keuchhustenerkrankung bescheinigte und eine baldige Überführung nach Ansbach für »dringend erforderlich« erklärte. Am 15. Juni 1943 wurde das Kind von einer Tante nach Ansbach gebracht, die auch die erforderlichen Angaben zur »Vorgeschichte« zu Protokoll gab. LUISE D. wandte sich bereits wenige Tage später an ASAM-BRUCKMÜLLER, um sich nach dem Befinden ihrer Tochter zu erkundigen, und schickte ein Päckchen mit Kuchen und Äpfeln. GERTRUD D. überlebte die »neuzeitliche Therapie« in Ansbach nicht einmal zwei Monate lang. Im Verlaufsprotokoll der Klinik heißt es:

> »16. 6. 43. Psychischer Befund:
>
> Idiotisches Kind mit ganz leerem Blick, das häufig wechseld (sic!) zwischen Lachen und Weinen. Das Kind ist sehr unruhig, besonders nachts, ist ganz unsauber, muß vollkommen versorgt und gepflegt werden. Hin und wieder reagiert es auf Anruf, meist aber schaut es gar nicht auf und kommt auch Aufforderungen gar nicht nach, spielt auch nur wenig. Es kann nur für kurze Zeit mit Unterstützung stehen und etwas gehen, fällt dann sehr rasch in sich zusammen. Mit anderen Kindern beschäftigt es sich etwas mehr. Es zeigt wenn man mit ihm spielt Freude und läßt sich durch scherzhafte Bewegungen auch leicht zum Lachen bringen. (...)
>
> 31. 7. 43. Ist an Masern mit hohem Fieber erkrankt. Ist körperlich rasch verfallen, sieht bleich aus. Ausschlag beginnt sich auszubreiten.
>
> 4. 8. 43. Nachdem sich der Masernausschlag zurückgebildet hatte, traten erneut hohe Temperaturen mit Knisterrasseln über beide Lungenunterlappen auf. Nach raschem Versagen des Kreislaufes ist das Kind heute ad exitum gekommen. *T. U. Doppelseitige Lungenentzündung bei Masern.*«

Der Fall GERTRUD D. wirft ein schlechtes Licht auf Prof. Dr. ALBERT VIETHEN. Nach einem nicht einmal vierzehntägigen Aufenthalt der Patientin in der Klinik hatte der vielbeschäftigte Klinikleiter sich die Zeit genommen, einen langen Feldpostbrief an den Vater zu richten, in dem er dringend zur Unterbringung des Kindes in Ansbach riet und die Anstalt regelrecht anpries. Fast ein Jahr später bescheinigte er dem Mädchen eine dringend erforderliche Anstaltsunterbringung und sprach in diesem Zusammenhang von »Idiotie«, obwohl diese Diagnose laut Erlanger Krankenakte ein Jahr zuvor zugunsten der weniger schweren geistigen Störung »Imbezillität« zurückgenommen worden war. Wie ist VIETHENS Engagement in diesem Fall zu erklären? Die Mutter des Kindes war offensichtlich bereit, die Pflege selbst zu übernehmen und trennte sich scheinbar nur schwer von der Tochter; auch handelte es sich bei GERTRUD D. nicht um ein schwerkrankes, zur Interaktion vollkommen unfähiges Kind. Angesichts dieser Sachlage ist es nicht nachvollziehbar, dass das Gericht 1964 VIETHENS Aussage akzeptierte, das Kind sei zwar in seiner Klinik untersucht, aber nicht von dort nach Ansbach überwiesen worden. Zwar war GERTRUD D. nach dem Klinikaufenthalt fast ein Jahr lang wieder zu Hause gewesen, aber VIETHEN drängte offenbar während dieser Zeit gemeinsam mit verschiedenen Familienangehörigen auf eine Anstaltsunterbringung – und zwar nicht in irgendeinem Heim, sondern ausdrücklich in Ansbach.

6.10 G., Renate[170]

RENATE G. wurde am 24. September 1942 als zweites Kind des kaufmännischen Abteilungsleiters HANS G. und seiner Ehefrau JOHANNA G. geboren. Der 34jährige Vater, die 31jährige Mutter und die dreijährige Schwester waren laut Erlanger Krankenakte gesund, die häuslichen Verhältnisse gut. Geburtsverlauf und -gewicht des Kindes seien normal gewesen. Als das neun Monate alte Mädchen am 1. Juli 1943 in der Kinderklinik aufgenommen wurde, war es laut Eintrag in der Krankenakte ein »körperlich sehr gut entwickelter Säugling. Tadellos gepflegt, besonnte Teile lebhaft gebräunt.« Das Kind konnte zu diesem Zeitpunkt nicht sitzen, nahm keinen Anteil an seiner Umgebung und war nicht ansprechbar, der Mund stand offen, der abgeflachte Hinterkopf war noch nicht fest, die große Fontanelle jedoch bereits geschlossen. Weiter heißt es:

> *Gegenwärtige Erkrankung:* Seit dem vierten Lebensmonat Zuckungen mit Armen und Beinen, Verdrehen der Augen und für kurze Zeit Benommenheit, Dauer 4-5 sec., bis 10 mal täglich. Seit 6 Wochen sind die Zuckungen aber gehäufter. Das Kind reagiert nicht auf Ansprechen und erkennt die Eltern nicht. Kann nicht sitzen und nicht Kopf gerade halten, sondern fällt nach vorne. Öfters unruhig, guter Appetit.

> *Epikrise:* 9 Monate alter weiblicher Säugling mit Idiotie und Krämpfen. Hier wurde nur ein ganz kurzer Krampfanfall (Zus.zucken des ganzen Körpers) beobachtet. Das Encephalogram zeigt ausgesprochenen Hydrocephalus internus. Die Eltern haben sich zur Anstaltsaufnahme entschlossen.«

Nach einem nur fünftägigen Klinikaufenthalt überwies VIETHEN RENATE G. am 5. Juli 1943 mit der Diagnose »erhebliche Entwicklungsstörung mit Hydrocephalus internus« nach Ansbach, wo das Kind nur noch wenige Wochen lebte. Das Verlaufsprotokoll deutet möglicherweise auf einen natürlichen Tod durch eine Masernerkrankung hin, bei dem u. U. ein wenig »nachgeholfen« worden sein könnte:

> »12. 8. 43. Ist an Masern erkrankt, hat hohes Fieber und erheblichen Ausschlag am ganzen Körper. Allgemeinzustand ist empfindlich gestört. Nahrungsaufnahme ist schlecht.

> 16. 8. 43. Nachdem der Masernausschlag abgeklungen war, hat sich ein Pemphigus entwickelt, der sich vor allem über den Rücken erstreckte.

---

170 Vgl. Krankenakte der Universitätskinderklinik Erlangen sowie Personalakte und Krankheitsgeschichte der Heil- und Pflegeanstalt Ansbach. Hier auch die folgenden Zitate.

Die Blasen sind großenteils gesprungen, sodaß das Unterhautgewebe sichtbar wird. Seit gestern erneut hohe Temperaturen. Die Untersuchung ergab eine beginnende Lungenentzündung rechts unten.

20. 8. 43. Das Fieber hat sich in den letzten Tagen meist um 39° bewegt. Durch die starken Erscheinungen der Lungenentzündung wurde das Allgemeinbefinden des Kindes mehr und mehr geschwächt. Heute ist der exitus eingetreten. T. U. Masern-Pneumonie.«

ASAM-BRUCKMÜLLER unterzeichnete den Leichenschau-Schein, die Prosektur Eglfing führte die Hirnsektion durch. Die Mutter hatte drei Tage vor dem Tod ihrer Tochter die übliche Nachricht erhalten, dass sich der Zustand des Kindes verschlechtert habe. Die Überweisung wurde VIETHEN im Prozess 1964 angelastet. Ohne kritische Prüfung ging das Gericht davon aus, dass RENATE G. eines natürlichen Todes durch Masern gestorben sei.

6.11 K., Max Josef[171]

MAX JOSEF K. wurde am 14. November 1940 als drittes Kind des 29-jährigen Soldaten JOSEF K. und seiner 31jährigen Ehefrau JULIE K. geboren. Die drei Kinder des Ehepaares K. waren innerhalb von zweieinhalb Jahren zur Welt gekommen. In der Erlanger Krankenakte heißt es, die Eltern und die beiden Schwestern seien gesund und die häuslichen Verhältnisse gut. Der Junge war als Säugling nach einer frühkindlichen Meningitis sechs Wochen lang in der Berliner Charité behandelt worden. Nach Erlangen wurde MAX JOSEF K. von dem Arzt Dr. HOFMEISTER aus Plössberg/Oberpfalz überwiesen. Dem Verlaufsprotokoll der Kinderklinik entnehmen wir:

»Gegenwärtige Erkrankung: Als Säugling viel geschrien, beim Füttern Schwierigkeiten bes. beim Brei. Hat nicht Sitzen und Laufen gelernt und nicht Sprechen. Wenn man ihn hinstellt, steht er auf den Zehenspitzen und presst die Knie aneinander. Sehr eigensinnig, jähzornig. Gehorcht nicht. Hört gern Musik. Ist immer für sich, mit anderen Kindern sehr grob. Das eine Bein zittert oft etwas. Schielt etwas. Stellt sich gern auf den Kopf, schlägt sich oft an ohne zu schreien. Onaniert viel.

Allgemeiner Eindruck: Debiles Kind; ausfahrende ungeordnete Bewegungen, sinnloses Lachen, läppisches Benehmen.

Muskeln: typischer Spastiker (...)

Epikrise: Little'sche Krankheit (mit spastischer Parese beider Beine), kann noch nicht allein gehen. *Idiotie.* Das Encephalogramm zeigt einen Hydrocephalus internus. Den Eltern wurde geraten, das Kind in die Heil- und Pflegeanstalt Ansbach zu verlegen.«

---

171 Vgl. Krankenakte der Universitätskinderklinik Erlangen sowie Personalakte und Krankheitsgeschichte der Heil- und Pflegeanstalt Ansbach. Hier auch die folgenden Zitate.

Die Empfehlung für die Überweisung des Patienten nach Ansbach ging von VIETHEN aus und wurde ihm im Gerichtsurteil von 1964 zur Last gelegt. Am 13. August 1943 erfolgte die Verlegung mit einer schriftlichen Einverständniserklärung der Mutter. In Ansbach erkrankte das Kind bereits nach wenigen Tagen an einem »Anflug« von Masern:

>»25. 8. 43. Geistig völlig unterentwickelt, reagiert nicht auf seinen Namen, ist auch affektiv in keiner Weise ansprechbar. Kann nur wenig unartikulierte Laute ausstoßen. Klettert am Bettrand entlang, kann sich trotz der spastischen Parese beider Beine fortbewegen. Ist still und ruhig. Hat kürzlich einen leichten Ausschlag am ganzen Körper gehabt, der wie Masern aussah. Dieser Anflug hat sich jedoch nach einigen Tagen wieder verloren.
>
>28. 8. 43. Ab und zu leichte Temperaturen, 38°, für die bisher ein Anhaltspunkt nicht gefunden werden konnte. Das Kind ist im Bettchen wohlauf, macht nach wie vor seine Gehversuche und zeigt guten Appetit. Es ist in keiner Weise bildungsfähig.
>
>31. 8. 43. Auch in den letzten Tagen sind die Temperaturen über 38° nicht hinausgekommen. Das Allgemeinbefinden war durch das Fieber kaum beeinträchtigt. Heute früh trat plötzlich der exitus letalis ein. *T.U.: doppeltseitige Lungenentzündung (kr.)* (nach Sektion).«

Obwohl das Gericht 1964 zu dem Schluss kam, dass der Junge im Anschluss an eine Masernerkrankung verstorben sei, kann mit hoher Wahrscheinlichkeit von einer Tötung nach dem Luminalschema ausgegangen werden, denn das Verlaufsprotokoll spricht nicht von einer Masernerkrankung, sondern lediglich von einem Ausschlag, der wie Masern aussah, die eingetragene Todesursache war Lungenentzündung, als verantwortliche Ärztin unterzeichnete ASAM-BRUCKMÜLLER den Leichenschau-Schein, und auch die Hirnsektion in der Prosektur Eglfing fand statt. Die von VIETHEN unterzeichnete Überweisung des Kindes von Erlangen nach Ansbach liegt vor.

6.12 R., Marten[172]

MARTEN R. wurde am 26. November 1939 als zweites Kind des 26-jährigen Braumeisters WILHELM R. und seiner gleichaltrigen Ehefrau GRETE R. geboren. Während der Vater als Soldat im Krieg war, kehrte die Mutter aus ihrem letzten Wohnort, einer sächsischen Großstadt, in ihre Heimatstadt Erlangen zurück. Da die Erlanger Krankenakte nicht erhalten ist, können keine Angaben über die Untersuchungen und Untersuchungsergebnisse in der Kinderklinik gemacht werden. VIETHEN bestätigte in einem nicht unterzeichneten Schreiben vom 2. September 1943, »dass das Kind MARTEN R. (...),

---

172 Vgl. Personalakte und Krankheitsgeschichte der Heil- und Pflegeanstalt Ansbach. Hier auch die folgenden Zitate.

geb. 26.11.39 wegen schwerer geistiger Entwicklungsstörung dringend der Aufnahme in die Heil- und Pflegeanstalt Ansbach bedarf«. Diese erfolgte einen Tag später. Im Ansbacher Verlaufsprotokoll lesen wir:

>»Patient kommt in Begleitung der Grossmutter und der Schwägerin aus Erlangen (...). (...)

Die Großmutter gibt zur Vorgeschichte an:

M. sei das 1. von insgesamt 2 Kindern, das andere Kind sei im Alter von etwa 3 Wochen an Durchfall verstorben (...).

M. sei nach normaler Schwangerschaft und normaler Geburt auf die Welt gekommen. Nach etwa 6 Monaten fiel der Mutter auf, dass es öfters den Kopf völlig nach vorne sinken liess [sic!], einige Wochen später wurden dabei auch Augenkrämpfe wahrgenommen. Diese Krämpfe treten seither auf, täglich 1-4mal, besonders aus dem Schlaf heraus oder nachts. Das Kind könne noch nicht laufen, auch nicht sprechen, gibt nur unartikulierte Laute von sich, muss völlig wie ein Säugling versorgt werden. Es esse alles, kaue aber nicht, (...). Körperlich sei es nie krank gewesen. Das Kind sei im August 1940 und jetzt einige Tage in der Kinderklinik Erlangen zur Beobachtung gewesen.

4. 9. 43. Körperlicher und Psychischer Befund: Körperlich dem Alter entsprechend entwickelt; der Körper – vor allem die Beine – sind in ständiger motorischer Unruhe, choreatiforme Bewegungen. Muskulatur hypotonisch, Gelenke überstreckbar. Hinterkopf flach, Gesicht wohlgebildet. (...) Der Körper befindet sich in völliger Ataxie. Der Kopf ist groß im Verhältnis zum übrigen Körper. (...) Herz: Töne leise, rein. Lungen o. B. (...) Psychisch in keiner Weise ansprechbar. Idiotischer Gesichtsausdruck, idiotisches Gebaren. Unrein; reagiert auf keine Nahrung.

9. 9. 43. Idiotisches Kind, bei dem eine geistige Entwicklung nicht mehr zu erwarten ist. (...) Erkrankte gestern mit 40 Grad Fieber. Die Untersuchung ergab eine ganz plötzlich aufgetretene starke Schwellung, die sich vom unteren Ohrrande an der Halsseite herabzieht. Die Schwellung ist weich und verursacht auf Druck keine Schmerzreaktion. Die Schwellung ist auf beiden Seiten in gleicher Stärke vorhanden. Man muß wohl bei der Lage der Schwellung und des ganz plötzlichen Auftretens an einen Mumps denken, wenngleich der Sitz der Erkrankung nicht charakteristisch ist. Anhaltspunkte für einen Abszess liegen nicht vor. Es wird trockene Wärme verordnet. Die Angehörigen werden verständigt.

10. 9. 43. Gegen abend tritt erhebliche Verschlechterung des Allgemeinbefindens ein. Über den rechten Unterlappen konnte Knisterrasseln festgestellt werden. Um 21 Uhr trat der exitus ein.

T. U.: Pneumonie.

Nebenkrankheit: Parotitis beiderseits.«

Obwohl die Todesursache eine Lungenentzündung ist, der Leichenschau-Schein von ASAM-BRUCKMÜLLER unterschrieben wurde und eine Sektion des Hirns in der Prosektur Eglfing stattgefunden hat, liegt vermutlich kein Fall einer Tötung nach dem Luminalschema vor. Die Mutter hatte am 9. September 1943 – dem Todestag ihres Kindes – die Nachricht erhalten, dass ihr Sohn an einer doppeltseitigen Ohrspeicheldrüsenentzündung mit hohem Fieber erkrankt sei. Der Zustand wurde in dem Schreiben als ernst, aber nicht lebensgefährlich beschrieben. Üblicherweise wurden die Eltern der mit Luminal getöteten Patienten einige Tage vor dem Tod über das bevorstehende »Ableben« ihres Kindes in Kenntnis gesetzt.

Die Einweisung von MARTEN R. in Ansbach wurde VIETHEN im Prozess 1964 zu Recht angelastet. Der Brief vom 2. September 1943, in dem das Kind zur Aufnahme in Ansbach empfohlen wurde, war zwar nicht handschriftlich unterzeichnet, trug aber VIETHENS dienstlichen Briefkopf; außerdem geht aus dem Ansbacher Personalbogen eindeutig hervor, dass VIETHEN die Aufnahme veranlasst hatte: »Wer beantragt die Aufnahme? – Prof. VIETHEN, Erlangen«.

6.13 R., Florian[173]

FLORIAN R. wurde am 21. September 1939 als zweites Kind des 30jährigen Mechanikers KARL R. und seiner 28jährigen Ehefrau ELSBETH R. geboren. Das erste Kind der Familie, eine Tochter, war im Alter von zweieinhalb Jahren an einer Sepsis nach einer Otitis media verstorben. In der Erlanger Krankenakte wurden die häuslichen Verhältnisse als gut bezeichnet.

Der Junge war im 10. Schwangerschaftsmonat geboren worden und hatte sich bei der Entbindung »Druck am Kopf«, ferner einen Schlüsselbeinbruch, einen Wasserbruch und eingedrückte Rippen zugezogen. Als Kleinkind machte er Masern, Scharlach und Ruhr durch. Am 6. Juli 1943 wurde er von dem Nürnberger Arzt Dr. HOFMAUER-TAUBER in die Erlanger Kinderklinik überwiesen, wo er drei Tage lang beobachtet wurde. In der Krankenakte finden sich folgende Eintragungen:

> »*Gegenwärtige Erkrankung:* Von Geburt an *Krämpfe*, erst kurz anhaltend, dabei bewußtlos. Vor 2 Jahren bei der Ruhr 1 ½ St. dauernd. Wurde *ventrikelpunktiert* und lumbalpunktiert. Es wurde eine Mißbildung der Ventrikel festgestellt (Hydrocephalus). Nach der Punktion bis jetzt keine Krämpfe mehr. Jetzt vor einigen Wochen *pockenschutzgeimpft,* danach Fieber und sehr bösartig geworden. Schlägt um sich, schreit, wenn er seinen Willen nicht kriegt. Sehr schwer erziehbar. Hört alles.

---

173 Vgl. Krankenakte der Universitätskinderklinik Erlangen sowie Personalakte und Krankheitsgeschichte der Heil- und Pflegeanstalt Ansbach. Hier auch die folgenden Zitate.

Kann aber nicht sprechen. Verdreht eigentümlich die Augen. Schlägt sich überall an. Blaue Flecken überall. Schläft nachts fast nicht.

Allgemeiner Eindruck: Körperlich gut entwickelter Junge. Gang frei. Leerer Blick, nicht ansprechbar. Wehrt sich gegen alles mit großen Kräften. Rennt sinnlos im Raum umher, faßt alles an, gibt nichts mehr her. Schlägt im Bett um sich, reißt Wäsche kaputt, näßt und stuhlt ein. (...) Schlägt im Rhythmus den Kopf an die Bettkante. Zahlreiche größere und kleinere Hämatome am ganzen Körper und Extremitäten.

Epikrise: Erethische Idiotie mit Krämpfen von Geburt an. Diese sistieren seit einer Encephalographie. Nach der Pockenschutzimpfung vor einigen Wochen sehr bösartig geworden. Hier völlig unansprechbar, tobsüchtig, nur unter Schlafmitteln erträglich. Anstaltsaufnahme dringend angeraten.«

Am 9. Juli 1943 wurde FLORIAN R. aus der Erlanger Kinderklinik entlassen. Am gleichen Tag unterzeichnete die Ärztin Dr. HÄUßLEIN ein »Ärztliches Zeugnis«, in dem eine Anstaltsaufnahme des Patienten R. als »unbedingt erforderlich« bezeichnet wurde. Am 13. Juli erhielten die Eltern – offensichtlich nach einer Anfrage vom 10. des Monats – von der Kinderklinik die Auskunft, »dass Sie baldmöglichst Ihr Kind nach Ansbach bringen müssen. Vorher könnten Sie wegen der Kosten im Gesundheitsamt Nürnberg vorstellig werden. Ausserdem wird Sie der leitende Arzt in Ansbach beraten.« Die Eltern folgten diesem Rat: Aus dem Ansbacher Personalbogen geht hervor, dass sie die Aufnahme selber beantragt haben. Am 13. Juli 1943 wurde FLORIAN R. mit einer schriftlichen Einverständniserklärung des Vaters in die Heil- und Pflegeanstalt Ansbach eingeliefert, wo er am 19. September 1943 – zwei Tage vor seinem vierten Geburtstag – an kruppöser Pneumonie verstarb. Die anfallenden Kosten wurden von der Nürnberger Bezirksstelle für Familienunterhalt übernommen. Die letzte Eintragung im Ansbacher Verlaufsprotokoll lautet: »Das Kind hat sich langsam erschöpft, ist heute ad exitum gekommen. T. U.: Krupp. Pneumonie.« Der Leichenschau-Schein wurde von ASAM-BRUCKMÜLLER unterzeichnet, die Hirnsektion in der Prosektur Eglfing durchgeführt. Auf der Basis der Eglfinger Ergebnisse erhielt die Mutter am 25. November 1943 folgendes Schreiben:

»Das Untersuchungsergebnis der Deutschen Forschungsanstalt für Psychiatrie ergab, dass es sich bei Ihrem Kind Florian um eine seltene Erkrankung, nämlich um eine »tuberöse Sklerose« handelte. Es ist dies eine Erkrankung die mit knotenförmigen Veränderungen im Gehirn, Abnehmen der geistigen Funktion und Anfällen einhergeht. Leider muss auch gesagt werden, dass bei dieser Krankheit die Erblichkeit eine ausschlaggebende Rolle spielt, sodass auch weitere Nachkommen an dieser Erkrankung leiden *könnten*.«

ALBERT VIETHEN ist in diesem Fall nicht direkt belastet, da die Ärztin HÄUßLEIN die Verantwortung trug. Im Prozess von 1964 hat er behauptet, dass FLORIAN R. in seiner Klinik zwar untersucht, aber nicht direkt von dort nach Ansbach überwiesen worden sei; diese Aussage wurde akzeptiert.

Es ist unverständlich, aus welchem Grund die verantwortliche Erlanger Ärztin sich für die Anstaltsunterbringung eines Kindes engagierte, das nur drei Tage lang in der Kinderklinik beobachtet und bis dahin zu Hause in geordneten Familienverhältnissen betreut und gepflegt worden war. Mit ihrer Wortwahl – »dass Sie baldmöglichst Ihr Kind nach Ansbach bringen müssen« – hatte sie den Eltern suggeriert, dass aus medizinischer Sicht keine Alternative zur Anstaltsunterbringung bestehe.

6.14 K., Ursula[174]

URSULA K. wurde am 28. März 1940 als zweites Kind des 29jährigen Innenarchitekten FRIEDRICH K. und seiner 27jährigen Ehefrau INGEBORG K. geboren. Sie hatte einen knapp zwei Jahre älteren Bruder. In der Erlanger Krankenakte wurden die Familienangehörigen als gesund und die häuslichen Verhältnisse als gut beschrieben. FRIEDRICH K. war Mitglied der SS und im Alter von nicht einmal 30 Jahren bereits »Betriebsleiter«. Als Konfession gab die Familie »gottgläubig« an – die übliche Sprachregelung für Nationalsozialisten, die aus politisch-ideologischer Überzeugung die evangelische oder katholische Kirche verlassen hatten.

URSULA K. war als Frühgeborenes im siebten Monat zur Welt gekommen. Die Geburt hatte laut Krankenakte zwei Tage gedauert, das Kind sei nur 40 cm groß, 1700 Gramm schwer und zunächst sehr »blau« gewesen und habe die ersten vier Lebensmonate im Entbindungsheim verbringen müssen. Außerdem habe es als Säugling bzw. Kleinkind Lungenentzündung und Keuchhusten durchgemacht. In der Erlanger Kinderklinik, in der die Patientin vom 10. bis zum 19. November 1941 beobachtet wurde, wurde die Diagnose »Apathische Idiotie« gestellt:

> *Allgemeiner Eindruck:* Idiotisches Kind. Sehr ruhig. Körperlich und geistig sehr zurück. Kann weder sitzen noch stehen. Beobachtet etwas ihre Umgebung, hat aber im Ganzen einen leeren Gesichtsausdruck. Schreit öfter unmotiviert. Hypotonie. Alles überstreckbar.

> *Epikrise:* Apathische Idiotie. Encephalographie. WaR (Wassermann-Reaktion, A. d. V.) wie Liquor ø. Liquor zeigt keinen krankhaften Befund. Lacht etwas, wenn man sich mit ihr beschäftigt, benimmt sich aber sonst idiotisch.«

Am 19. November 1941 wurde URSULA K. mit »etwas Husten und Fieber« nach Hause entlassen. Nun wurde die Mutter aktiv. Am 8. Januar 1943 wand-

---

174 Vgl. Krankenakte der Universitätskinderklinik Erlangen sowie Personalakte und Krankheitsgeschichte der Heil- und Pflegeanstalt Ansbach. Hier auch die folgenden Zitate.

te sich INGEBORG K. an den Fürsorge-Sachbearbeiter des SS-Sturmes 3/47 in Zeulenroda, wo sie gerade einen Besuch abstattete, mit der Bitte um Weiterleitung des Schreibens an die zuständige Stelle. Der Brief macht deutlich, dass die Mutter um jeden Preis ihr Kind loswerden wollte – nicht aus persönlicher Überforderung, nicht aus Sorge um das gesunde Kind oder um den Bestand ihrer Ehe, nicht aufgrund der Notwendigkeit, einer Berufstätigkeit nachgehen zu müssen, oder aus anderen einsichtigen Gründen, sondern aus politischen Erwägungen: INGEBORG K. wollte dem Staat weitere gesunde Kinder schenken. Sie schrieb:

>»(...) Ich habe im März 1940 als 2. Kind ein Mädchen entbunden das leider Aufnahme in einer Pflegeanstalt bedarf. Das Kind kam sieben Wochen zu früh an, als Folge einer schweren Erkältungskrankheit die ich im Winter 39/40 durchgemacht habe. Im Säuglingsheim in Fürth wurde ich gleich auf die geringe Aussicht auf Lebensfähigkeit dieses Kindes hingewiesen. Es gelang aber doch es am Leben zu erhalten, und nach fünfmonatiger Heimpflege wurde es mir übergeben, mit der Hoffnung daß doch noch ein normales Kind daraus wurde. Leider erwies sich die Annahme als falsch, nach einem Jahr stellten sich bei dem Kind Hirnreizungen ein, die Folgen dieser Hirnstörungen waren aber damals noch nicht feststellbar. Als ich das Kind noch ein Jahr länger pflegte und sich noch keine Fortschritte feststellen liessen, es läuft nicht, spricht nicht und spielt ganz ungeschickt und hat Manieren an sich die ein normales Kind nicht hat, habe ich es in die Universitätsklinik in Erlangen gebracht. Dort erklärte mir der Professor, daß das Kind nie normal wird und ich besser daran täte das Kind in eine Anstalt zu tun, weil der Umgang mit diesem Kind sich auch mit der Zeit nachteilig für das gesunde Kind auswirkt. Da nun die Ärzte versicherten, daß es sich hier um keinen Erbfall sondern Unglücksfall handelt, und ich sowie mein Mann jung und gesund sind möchte ich mir noch mehr Kinder anschaffen. Solange sich aber keine Lösung mit dem nicht normalen Kind findet ist das unmöglich. Ich weiß wie ungeheuer wichtig es heute ist, daß man viele Kinder hat und bin der Ansicht, daß ich dem Staat mehr dienen würde, indem ich mir mehr Kinder anschaffe als dieses Kind jahrelang pflege, das doch nie ein vollwertiges Mitglied der Volksgemeinschaft wird. Ich habe mich nun schon an verschiedene Anstalten gewandt, aber nur die Pflegeanstalt in Ansbach nimmt solche Kinder mit ärztlichem Attest. Ich will nun das Kind im Februar nochmals in Erlangen beobachten lassen damit ich nichts versäumt habe, wenn zu helfen ist. Herr Prof. Viethen würde mir dann wenn sein Urteil hoffnungslos ausfällt, eine Überweisung nach Ansbach geben. Nun scheitert das für mich aber an der Kostenfrage, drei Mark am Tag, das sind 90-93 Mark im Monat, das kann ich nicht aufbringen. (...) Kann mir da die SS irgend welchen Rat zur Unterbringung des Kindes geben (...). Ich erwarte im März meinen Mann aus dem Osten in Urlaub (...), und ich könnte mir dann ein neues Kind anschaffen.«

Der Brief wurde an den SS Oberabschnitt Main, Nürnberg, und von dort am 15. Februar 1943 an VIETHEN weitergeleitet:

>Lieber SS-Kamerad Dr. Viethen!

Beiliegend übersende ich Ihnen die Abschrift eines Briefes der Ehefrau des eingezogenen SS-Unterscharführers F. K., mit der Bitte um Kenntnisnahme. Kommenden Donnerstag oder Freitag bin ich dienstlich in Erlangen und würde bei dieser Gelegenheit mit Ihnen über diese Angelegenheit sprechen. Vielleicht besteht die Möglichkeit, dieser Frau behilflich zu sein. (...).«

VIETHEN scheint daraufhin Rat bei dem Ansbacher Anstaltsleiter SCHUCH eingeholt zu haben, der ihm am 17. Februar 1943 mitteilte:

>Der gegebene Weg wäre meiner Ansicht nach, wenn Sie auf beiliegendem Formblatt die Meldung – event. unter Beilage eines Gesuches der *Eltern um Kostenübernahme* durch den Reichsausschuss – an das zuständige Staatl. Gesundheitsamt Fürth richteten. Dr. Schuch.«

Falls sich Schwierigkeiten bei der Kostenregelung ergeben sollten, fügte SCHUCH hinzu, sei die zuständige Anlaufstelle für die Eltern der »Reichsausschuss zur wissenschaftlichen Erfassung von erb- und anlagebedingten schweren Leiden Berlin W 9 Postschliessfach 101«.

Am 11. März 1943 wurde URSULA K. erneut in der Universitätskinder-Klinik Erlangen aufgenommen. Vorausgegangen war brieflicher Kontakt zwischen ALBERT VIETHEN und INGEBORG K. In der neu angefertigten zweiten Krankenakte für das Kind URSULA K. wurde eingetragen:

>*einweisender Arzt:* aus der Privatsprechstunde (über SS)

Diagnose: Torpide Idiotie

Gegenwärtige Erkrankung: Mit 1 Jahr Krämpfe bei Pneumonie, sonst nicht gekrampft. Unsauber, läßt alles unter sich. (...) Soll in Anstalt kommen.

Epikrise: Torpide Idiotie – die Anstaltsbedürftigkeit wird der Mutter bestätigt. Aufnahme in die Heil- und Pflegeanstalt Ansbach.«

Mit einer Überweisung der Erlanger Klinikärztin Dr. HÄUßLEIN und einer schriftlichen Einverständniserklärung der Mutter wurde URSULA K. am 7. April 1943 in Ansbach aufgenommen, wo sie am 4. November 1943 verstarb. Als Todesursache wurde kruppöse Pneumonie angegeben; der gesamte Ablauf, der von ASAM-BRUCKMÜLLER begleitet wurde, entspricht dem Bild der Tötung durch Luminal. Die Mutter hatte sich zweimal schriftlich nach dem Wohlergehen ihrer Tochter erkundigt. Aus diesen Briefen geht hervor, dass INGEBORG K. nicht davon ausging, dass das Kind in Ansbach getötet werden sollte, und dies auch nicht wünschte.

ALBERT VIETHEN wurde im Gerichtsurteil von 1964 im Fall URSULA K. entlastet. Für dieses nicht nachvollziehbare Urteil wurden gleich drei Begründungen angegeben: Erstens sei die Überweisung nach Ansbach von der Ärztin HÄUßLEIN geschrieben worden, zweitens sei die Überweisung durch Vermittlung örtlicher Behörden erfolgt, und drittens könne VIETHENS Behauptung, das Kind sei in seiner Klinik zwar untersucht, aber nicht von dort nach Ansbach überwiesen worden, nicht widerlegt werden. Tatsache ist jedoch, dass VIETHEN in diesen Fall besonders involviert war, und zwar nicht nur in seiner Eigenschaft als Klinikleiter, sondern auch ausdrücklich als »SS-Kamerad«. Aus der Korrespondenz, die er mit SCHUCH wechselte, geht eindeutig hervor, dass ihm der »Reichsausschuss« ein Begriff gewesen ist. Es ist nicht festzustellen, ob VIETHEN im Detail Kenntnis von der Bedeutung und den Aufgaben dieses Ausschusses und den Vorgängen in Ansbach hatte.

6.15 S., Lotte[175]

LOTTE S. wurde am 7. März 1939 als neuntes Kind des Arbeiters JOHANN S. und seiner Ehefrau MARGARETE S. geboren. Sie litt am Down-Syndrom, im Sprachgebrauch der damaligen Zeit als »mongoloide Idiotie« bekannt. Eltern und Geschwister waren gesund; die Mutter war allerdings schon 40 Jahre alt gewesen, als sie ihre jüngste Tochter bekam. Da die Erlanger Krankenakte nicht mehr vorhanden ist, kann der Fall nicht lückenlos rekonstruiert werden. In der Ansbacher Personalakte findet sich ein maschinenschriftlich ausgefüllter, unleserlich unterschriebener »Ärztlicher Fragebogen« der Universitäts-Kinderklinik Erlangen mit der Diagnose »Mongoloider Idiot« und der Bemerkung »Muss vollkommen versorgt werden. Unrein«. Das Kind sei oft unruhig und angesichts der großen Geschwisterzahl nur schwer im Elternhaus zu versorgen. Eine Heilung oder erhebliche Besserung des Leidens sei nicht zu erwarten.

Am 5. Oktober 1943 wurde LOTTE S. mit einer schriftlichen Einverständniserklärung des Vaters in Ansbach aufgenommen, wo man notierte: »Geistig erheblich zurückgeblieben, Verständigung unmöglich, keine Sprachentwicklung, stößt unartikulierte Laute aus, (...), Stimmung euphorisch, kann nicht stehen und gehen.« Am 20. Oktober 1944 erhielt die Mutter ein Schreiben, in dem ihr mitgeteilt wurde,

> »dass in dem körperlichen Befinden Ihres Kindes Lotte eine wesentliche Verschlechterung eingetreten ist. Bei längerer Andauer dieses Zustandes muss mit dem evtl. Ableben gerechnet werden. Aller Wahrscheinlichkeit nach handelt es sich um eine Lungenentzündung.

> Im Falle des Ablebens würden wir Sie durch Telegramm verständigen. Leichenüberführungen sind auf die Dauer des Krieges gesperrt. Die evtl. Beerdigung müsste also in Ansbach stattfinden.«

---

175 Vgl. Personalakte und Krankheitsgeschichte der Heil- und Pflegeanstalt Ansbach. Hier auch die folgenden Zitate.

Einen Tag später, am 21. Oktober 1944, verstarb LOTTE S. in der Kinderfachabteilung Ansbach. ASAM-BRUCKMÜLLER gab als Todesursache kruppöse Pneumonie an. Die Gehirnsektion wurde in der Prosektur Eglfing durchgeführt. Insgesamt bietet sich das Bild einer Tötung nach dem Luminalschema.

ALBERT VIETHEN wurde im Gerichtsurteil von 1964 im Fall S. entlastet, da seine Behauptung, das Kind sei in seiner Klinik zwar untersucht, aber nicht durch ihn, sondern durch örtliche Behörden nach Ansbach überwiesen worden, nicht widerlegt werden konnte.

6.16 B., Georg[176]

GEORG B. wurde am 27. Januar 1944 als zweites uneheliches (»illegales«) Kind der 22jährigen Arbeiterin ANNE B. geboren. Die Mutter konnte oder wollte den Namen des Vaters nicht nennen, sondern gab nur an, dass er beim Militär sei. Die Geburt des Kindes war laut Erlanger Krankenakte normal verlaufen. Die Mutter habe nach einiger Zeit bemerkt, dass der Kopf ihres Sohnes immer größer werde. Anfälle habe das Kind nie gehabt, es schreie aber bei Bewegungen des Kopfes und trinke schlecht. Der Arzt Dr. GERADEWOHL aus Hiltpoltstein überwies den Jungen in die Kinderklinik nach Erlangen. In den Erlanger Unterlagen ist – abweichend vom üblichen Verfahren – die Dauer des Klinikaufenthalts nicht vermerkt; der Schlussbericht stammt vom 8. Juli 1944. Darin wird besonders hervorgehoben, dass der Junge aus zerrütteten Familienverhältnissen stamme. Die Mutter befinde sich »z. Zt. im Gefängnis«, das Kind sei bei der Aufnahme sehr ungepflegt gewesen: »Total verschmutzt, in allen Falten dicke Schmutzkrusten«. Ferner wurde vermerkt:

> *Allgemeiner Eindruck:* Ausgesprochener Hydrocephalus bei *schwerster* Dystrophie. Starker Opistotonus. Kopfumfang 48 cm. Gr. F. weit klaffend, kissenförmig, klaffende Nähte. Heisere Stimme. (...) Schreit sehr bei Anfassen. Schwer *hyper*tonisch.«

Am 1. August 1944 wurde GEORG B. nach Ansbach verlegt. Vierzehn Tage später wandte sich der Erlanger Klinikleiter ALBERT VIETHEN an den leitenden Arzt der Heil- und Pflegeanstalt:

> »Sehr geehrter Herr Kollege!

> Am 1.8.44 wurde der am 27.1.44 geb. Säugling Georg B. (...) zu Ihnen verlegt. Aus der Krankengeschichte stelle ich nachträglich fest, dass während der klinischen Beobachtung die Fontanellenpunktion unterlassen wurde. Es ist somit noch nicht ausgeschlossen worden, dass event. eine Pachymeningosis haemorrhagica interna vorliegt. Ich wäre Ihnen

---

176 Vgl. Krankenakte der Universitätskinderklinik Erlangen sowie Personalakte und Krankheitsgeschichte der Heil- und Pflegeanstalt Ansbach. Hier auch die folgenden Zitate.

sehr dankbar, wenn Sie diese Fontanellenpunktion nachholen würden. Sollte der Liquor dabei sich als blutig oder xanthochrom erweisen und somit der Verdacht auf eine Pachymeningosis bestehen, so wäre ich um Benachrichtigung und event. Verlegung in meine Klinik dankbar, damit durch Citrinbehandlung eine Besserung wenigstens versucht werden kann.«

Ein weiteres Schreiben VIETHENS an SCHUCH stammte vom 25. August 1944:

»Sehr geehrter Herr Kollege!

Für die Zusendung des Liquor (Fontanellenpunktat) vom Kinde Gg. B., danke ich Ihnen bestens. Er war wasserklar und hat klinisch bei der Untersuchung keine Anhaltspunkte für Blutbeimengungen ergeben. Um eine Pachymeningosis sicher auszuschliessen, müsste allerdings noch eine Liquorentnahme der anderen Seite (rechts oder links vom Sinus longitudinalis) untersucht werden. Ich möchte Sie also bitten, noch an der anderen Seite eine Fontanellenpunktion vorzunehmen. Sollte der Liquor wieder wasserklar sein, so genügt dies schon um eine Pachymeningosis vollständig auszuschliessen und es braucht die Liquorprobe nicht mehr nach hier geschickt werden.«

GEORG B. starb am 28. Oktober 1944 in Ansbach an »kruppöser Pneumonie«. Die letzten Eintragungen im Verlaufsprotokoll sind:

»10. 10. 44. (...) Die Pflege des Kindes ist sehr zeitraubend, der Gesamtzustand hat sich in letzter Zeit eher verschlechtert. Das Kind gedeiht nicht recht und schreit auch sonst sehr viel.

28. 10. 44. Das Kind kam heute, ohne dass ein fieberhafter Prozess vorhergegangen wäre, plötzlich ad exitum. Die Sektion ergab eine kruppöse Pneumonie links unten.

T. U. Kr. Pneumonie.«

GEORG B. war nicht nur aufgrund seiner Krankheit, sondern auch wegen seiner Herkunft aus »belasteter Familie« ein potentielles Opfer der NS-Euthanasie. Nach Angaben einer Fürsorgerin war in der Familie der Mutter ein Fall von Epilepsie aufgetreten, und die Großmutter stamme aus einer »Zigeunerfamilie«. Damit war GEORG B. im nationalsozialistischen Weltbild »erblich belastet«, »rassisch minderwertig« und in mehrfacher Hinsicht »lebensunwert«.

Die Überweisung nach Ansbach wurde VIETHEN im Gerichtsurteil von 1964 zur Last gelegt.

6.17 B., Wolfgang[177]

WOLFGANG B. wurde am 20. September 1941 als fünftes Kind des 39jährigen Kaufmannes PAUL B. und seiner 38jährigen Ehefrau ANITA B. geboren. Eltern und Geschwister waren nach Angaben der Ansbacher Krankengeschichte gesund. Die Mutter erklärte, die Schwangerschaft sei aufgrund der Fliegerangriffe auf den damaligen Wohnort der Familie, eine norddeutsche Großstadt, beschwerlich gewesen, sie habe häufig Beschwerden und Schmerzen gehabt. Die Geburt sei einen Monat zu spät mittels Zange erfolgt. Das Kind habe bei der Entbindung 8 ½ Pfund gewogen und sich später körperlich gut entwickelt, obwohl es viele Krankheiten (Mittelohrentzündung, Masern, asthmatische Bronchitis) durchgemacht und sich im Alter von 1½ Jahren durch kochende Milch schwere Verbrennungen am Körper zugezogen habe. Weiter hieß es:

> »B. lernte erst mit 1 ½ Jahren laufen, sass auch später wie die anderen Kinder. Sprechen könne er heute noch nicht, nur Mamma. Er zeige nur wenig Interesse für seine Umgebung. Er habe sich immer mit den Händen an den Kopf geschlagen, schlug auch den Kopf bei Gelegenheit an die Wand usw. In Behandlung habe sich das Kind, abgesehen von den letzten 8 Tagen, wo es sich in der Univ. Kinderklinik Erlangen befunden habe, nicht gewesen. Seit Februar 44 sind von der Mutter kurzdauernde Zustände von ›Zittern‹ (Krämpfe?) beobachtet worden, die angeblich in der letzten Zeit täglich aufgetreten seien. Appetit sei gut, Schlaf sei gut, rein hält er sich nicht. Speichelt sehr viel.«

Die Erlanger Krankenakte ist nicht mehr vorhanden, aus den Ansbacher Unterlagen lässt sich jedoch schließen, dass WOLFGANG B. direkt vor seiner Einweisung in die Heil- und Pflegeanstalt am 14. Juni 1944 acht Tage lang in der Erlanger Universitäts-Kinderklinik untersucht worden war, das heißt vom 6. bis zum 14. Juni 1944. Die Klinik bescheinigte dem Patienten auf einem Schriftstück mit Briefkopf des Klinikleiters und unleserlicher Unterschrift (vermutlich nicht VIETHEN), dass er »wegen Idiotie« dringend der Unterbringung in Ansbach bedürfe.

WOLFGANG B. wurde in der Kinderfachabteilung mit Luminal getötet. Nachdem er stets als sehr unruhiges Kind beschrieben worden war, hieß es am 15. November 1944 plötzlich, er sei viel ruhiger geworden, am 19. Dezember 1944 wurde nach einer mehrtägigen Erkrankung der Tod durch kruppöse Pneumonie festgestellt. Das Fehlen der sonst obligatorischen Bestätigung einer Hirnsektion in Eglfing samt Sektionsbericht ist möglicherweise mit der allgemeinen Situation in Deutschland wenige Monate vor Kriegsende zu erklären.

---

177 Vgl. Personalakte und Krankheitsgeschichte der Heil- und Pflegeanstalt Ansbach. Hier auch die folgenden Zitate.

VIETHEN wurde im Urteil von 1964 in diesem Fall entlastet. Die Richter erklärten, seine Behauptung, das Kind sei in seiner Klinik untersucht, aber nicht von dort nach Ansbach überwiesen worden, sei nicht widerlegbar. Diese Entscheidung war falsch. Die Ansbacher Unterlagen lassen keinen Zweifel daran, dass WOLFGANG B. von Erlangen nach Ansbach überwiesen wurde, wenn auch vermutlich nicht von VIETHEN selbst. Die entsprechenden Dokumente liegen vor.

6.18 K., Adolf[178]

ADOLF HERBERT VOLKER K. wurde am 17. September 1943 als neuntes Kind einer bereits 42jährigen Mutter geboren. Er litt – im Vokabular der damaligen Zeit – an »mongoloider Idiotie«, das heißt am Down-Syndrom. Der Vater CHRISTIAN K. arbeitete als Schulhausmeister. Eltern und Geschwister waren laut Erlanger Krankenakte gesund. Geburtsverlauf und Geburtsgewicht waren normal gewesen. Das Kind wurde offensichtlich gewissenhaft versorgt; als es am 26. Mai 1944 im Alter von acht Monaten wegen Augendiphtherie vom Bezirksarzt des Erlanger Staatlichen Gesundheitsamtes Dr. SCHAUDIG in die Kinderklinik überwiesen wurde, stillte die Mutter noch.

Der Junge wurde in der Klinik fachgerecht bis zum Abklingen der Augendiphtherie behandelt und dann am 16. Juni 1944 in die Heil- und Pflegeanstalt Ansbach verlegt, wo er von Direktor SCHUCH aufgenommen wurde. Die Überweisung war mit einer schriftlichen Einverständniserklärung des Vaters vom 19. Juni 1944 erfolgt.

Der weitere Verlauf des Falles lässt sich anhand der Ansbacher Unterlagen nachzeichnen; es ergibt sich das Bild einer Tötung durch Luminal. Laut Verlaufsprotokoll erkrankte das Kind am 9. Februar 1945 an einer Lungenentzündung und verstarb vier Tage später. Am 12. Februar 1945 benachrichtigten die Ärzte die Familie des Patienten von der Erkrankung und dem vermutlich bevorstehenden »Ableben«. Der Brief schließt mit den Worten: »Einem Besuch des Kindes steht ärztlicherseits nichts im Wege. Im Falle des Ablebens würden Sie durch Telegramm verständigt werden.«

Im Fall K. war eine Familie mit nationalsozialistischer Überzeugung durch die Kindereuthanasie betroffen. Der Vater war nach eigenen Angaben Parteimitglied. Am 18. Oktober 1944 schrieb er einen Brief an Dr. HUBERT SCHUCH, in dem er ihn unverhohlen aufforderte, das Kind zu »erlösen«:

»Sehr geehrter Herr Direktor!

---

178 Vgl. Krankenakte der Universitätskinderklinik Erlangen sowie Personalakte und Krankheitsgeschichte der Heil- und Pflegeanstalt Ansbach. Hier auch die folgenden Zitate.

Ich möchte Sie um Auskunft bitten, wie es meinem kleinen Sohn Adolf
K. geht. Ich bin aus einem 6wöchigen Einsatz im Osten zurückgekehrt
und möchte mich nun erkundigen nach unserem Kleinsten. Sie werden
verstehen, daß man sich hier in diesem Fall große Sorgen macht, nachdem 8 Kinder eines gesünder als das andere ist und unser kleiner Adolf
so leiden muß. Gibt es denn hier keine Hilfe, daß man ein solches Kind
von seinem Leiden erlösen kann. Gleichzeitig möchte ich Sie auch bitten, mir eine Bestätigung zukommen zu lassen, daß diese Krankheit, an
der unser kleiner Adolf leidet, keine Erbkrankheit ist. (...)

Heil Hitler! Ihr ergebener Christian K.«

ADOLF K. starb am 13. Februar 1945 in der Heil- und Pflegeanstalt Ansbach. Nach Angaben von ASAM-BRUCKMÜLLER war die Todesursache kruppöse Pneumonie. Die sonst übliche Hirnsektion in Eglfing fand nicht statt; als
Grund dafür kann der fortgeschrittene Kriegsverlauf vermutet werden.

Die Überweisung wurde im Gerichtsurteil von 1964 VIETHEN angelastet,
da ein entsprechendes Schreiben von ihm an den Kollegen SCHAUDIG existiert.

6.19 L., Peter[179]

PETER L. wurde am 30. August 1940 als erstes Kind des 23jährigen Flug-
zeugschlossers FRANZ L. und seiner 22jährigen Ehefrau LUISE L. geboren.
Ihm folgte ein jüngerer Bruder. In der Erlanger Krankenakte heißt es, dass
beide Elternteile wie auch der Bruder gesund und die häuslichen Verhältnisse
gut seien. Geburtsverlauf und -gewicht seien normal gewesen. Das Kind habe
eine Windpockenerkrankung durchgemacht. Bis zum Alter von fünf Monaten
habe es gesund gewirkt, dann habe sich andauerndes Schreien eingestellt, das
die Großmutter zunächst auf »Zahnfieber« zurückgeführt habe. Der Kinderarzt habe »Beruhigungspulver« verschrieben, aber das Schreien habe dadurch
nicht nachgelassen. Es seien Krämpfe aufgetreten, bei denen der Junge die
Arme über den Kopf und die Beine hochgestoßen habe. Ein hinzugezogener
Nervenarzt habe eine Hirnhautentzündung diagnostiziert. Als die Krämpfe
nach einem Jahr nachließen, habe das nun zweijährige Kind allmählich gelernt, sich selbst aufzusetzen. Im Alter von zweieinhalb Jahren sei das Laufen
erlernt worden. Der Junge falle durch gleichförmige Bewegungen, Kletter-
trieb und monotones Hintereinandersagen von Silben auf. Er werde im Alter
von fast vier Jahren noch nachts »abgehalten« und mit weicher Kost gefüt-
tert. Die Einweisung in die Erlanger Kinderklinik erfolgte durch den Arzt Dr.
ZAPF vom Krankenhaus Coburg.

---

179 Vgl. Krankenakte der Universitätskinderklinik Erlangen sowie Personalakte und
Krankheitsgeschichte der Heil- und Pflegeanstalt Ansbach. Hier auch die folgenden Zitate.

Der Patient wurde in Erlangen vom 17. bis zum 28. August 1944 beobachtet und untersucht. In der Krankenakte finden sich folgende Eintragungen:

> *Allgemeiner Eindruck:* Völlig idiotisches Kind, sehr unruhig, schreit dauernd, knirscht mit den Zähnen, schlägt um sich, einförmige Bewegungen, nicht ansprechbar.

> *Epikrise:* Idiotie mit Hydrocephalus internus mit enormer Verbreiterung beider Seitenventrikel, besonders des linken. Kind ist sehr unruhig, schreit viel, knirscht mit den Zähnen, schlägt um sich, gleichförmige Bewegungen, reagiert nicht auf Anrufen.«

Die anschließenden Vorgänge wecken ernsthafte Zweifel an der Integrität von ALBERT VIETHEN. PETER L. wurde am 28. August 1944 nach Hause entlassen – offenbar gegen ärztlichen Rat, denn am 1. September 1944 schrieb VIETHEN an den behandelnden Coburger Arzt Dr. ZAPF, er habe den Eltern empfohlen, das Kind nach Ansbach zu bringen. Als die Eltern diesem Rat nicht folgten, wandte sich VIETHEN zwei Monate später, am 26. Oktober 1944, persönlich an die Mutter:

> »Sehr geehrte Frau L.!

> Ich möchte Sie bitten, Ihr Kind anfangs der kommenden Woche zunächst zu einer kurzen klinischen Beobachtung in die Klinik zu bringen. Das weitere wird sich dann ergeben. Mit freundlichem Gruss, Heil Hitler! Viethen«

Am 3. November 1944 wurde PETER L. mit einer schriftlichen Empfehlung VIETHENS auf Antrag der Eltern in Ansbach aufgenommen. Erst am 21. November 1944 unterschrieb LUISE L. die Zustimmungserklärung zur Anstaltsunterbringung ihres Sohnes.

Auffallend ist, dass die Angaben zur Vorgeschichte, die sich in der Ansbacher Krankengeschichte finden, nicht von der Mutter oder den Eltern, sondern von den Großeltern gemacht wurden, die das Kind auch in der Anstalt abgeliefert hatten. Dort lautete der Befund:

> »Idiotisches Kind, das weder Sprachverständnis hat noch ein Sprachvermögen besitzt. Ist nicht zu fixieren. Schaut keinen Gegenständen nach, greift nicht. Nimmt keinen Anteil an den Personen oder den Vorgängen in der Umgebung. Spielt nicht. Ist ohne jede Bindung zur Aussenwelt. Keine Kontaktfähigkeit vorhanden. Ist unsauber, muss vollkommen versorgt werden. Klettert viel umher, ist sehr unruhig. Weint und schreit viel.«

Im Februar 1945 erkrankte der Junge laut Verlaufsprotokoll an einer Lungenentzündung, an welcher er am 22. Februar verstarb. Der Leichenschau-Schein wurde von ASAM-BRUCKMÜLLER unterzeichnet. Von einer Tötung durch Luminal ist auszugehen.

Im Fall PETER L. hat VIETHEN mit großem persönlichem Interesse und Engagement die Verlegung eines geistig behinderten Kindes nach Ansbach betrieben. Obwohl er wenige Monate vor Kriegsende mit Arbeit überlastet war, nahm er sich die Zeit, um persönlich bei der Mutter des bereits nach Hause entlassenen Kindes im Sinne einer Anstaltsunterbringung zu intervenieren, wobei die Mutter gezögert zu haben scheint. Seine spätere Darstellung vor Gericht, wonach PETER L. in der Erlanger Klinik zwar untersucht, jedoch nicht von dort nach Ansbach überwiesen worden sei, verliert angesichts dieser Umstände jegliche Beweiskraft. Auch die Entscheidung des Gerichts, diese Aussage als »nicht widerlegbar« zu akzeptieren, ist unverständlich.

6.20 L., Verena[180]

VERENA BARBARA L. wurde am 1. März 1944 als erstes Kind der 22-jährigen Luftwaffenhelferin HILDE L. und des 24jährigen Oberleutnants HEINZ S. geboren. Sie kam unehelich zur Welt (»illegales Kind«). HILDE L. lebte während der Schwangerschaft in einem Mütterheim, bis sie wegen einer Drüseneiterung am Hals in ein Krankenhaus eingeliefert wurde, wo sie ihre Tochter zur Welt brachte. Geburtsverlauf und -gewicht waren laut Erlanger Krankenakte normal gewesen, das Kind wurde 14 Tage lang gestillt.

Da die alleinstehende Mutter offenbar nicht bereit und/oder in der Lage war, für das Kind zu sorgen, wurde VERENA L. zunächst in der Hebammenanstalt der Klinik untergebracht und dann »mitgenommen von Prof. LÜTTGE nach Bamberg zur Beobachtung wegen einer kleinen Geschwulst an der oberen Halswirbelsäule (bei Geburt war es nur eine weiche Stelle).« Im Alter von sieben Wochen wurde sie aus Bamberg in die Universitäts-Kinderklinik Erlangen verlegt, wo die Ärzte eine Meningocele mit Spina bifida sowie einen Hydrocephalus diagnostizierten. Aus der Krankenakte geht hervor, dass das Kind »sehr dystroph« und unfähig zum spontanen Trinken gewesen sei. In der Kinderklinik sei es – trotz zunehmendem Hydrocephalus – besser gediehen. Die Intelligenzentwicklung sei altersgemäß verlaufen.

VERENA L. blieb zweieinhalb Monate lang, vom 19. April bis zum 1. Juli 1944, in der Kinderklinik und wurde dann nach Ansbach verlegt. Am 12. Juli 1944 übersandte die Kinderklinik das angeforderte Krankenblatt der Patientin L. an die Direktion der Heil- und Pflegeanstalt. In einem beiliegenden Schreiben hieß es:

> »Da der Säugling für unsere Klinik, in der er vom 19.4.–1.7. untergebracht war, einen reinen Pflegefall darstellt, die 22jährige Mutter als Luftwaffenhelferin sich um das illegale Kind nicht kümmern kann, die NSV nur gesunde Säuglinge in ihre Heime aufnimmt, haben wir die Kleine, nachdem alle anderen Bemühungen vergeblich waren, in Ihre Anstalt verlegt. Intelligenzmässig scheint das Kind ziemlich altersge-

---

180 Vgl. Krankenakte der Universitätskinderklinik Erlangen sowie Krankheitsgeschichte der Heil- und Pflegeanstalt Ansbach. Hier auch die folgenden Zitate.

mäss entwickelt zu sein. Wir danken für die Übernahme des Kindes und bitten um gelegentliche Rücksendung des Krankenblattes.«

Zum weiteren Werdegang des Kindes entnehmen wir den Ansbacher Unterlagen:

»25. 7. 44. Der Gesichtsausdruck des Kindes ist entschieden älter als für das Alter üblich. Das Kind lächelt nun, fixiert, schaut den Personen nach. Der Wasserkopf hat sich in der letzten Zeit deutlich vergrößert.

1. 1. 45. Deutliche Tendenz zum Fortschreiten. Das Kind ist jetzt vollkommen pflegebedürftig, muss absolut versorgt werden. Es zeigt Interesse für die Umgebung, ist jedoch in geistiger Hinsicht erheblich zurück. Die Sprache ist noch nicht entwickelt.

14. 5. 45. Ist körperlich in den letzten Wochen immer weniger geworden. Auch die Nahrungsaufnahme ließ jetzt sehr zu wünschen übrig. Kam heute ad exitum.

Todesursache: Marasmus bei Hydrocephalus internus.«

Zwar ist es nicht ausgeschlossen, dass die Tötungen in der Kinderfachabteilung nach Kriegsende noch einige Monate lang weitergingen, aber in diesem Fall deutet die Todesursache – Marasmus statt Lungenentzündung – auf einen natürlichen Tod hin. Eine Hirnsektion fand offensichtlich nicht statt. Die Mutter des Mädchens hatte sich brieflich am 15. Juli 1944 in der Heil- und Pflegeanstalt gemeldet und erklärt, dass sie sich »sehr viel Sorgen« um VERENA mache, »aber man kann ja nicht viel daran ändern«.

ALBERT VIETHEN wurde im Gerichtsurteil von 1964 in doppelter Hinsicht entlastet, weil die Überweisung nach Ansbach von der Ärztin Dr. HÄUßLEIN geschrieben worden sei und weil VIETHENS Behauptung, das Kind sei in seiner Klinik zwar untersucht, aber nicht von dort nach Ansbach überwiesen worden, nicht widerlegt werden könne. Letzteres ist eindeutig falsch: VERENA L. war am 1. Juli 1944 von Erlangen nach Ansbach überstellt worden, wo sie eine Woche nach der Kapitulation des Deutschen Reiches verstarb.

6.21 Zusammenfassung

Nach Auswertung aller vorhandenen Unterlagen ist insgesamt festzustellen, dass ALBERT VIETHEN im Falle von sechs Patienten (1, 2, 3, 4, 13, 20) eindeutig entlastet und im Falle von zwei weiteren Patienten (15, 17) bei lückenhafter Aktenlage als entlastet zu betrachten ist. In einem Fall (5) ist eine Bewertung aufgrund der fehlenden Unterlagen nicht mehr möglich. Elf Mal (6, 7, 8, 9, 10, 11, 12, 14, 16, 18, 19) ist VIETHEN für die Überweisung von Kindern in die Heil- und Pflegeanstalt Ansbach verantwortlich. Während vier dieser elf Kinder (8, 9, 10, 12) vermutlich eines natürlichen Todes starben, wurden sieben (6, 7, 11, 14, 16, 18, 19) mit an Sicherheit grenzender Wahrscheinlichkeit mit Phenobarbital (Luminal[R]) getötet. Der Erlanger Klinikleiter trägt damit indirekt die Mitverantwortung für ihren Tod. Sollte er von der Existenz der Kinderfachabteilung und von den dort durchgeführten Tötungen gewusst haben, so hätte er sich in mindestens sieben Fällen der Beihilfe zum Mord schuldig gemacht. Da jedoch kein Beweis existiert, dass VIETHEN über die Euthanasie im allgemeinen und die Vorgänge in Ansbach im besonderen unterrichtet war, ist er im juristischen Sinn als unschuldig zu betrachten. Es gilt der Grundsatz »in dubio pro reo«.

Aber es bleiben Zweifel und Fragen. Zum einen hat sich VIETHEN bei drei Patienten (7, 9, 19) in einer in Ausmaß und Intensität kaum nachvollziehbaren Art und Weise für die Unterbringung in Ansbach engagiert; das gleiche gilt bei einem Patienten (13) auch für die ihm unterstellte Ärztin HÄUßLEIN. VIETHENS Aussage vor Gericht, er habe nie Weisung erhalten, Kinder nach Ansbach zu verlegen, macht diese Eigenaktivität noch problematischer. Zum anderen war VIETHEN bei der Verlegung einer Patientin (14) nicht nur in seiner Eigenschaft als Klinikleiter, sondern auch als Angehöriger der SS involviert und korrespondierte persönlich mit SCHUCH. Aus diesem Briefwechsel geht hervor, dass VIETHEN der »Reichsausschuss« ein Begriff gewesen ist, wobei nicht klar wird, ob er von der Bedeutung und den genauen Aufgaben dieser Einrichtung Kenntnis hatte.

7. Schlussbetrachtung

> »Jeder Arzt, der im Dritten Reich in Praxis oder Klinik, Universität oder Gesundheitsdienst tätig war, musste im Alltag seinen persönlichen Weg in einer Grauzone finden, deren Grenzen markiert waren durch die Schwelle des Mitwirkens an klar antihippokratischen, verbrecherischen Maßnahmen einerseits und des politischen Widerstands andererseits.«[181]

ALBERT VIETHEN steht in vielen Punkten beispielhaft für ehrgeizige, aufstiegsbewusste deutsche Akademiker seiner Generation. Sein Eintritt in die NSDAP und in die als Eliteorganisation des Dritten Reiches geltende SS entsprangen vermutlich nicht politisch-ideologischer Überzeugung, sondern pragmatischem Nützlichkeits- und Karrieredenken bei gleichzeitigem politischem Opportunismus. Wie viele andere Deutsche ging VIETHEN den Weg des geringsten Widerstandes, indem er eine passive Mitgliedschaft in wichtigen NS-Organisationen wählte – damit hatte er während des Dritten Reiches die von ihm angestrebte »Ruhe« und konnte sich nach dem Ende des Krieges, mit »Persilscheinen« versehen, eine neue bürgerliche Existenz aufbauen. Alle Indizien sprechen dafür, dass er zu keinem Zeitpunkt ein aktiver oder innerlich überzeugter Nationalsozialist war, wobei die katholische Prägung eine gewisse Rolle gespielt haben mag. VIETHENS Behauptung, von den Verbre-

---

181 Norbert Frei in der Einführung zu: Medizin im Nationalsozialismus, S. 16, zitiert nach: Kudlien (1991), S. 99.

chen der Nationalsozialisten nichts gewusst zu haben, ist symptomatisch für viele Deutsche seiner Generation.

Leben und Werk ALBERT VIETHENS sollten nicht einseitig unter dem Gesichtspunkt seiner Anpassung an das nationalsozialistische Regime betrachtet werden; seine Leistungen als Klinikleiter in schwierigsten Zeiten verdienen Anerkennung. Pauschalverurteilungen – gerade auch im Hinblick auf seine Verstrickung in die Ansbacher Patiententötungen – werden dem komplexen und schwer durchschaubaren Sachverhalt nicht gerecht. Dennoch: Wir wissen heute, dass das Euthanasie-Programm nicht völlig geheim war, dass weite Teile der deutschen Öffentlichkeit 1940/41 von der »Aktion T4« Kenntnis genommen und insbesondere kirchliche Kreise ihren Protest artikuliert hatten. »Heute in einer Zeit, in welcher man gesunden Menschen das Recht zu leben abspricht, hat man doch kein Verstehen für das Leben eines solch kranken Kindes (...)«, schrieb 1943 das ehemalige Kindermädchen der geistig behinderten Offizierstochter RENATE F. nach einem Besuch in Ansbach an die Mutter des Kindes und forderte sie dringend auf, ihre Tochter nach Hause zu holen oder zumindest in ein anderes Pflegeheim zu geben. Offensichtlich hatte sie erfasst, was in Ansbach vor sich ging. Es ist kaum vorstellbar, dass ALBERT VIETHEN, Lehrstuhlinhaber für Pädiatrie, Leiter einer Universitäts-Kinderklinik, NSDAP- und SS-Mitglied, vollkommen entgangen sein soll, was diese Frau erahnte.

8. Quellen und Literatur

8. 1. Werkverzeichnis von Albert Viethen[182]

Die prognostische Bedeutung der Kaverne bei der Lungenphthise. Ing. Diss.: Freiburg 1924.

Über Tuberkulose der Kinder. Klinisch-röntgenologische bakteriologische Untersuchungen an Kindern der Tuberkulose-Fürsorge für Freiburg und das badische Oberland. Berlin 1933: Karger.

Verbessertes Säuglingsstützbänkchen für Durchleuchtungen. In: Fortschritte auf dem Gebiet der Röntgenstrahlung, Bd. XXXIV/4, 1926.

Die klinische Beobachtungs- und Aussonderungsabteilung als wesentlicher Teil einer Tuberkulosefürsorgestelle für Kinder. Mit NOEGGERATH. In: Zeitschrift für Gesundheitsverwaltung und Fürsorge 23, 1931.

Kinder-Tuberkulosefürsorge für Freiburg und das badische Oberland. Mit NOEGGERATH. In: Monatsschrift für Kinderheilkunde 42, 1928.

Ausscheidungsurographie bei jungen Kindern. In: Klinische Wochenschrift 10, 1932.

---

182 Es handelt sich um die formal leicht überarbeitete, inhaltlich unveränderte Fassung eines von Viethen selbst im Jahre 1943 angefertigten Schriftenverzeichnisses. Viethen, Albert, 23.11.97, Referat R2 Pers., Bundesarchiv Berlin-Lichterfelde.

Bleivergiftung, chronische, im Kindesalter. In: Sammlung von Vergiftungsunfällen 11, 1931.

Intravenöse Urographie im Kindesalter. In: Zeitschrift für Kinderheilkunde 2, 1930.

Die Unbrauchbarkeit des Diapositives für die Röntgendiagnose tuberkulöser Lungenerkrankungen in der Kindertuberkulosefürsorge. In: Münchener Medizinische Wochenschrift 16, 1929.

Grundsätzliches zur intravenösen Urographie im Kindesalter. In: Monatsschrift für Kinderheilkunde 52, 1932.

Klinische und röntgenologische Lungenuntersuchungen masernkranker Kinder. In: Klinische Wochenschrift 45, 1931.

Klinische, pathologisch-anatomische und bakteriologische Untersuchungen bei einer bösartigen Masernendemie. Mit LÖWE. In: Zeitschrift für Kinderheilkunde 43, 1927.

Zur Beurteilung von Masernschutzseren namentlich des von *Degritz* angegebenen tierischen. In: Klinische Wochenschrift 26, 1926, mit NOEGGERATH und OSTER.

Urologische Untersuchungen im Kindesalter. In: Archiv für Kinderheilkunde 99, 1, 1933.

Die Einwirkung von Kohlensäure-Gasgemischen auf die Atmung. In: Klinische Wochenschrift, 19, 1929.

Die Behandlung akuter Entzündungen mit niedrig dosierten Röntgenstrahlen. In: Jahrbuch für Kinderheilkunde, Band CXXII, 1928.

Die Röntgenbestrahlung bei Entzündungen und Infektionskrankheiten. In: Handbuch der Röntgendiagnostik und Therapie im Kindesalter. Leipzig: Verlag G. Thieme.

Die Behandlung eitriger Lymphdrüsenentzündungen im Kindesalter mit niedrig dosierten Röntgenstrahlen. In: Münchener Medizinische Woche 22, 1930.

Beobachtungen bei einer Röntgenbehandlung der epidemischen Kinderlähmung. Mit C. NOEGGERATH und M. SCHNEIDER. In: Zeitschrift für Kinderheilkunde, Bd. 53, 2. und 3. Heft, 1932.

Die Wirkung von Kohlensäure-Gasgemischen auf die Atmung des gesunden und kranken Kindes. Mit F. GRÜNEBERG. In: Jahrbuch für Kinderheilkunde, Band CXXVIII 1930.

Röntgenaufnahmegerät für Säuglinge und Kleinkinder. In: Röntgenpraxis, 6. Jahrgang, 1934, Heft 7.

Die Aufgaben der Kinderklinik bezw. der Krankenhausabteilung in der Fürsorge für tuberkulöse Kinder. In: Kinderärztliche Praxis, 5. Jahrgang, Heft 9.

Die epikutane Tuberkulinreaktion bei Kindern. Mit E. SAAMER. In: Beiträge zur Klinik der Tuberkulose, Bd. 82, Heft 6, 1933.

Beobachtungen über das Verhalten der Tuberkulinempfindlichkeit bei gefährdeten und nicht-gefährdeten tuberkulösen Kindern. In: Beitrag zur Klinik der Tbc, Bd. 85, Heft 1, 1934.

Die Abhängigkeit der kutanen Tuberkulinempfindlichkeit und des Tuberkuseloseverlaufs von der Schilddrüse. In: Archiv für Kinderheilkunde, Bd. 107, Heft 3, 1936.

Untersuchungen über Herzveränderungen bei Kropfkindern. In: Monatsschrift für Kinderheilkunde, Bd. 64, 2. u. 3. Heft, 1935.

Einwirkung der Röntgenstrahlen auf die Schilddrüse des wachsenden Organismus. In: Zeitschrift für Kinderheilkunde, Bd. 56, Heft 4. 1934.

Klinische und röntgenologische Nachuntersuchungen pylorospastischer Kinder. In: Jahrbuch für Kinderheilkunde, Bd. 146, 1936.

Eigenartige Lungenveränderungen bei Keuchhusten und Masern. Vortrag. In: Klinische Wochenschrift, Nr. 1, 1936.

Besonderheiten frühkindlicher Pneumonien. Vortrag. Medizinische Gesellschaft Freiburg. In: Klinische Wochenschrift Nr. 1, 1936.

Ueber langfristig-beobachtete Kindertuberkulose. Vortrag. Medizinische Gesellschaft Freiburg. In: Klinische Wochenschrift Nr. 41, 1932.

Krankheitsablauf und Fürsorgemaßnahmen bei Kindern in der Umgebung offener Phthisiker. Vortrag Medizinische Gesellschaft Freiburg. In: Klinische Wochenschrift, Nr. 41, 1932.

Die Übertragungsmöglichkeiten der Tuberkulose durch Kinder. In: Acta Paediatrica Vol. XXII, 1937.

Über Tuberkulose und Lymphogranulomatose (Krit. Sammelreferat). In: Monatsschrift für Kinderheilkunde, 1936.

Die Bedeutung der Röntgenuntersuchung für die Diagnose der kongenitalen Lues. In: Kinderärztliche Praxis, Heft 3, 1937.

Tuberkulose und Lymphogranulomatose. (Krit. Sammelreferat). In: Monatsschrift für Kinderheilkunde, 1937.

Untersuchungen über die Möglichkeit der Tuberkulose-Übertragung durch Kinder. In: Klinische Wochenschrift, Nr. 34, 1938.

Kritisches Sammelreferat über Tuberkulose und Lymphogranulomatose. In: Monatsschrift für Kinderheilkunde, Nr. 34, 1938.

Über die Behandlung der Rachitis mit hochkonzentriertem Vitamin D2. In: Archiv für Kinderheilkunde, Bd. 115, Heft 1, 1938.

Grundsätzliches über Hilfsgeräte für Röntgenuntersuchungen bei Jungkindern. In: Röntgenpraxis Nr. 2, 1939.

Kritisches Sammelreferat über Tuberkulose und Lymphogranulomatose. In: Monatsschrift für Kinderheilkunde, Nr. 80, 1939.

In Erlangen

Die Behandlung des Schälblasen-Ausschlags im frühen Kindesalter. In: Münchener Medizinische Woche, Nr. 10, 1940.

Die moderne Behandlung des Keuchhustens. In: Zeitschrift für ärztliche Fortbildung, Nr. 14, 1940.

Die Behandlung der kruppösen Penumonie. In: Medizinische Klinik, Nr. 19, 1940.

Klinische und fürsorgerische Untersuchungen an langfristig beobachteten tuberkulösen Kindern. In: Sitzungsbericht der med.-physikal. Sozietät, Erlangen, Bd. 72, 1940.

Kritisches Uebersichtsreferat Tuberkulose und Lymphogranulomatose. In: Monatsschrift für Kinderheilkunde 84, 1940.

Über Häufigkeit, Verlauf und Prognose der primären Tuberkulose bei älteren Kindern. In: Zeitschrift für Kinderheilkunde 52, 1940.

Die tuberkulöse Erstinfektion des älteren Kindes. In: Hippokrates 41, 1942.

Kritisches Sammelreferat über Tuberkulose und Lymphogranulomatose. In: Monatsschrift für Kinderheilkunde 90, 1942.

Entstehung und Bekämpfung der Rachitis. In: Sitzungsbericht der med.-physikal. Sozietät 72, 1940.

Über die Besnier-Boeksche Erkrankung im Kindesalter. In: Archiv für Kinderheilkunde 124, 1941.

Die Wirksamkeit der Sulfonamide in der Kinderheilkunde. In: Deutsche Schwester 3, 1942.

Kritisches Sammelreferat über Tuberkulose und Lymphogranulomatose. In: Monatsschrift für Kinderheilkunde 93, 1943.

Durch *Böhm*: Die Wirksamkeit der Vitamine D2 und D3 bei intramuskulöser Anwendung. In: Monatsschrift für Kinderheilkunde 1940.

Die Häufigkeit der Fütterungstuberkulose im Kindesalter. In: Medizinische Welt 42/43, 1943.

Erfahrungen mit der aktiven Diphtherieschutzimpfung in Erlangen und Umgebung. In: Sitzungsbericht der med.-phys. Sozietät zu Erlangen. Im Druck.

8. 2. Ungedruckte Quellen

Akten der Heil- und Pflegeanstalt Ansbach für sämtliche Patienten (6.1–6.20).

Bayerisches Hauptstaatsarchiv München, MK 72020, Laufzeit 1938–1956.

Bundesarchiv Berlin-Lichterfelde, Referat R2 Pers.: VIETHEN, Albert, 23.11.97.

Fakultätsprotokolle / Medizinische Fakultät der Friedrich-Alexander-Universität Erlangen-Nürnberg, Protokollbuch der engeren Fakultät.

Krankenakten der Universitätskinderklinik Erlangen für die Patienten:

Günter W. (6.1), Egon M. (6.2), Käthe R. (6.3), Horst Dieter S. (6.6), Christine R. (6.7), Gertrud D. (6.9), Renate G. (6.10), Max Josef K. (6.11), Florian R. (6.13), Ursula K. (6.14), Georg B. (6.16), Adolf K. (6.18), Peter L. (6.19), Verena L. (6.20).

Universitätsarchiv Erlangen-Nürnberg, Personalakte Albert VIETHEN, F2/1 Nr. 24946 und Nr. 2494a.

Universitätsarchiv Erlangen-Nürnberg, Personalakte Alfred ADAM, F2/1 Nr. 2187.

Universitätsarchiv Freiburg, Personalakte Albert VIETHEN, B 24 / 4055.

Universitätsarchiv Freiburg, Promotionsakte 1923/24, B 54/2937.

Universitätsarchiv Halle, Personalakte 16420 Prof. VIETHEN.

Universitätsarchiv Heidelberg, Personalakte Prof. Dr. Ernst MORO, Personalakte 1083 und Personalakte 5070.

8. 3. Literaturverzeichnis

BAADER, Gerhard: Rassenhygiene und Eugenik. Vorbedingungen für die Vernichtungsstrategien gegen sogenannte »Minderwertige« im Nationalsozialismus. In: Johanna BLEKER und Norbert JACHERTZ (Hrsg.): Medizin im »Dritten Reich«. Köln: Deutscher Ärzte-Verlag, 1989, S. 22–29.

BINDING, Karl und Alfred E. HOCHE: Die Freigabe der Vernichtung lebensunwerten Lebens. Ihr Maß und ihre Form. Leipzig: Felix Meiner, 1920.

CONWAY, John S.: Die nationalsozialistische Kirchenpolitik 1933–1945. Ihre Ziele, Widersprüche und Fehlschläge. München: Chr. Kaiser Verlag, 1969.

Die Friedrich-Alexander-Universität Erlangen-Nürnberg 1743–1993. Geschichte einer deutschen Hochschule. Ausstellung 24.10.1993–27.2.1994, Stadtmuseum Erlangen. (Veröffentlichungen des Stadtmuseums Erlangen Nr. 43), Nürnberg: Tümmels, 1993.

DIERKER, Wolfgang: Himmlers Glaubenskrieger. Der Sicherheitsdienst der SS und seine Religionspolitik 1933-1941. (Veröffentlichungen der Kommission für Zeitgeschichte, Reihe B, Forschungen, Band 92), Paderborn u. a.: Schoeningh, 2002.

HÖHNE, Heinz: Der Orden unter dem Totenkopf. Die Geschichte der SS. 2 Bände, ungekürzte Ausgabe, Frankfurt a.M. / Hamburg: Fischer, 1969.

KATER, Michael H.: Die soziale Lage der Ärzte im NS-Staat. In: Angelika EBBINGHAUS und Klaus DÖRNER (Hrsg.): Vernichten und Heilen. Der Nürnberger Ärzteprozeß und seine Folgen. Berlin: Aufbau-Verlag, 2001, S. 51–67.

KLEE, Ernst: »Euthanasie« im NS-Staat. Die »Vernichtung lebensunwerten Lebens«. Frankfurt a. M.: Fischer, 1983.

KOGON, Eugen: Der SS-Staat. Das System der deutschen Konzentrationslager. 5., vollständige und erweiterte Aufl., Frankfurt a.M, 1946.

KUDLIEN, Fridolf: Fürsorge und Rigorismus. Überlegungen zur ärztlichen Normaltätigkeit im Dritten Reich. In: Norbert FREI (Hrsg.): Medizin und Gesundheitspolitik in der NS-Zeit. (Schriftenreihe der Vierteljahreshefte für Zeitgeschichte. Sondernummer), München: Oldenbourg, 1991, S. 99–111.

LEWY, Gunter: Die katholische Kirche und das Dritte Reich. Dt. Ausgabe, München: Piper, 1965.

LIFTON, Robert Jay: Ärzte im Dritten Reich. Dt. Ausgabe, Stuttgart: Klett-Cotta, 1988.

MANN, Gunter: Biologismus – Vorstufen und Elemente einer Medizin im Nationalsozialismus. In: Johanna BLEKER und Norbert JACHERTZ (Hrsg.): Medizin im »Dritten Reich«, Köln: Deutscher Ärzte-Verlag, 1989, S. 11–21.

NEDOSCHILL, Jan und Rolf CASTELL: Die »Kinderfachabteilung« Ansbach in Mittelfranken. In: Praxis der Kinderpsychologie und Kinderpsychiatrie 50 (2001), S. 192–210.

NOWAK, Kurt: Widerstand, Zustimmung, Hinnahme. Das Verhalten der Bevölkerung zur »Euthanasie«. In: Norbert FREI (Hrsg.): Medizin und Gesundheitspolitik in der NS-Zeit. (Schriftenreihe der Vierteljahreshefte für Zeitgeschichte. Sondernummer), München: Oldenbourg, 1991, S. 235–251.

PAETEL, Karl O.: Die SS. Ein Beitrag zur Soziologie im Nationalsozialismus. In: Vierteljahreshefte für Zeitgeschichte 2 (1954), S. 1–33.

SCHAMBERGER, Ulrich: Geschichte und Entwicklung der Kinderheilkunde an der Universität Erlangen, Diss. med. Erlangen-Nürnberg 1964.

SCHMUHL, Hans Walter: Rassenhygiene, Nationalsozialismus, Euthanasie. Göttingen: Vandenhoeck und Ruprecht, 1987.

DERS.: Sterilisation, »Euthanasie«, »Endlösung«. Erbgesundheitspolitik unter den Bedingungen charismatischer Herrschaft. In: Norbert FREI (Hrsg.): Medizin und Gesundheitspolitik in der NS-Zeit. (Schriftenreihe der Vierteljahreshefte für Zeitgeschichte. Sondernummer), München: Oldenbourg, 1991, S. 295–308.

SCHOLDER, Klaus: Die Kirchen und das Dritte Reich, 1 Band: Vorgeschichte und Zeit der Illusionen 1918-1934, Frankfurt/M. / Berlin / Wien: Ullstein, 1977, 2. Band: Das Jahr der Ernüchterung 1934 – Barmen und Rom. Berlin: Siedler, 1985.

SCHRUMPF, Werner: Vom heiklen Umgang mit der Schuld: die Entnazifizierung in Erlangen. In: Jürgen SANDWEG und Gertraud LEHMANN (Hrsg.): Hinter unzerstörten Fassaden. Erlangen 1945–1955. Erlangen: Palm & Enke / Junge & Sohn, 1996.

SCHULZE, Winfried: Deutsche Geschichtswissenschaft nach 1945. (Historische Zeitschrift: Beihefte, Neue Folge, Bd. 10), München: Oldenbourg, 1989.

SCHWARZ, Gudrun: Eine Frau an seiner Seite. Ehefrauen in der »SS-Sippengemeinschaft«. 2. Aufl., Berlin: Aufbau-Taschenbuch-Verlag, 2001.

SEIDLER, Eduard: Alltag an der Peripherie. Die Medizinische Fakultät der Universität Freiburg im Winter 1932/33. In: Johanna BLEKER und Norbert JACHERTZ (Hrsg.): Medizin im »Dritten Reich«. Köln: Deutscher Ärzte-Verlag, 1989, S. 86–93.

DERS. : Kinderärzte 1933-1945: entrechtet – geflohen – ermordet. Bonn: Bouvier, 2000.

DERS.: Die Medizinische Fakultät der Albert-Ludwigs-Universität Freiburg i. Br. – Grundzüge ihrer Entwicklung. Heidelberg u. a.: Springer, 1989.

DERS.: Pädiatrie in Heidelberg. Zum 100-jährigen Jubiläum der Universitäts-Kinderklinik (Luisenheilanstalt) 1860–1960. (Annales Nestle, Sonderheft 1), Frankfurt a.M., 1960.

VOLLNHALS, Clemens: Entnazifizierung. Politische Säuberung unter alliierter Herrschaft. In: Hans-Erich VOLKMANN (Hrsg.): Ende des Dritten Reiches – Ende des Zweiten Weltkrieges. Eine perspektivische Rückschau. München: Piper, 1995, S. 369–392.

WINAU, Rolf: Die Freigabe der Vernichtung »lebensunwerten Lebens«. Euthanasie – Wandlung eines Begriffes. In: Johanna BLEKER und Norbert JACHERTZ (Hrsg.): Medizin im »Dritten Reich«. Köln: Deutscher Ärzte-Verlag, 1989, S. 76–85.

WINDORFER, Adolf: Universitäts-Kinderklinik Erlangen von 1907 bis 1977. In: der kinderarzt 16 (1985), S. 73–80.

ZAPF, Manuela: Friedrich Jamins (1872–1951) Leben und Werk unter der besonderen Berücksichtigung seiner Bedeutung für die Neurologie und Pädiatrie Erlangens in der ersten Hälfte des 20. Jahrhunderts. Diss. med. Erlangen-Nürnberg, 2003.

ZURUKZOGLU, Stavros (Hrsg.): Verhütung erbkranken Nachwuchses. Ein kritische Betrachtung und Würdigung. Basel: Benno Schwabe & Co Verlag, 1938.

Christian A. Rexroth
Wachsam und wägend, mutig und hart[1]
Prof. Dr. med. Alfred Adam (1888–1956)

1. Einführung

ALFRED ADAM, am 13. August 1888 in Dahmsdorf geboren, verbrachte seine Kindheit und Jugend im ostpreußischen Königsberg und nahm an der dortigen ALBERTUS-UNIVERSITÄT das Medizinstudium auf. Im Jahre 1913 erhielt er seine Approbation und promovierte zum Thema »Nervus-recurrens-Lähmung bei Mediastinitis« (2)[2]. Der junge Arzt begann seine wissenschaftliche Laufbahn mit bakteriologischer und serologischer Grundlagenforschung und konzentrierte sich in den folgenden Jahren auf die Bereiche Biologie, Pathologie und insbesondere Bakteriologie. Nach siebenjähriger Grundlagen-

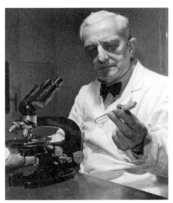

ALFRED ADAM

forschung wandte sich ADAM der Kinderheilkunde zu. Seine pädiatrische Ausbildung erhielt er bei ERNST MORO in Heidelberg. Nach kurzer Zeit war er Facharzt und wurde schon 1922 über das Thema »Die Biologie der Dünndarmcoli und ihre Beziehungen zur Pathogenese der Intoxikation« habilitiert. Fünf Jahre später wurde er außerplanmäßiger Professor und Oberarzt an der Hamburger Universitäts-Kinderklinik bei HANS KLEINSCHMIDT. Im Alter von 40 Jahren fand ADAM als Direktor der Kinderabteilung des Städtischen Krankenhauses im Freistaat Danzig ein großes Wirkungsfeld. Hier konnte er die neu erbaute Kinderabteilung einrichten und erheblich erweitern, eine moder-

---

1   »Das ist jetzt Original: ›Das hart‹, sagte er sofort dazu, ›bezieht sich auf einen selbst, nicht auf andere‹. Es ist ein Wort, das er als Lebensmaxime zusammengestellt hat.« So Dr. Hans Adam, der Sohn Alfred Adams, in einem Interview mit dem Autor am 06.04.2004. An dieser Stelle möchte sich der Autor ausgesprochen herzlich für die vertrauensvolle Offenheit und liebenswürdige Gastfreundschaft bedanken. Die bisher unveröffentlichte Photographie auf dieser Seite befindet sich im Privatbesitz von Hans Adam.

2   Die auch im Folgenden in runde Klammern gesetzten arabischen Ziffern beziehen sich auf die entsprechende Angabe der Bibliographie (Kapitel 8.1).

ne Kinderseeheilstätte im nahegelegenen Zoppot errichten und leiten und zudem das Amt eines Staatlichen Kinderarztes organisatorisch wie inhaltlich ausfüllen. 1934 wurde ADAM auf das Ordinariat für Kinderheilkunde an der neu gegründeten Staatlichen Akademie für Praktische Medizin in Danzig berufen. Seine Tätigkeit wurde allerdings abrupt beendet, als er im Jahre 1938 von der mittlerweile nationalsozialistischen Regierung in Danzig aller Ämter enthoben wurde. Trotz weiterer politischer Verfolgung war er sieben Jahre als niedergelassener Kinderarzt in Danzig tätig. 1945 musste ADAM mit seiner Familie aus Danzig fliehen. Im Februar 1946 nahm der nun 57jährige zum zweiten Mal einen Ruf auf ein Ordinariat für Kinderheilkunde an. Bis zu seiner Emeritierung am 31. August 1956 wirkte er in dem vom Krieg nahezu unzerstörten Erlangen und verstarb nur wenige Tage später, am 19. September 1956.

Kurz vor Vollendung seines 65. Lebensjahres erschien im ERLANGER TAGBLATT unter der Rubrik »Kopf der Woche« ein Artikel, der die wichtigsten wissenschaftlichen Leistungen von ALFRED ADAM zusammenfasst:

>»Kinder – seine Wissenschaft
>
> Die Erlanger Kinderklinik gilt als die führende Klinik für Ernährungsstörungen der Säuglinge in ganz Deutschland, und deren Säuglingssterblichkeit ist in Erlangen die niedrigste von ganz Bayern. Eine Durchfallerkrankung von Säuglingen kommt heute kaum noch in unserer Kinderklinik vor.
>
> Diese volksgesundheitlich äußerst wichtigen Tatsachen sind in erster Linie ein Verdienst von Prof. Dr. Alfred Adam, dem Direktor der Universitätskinderklinik Erlangen.
>
> Daß unsere Mütter in Erlangen, Nürnberg, Fürth und Bamberg einwandfreie Kindermilch kaufen können, haben sie ihm zu verdanken. Auch München und zahlreiche andere Städte sind diesem Beispiel gefolgt. Sie soll im neuen deutschen Milchgesetz[3] als mustergültig verankert werden.«[4]

Die Rezeption seiner Forschungsleistungen konnte ALFRED ADAM zu seinen Lebzeiten erfahren. Unter seinem Vorsitz hielt die nationale Fachvertretung, die Deutsche Gesellschaft für Kinderheilkunde (DGfK)[5], im Jahre 1952 ihren fünften Nachkriegskongress ab. 1953 leitete er die Deutsche Delegation

---

3 »Das deutsche Milch- und Fettgesetz ist in den 1950er Jahren ›mehrfach erheblich‹ novelliert worden.« So das Antwortschreiben von Rolf Meyer, Referat 423M – Milchmarkt, Bundesministerium für Verbraucherschutz, Ernährung und Landwirtschaft, Bonn, vom 06.07.2004.

4 »Kopf der Woche«. Ausschnitt aus dem Erlanger Tagblatt vom 27.06.1953. In: Stadtarchiv Erlangen (StAE), III.49.A.1.

5 Heute: Deutsche Gesellschaft für Kinderheilkunde und Jugendmedizin e.V. (DGKJ).

auf dem VII. Internationalen Kongress für Kinderheilkunde auf Kuba. Spätestens aber 1956, als wenige Monate vor seinem Tod das von ihm herausgegebene Buch »Säuglings-Enteritis« (82) erschien, erfuhr ADAM internationale Anerkennung seiner Forschungsleistungen um die Ernährungsphysiologie des Säuglings. Die größte Würdigung seiner wissenschaftlichen Verdienste war allerdings die Aufnahme in die DEUTSCHE AKADEMIE DER NATURFORSCHER LEOPOLDINA.

Der vorliegende Beitrag will – ein Jahr vor seinem 50. Todestag – das Leben und das Werk von ALFRED ADAM umfassend dokumentieren und die Stationen seines Lebens vor ihrem jeweiligen zeitgeschichtlichen Hintergrund beleuchten. Einige Kurzbiographien bzw. Darstellungen[6] ADAMS sowie auch eine Dissertation aus der Erlanger Universitäts-Kinderklinik[7] geben die wesentlichen Lebensdaten ADAMS fragmentarisch und z.T. fehlerhaft, in jedem Fall jedoch unvollständig wieder. Insbesondere die Frage nach den Hintergründen für die Demission ADAMS im Jahre 1938 ist bis heute nicht annähernd beantwortet worden. Kernstück dieses Beitrages ist es daher, ADAMS politische Haltung im Dritten Reich darzustellen und die Ursachen seiner Demission zu klären. Hierfür werden u. a. seine wissenschaftlichen Primärtexte aus den 1930er Jahren einer zeitgeschichtlich begründeten Analyse unterzogen. Zudem will der Beitrag dem Leser die politischen, sozialen und wirtschaftlichen Umstände in den Nachkriegsjahren am Beispiel der Universitäts-Kinderklinik Erlangen vergegenwärtigen. Dabei soll deutlich werden, dass der von ADAM entworfene und 1954 fertiggestellte Erweiterungsbau gleichsam als Symbol für die wissenschaftlichen und klinischen Erfahrungen ALFRED ADAMS angesehen werden kann. Ein weiterer Fokus liegt auf ADAMS Haltung gegenüber der DGfK im Dritten Reich und seiner Bedeutung für die Gesellschaft in der Nachkriegszeit. In diesem Zusammenhang soll die innere politische Haltung der DGfK während des Dritten Reiches kurz dargestellt werden. Anschließend wird ADAMS wissenschaftliche Arbeit ins Zentrum der Betrachtungen gerückt.

Die Fülle seiner wissenschaftlichen und autobiographischen Hinterlassenschaft berücksichtigend, war es dem Autor ein Anliegen, ALFRED ADAM so oft wie möglich selbst zu Wort kommen zu lassen. Keine andere archivarische Quelle aber kann uns die Persönlichkeit ALFRED ADAMS mit all ihren Konturen so plastisch und lebendig vergegenwärtigen wie das Interview mit seinem Sohn HANS ADAM. Aus diesem Grunde wurde der Aspekt der »mündlichen Geschichtsschreibung« betont, ohne jedoch dabei den Beitrag seinem wissenschaftlichen Anspruch entrücken zu wollen.

---

6 S. Anonym (1957), S. 70 f.; Beck (1958), S. 53–58; Kleinschmidt (1956), S. 466–467; Kundratitz (1955/56), S. 465; Wittern (1999), S. 3; Oehme (1993), S. 7; Thurau (1956), S. 105–106; 8. Thuss (1969).

7 Schamberger (1964), S. 88–92.

Insgesamt wird sich zeigen, dass sich ADAMS Lebensmaxime gleichsam als roter Faden durch sein Leben und sein Werk zieht und ihm seinen unverwechselbaren Charakter gibt.

2. Unermüdlicher Fleiß, große Umsicht und Gewissenhaftigkeit[8]
Von der Wiege bis zur außerplanmäßigen Professur (1888–1928)

LUDWIG FRIEDRICH *ALFRED* ADAM wurde am 13. August 1888 als Sohn von CARL *HERMANN* ADAM und dessen Frau WILHELMINE (MINNA), geborene WOLLERMANN, in Dahmsdorf/Kreis Lebus (Neumark)[9] geboren. ADAMS Familie war preußischer Herkunft und evangelischer Konfession. Sein Großvater väterlicherseits war Grundbesitzer in Königsberg/Preußen.[10] Familie WOLLERMANN lebte in Hammerstein/Westpreußen, wo sein Großvater Landwirt[11] und Ziegeleibesitzer war.[12] Bald nach seiner Geburt übersiedelten die ADAMS nach Königsberg/Preußen, da sein Vater zum Königlichen Oberbahnassistenten[13] befördert und Stationsvorsteher des großen Königsberger Bahnhofs wurde. ADAMS Vater bekleidete zuletzt auch das Amt eines preußischen Regierungsrates[14]. Die Familie wohnte etwas außerhalb Königsbergs in der Fuchsbergerallee.

ALFRED ADAM wurde im Jahre 1894 eingeschult. Am 19. September 1906 legte der evangelisch konfirmierte Schüler am Königlichen FRIEDRICH-WILHELM-KOLLEGIUM, einem humanistischen Gymnasium, seine Reifeprüfung ab. Möglicherweise ist es dem Verzicht seiner älteren Schwester zu verdanken gewesen, dass er studieren konnte. Im September 1906 (Michaelis)[15] nahm ADAM an der Königsberger ALBERTUS-UNIVERSITÄT sein Medizinstudium auf. Bereits im Jahre 1908 war er für die Dauer eines Jahres Privatassistent von Geheimrat LUDIMAR HERMANN am Physiologischen Institut in Königsberg. Nachdem er am 19. Februar 1909 seine Ärztliche Vorprüfung mit dem Prädikat »sehr gut« abgelegt hatte, wechselte ADAM für das Sommersemester 1909 nach München. Nach einem weiteren Semester in Königs-

---

8 Handschriftliches Zeugnis von Professor Hübener vom Januar 1919. In: Bayerisches Hauptstaatsarchiv (BayHStA), MK 43355.

9 Heute Regierungsbezirk Frankfurt an der Oder, Brandenburg.

10 In: Staatsarchiv Hamburg (StAH), IV 1524. S. 1a.

11 Biographischer Bogen, undatiert. In: StAH, IV 5.

12 In: StAH, IV 1524. S. 1a.

13 Ebenda, Rückseite zu S. 1. Der Vita seiner Promotion ist zu entnehmen, dass sein Vater 1913 Königlicher Eisenbahnassistent war.

14 »Lebensdaten von Herrn Prof. Dr. med. Adam« vom 19.09.1956. In: Universitätsarchiv Erlangen (UAE), F2/1 Nr. 2187.

15 Diese Angabe stammt aus dem Lebenslauf seiner Dissertation (2) und findet ihre Bestätigung in einem von Adam verfassten maschinengeschriebenen Lebenslauf in: StAH, IV 5.

berg wechselte er abermals den Studienort. An der Berliner FRIEDRICH-WILHELMS-UNIVERSITÄT studierte er von Ostern 1910 bis Michaelis 1911 und legte dort im Frühjahr 1912[16] die Ärztliche Prüfung mit »gut« ab. Nach der Zeit als Medizinalpraktikant an der Inneren Abteilung des Krankenhauses BETHANIEN in Berlin erhielt ADAM am 3. Mai 1913 seine Approbationsurkunde mit Geltung ab dem 1. April 1913. Am 9. Juni 1913 promovierte er »cum laude« zum Dr. med. Der Titel seiner Dissertation, die auf die Anregung seines Oberarztes Dr. DORENDORF zurückging, lautete: »Nervus-recurrens-Lähmung bei Mediastinitis« (2).

Seine erste Anstellung führte ADAM ans Institut für Experimentelle Therapie am Allgemeinen Krankenhaus in Hamburg-Eppendorf zu HANS MUCH. Dort war er von 1913 bis 1914 als Volontärassistent angestellt und erhielt seine »bakteriologisch-serologische Ausbildung«[17]. MUCH war es, der ADAM zu Forschungszwecken auf eine »wissenschaftliche Expedition«[18] nach Jerusalem entsandte. Nach nur einjähriger Assistenzzeit hatte ADAM von April bis August 1914[19] in Jerusalem seine erste leitende Funktion inne: Er war Leiter der Tuberkulose-Forschungsabteilung am dortigen Internationalen Gesundheitsamt. Von September bis zum Jahresende 1914 war ADAM für weitere 4 Monate am Lichtinstitut der Universitäts-Hautklinik in Berlin bei Geheimrat EDMUND LESSER tätig.

Trotz seines Kriegsdienstes[20] konnte ADAM ab Mitte 1916 seine bakteriologische Ausbildung fortsetzen: der »Balkanarmee« zugeteilt, leitete ADAM zwischen August 1915 und November 1918 ein den beiden beratenden Bakteriologen Geheimrat HÜBENER und Geheimrat KOLLE unterstehendes bakteriologisches Laboratorium der Kriegslazarett-Abteilung 54 in Üsküb, Mazedonien. In einem von HÜBENER angefertigten Zeugnis[21] wird ADAM

---

16 In: StAH, 271, S. 2.: am 29. März 1912. Die frühere Angabe, 9. April 1912, findet sich in: Universitätsarchiv Heidelberg (UAH), Personalakte 806.

17 Von Adam verfasster maschinengeschriebener Lebenslauf. In: StAH, IV 5.

18 »Lebensdaten von Herrn Prof. Dr. med. Adam« vom 19.09.1956. In: UAE, F2/1 Nr. 2187.

19 Biographischer Bogen sowie der maschinengeschriebene Lebenslauf. In: StAH, IV 5. »4 Monate bis Kriegsausbruch« heißt es in einem undatierten maschinengeschriebenen Lebenslauf. In: UAE, F2/1 Nr. 2187.

20 Adam war zwischen 1915 und 1918 Kriegsteilnehmer. Bis Mitte 1916 »landsturmpflichtiger Zivilarzt« (Maschinengeschriebener Lebenslauf, undatiert. In: UAE, F2/1 Nr. 2187), Januar und Februar 1915 Masurenschlacht. Ab dem 11. September 1918 als Kriegs-Assistenzarzt der Kriegslazarett-Abteilung 54 (»Allerhöchste Kabinettsordre« – Sanitätskorps – vom 31.10.1918. In: BayHStA, MK 43355). Kriegsgebiete: Galizien, Südungarn, Serbisch-Mazedonien und Nordserbien.

21 Handschriftliches Zeugnis von Hübener vom Januar 1919. In: BayHStA, MK 43355.

»unermüdlicher Fleiß, große Umsicht und Gewissenhaftigkeit« bescheinigt, womit er sich »die volle Anerkennung seiner Vorgesetzten erworben« habe.

> »Er beherrscht alle technischen Untersuchungsmethoden vollständig. Seine weit über dem Durchschnitt stehenden fachwissenschaftlichen Kenntnisse hat er durch ein hoch interessantes, reichhaltiges und mannigfaltiges Untersuchungsmaterial in Zusammenarbeit mit bes. meinen Klinikern, Armeepathologen und Biologen in einem Umfang erweitern und bereichern können, wie es wohl kaum einem anderen Forscher vergönnt gewesen ist.
>
> Auch auf dem Gebiet der praktischen Hygiene und Seuchenbekämpfung war er vielseitig tätig.
>
> Seine wissenschaftlichen und praktischen Erfahrungen hat er auch z.T. in bes. achtenswerten Einzelveröffentlichungen niedergelegt.«[22]

Mit dem Eisernen Kreuz 2. Klasse sowie dem Hessischen Sanitätskreuz ausgezeichnet, kehrte der gerade 30-jährige ADAM aus dem Kriege zurück und zog nach Frankfurt am Main. Dort, am Institut für Vegetative Physiologie der JOHANN-WOLFGANG-GOETHE-UNIVERSITÄT, erhielt der bezahlte Volontärassistent zwischen dem 1. März 1919 und dem 31. März 1920[23] seine »physiologisch-chemische Ausbildung«[24] bei GUSTAV EMBDEN. In seiner Frankfurter Zeit veröffentlichte ADAM u. a. einen über 100 Seiten langen und »Die übertragbaren Krankheiten« umfassend wiedergebenden Buchbeitrag im zweibändigen »Grundriss der Hygiene«, den HUGO SELTER, der Direktor des Hygienischen Instituts der Universität Königsberg, im Jahre 1920 herausgab.

Nach siebenjähriger Grundlagenforschung in den Bereichen Biologie, Pathologie und insbesondere Bakteriologie wandte sich ADAM »der bakteriologischen Richtung in der Kinderheilkunde zu«[25]. Zum 1. April 1920 kam er als planmäßiger Assistent an die Universitäts-Kinderklinik der RUPRECHT-KARLS-UNIVERSITÄT nach Heidelberg und war knapp vier Jahre bei dem dort seit 1911 amtierenden Ordinarius für Kinderheilkunde und Direktor der Uni-

---

22 Ebenda.

23 Von Embden handschriftlich verfasste Bestätigung der Dienstzeit Adams vom April 1924. In: BayHStA, MK 43355. »Vermerk darüber, dass er [Adam, A.d.V.] am 01. April 1920 als Volontärarzt aus dem chemisch-physiologischen Institut ausschied.« In: Schreiben von Frau K. Haab, Institut für Stadtgeschichte Frankfurt am Main vom 08.12.2003, über den Inhalt der Personalakte 21.361.

24 Von Adam verfasster maschinengeschriebener Lebenslauf, undatiert. In: StAH, IV 5.

25 Von Adam verfasster maschinengeschriebener Lebenslauf, undatiert. In: UAE, F2/1 Nr. 2187.

versitäts-Kinderklinik ERNST MORO[26] tätig. Bereits 1920 erhielt ADAM seine Anerkennung als »Facharzt für Kinderkrankheiten«[27]. In Heidelberg war zu dieser Zeit »eine Forschergruppe zusammen, welche die deutsche und internationale Pädiatrie wesentlich beeinflussen sollte«.[28] Hier entstanden ADAMS erste Arbeiten über das Bacterium bifidum, seine Züchtung und Ernährungsphysiologie, sowie über einen speziellen Coli-Stamm, seine Biologie und die Beziehung zur Pathogenese der Dyspepsie. ADAM reiht sich auf Grund der Bedeutung seiner bakteriologischen und ernährungsphysiologischen Forschungen unter die bedeutenden Schüler MOROS wie ERNST FREUDENBERG, PAUL GYÖRGY, WALTER KELLER und FRANZ LUST.

> »Herr Professor Dr. Alfred Adam war (...) in leitender Stellung an sämtlichen Abteilungen tätig. Seinen dienstlichen Obliegenheiten kam er stets mit größter Gewissenhaftigkeit und Eifer nach und entwickelte dabei ausgesprochen organisatorische Fähigkeiten. Seine ausgezeichnete Vorbildung, sein gediegenes Wissen, sein ungeheurer Fleiß, seine hervorragenden ärztlichen und forscherischen Qualitäten, veranlassten mich, Herrn Dr. Adam schon nach verhältnismässig kurzer Zeit, auf Grund einer großen Reihe, in ihrer Anlage und Ausführung musterhafter Arbeiten, als Privatdozent der Kinderheilkunde zu habilitieren.«[29]

Durch ADAMS Habilitationsschrift über »Die Biologie der Dünndarmcoli und ihre Beziehungen zur Pathogenese der Intoxikation«[30] hat sich, so MORO in seinem Referat,

> »(...) ein neuer, wichtiger und in seiner Einfachheit klarer Gesichtspunkt für das Verständnis des genetischen Zusammenhangs von endogener Coliinfektion und dyspeptisch-toxischer Störung ergeben. Die Arbeit ist mit einem ausserordentlich grossen Aufwand von Fleiss und mit der, dem Autor eigenen Exaktheit und Gründlichkeit, durchgeführt worden. Ihre Ergebnisse, besonders die scharfe Charakterisierung der ›endogenen Dünndarmcoli‹, dürfen als wertvolle Bereicherung der Lehre von der

---

26 Moro, der in Fachkreisen u. a. mit dem perkutanen Tuberkulin-Test schon früh hervorgetreten war (»Moro-Probe«, 1908), arbeitete über das Thema Säuglingsernährung, insbesondere beim oft tödlichen Brechdurchfall. Seine Studien führten zur Entwicklung der »Moro'schen Karottensuppe« als einer besonderen Heilnahrung, die auch »noch nach dem letzten Krieg eine wertvolle Möglichkeit der Dyspepsiebehandlung« (Bickel, 1986, S. 108) bot.

27 Karteikarte der Reichsärztekammer. In: Bundesarchiv (BA), ehemaliges Berlin Document Center (BDC).

28 Oehme (1993), S. 64.

29 Zeugnis von Moro vom 1.10.1928. In: BayHStA, MK 43355.

30 Gesuch Adams um Zulassung zur Habilitation vom 01.07.1922. In: UAH, Personalakte 806.

Säuglings-Ernährung angesehen werden.«[31]

»Dem günstigen Urteil«[32] schloss sich der Korreferent[33] an, hob neben dem »großen Fleiß« und den »sehr sorgfältig und gewissenhaft« durchgeführten Studien die »nach streng wissenschaftlichen Grundsätzen« erfolgte Ausdeutung hervor und bewertete ADAMS Habilitationsschrift als einen »wertvollen Beitrag zur Pathologie der Säuglingsernährung«. Das Ministerium des Kultus und Unterrichts in Karlsruhe genehmigte am 30. August 1922 die Erteilung der Lehrberechtigung. Am 2. November 1922 lud die Medizinische Fakultät der RUPRECHT-KARLS-UNIVERSITÄT zur Öffentlichen Vorlesung in den Hörsaal der Universitäts-Kinderklinik ein. Mit seiner öffentlichen Vorlesung zum Thema: »Zur Pathogenese und Therapie der Dyspepsie«[34] erlangte ADAM nach nur zwei Jahren kinderärztlicher Tätigkeit am 2. November 1922[35] die Venia legendi für das Fach Kinderheilkunde. Im Sommersemester 1923 nahm er seine Lehrtätigkeit mit dem »Praktischen Kurs der Kinderkrankheiten« auf. Das Thema seiner Vorlesung im Wintersemester 1923/24 lautete: »Ernährung und Ernährungsstörungen des Säuglings«. Als Privatdozent für Kinderheilkunde blieb ADAM noch bis zum 31. März 1924 in Heidelberg. Bis zu diesem Zeitpunkt hatte er schon 40 wissenschaftliche Arbeiten veröffentlicht.[36] »Er ist auf eigenen Wunsch aus dem Verband der Klinik geschieden, um nach seiner norddeutschen Heimat zurückzukehren«[37], beschließt MORO das oben genannte Zeugnis.

Zum 1. April 1924 als Assistenzarzt nach Hamburg zurückgekehrt, war ADAM dann vom 1. August 1926 bis zum 31. März 1929[38] als Sekundärarzt an der Universitäts-Kinderklinik am Allgemeinen Krankenhaus in Eppendorf angestellt. Damit wurde er erneut Schüler eines bedeutenden Pädiaters und Wissenschaftlers, dessen Hauptforschungsinteresse ebenfalls der Säuglingsernährung galt: HANS KLEINSCHMIDT[39]. In Hamburg erfuhren ADAMS Arbei-

---

31 Maschinenschriftliches Referat von Moro mit handschriftlichen, auf den 11.07. 1922 datierten Anmerkungen des Korreferenten (s. Anmerkung 34). In: UAH, Personalakte 806.

32 Ebenda.

33 Der Unterschrift zufolge handelt es sich vermutlich um Carl Menge.

34 Zur Auswahl standen 1. »Über die endogene Infektion des Dünndarmes«, 2. »Über die Entstehung der Darmflora des Säuglings« und 3. »Über die Pathogenese der Intoxikation«.

35 In: StAH, IV 1524. S. 1 sowie S. 3. Urkunde in: BayHStA, MK 43355.

36 In: StAH, 271, Rückseite von S. 2.

37 Zeugnis von Professor Moro vom 1.10.1928. In: BayHStA, MK 43355.

38 Bestätigung des Ärztlichen Direktors des Allgemeinen Krankenhauses Hamburg Eppendorf vom 14.06.1929. In: BayHStA, MK 43355.

39 Als einer der bedeutendsten Schüler Adalbert Czernys und zuletzt Ordinarius für Kinderheilkunde in Göttingen leitete Kleinschmidt als ihr Vorsitzender 1948 die erste Nachkriegstagung der Deutschen Gesellschaft für Kinderheilkunde. »Die

ten eine wesentliche Ausweitung. Einerseits gelang ihm durch Änderung der künstlichen Säuglingsnahrung die künstliche Züchtung von Bifidumbakterien im Darmkanal und damit ein besonderer Schutz für den Säugling. Andererseits fand er bei den im Rahmen einer Dünndarm-Intoxikation abnorm vermehrten Coli-Bakterien eine nur sehr beschränkte Anzahl von Coli-Typen. Des weiteren arbeitete ADAM an der Anreicherung der Kuhmilch mit Vitamin D zur Rachitisprophylaxe.

Der Privatdozent für Kinderheilkunde ALFRED ADAM wurde am 7. Mai 1924[40] an die Hamburgische Universität umhabilitiert und hielt seine Öffentliche Antrittsvorlesung am 17. Mai desselben Jahres im klinischen Hörsaal des Allgemeinen Krankenhauses Eppendorf zum Thema: »Die antibakterielle Behandlung akuter Ernährungsstörungen«[41]. Drei Jahre später, am 20. Juli 1927, wurde ADAM für die Dauer seiner Zugehörigkeit zur Hamburgischen Universität zum außerplanmäßigen Professor ernannt.[42] Die Begründung der Medizinischen Fakultät lautete:

> »Dr. med. Alfred Adam (...) ist Sekundärarzt der Universitäts-Kinderklinik (V. medizinische Abteilung des Allgemeinen Krankenhauses Eppendorf). Auf Grund einer ausgiebigen theoretischen Vorbildung war er imstande, eine Reihe von wichtigen Arbeiten auszuführen, die mancherlei neue Gesichtspunkte insbesondere in die Lehre von den Ernährungsstörungen und grippalen Erkrankungen der Säuglinge gebracht haben. Seine Vorlesungen sind gut besucht. Die Poliklinik hat durch ihn eine schnell zunehmende Frequenz erfahren.«[43]

Mit dieser Ernennung wurde ADAM Oberarzt bei KLEINSCHMIDT. Die akademische Lehrtätigkeit des Privatdozenten und außerordentlichen Professors ALFRED ADAM bestand neben der Vertretung KLEINSCHMIDTS in Hauptvorlesungen und Examina[44] vor allem in folgenden Vorlesungen und Kursen[45]: »Kurs der diagnostischen und therapeutischen Technik im Kindesalter«[46], »Klinische Visite«[47], »Pathologische Physiologie des Kindesalters«[48],

---

deutsche Ärzteschaft ehrte ihn durch die Verleihung ihrer höchsten Auszeichnung, der Paracelsus-Medaille. (...) In der deutschen Pädiatrie bleibt er unvergessen.« (Oehme, 1993, S. 52).

40 Urkunde in: BayHStA, MK 43355.

41 In: StAH, 271, Rückseite von S. 1.

42 Urkunde vom 26.07.1927 in: BayHStA, MK 43355. Abschrift aus dem amtlichen Anzeiger Nr. 174 vom 24.07.1927 in: StAH, 271, S. 4.

43 In: StAH, IV 1524. S. 3.

44 Von Adam verfasster maschinengeschriebener Lebenslauf, undatiert; hier: S. 2: Lehrtätigkeit. In: UAE, F2/1 Nr. 2187 sowie in: BayHStA, MK 43355.

45 Vorlesungsverzeichnisse im Zeitraum zwischen 1924 und 1930. In: Staats- und Universitätsbibliothek Hamburg (StUBH).

46 Laufzeit: WS 1924/25, SS 1926, ab SS 1927 mit dem Zusatz: einschließlich Herstellung von Säuglingsnahrung, WS 1927/28 und, WS 1928/29.

»Poliklinische Demonstrationen und Übungen«[49], »Wissenschaftliche Tages-fragen der Kinderheilkunde«[50] und »Psychologische und erzieherische Auf-gaben des Kinderarztes«[51].

In Hamburg lernte ADAM die 13 Jahre jüngere ELISABETH DÜRING ken-nen, deren Familie mütterlicherseits aus Hamburg-Blankenese stammte. ELISABETH DÜRING, geboren in Barmen/Elberfeld, war die Tochter des Bre-merhavener Schuldirektors KARL DÜRING und seiner Frau MARGARETE. Am 12. Mai 1928 ging ADAM mit ELISABETH DÜRING in Bremerhaven die Ehe ein, aus der die beiden in Danzig geborenen Kinder HANS, geb. 1929, und EDITH, geb. 1932, hervorgingen.

3. Einer der ganz wenigen völlig unbelasteten Pädiater[52]
Alfred Adams Leben und Wirken in Danzig (1929–1945)

3.1 Einführung in die Geschichte der Stadt Danzig

Die politische Bedeutung der Stadt Danzig hatte sich nach Beendigung des Ersten Weltkrieges entscheidend gewandelt. Bis 1919 noch Hauptstadt der preußischen Provinz Westpreußen war das Danziger Gebiet mit dem Inkrafttreten des Versailler Vertrages am 10. Januar 1920 vom Deutschen Reich abgetrennt und an die Alliierten und Assoziierten Hauptmächte abge-treten worden.[53] Auf dem 1893 Quadratkilometer großen Territorium lebten zu Beginn der 1920er Jahre knapp 400.000, zu 96 % deutschsprachige Ein-wohner.[54] Die am 15. November 1920 errichtete »Freie Stadt Danzig«, ein unter internationalen Schutz gestellter deutscher Stadtstaat mit Sonderrechten für Polen, war »wohl eines der kompliziertesten Gebilde (...), das jemals dem theoretischen Denken improvisierender Völkerrechtler entsprungen ist«[55], so

---

47 Laufzeit: SS 1925 und WS 1925/26.

48 Laufzeit: WS 1925/26.

49 Laufzeit: WS 1926/27 bis einschließlich WS 1928/29.

50 Laufzeit: WS 1926/27.

51 Laufzeit: SS 1928.

52 Schreiben von Dekan Karl Thomas der Universität Erlangen an das Bayerische Staatsministerium für Unterricht und Kultus, München, vom 06.08.1946. In: UAE, F2/1 Nr. 2187.

53 Die Artikel 100–108 des Versailler Vertrages »(...) verfügten die Begrenzung des Gebiets der zu gründenden Freien Stadt, den Schutz des Völkerbundes für diese und die Einsetzung eines Hohen Kommissars des Völkerbundes, der bei der Aus-arbeitung der Verfassung mitwirken und alle zwischen Polen und der Freien Stadt auftretenden Streitigkeiten erstinstanzlich entscheiden sollte.« In: Rhode (1996), S. 607.

54 Ebenda

55 Burckhardt: Meine Danziger Mission, S. 23 f., zitiert nach Böttcher (1999), S. 52.

der letzte Hohe Kommissar des Völkerbundes in Danzig, der Schweizer Historiker CARL JACOB BURCKHARDT. Mit der Errichtung dieses komplexen Gebildes waren die seit den 1920er Jahren andauernden und sich bis zum Beginn des Zweiten Weltkrieges in Danzig am 1. September 1939 zuspitzenden Auseinandersetzungen im Kräftespiel der Interessenströmungen – insbesondere die Streitigkeiten zwischen dem Deutschen Reich und Danzig einerseits und Polen andererseits – vorprogrammiert.[56]

Die politische Orientierung in Danzig war in den 1920er Jahren bürgerlich, dann Mitte-links, seit 1930 rechts ausgerichtet und ab 1933 nationalsozialistisch[57]. Im Dezember 1920 war der parteilose HEINRICH SAHM zum ersten Senatspräsidenten und ERNST ZIEHM, der deutschnationale Abgeordnete und ab 1931 amtierende Regierungschef, zum Vizepräsidenten gewählt worden. Schwere Belastungen der Danzig-polnischen Beziehungen durch die Weltwirtschaftskrise, die Errichtung eines polnischen Munitionsdepots auf der Danzig vorgelagerten Halbinsel »Westerplatte«, den Bau eines leistungsfähigen Konkurrenzhafens durch Polen im benachbarten Gdingen und insbesondere die unablässigen militärpolitisch unterstützten Bemühungen Polens, seinen Einfluss in Danzig zu mehren, waren Ursachen dafür, dass »die junge radikale NS-Partei (...) überwiegend für allein geeignet gehalten [wurde], die baldige Rückgliederung Danzigs [an das Deutsche Reich, A.d.V.] zu verwirklichen.«[58] Nachdem HERMANN GÖRING die in sich zerstrittene politische Leitung der in Danzig 1925 gegründeten NSDAP nicht versöhnen konnte, entsandte ADOLF HITLER[59] im Jahre 1929 einen Mittelfranken als Parteichef der NSDAP nach Danzig: ALBERT FORSTER[60]. FORSTER gelang es in kurzer Zeit, die Partei zu einem nicht mehr zu übersehenden Machtfaktor in Danzig

---

56 Weiterführende Literatur über das Kräftespiel der Interessenströmungen z. B. bei: Böttcher (1999), Rhode (1996) und Ruhnau (1988).

57 Die NSDAP in Danzig war bei der Wahl vom 13. November 1927 noch unbedeutende Splittergruppe (0,8 %), drei Jahre später (16. November 1930) als zweit stärkste Fraktion im Volkstag vertreten (16,7 %) und erzielte bei der Wahl am 28. Mai 1933 die absolute Mehrheit (50,03 %) und damit einen größeren Erfolg als im Deutschen Reich (43,9 %).

58 Böttcher (1999), S. 57.

59 Für den Fall eines Verbotes der NSDAP in Deutschland hatte Hitler erwogen, seine Parteizentrale nach Danzig zu verlegen.

60 Albert Maria Forster, am 26.07.1906 in Fürth in Bayern geboren, Sohn eines Gefängnisoberverwalters, »Schüler« des »Frankenführers« Julius Streicher. Mit Schreiben vom 15.10.1930 von Hitler persönlich zum »kommissarischen Führer« für den Freistaat Danzig bestimmt wurde Forster jüngster Gauleiter des Deutschen Reiches. Von Hitler bekam er hierfür »alle Vollmachten«. Er war wesentlich am Völkermord im Gau Danzig-Westpreußen beteiligt und wurde aus diesem Grund am 29.04.1948 zum Tode verurteilt. Am 28.02.1952 wurde das Urteil im Warschauer Gefängnis vollstreckt. S. Schenk (2000).

aufzubauen.[61] Der stellvertretende Gauleiter HERMANN RAUSCHNING wurde zum Senatspräsidenten der ersten NS-Regierung in der Freien Stadt gewählt. Seine Amtszeit währte jedoch kaum eineinhalb Jahre, als er am 23. November 1934 auf Grund einer Misstrauenserklärung[62] der NS-Fraktion abtrat. Unter RAUSCHNINGS Nachfolger ARTHUR GREISER[63], der faktisch ausführendes Organ FORSTERS war, erfuhr die schon zu RAUSCHNINGS Regierungszeit eingesetzte Politik der Gleichschaltung von Partei und Staat, die Verfolgung und Ausschaltung der Opposition und die Verfolgung anders Gesinnter, insbesondere der jüdischen Bevölkerung[64] in Danzig, eine brutale Fortsetzung.[65] FORSTERS Machtbefugnisse wuchsen zunehmend. Drei Monate nach Aufkündigung des Nichtangriffspaktes durch ADOLF HITLER am 28. April 1939 teilte er am 16. Juli 1939 BURCKHARDT mit, er sei jetzt »der alleinige Herrscher in Danzig«[66]. Am 23. August 1939 ließ sich FORSTER per Dekret als »Staatsoberhaupt der Freien Stadt Danzig« einsetzen.

3.2 Übernahme einer Auslandsprofessur[67]

Das Städtische Krankenhaus in Danzig[68], auch heute noch außerhalb Danzigs gelegen, umfasste zu Beginn des 20. Jahrhunderts eine chirurgische, eine internistische und eine psychiatrische Abteilung. Insbesondere in den Jahren 1923 bis 1927 erfolgte eine bauliche Erweiterung mit der Eröffnung weiterer

---

61 S. insbesondere die Biographie Forsters in: Schenk (2000).

62 Rauschning war zwar bekennender Nationalsozialist, geriet jedoch insbesondere durch die von ihm vertretene Politik der deutsch-polnischen Verständigung mit der NSDAP in Konflikt und scheiterte damit an seinem Gegensatz zum Gauleiter Forster.

63 Greiser gehörte mit Franz Schwede und Erich Koch zu denjenigen Gauleitern, die bereits kürzeste Zeit nach Kriegsbeginn die »Aktion T 4« in Pommern, Ostpreußen, Danzig-Westpreußen, dem Wartheland und im Generalgouvernement mit dem Ziel verfolgten, die psychiatrischen Anstalten zu räumen und die Kranken aus kriegswirtschaftlichen Gründen zu beseitigen. So wurden z. B. in einer Anstalt nahe Bromberg im Gau Danzig-Westpreußen schon im September und Oktober 1939 etwa 1350 Insassen von SS-Sonderkommandos erschossen. In: Nowak (1991), S. 239.

64 Forster 1934: »Einen anständigen Juden gibt es für einen Nationalsozialisten nicht. Diese Rasse ist und bleibt unser Todfeind.« In: Schenk (2000), S. 53.

65 S. Andrzejewski (1994), Ruhnau (1988) und Ziehm (1950).

66 Zitiert nach Böttcher (1999), S. 63.

67 In: StAH, Hochschulwesen – Dozenten- und Personalakten, IV 5 – Personalakte Alfred Adam. S. 2.

68 Das Städtische Krankenhaus in Danzig geht auf das Jahr 1584 zurück, in dem an der Danziger Gelehrtenschule, dem »Partikular«, eine Professur für Medizin, verbunden mit Physik, errichtet wurde. In: Ziegenhagen (1935), S. 55.

Abteilungen, darunter auch eine »Nebenabteilung«[69] für Kinderkrankheiten mit 30 Betten.[70] In einer eigenständigen Staatlichen Frauenklinik[71] war das Städtische Säuglings- und Mütterheim untergebracht.

Zum 5. Oktober 1928[72] berief die Regierung des Freistaates Danzig den Pädiater und Oberarzt der Hamburger Universitäts-Kinderklinik ALFRED ADAM zum nichtbeamteten außerordentlichen Professor und Direktor der Kinderabteilung des Städtischen Krankenhauses in Danzig.[73] ADAM trat sein Amt vermutlich erst zum Sommersemester 1929 an.[74] Mit seiner frisch angetrauten Ehefrau bezog er eine Wohnung in der Delbrückallee auf dem Gelände des Städtischen Krankenhauses. Am 1. April 1929 trat ADAM in das Beamtenverhältnis ein. ADAM war »gerne«[75] in seine preußische Heimat zurückgekehrt. In seinem Gefühl, ein »Auslandsdeutscher« zu sein, findet insbesondere die Isolation der nunmehr Freien Stadt vom Deutschen Reich Ausdruck. Als Direktor der neu erbauten Kinderabteilung oblag ADAM die Einrichtung und ärztliche Leitung der Klinik. Darüber hinaus erreichte er bald eine bauliche Erweiterung, da u. a. auf Grund der damals in Danzig grassierenden Diphtherie- und Scharlach-Epidemie eine große Infektionsabteilung benötigt wurde.[76] »Von dem damaligen Präsidenten SAHM und den führenden politischen Parteien, Zentrum und Sozialdemokraten, erfuhr ich Sympathie und jede Unterstützung«[77], so erinnert sich ADAM an die ersten Jahre seines Wirkens in Danzig. Mit besonderer Förderung durch den sozialdemokratischen Finanzsenator Dr. BERNHARD KAMNITZER konnte er über die Einrichtung der Kinderabteilung hinaus diese zu einer großen und modernen Klinik mit einer Durchschnittsbelegung von 250 bis 300 Betten erweitern. Die erweiterte Kinderabteilung eingeschlossen umfasste das Städtische

---

69 Adam (69), S. 78.

70 Samodzielny Publiczny Szpital Kliniczny Nr 1 ACK Akademii Medycznej w Gdańsku 1, S. 1.

71 Leitung: Prof. Dr. H. Fuchs. In: Archiwum Państwowe w Gdańsku (Staatsarchiv Danzig, APG), Akte 260/3160, S. 663.

72 Abschrift des Senats-Beschlusses in: BayHStA, MK 43355.

73 In: StAH, IV 1524. S. 1. In den unter Kapitel 8.2 genannten Archivbeständen konnten keine Hinweise auf mögliche anderweitige Rufe ermittelt werden.

74 Folgende Quellen untermauern diese Vermutung: In der o.g. Bestätigung des Ärztlichen Direktors des Allgemeinen Krankenhauses Hamburg-Eppendorf vom 14.06.1929 wird Adams Anstellung bis zum 31.03.1929 bescheinigt. In: BayHStA, MK 43355. Zudem war Adam erst mit dem SS 1929 von seiner Lehrtätigkeit beurlaubt. In: StUBH, Vorlesungsverzeichnisse. »Degeners Wer ist's?« gibt in der 10. Ausgabe an, dass Adam im Jahre 1929 zum Direktor der Kinderabteilung des Städtischen Krankenhauses Danzig berufen wurde. In: Degener (1935), S. 6.

75 Interview mit Hans Adam.

76 Diese Angabe stammt von Adam selbst. In: BayHStA, MK 43355, Anlage 1.

77 »Meine politische Einstellung« (undatiert). UAE: F 2/1 Nr. 2187.

Krankenhaus in Danzig im Sommer 1934 insgesamt sieben Abteilungen[78] mit – die Abteilungsleiter eingeschlossen – 37 Ärztinnen und Ärzten: 1 Oberärztin, 5 Oberärzte, 3 Assistenzärztinnen, 17 Assistenzärzte, 1 Volontärärztin und 3 Volontärärzte.[79] Die Kinderabteilung war im Verhältnis zur Durchschnittsbelegung mit relativ wenig Stellen besetzt: 1 Oberarzt, 3 Assistenten sowie mehrere Medizinalpraktikanten[80]. Da die Kinderabteilung »auf besonders gut ausgebildetes und gut eingearbeitetes Ärztepersonal angewiesen«[81] war, wurde im Jahre 1934 die Stelle für einen zweiten Oberarzt genehmigt[82], dessen Aufgabe die Versorgung der staatlichen Mütterberatungsstellen sowie die Durchführung von »Beratungstouren auf dem Lande«[83] war.

Kurz nach Beginn seiner Tätigkeit als Direktor der Kinderabteilung in Danzig setzte sich ADAM darüber hinaus für die Errichtung einer Kinderseeheilstätte ein. 1929 übernahm er zusätzlich die ärztliche Leitung der nach seinen Vorschlägen zum Teil neu erbauten Kinderseeheilstätte in Zoppot[84], welche – einschließlich einer Tuberkuloseabteilung von 60 Betten – insgesamt 160 Betten umfasste.[85] Die Zoppoter Einrichtung wurde bald zur zentralen Heilstätte insbesondere für kindliche Tuberkuloseformen und war von Krankenkassen, Wohlfahrtsämtern und Landesversicherungsanstalten anerkannt. »Hier habe ich auch der modernen deutschen *Krankengymnastik* ein erfolgreiches Arbeitsgebiet erschließen können.«[86] Im Jahr 1929 gründete ADAM die Danziger Schule für Säuglings- und Kinderschwestern, deren Statuten und Examina in Deutschland anerkannt waren.[87]

Die soziale und wirtschaftliche Not in Danzig Ende der 1920er und Anfang der 1930er Jahre war gerade im Spannungsfeld der besonderen politischen Verhältnisse Danzigs groß. Auch ADAM waren die wirtschaftlichen Sorgen nicht zuletzt aus seiner ärztlichen Tätigkeit heraus vertraut. Das Diph-

---

78 Chirurgie (Prof. Dr. Klose), Innere Krankheiten (Prof. Dr. van der Reis), Haut- und Geschlechtskrankheiten (Prof. Dr. Nast), Psychiatrie (Prof. Dr. Kauffmann), Pathologie (Prof. Dr. Büngeler) und Röntgenologie (Dr. Bernstein). In: APG 260/ 3160, S. 663.

79 Diese Daten befinden sich in einer von der »Unfallgenossenschaft Freie Stadt Danzig« vom 16.06.1934 angeforderten, jedoch undatierten Aufstellung der Krankenhausverwaltung. In: APG 260/3160, S. 541.

80 Politische Verfolgung in Danzig, die zu meiner Entlassung als Beamter durch die NSDAP führte. In: BayHStA, MK 72020.

81 Schreiben Adams an die Präsidialabteilung des Senats der Freien Stadt Danzig vom 20.01.1932. In: APG 260/3160, S. 466.

82 APG 260/3160, S. 639 und 641.

83 Adam (69), S. 78.

84 Nordwestlich an der Ostsee gelegener Vorort Danzigs.

85 In: BayHStA, MK 43355, Anlage 1.

86 Adam (69), S. 83.

87 Auszug aus Adams Lebenslauf, S. 2, Lehrtätigkeit. In: BayHStA, MK 43355.

therie-Serum z. B. war auf Grund hoher Zölle auf Waren aus dem Deutschen Reich »etwa dreimal so teuer (...) als in Deutschland, und (...) allein der Zoll für Vigantol [machte ebenso viel aus] (...) wie bester Medizinallebertran einschließlich Zoll.«[88] In ADAMS Hoffnung, dass sich diese Verhältnisse positiv verändern, »wenn der heiß ersehnte Wunsch aller deutschgesinnten Danziger [die Rückgliederung Danzigs an das Deutsche Reich, A.d.V.] einmal in Erfüllung geht«[89], spiegelt sich die in Danzig allgemein verbreitete gesellschaftspolitische Haltung seiner Zeit wider.[90]

Mit dem Wahlsieg der NSDAP in Danzig 1933 hielten die Reichsgesetze auch im Freistaat Einzug. So forderte die Durchführung des Reichsgesetzes zur Wiederherstellung des Berufsbeamtentums vom 7. April 1933 von ADAM den Nachweis seiner Abstammung. Nach Vorlage der geforderten Urkunden bescheinigte ihm die Landesunterrichtsbehörde Hamburg mit Schreiben vom 23. Oktober 1933 »[w]unschgemäß (...), daß der (...) Nachweis Ihrer arischen Abstammung im Sinne des Gesetzes als voll ausreichend anzusehen ist«[91]. Diese Bescheinigung war nicht zuletzt entscheidend dafür, dass ADAM mit Senatsbeschluss vom 4. Dezember 1934, also noch vor Eröffnung der Staatlichen Akademie für Praktische Medizin[92] der Freien Stadt Danzig, für das

---

88 Adam (69), S. 77.

89 Ebenda. Adams einzige staatspolitische Äußerung lautet: »Zwar ist Danzig formaliter noch ein Parteienstaat, in dem Deutschnationale, Zentrum, Sozialdemokraten, Kommunisten und Polen noch im Volkstag vertreten sind. Durch die nationalsozialistische Mehrheit, die sämtliche Regierungsstellen besetzt hat, ist aber die Einheitlichkeit der politischen Führung gesichert, soweit es die Fessel der vom Völkerbund kontrollierten Verfassung zuläßt.« In: Adam (69), S. 77. Die Anmerkung im Originaltext lautet: »Die Deutschnationale Partei hat zum Ende Mai d. J. ihre Auflösung beschlossen.«

90 Vgl. z. B. Andrzejewski (1994), Böttcher (1999) und Rhode (1996).

91 In: StAH, IV 1524. S. 1e.

92 Die Staatliche Akademie für Praktische Medizin in Danzig wurde Anfang der 1930er Jahre nach dem Vorbild der Universität Düsseldorf gegründet und am 13. April 1935 eröffnet (Direktor: Prof. Dr. H. Kluck, Senator für Gesundheitswesen und Bevölkerungspolitik). Nach Ausbau und Erweiterung der Akademie wurde das Städtische Krankenhaus 1939 Universitäts-Klinik des Deutschen Reiches. In: Grzegorzewski (1945). – Zu Direktoren der Kliniken und Institute wurden berufen: Prof. Dr. E. Becher (Medizinische Klinik), Prof. Dr. H. Klose (Chirurgische Klinik), Prof. Dr. O. Nast (Klinik für Haut- und Geschlechtskrankheiten), Prof. Dr. F. Kauffmann (Psychiatrische Klinik), Prof. Dr. W. Büngeler (Pathologisches Institut, zugleich Generalsekretär der Staatlichen Akademie), Prof. Dr. G.F. Wagner (Institut für Hygiene), Dr. Bernstein (Röntgenologie) und Dr. P. Ziegenhagen (Institut für Geschichte der Medizin). Weitere akademische Lehrer: Prof. Dr. P. Schenk (Chefarzt der Inneren Abteilung des Diakonissenkrankenhauses) und Prof. Dr. A. Schulz (Chefarzt der orthopädischen Klinik am Wessel-Storp-Heim, Danzig-Schidlitz). In: Ziegenhagen (1935), S. 54–63.

Lehrfach »Kinderheilkunde einschließlich Säuglingspflege und Klimatotherapie«[93] berufen wurde. Als Ordinarius für Kinderheilkunde in Danzig konnte ADAM nun nicht mehr dem Lehrkörper der Hamburgischen Universität angehören, von der er lediglich nach Danzig beurlaubt worden war.[94] In Anlehnung an seine Ämter hielt ADAM das »Hauptkolleg über Kinderheilkunde« und lehrte über »Seeklimatische Kuren im Kindesalter« sowie »Säuglingsfürsorge«.[95] Darüber hinaus hielt er Fortbildungskurse und Vorträge für praktische Ärzte im ärztlichen Verein Danzig.[96] Unter seiner Anleitung sind eine Reihe von Dissertationen und fachwissenschaftliche Forschungsarbeiten der Assistenten ausgeführt und veröffentlicht worden.[97] Die Anzahl seiner eigenen wissenschaftlichen Veröffentlichungen war in dieser Zeit rückläufig. ADAM war »als Arzt durchaus angesehen (...) im deutschen Osten«[98].

Im Juni 1933 wurde die sogenannte »Abt. G« eingerichtet, eine mit Unterstützung durch einen höheren juristischen Beamten von einem Arzt als Senator geleitete Senatsabteilung für Gesundheitswesen und Bevölkerungspolitik, die dazu bestimmt war, die nationalsozialistische Richtung in der Gesundheitsführung durchzusetzen.[99] ADAMS Interesse an der Fürsorge wuchs jedoch schon viel früher, als er nämlich bemerkte, dass trotz der Erweiterung der Kinderabteilung »die Klinik nicht mehr ausreichte, um alle Säuglinge aufzunehmen, insbesondere, als seit 1933 die Geburten von 8000 auf 9000 anstiegen und auffällig viele junge, eheliche Säuglinge eingewiesen wur-

---

93 Schreiben des Senats der Freien Stadt Danzig vom 13.12.1934. In: BayHStA, MK 43355.

94 Die Hamburger Medizinische Fakultät hatte ihn 1935 aufgefordert, seine Zugehörigkeit zur Hamburgischen Universität aufzugeben. »Wie ich erfahren habe, ist es nicht allgemein üblich, dass die Übernahme einer Auslandsprofessur mit einer Aufgabe der Zugehörigkeit zur Heimatuniversität verbunden ist. Für den Auslandsdeutschen hat es mehr als persönlichen Wert, den Zusammenhalt mit der deutschen Heimat in jeder Beziehung aufrecht zu erhalten. Gerade Danzig ist Vorposten für umkämpftes Deutschtum und hat den engen Anschluss an sein Mutterland auch aus politischen Gründen nötig.« (In: StAH, Hochschulwesen – Dozenten- und Personalakten, IV 5 – Personalakte Alfred Adam. S. 2.) Seine Bitte, weiter Mitglied der Hamburgischen Universität bleiben zu dürfen, blieb letztendlich ungehört; dahingegen wurde seiner »Bitte« um Entlassung aus dem Lehrkörper der Hamburgischen Universität am 21. März 1935 stattgegeben (StAH, IV 1524. S. 10).

95 Maschinenschriftlicher Lebenslauf, undatiert. In: UAE, F2/1 Nr. 2187.

96 Maschinenschriftliche Abfassung der wissenschaftlichen Tätigkeit, undatiert, S. 3. Ebenda.

97 Von Adam verfasster maschinengeschriebener Lebenslauf, hier S. 2. In: BayHStA, MK 72020.

98 Interview mit Hans Adam.

99 S. Adam (69), S. 77.

den.«[100] Nachdem seine Bemühungen der 1920er Jahre, die »fürsorgerische Betreuung der bevölkerungspolitisch wichtigeren, ehelichen Kinder«[101] im Rahmen einer Fürsorgeorganisation grundlegend neu zu gestalten, erfolglos waren, erhielt ADAM durch die Einrichtung der Abt. G endlich die Möglichkeit zur grundsätzlichen Neuordnung der »Fürsorge für Mutter und Kind«.

Auf ADAMS Vorschlag bei Gauleiter FORSTER hin wurde mit Senatsbeschluss vom 25. September 1934 die gesamte Säuglings- und Kleinkindfürsorge der Abt. G übertragen und gleichzeitig die Stelle eines Staatlichen Kinderarztes geschaffen. Diese Stelle wurde ADAM übertragen, der als »Gaufachbeauftragter«[102] der »Reichsarbeitsgemeinschaft für Mutter und Kind« diesen Fürsorgezweig in ärztlicher Hinsicht zu organisieren und zu leiten hatte.[103] Er bekleidete das Amt nebenberuflich. Zum Aufgabengebiet des Staatlichen Kinderarztes gehörten

> »(...) die ärztliche Leitung des städtischen Säuglings- und Mütterheims und der Poliklinik für Pflegekinder, die ärztliche Überwachung der Mütterschulungskurse des Reichsmütterdienstes, die Untersuchung und Überwachung in der Erholungsfürsorge im Kindesalter für den gesamten Freistaat, Schulungsvorträge über Gesundheitsführung für Mutter und Kind im NS.-Ärztebund, vor Volkspflegerinnen und Gemeindeschwestern, Hebammen, in der Gaufrauenschule, vor dem Amt für Volkswohlfahrt, vor Kindergärtnerinnen usw., endlich die Herausgabe des Ratgebers ›Mutter und Kind‹, eines Lehrheftes für Schulungszwecke.«[104]

Nach dreijähriger Tätigkeit auf dem Gebiet der Säuglings- und Kleinkindfürsorge referierte ADAM im Mai 1937 auf der II. Tagung der Reichsarbeitsgemeinschaft in Bad Wildbad (69) über seine Erfahrungen als Staatlicher Kinderarzt in Danzig[105]. Darin betonte er, »daß wir auch in Danzig unter schwierigsten Bedingungen bemüht sind, die Fürsorge für Mutter und Kind in deutschem Geiste zu gestalten«[106]. Der Hauptsinn der Fürsorge für Mutter und Kind in Danzig liege in der »Erhaltung und Förderung des gesunden deutschen Erbgutes«[107]. Wörtlich heißt es darin:

> »(...) [V]om deutschen Mutterlande getrennt, politisch und wirtschaftlich von einem Fremdstaate abhängig, (...) [konnten] in Danzig aus verfas-

---

100 Ebenda, S. 78.
101 Ebenda, S. 77.
102 Ebenda, S. 78.
103 S. Adam (69).
104 Ebenda, S. 78.
105 Diese waren Anlass dafür, dass neben dem bereits beamteten Schwangerenfürsorgearzt und dem Schularzt auch die Bekämpfung der Tuberkulose und der Geschlechtskrankheiten je einem staatlich verpflichteten Facharzt übertragen wurden. In: Adam (69).
106 Adam (69), S. 85.
107 Ebenda, S. 78.

sungsrechtlichen Gründen nicht alle die gesetzlichen Maßnahmen durchgeführt werden, die in Deutschland die neue Gesundheitsführung beherrschen. Sonst ist nämlich Danzig bemüht, sich in allen gesetzlich zu begründenden Verordnungen möglichst genau an die deutschen Vorschriften zu halten, um die gegenseitige Anerkennung zu erleichtern. Nur das Gesetz zur Verhütung erbkranken Nachwuchses ist bisher in deutscher Fassung übernommen worden. Von den anderen wichtigen fehlen das Gesetz zum Schutze des deutschen Blutes und der deutschen Ehre vom 15. IX. 1935, das Gesetz zum Schutze der Erbgesundheit des deutschen Volkes vom 18. X. 1935 und das Gesetz über die Vereinheitlichung des Gesundheitswesens vom 3. VII. 1934. So kam es, daß Danzig aus einer Zwangslage Wege einschlagen mußte, die von den deutschen etwas verschieden sind, um dieselben Ziele zu verfolgen.«[108]

Zur Einführung des Reichsgesetzes »zur Verhütung erbkranken Nachwuchses« in Danzig[109] wurde ADAM vom Vorstand des Ärztlichen Vereins in Danzig mit einem Referat beauftragt, das er am 30. November 1933 hielt.[110] In seiner Einleitung schreibt ADAM expressis verbis, dass er sich in diese Thematik erst habe einarbeiten[111] müssen und dass der »jetzige Stand der Forschung (...) noch kein abschließendes Urteil erlaubt.«[112] ADAM geht auf die im Gesetzestext[113] angeführten, für das Kindesalter »relevanten« Erbkrankheiten[114] ein,[115] betont aber ausdrücklich die »Krise des Vertrauens«[116], welche »mehr die Stellung des Arztes zum Kranken betrifft als umgekehrt«:

> »Es wäre denkbar, daß rein menschliche Empfindungen des Mitleids oder auch die Sorge um das weitere Vertrauen des Kranken die Gefahr des Wankelmutes heraufbeschwören. Jeder muß es mit sich selber abmachen, wie er der unerbittlichen Forderung seiner Zeit gerecht wird. Nicht geringer können Bedenken sein, die religiösen Vorstellungen entspringen. Insbesondere sind von katholischer Seite Einwände, z. B. gegen die Zwangssterilisation, erhoben worden. Auch hier wird die Er-

---

108 Ebenda, S. 76.
109 Das »Gesetz zur Verhütung erbkranken Nachwuchses« vom 14. Juli 1933 war nur vier Monate nach dem Erlass für das Deutsche Reich, nämlich ab dem 24. November 1933, auch in Danzig gültig.
110 S. Adam (65).
111 Adam (65), S. 6.
112 Ebenda, S. 7.
113 S. Gütt et al. (1934).
114 Darunter zählt Adam den angeborenen Schwachsinn, die Epilepsie, Blindheit und Taubheit sowie körperliche Missbildungen.
115 Zu den »anderen Erbkrankheiten im Kindesalter« zählt Adam bestimmte innere Leiden (Tuberkulose, Rachitis und Exsudative Diathese sowie Infektionskrankheiten), angeborene Alkohol- und Röntgenschäden sowie Neuropathie und Psychopathie.
116 Adam (65), S. 5. Dort sind auch die folgenden beiden Zitate zu finden.

kenntnis des höheren Zieles klärend wirken.«

Neben den im Gesetz erfassten Erbkrankheiten gehöre

> »[d]ie Bekämpfung der Psychopathie (...) zu den schwerwiegendsten Aufgaben der Bevölkerungspolitik. Der geistig Schwachsinnige kann sterilisiert und sogar kastriert werden, aber nicht der moralisch Schwachsinnige, der Seelenidiot, jener gefühllose Psychopath und triebhaft Bösartige der Verbrecherwelt.«[117]

ADAM stellt fest, dass »[d]ie alte individualistische Einstellung des Arztes dem Kranken gegenüber (...) durch eine eugenische zwar nicht abgelöst, aber korrigiert, veredelt«[118] werde. Neben der »Notwendigkeit, das Sterilisierungsgesetz auch auf die schweren Fälle der moralisch Schwachsinnigen auszudehnen, soweit erbliche Belastung vorliegt«[119], betont er die Bedeutung der »Förderung der Vermehrung der Gesunden und Hochwertigen, damit die kranken, minderwertigen Erblinien mit der Zeit von diesen überwuchert werden.«[120] Zudem greift er die »Kostenfrage« auf.[121] In jedem Fall sei das Ziel, »die Lebensgestaltung des Individuums dem Wohle des Ganzen entsprechend zu unterstellen.«[122]

> »Der ungleich wichtigste und dringlichste ist der bevölkerungspolitische Standpunkt, die Betrachtung der Leistungsfähigkeit des Einzelnen im Rahmen der völkischen Bindung, die Ausmerzung bzw. Hemmung des Fortzüchtens einer kulturell leistungs*un*fähigen und die Förderung der kulturell leistungsfähigen Erbmasse. Diese qualitative Eugenik ist um so mehr eine bittere Notwendigkeit, als einerseits die Gefahr der Entvölkerung, andererseits die Zunahme der leistungs*un*fähigen Erbmasse im Volke infolge relativ stärkerer Vermehrung droht.«[123]

ADAM schließt seinen Aufsatz mit folgenden Worten:

> »Wenn hier der in Praxis und Fürsorge Kinder betreuende Arzt auch mithelfen kann, dann entschädigt ihn diese Mitarbeit an den Aufgaben positiver Eugenik für den Konflikt und die mangelnde Befriedigung auf dem Gebiete eliminatorischer Rassenhygiene.
>
> Eine geniale Staatsführung hat eine der größten naturwissenschaftlichen

---

117 Ebenda, S. 40.

118 Ebenda, S. 44.

119 Ebenda, S. 41.

120 Ebenda, S. 45.

121 Ebenda, S. 41. »Ihren Anfang hat sie ja schon teilweise in den heutigen Konzentrationslagern gefunden.« Diese Feststellung erinnert an die Bemerkung des Bayerischen Gesundheitsministers Walter Schultze, der im August 1933 – drei Monate vor Adams Referat – in München wörtlich erklärte: »Diese Politik hat ihren Anfang teilweise schon in unseren heutigen Konzentrationslagern gefunden.« In: Lifton (1996), S. 49.

122 Adam (65), S. 44.

123 Ebenda, S. 7 f. Hervorhebungen im Original in gesperrter Schrift.

Erkenntnisse zur Richtschnur bevölkerungspolitischen Handelns gemacht. Auch die Kinderheilkunde, der die Gesundung der Jugend anver-
traut ist, übernimmt eine große Verantwortung, an der sie verpflichtet ist,
nach bestem Wissen und Gewissen zum Wohle des Volksganzen mitzu-
arbeiten.«[124]

3.3 Wegen Widerstandes gegen Unterdrückung und Verfolgung durch die NSDAP[125]

Zur Klärung der Hintergründe für ADAMS Demission werden seine Retrospektiven aus der Nachkriegszeit auszugsweise wiedergegeben, die durch die
Angaben seines Sohnes HANS ADAMS nicht nur bestätigt werden, sondern
zusätzlich Plastizität gewinnen. Behördlicher Schriftverkehr bzw. Personalakten aus Danzig konnten dazu nicht herangezogen werden.[126] Zu den genannten Retrospektiven zählen der von ADAM am 16. Juli 1946 ausgefüllte
»Fragebogen«[127] des Military Government of Germany und drei detaillierte
Darstellungen[128], deren Angaben in drei dem »Fragebogen« beigelegten eidesstattlichen Erklärungen[129] bestätigt werden. »Zehn Jahre habe ich in bestem Einvernehmen mit der demokratischen Regierung erfolgreich und mit
Anerkennung arbeiten (...) können«[130], so beginnt ADAM seine Retrospektive.

---

124 Ebenda, S. 45.
125 Meldebogen Punkt »E«. In: BayHStA, MK 43355.
126 Der behördliche Schriftverkehr aus Danzig ging im Zweiten Weltkrieg weitge-
     hend verloren. »Über den Verbleib der Akten der Staatlichen Akademie Danzig
     bzw. der Medizinischen Akademie Danzig ist hier leider nichts bekannt. Recher-
     chen in dem im Geheimen Staatsarchiv PK verwahrten Bestand GStA PK, XX.
     HA Rep. 99c Meldestelle für ostdeutsche Hochschulen auf Findbuchebene ver-
     liefen ergebnislos.« So das Antwortschreiben von Herrn Nossol vom Geheimen
     Staatsarchiv Preußischer Kulturbesitz, Berlin, vom 14.07.2004.
127 In: BayHStA, MK 43355. »Sind Sie jemals aus dem Beamtenstand, dem Lehrer-
     beruf oder aus einer kirchlichen oder irgendeiner Stellung auf Grund aktiven o-
     der passiven Widerstandes gegen die Nazis oder Ihre [sic] Weltanschauung ent-
     lassen worden?« lautet Frage Nummer 114 auf dem »Fragebogen« des Military
     Government of Germany, die maschinengeschriebene Antwort: »ja« und die
     Erklärung hierbei: »1938 als Beamter durch die Nazi-Regierung entlassen«.
128 1. »Politische Verfolgung in Danzig, die zu meiner Entlassung als Beamter durch
     die NSDAP führte«. In: BayHStA, MK 43355, Anlage 1. 2. »Meine politische
     Einstellung«. In: UAE: F 2/1 Nr. 2187 und 3. »Anlage 2« zu Absatz »E«
     Mitgliedschaften des »Fragebogen«. In: BayHStA, MK 43355, Anlage 2.1. und
     2. unterscheiden sich inhaltlich nur unwesentlich.
129 Die Erklärungen von Zahnarzt Dr. Nowak, Bad Reichenhall (Anlage 3), des
     Kaufmanns Heinz Wogart, Hamburg-Blankenese (Anlage 4) und des Studienra-
     tes Dr. Walter Taube, Berlin-Hermsdorf (Anlage 5) finden sich in: BayHStA,
     MK 43355.
130 »Meine politische Einstellung«, undatiert. UAE, F2/1 Nr. 2187.

»Als (...) im Jahre 1935 die NSDAP die Regierung übernahm, war nur noch unter dem ersten nationalsozialistischen Präsidenten Rauschning eine ungehinderte Tätigkeit für mich möglich. Als dieser durch den Gauleiter Forster seines Amtes enthoben, öffentlich zum ›Volksfeind‹ erklärt wurde und flüchtete, folgte der Präsident Greiser und damit die Verfolgung anders Gesinnter.«[131]

»Da ich mich wehrte, in die Partei einzutreten, und als Beamter nicht an Parteiveranstaltungen teilnahm, wurde ich von dem Senator für Gesundheitswesen Dr. Grossmann[132], einem hohen SS-Offizier und persönlichen Freund des Gauleiters, mit dauernden Schikanen verfolgt.«[133]

»Auf Druck des Nazi-Senators für Gesundheitswesen in Danzig, der das Krankenhaus in ein SS-Krankenhaus umwandeln wollte, wurde ich von der Belegschaft der Klinik genötigt, angeblich zur Unterstützung Notleidender, i. J. 1938 ›Förderndes Mitglied‹ der SS zu werden. (...) Schon nach ca. 3 Monaten, nachdem ich die mir vorher unbekannten, verbrecherischen Tendenzen der SS durchschaut hatte, lehnte ich unter Protest und trotz Bedrohung weitere Teilnahme ab und schickte den Ausweis per Einschreiben nach München zurück.

Ebenso musste ich auf Verlangen des Ärzteführers, entsprechend den anderen Krankenhausleitern, 1938 ›Anwärter des NS-Ärztebundes‹ werden. Trotz Einspruch des Ärzteführers trat ich nach ca. 3 Monaten wieder aus, weil ich die Grundsätze des Bundes, insbesondere die rassischen, ablehnte, und schickte den Ausweis eingeschrieben nach München zurück.«[134]

»(...) Dr. Grossmann (...) setzte gegen meinen Willen einen unfähigen SS-Arzt[135] mit goldenem Parteiabzeichen (Dr. Korte) als Assistenten ein. Als ich diesen wegen fahrlässiger Tötung meldete, wurde er zum Treuhänder der Arbeit meiner Klinik ernannt. Dann bestellte der Senator durch einen anderen Assistenten (Dr. Werth) eine Denunziation gegen

---

131 Ebenda.
132 Erich Grossmann war Gauärzteführer in Danzig. Ab 1933 Stellvertreter des Senators für Volksgesundheit und Rassenpolitik. Leibarzt Forsters. Gauamtsleiter Rassenpolitisches Amt. In: Klee (2003), S. 204. Grossmann war gleichzeitig auch amtierender Rektor der Staatlichen Akademie für Praktische Medizin in Danzig. In: Grzegorzewski (1999), S. 14.
133 »Meine politische Einstellung«, undatiert. UAE, F2/1 Nr. 2187.
134 In: BayHStA, MK 43355, Anlage 2. Unter Punkt »E« Mitgliedschaften des Fragebogens des Military Government of Germany wird unter Punkt 42 »Allgemeine SS« und Punkt 59 »NS-Ärztebund« auf Anlage 2 verwiesen. Mit »Ja« ist lediglich der Punkt 55 »NSV« beantwortet. Die Mitgliedschaft begann – mit einem Fragezeichen versehen – 1942 und dauerte bis 1945.
135 »potator strenuus und unzuverlässig«. In: Politische Verfolgung in Danzig, die zu meiner Entlassung als Beamter durch die NSDAP führte. In: BayHStA, MK 72020.

mich, die sich bei Vernehmung durch den Medizinalrat Dr. Dobe vom städtischen Gesundheitsamte als haltlos ergab. Ein von mir zur Rechtfertigung beantragtes Disziplinarverfahren gegen mich selbst (Zeuge: mein Rechtsanwalt Dr. Hammer) wurde mit der Begründung abgelehnt, dass keine Grundlagen zur Durchführung vorlägen. In einem von mir bei der Ärztekammer gegen den Denunzianten mit Erfolg durchgeführten Ehrengerichtsverfahren gab der Senator, der zuerst geleugnet hatte, als Zeuge zu, dass er die Denunziation bestellt hatte. Eine aussichtsreiche Kandidatur auf den Lehrstuhl für Kinderheilkunde in Königsberg/ Preußen[136] wurde nach der Stellungnahme des Senators hinfällig.

Als mich der Senator als unbequemen Mahner abschieben und gleichzeitig degradieren wollte, indem er mir ein kleineres Krankenhaus ohne Lehrauftrag in Deutschland (Mainz) anbot, lehnte ich ab. Daraufhin wurde ich kurzerhand beurlaubt. Da ich im Recht war und mir weder als Beamter noch als Arzt etwas hatte zuschulden kommen lassen, wurde mir für den Fall, dass ich ›freiwillig‹ auf meine Stellung als Beamter verzichten wollte, als Kompromiss vorgeschlagen:

1) eine Ehrenerklärung des Präsidenten des Freistaates, 2) eine abzuzahlende Abfindungssumme[137], 3) das Recht der Niederlassung als Kinderarzt.

Öffentliche Demonstrationen der Studenten der medizinischen Akade-

---

136 »Im Jahre 1937 stand ich auf der Liste der Berufungen auf den Lehrstuhl für Kinderheilkunde in Königsberg/Pr.« In: BayHStA, MK 43355, Anlage 1. Ein Zeugnis dieses Vorganges findet sich in Adams Personalakte des Reichs- und Preußischen Ministeriums für Wissenschaft, Erziehung und Volksbildung vom Oktober 1938 in: Bundesarchiv (BA), ehemaliges Berlin Document Center (BDC). In seinem Schreiben »[a]n den Herrn Dekan der Medizinischen Fakultät der Albertusuniversität Königsberg« vom 06.01.1937 erstattet Krauße, vermutlich der Leiter des Pathologischen Instituts der Universität Königsberg, »[a]uf Grund der mir übersandten 79 Arbeiten, von denen ich eine kurze Inhaltsangabe beifüge, (...) das folgende Referat über die wissenschaftliche Tätigkeit des Herrn Professor Adam Danzig«. Krauße fasst zusammen: »Die Arbeiten sind sicherlich gut und originell, stehen aber hinter denen anderer Bewerber zurück, sodass ich Herrn Adam erst an zweiter Stelle für die Besetzung des Lehrstuhles vorschlagen möchte, wie ich das in meiner abschliessenden Beurteilung getan habe.« Diese liegt jedoch nicht bei.

137 In: UAE, F2/1 Nr. 2187. Einer Aktennotiz des Syndikus der Friedrich-Alexander-Universität Erlangen vom 30.04.1952 kann entnommen werden, dass es sich dabei um eine Summe von rund 60 Tausend Gulden handelte: »auf Dauer von 10 Jahren monatlich 500 Gulden«. Zum Vergleich: Da 1 Gulden 0,2929 g Feingold entsprach, handelt es sich auf Grundlage des Feingoldpreises vom Mai 2004 um einen Betrag von etwa 185 Tausend Euro. »Meine Mutter hat wiederholt gesagt, wenn der Staat Danzig diese Rechnung, die Vergleichssumme damals bezahlt hätte, dann wären wir reiche Leute.« Erinnert sich Hans Adam.

mie und eifrige Bemühungen des Ausschusses der Studentenschaft, meine Entlassung zu verhindern, waren erfolglos. Nach den vorangegangenen Erfahrungen und auf Rat meiner Rechtsanwälte Dr. Hammer und Dr. Grube (...) sah ich mich genötigt, um Schwereres abzuwenden, die Bedingungen anzunehmen.«[138]

Unabhängig von dem Wissen, dass die Kinder-»Euthanasie« im Deutschen Reich »offiziell« im Mai 1939 mit der Tötung eines mehrfach missgebildeten Säuglings aus Leipzig begonnen hatte (der sogenannte Fall »KNAUER«)[139], liegt bei ADAMS Formulierung »wegen fahrlässiger Tötung« der Verdacht nahe, dass es sich hier um (eine) bewusste Kindstötung(en) handelte. Vor dem Hintergrund des »Anspruches« ALBERT FORSTERS, Danzig in jeder Hinsicht als einen nationalsozialistisch »mustergültigen« Gau zu organisieren, ist es denkbar, dass Tötungen »lebensunwerten Lebens« im Gau Danzig möglicherweise »vorzeitig« Einzug gehabt haben. In Danzig-Westpreußen und Pommern begann die »Euthanasie« nicht nur bereits im Herbst 1939, sondern auch mit in jeder Hinsicht erschreckendem Ausmaß.

Hierzu HANS ADAM:

»Ja, und die Interessen der Partei waren, das hat er mir wiederholt und eindeutig erzählt, Euthanasie-Fälle 'rauszusuchen und zu exerzieren. Und das hat er grundsätzlich abgelehnt und da kam dann ein Eklat mit diesem Assistenten, der dann vor die Gesundheitsbehörde gebracht wurde. Und dann hat er einen Schachzug gemacht, den ich heute noch nicht ganz verstehe, aber den er eindeutig beschrieben hat, den auch meine Mutter mir so erzählt hat. Er hat gegen sich Anklage erhoben vor dem Staatsgerichtshof wegen Nicht-Befolgung staatlicher Maximen, Anordnungen. Denn er hätte entweder kuschen müssen oder er wäre entlassen worden, wegen Nicht-Befolgung der Maximen, die durch den Assistenten hereingebracht worden waren. Euthanasiefälle in Euthanasie-Institutionen zum Töten zu bringen. Und da hat er gegen sich Anklage erhoben, um eine Klärung der Situation zustande zu bringen.

Ich habe (...) damals gedacht: Toll und bewundernswert, und irgendwo habe ich es als logisch angesehen. Als einen Verteidigungsschritt. Was hätte er anderes machen sollen, außer kneifen oder sich klein machen lassen und beigeben? Und da ist ein Vergleich geschlossen worden in dem Prozess, von dem ich als Kind wenig mitbekommen hatte (...), nachdem er eine angebliche Krisenabfindung bekommen sollte, die so hoch war, dass der Staat sie nicht bezahlen konnte. Das ist die Erinnerung, die mir präsentiert wurde von den Eltern. Und an der haben die dann monatliche oder jährliche Abzahlungen getätigt an der Abfindung. Er ist dann zurückgetreten und nicht entlassen worden, wenn ich das so korrekt erinnere, so ist es mir übergeben worden, übertragen worden. Ich sage genau das, was ich weiß, alles andere wäre Unsinn.

---

138 »Meine politische Einstellung«, undatiert. UAE, F2/1 Nr. 2187.
139 S. hierzu den Beitrag von Dagmar Bussiek in diesem Band.

(...) Was wir [Adams Kinder Edith und Hans, A.d.V.] mitbekommen haben, ist, dass einmal eines Morgens die Mutter sagte: ›Heute Nacht war die GESTAPO im Haus und hat das Haus durchsucht bei uns.‹ Noch als wir in der Delbrückallee wohnten und der Vater Klinikchef war. Da kam dann die GESTAPO und hat das Haus von oben bis unten, die gesamte Wohnung, sämtliche Schubladen, sämtliche Keller- und Dachbodenräume, durchsucht. Das ist mehrfach passiert. Meiner Erinnerung nach ist das dreimal passiert. Und da sind wir dann umgezogen in den Ferberweg, der in Langfuhr war, ein Vorort Richtung Westen von Danzig.

(...)Wir haben mitbekommen, dass die Situation in der Klinik meinen Vater die Arbeit gekostet hatte. Seine Lebensposition gekostet hatte. Wir haben erfahren, dass wir verunsichert waren, gesellschaftlich, wirtschaftlich. Wir haben jüdische Freunde gehabt und haben gewusst, dass die haben fliehen müssen. Das Land verlassen mussten, weil sie ihres Lebens nicht mehr sicher waren. War alles bekannt. Das haben wir als Kinder gewusst. Das haben wir nicht später erfahren. (...) Das ist also ergiebig diskutiert worden.

Einmal haben wir Forster auf einer Fähre über die Weichsel in Urlaub fahren sehen. Der war auch auf der Fähre und da haben die Eltern gesagt: ›Guck mal, da ist Forster, guck nicht hin, das ist der...‹ Und wir haben gewusst, was Forster ist. Da haben wir so ein paar Autos mit Uniformierten gesehen. (...) [A]ls Kind eine Person zu beurteilen, das ist dann nicht drin, das ist einfach eine Erfahrung und ein Eindruck.«[140]

Nach dem Einzug des Nationalsozialismus in Danzig im Jahre 1933 war ADAM durch seine Stellung als Staatsbeamter der neuen Gesundheits- und Bevölkerungspolitik verpflichtet. Vor diesem Hintergrund ist zu verstehen, dass sich ADAM – bis dahin auf das Gebiet der Ernährungsphysiologie des Säuglings spezialisiert – nun in diese Thematik einarbeitete. Den beiden genannten Veröffentlichungen zufolge stand er der Eugenik seiner Zeit befürwortend gegenüber, setzte sich aber insbesondere mit der Sterilisierung bzw. Zwangssterilisierung kritisch auseinander. Eugenisches Gedankengut und die sich darauf begründenden Maßnahmen waren in den 1930er Jahren aber nicht nur in Deutschland verbreitet. In anderen europäischen Ländern wie auch in den USA und Japan unterschieden sich die Formulierungen entsprechender Gesetzestexte nicht wesentlich von den ab 1933 auch in Deutschland gebrauchten.[141] Auch wurden weltweit Sterilisierungen durch-

---

140 Interview mit Hans Adam.
141 Zu Gesetzentwürfen und Richtlinien ist es in Ungarn (ohne Jahresangabe), England (1934), Holland (1935), Schweiz (Kanton Basel-Stadt 1934), Tschechoslowakei (1934), Polen (1936) und Japan (ohne Jahresangabe) gekommen. Die Anwendung von Zwang zur Sterilisation war z. B. in fast allen Gesetzen der USA möglich. Ebenso ohne Einwilligung des Betroffenen konnte in Kanada, Dänemark, Schweden, Norwegen, Finnland und Estland sterilisiert werden. Auch

geführt.[142] Das traditionelle ärztliche Selbstverständnis als »Helfer und Heiler«[143] gab ADAM jedoch nicht auf. Nach wie vor galt sein berufliches Hauptinteresse der Heilung und Fürsorge kranker Säuglinge und Kinder. Wiederholt erklärte er die Bekämpfung der damals herrschenden Diphtherie[144]- und Scharlach-Epidemie zur vordringlichsten Aufgabe des Staatlichen Kinderarztes. Auf sein Engagement ließen sich z. B. die Abnahme von Klinikzuweisungen, der Rückgang der Säuglingssterblichkeit[145] und insbesondere der Infektionskrankheiten zurückführen. Weil er zudem die Nazifizierung von sich als Arzt kategorisch ablehnte, entsprach er nicht dem neuen »Typ von Arzt, der in erster Linie Nationalsozialist, sodann ›politischer Soldat‹ des Führers, und erst in dritter Linie Arzt«[146] zu sein hatte. Damit vertrat er eine Haltung, die spätestens ab 1937 auch im Deutschen Reich zu beobachten war, als »die Abwendung bemerkenswert vieler deutscher Ärzte von der Politik, ein fast demonstrativer Rückzug in die ›unpolitische‹, traditionelle, kurative Medizin«[147] offenkundig wurde. Ebenso klar stellte sich ADAM gegen die Kinder-»Euthanasie«, die in Danzig möglicherweise schon vor 1939 Einzug hielt. Energisch kritisierte ADAM auch den systematischen Terror FORSTERS und GREISERS und äußerte sich diesbezüglich – vermutlich schon in den 1930er Jahren – öffentlich gegen die »verbrecherischen Tendenzen« der nationalsozialistischen Parteiorgane. Er wehrte sich entschieden gegen die parteipolitische Anpassung, die auf Grund seiner Stellung als Staatsbeamter von ihm verlangt wurde. ADAM ließ sich weder zu der geforderten totalen Anpassung, noch zur Abkehr von seinem bisherigen ärztlichen Selbstverständnis oder gar zur Abkehr von demokratischen Grundsätzen zwingen.

---

der polnische Entwurf sah eine Sterilisation unter Zwang vor. In: Zurukzoglu (1938).

142 Vereinigte Staaten von Amerika (32 Bundesstaaten, ab 1913), Schweiz (Kanton Waadt 1921, Kanton Bern 1931), Kanada (Provinz Alberta 1928, Provinz British Columbia 1933), Dänemark (1929), Deutschland (1933), Schweden (1934), Norwegen (1934), Finnland (1935), Estland (1936), Lettland (ohne Jahresangabe). In: Ebenda.

143 Kudlien (1991), S. 102.

144 Die Diphtherie-Epidemie grassierte in Danzig seit 1928. Wegen der hohen Ansteckungsgefahr in der Klinik empfahl Adam »wiederholt die grundsätzliche Simultanschutzimpfung der übrigen Hausangehörigen (...). Ich bediene mich ihrer seit 8 Jahren mit bestem Erfolge, schon zu einer Zeit, als es noch als falsch galt, gleichzeitig Diphtherieheilserum und Diphtherietoxin zu verabfolgen.« In: Adam (69), S. 85.

145 Die Säuglingssterblichkeit mit 14 % zu Beginn der 1920er Jahre sank bis 1936 auf 2,8 % (Reichsdurchschnitt 3,6 %). Ebenda.

146 Kudlien (1991), S. 102.

147 Ebenda, S. 104.

ALFRED ADAM wurde daher am 10. März 1938[148] »wegen Widerstandes gegen Unterdrückung und Verfolgung durch die NSDAP«[149] von allen amtlichen Pflichten entbunden und als Beamter entlassen.

Der geschickt wie gewagt, in jedem Falle jedoch klar und mutig zu bewertende Schritt ADAMS, gegen sich selbst ein Gerichtsverfahren zu initiieren, glückte vielleicht nicht zuletzt wegen des außerordentlich hohen Sozialprestiges, das er als Ordinarius für Kinderheilkunde und damit bedeutende Person des öffentlichen Lebens in Danzig auf seiner Seite hatte. Da das von ihm selbst angestrengte Disziplinarverfahren abgelehnt, er aber dennoch entlassen worden war, ist möglicherweise die sich aus dieser Verknüpfung ergebende Unklarheit stellvertretend zu sehen für die »Uneindeutigkeit des Eindeutigen«[150], für die »Grauzone (...), die es erlaubte, Lebensvernichtung als einen Akt ärztlicher Humanität anzusehen.«[151]

Als Folgen seines »für die damalige Zeit sehr gewagten Widerstandes«[152] nennt ADAM den Ausschluss vom Amt für Volksgesundheit[153], die Diffamierung als Antifaschist und Verleumdung als Jude, Anfeindungen, »[h]äufige Schikanen und Denunziationen des Ortsgruppenleiters, der Frauenschaftsleiterin und der HJ-Führung, letzterer, weil ich meine Kinder vom HJ- und BDM-Dienst systematisch fernhielt.«[154] Der Danziger Studienrat Dr. TAUBE erklärte 1946 an Eidesstatt, dass ADAM »[s]eine Kinder (...) in Ablehnung des Nazismus [erzog] und (...) sie kaum an den Jugendorganisationen teilnehmen [ließ]. Daher wurde seinen Kindern Opposition vorgeworfen, und sein Sohn erhielt Vorwürfe von dem Nazischulrat.«[155]. HANS ADAM erinnert sich:

> »Ich habe damals immer versucht, (...) mir zu sagen: Na ja, ist halt so
> wie es ist und irgendwie kommen wir da schon durch. Aber da er selber
> sehr entschieden war, in dem was er tat, war es eigentlich für mich keine
> Beängstigung, die Situation, obwohl sie an und für sich kritisch war. (...)
> Da ich nicht zu Schulveranstaltungen, Landschulheimaufenthalten ging

---

148 Von Adam verfasster maschinengeschriebener Lebenslauf, hier S. 2. In: BayH
    StA, MK 72020.

149 Meldebogen Punkt »E«. In: BayHStA, MK 43355.

150 Nowak (1991), S. 236.

151 Ebenda, S. 237.

152 In: BayHStA, MK 43355, Anlage 2.

153 Auf der mit Schreibmaschine ausgestellten Karteikarte der Reichsärztekammer
    befindet sich unter dem Punkt »Amt für Volksgesundheit zugelassen:« die ebenso notierte, jedoch nachträglich handschriftlich durchgestrichene Antwort »ja«,
    vor der – ebenso handschriftlich – vermerkt ist: »gestr. 20.3.41«. In: Bundesarchiv (BA), ehemaliges Berlin Document Center (BDC). Karteikarte der Reichsärztekammer für Professor Alfred Adam.

154 In: BayHStA, MK 43355, Anlage 2.

155 Eidesstattliche Erklärung des Studienrates a. D. und Flüchtlingspastors Dr. Walter Taube. In: BayHStA, MK 43355, Anlage 5.

(...) und auch nicht in der Hitlerjugend zu Veranstaltungen, mussten die Eltern einen Notnagel machen und schickten mich erst in ein Orchester. (...) Als das nicht akzeptiert wurde als HJ-Tätigkeit, bin ich in eine HJ-Reitervereinigung gesteckt worden und habe da reiten gelernt, (...) Ich wurde dann denunziert in der Schule, dass ich nicht teilnahm an solchen Dingen. Von wem weiß ich nicht, ob das Mitschüler waren oder die Lehrerschaft oder die HJ-Führerchen, die da herumgelaufen sind.«[156]

Die ersten Schüsse in Danzig und damit den Beginn des Zweiten Weltkrieges erlebte auch Familie ADAM. »1 Fischen 4.45«[157] lautete das Telegramm, dessen Inhalt den deutschen Generalkonsul in Danzig am 31. August 1939 über den Kriegsausbruch[158] instruierte. Dass am 1. September 1939 um 4 Uhr 45 das deutsche Panzerschiff »Schleswig-Holstein« die ersten Salven auf die polnische Befestigungsanlage der »Westerplatte« feuern sollte,

»(...) wusste man aber vorher. Wir sind aus der Stadt gebracht worden und der Vater war in der Klinik und wir waren auf dem Land, auf dem Bauernhof, und haben also morgens das Krachen gehört. Um 6 Uhr. Meine Mutter hat uns geweckt und gesagt: ›Hört mal, was da los ist!‹«[159]

Nach seiner Entlassung aus dem Staatsdienst eröffnete ADAM eine kinderärztliche Praxis am Langen Markt in Danzig, in der ersten Etage der Versicherungsgesellschaft »Deutscher Ring«. Aus der Zeit, in der ADAM als praktischer Kinderarzt tätig war, ist nur wenig bekannt.

»Von 1939-1945 war ich als praktischer Kinderarzt in Danzig tätig. Die drei von mir innegehabten Posten wurden auf drei verschiedene Parteianhänger verteilt. Die Abzahlung der Abfindungssumme ist nicht beendet worden. Nach meiner Entlassung haben ich und meine Familie sieben Jahre unter weiteren Verfolgungen und Schikanen von Parteidienststellen (Ortsgruppenleitung, Frauenschaftsleitung, HJ-Führung) und der nazistischen kassenärztlichen Vereinigung zu leiden gehabt.«[160]

In dieser Zeit hatte sich ADAM gegen die »nervenzermürbenden Verfolgungen« durch die Partei und ihre Organisationen gewehrt und sogar »polizeilichen Schutz« gegen den Ortsgruppenleiter in Anspruch genommen.[161] Er vertrat seine Haltung unverändert weiter und setzte sich gegen alle Schikanen wie z. B. die »dauernden Anfeindungen und Schwierigkeiten von Parteidienststellen (...) standhaft zur Wehr«[162], obwohl ihm die drohenden Folgen

---

156 Interview mit Hans Adam.

157 Ruhnau (1988), S. 172.

158 Am selben Tag verkündete Gauleiter Forster die Eingliederung Danzigs in das Deutsche Reich.

159 Interview mit Hans Adam.

160 »Meine politische Einstellung«, undatiert. In: UAE, F2/1 Nr. 2187.

161 In: BayHStA, MK 43355, Anlage 2.

162 Eidesstattliche Erklärung des Reeders und Schiffmaklers Max Paul Wogart. In: BayHStA, MK 43355, Anlage 4 Seite 2.

seines Widerstandes und die Gefahr, in der er und seine Familie sich befanden, sehr wohl bekannt und bewusst waren:

> »Gerüchteweise erfuhr ich, dass ich im Falle eines Sieges der Nazis wegen oppositioneller Gesinnung und Handlungsweise nach dem besetzten Teil Russlands ›versetzt‹ oder, im Falle der Weigerung, in ein Konzentrationslager verschleppt werden sollte.«[163]

Das Konzentrationslager bei Stutthof war gleich nach Kriegsbeginn auf der Nehrung nahe dem Frischen Haff eingerichtet worden. HANS ADAM berichtet, dass sein Vater eines Tages

> »(...) darüber geflogen [sei], als er mal nach Königsberg musste (...), und ist zurückgekommen und hat uns erzählt: ›Da in Stutthof, wo das KZ ist, da sieht man die Baracken, da laufen Leute darin herum und da werden Menschen getötet.‹ Das war allgemein bekannt. Das haben wir als Kinder, als 10-jährige Kinder gewusst!«[164]

Überwachung erfuhr ADAM auch in Bezug auf seine praktische Arbeit. So nennt ADAM

> »(...) Maßregelungen durch die nazistische kassenärztliche Vereinigung, weil ich polnische und jüdische Patienten behandelte. Bis zuletzt besuchte ich jüdische, kranke Kinder, die im Ghetto zusammengepfercht waren und fuhr noch zu kranken polnischen Kindern nach Gdingen, als bereits Panzersperren zwischen Danzig und Gdingen errichtet waren.«[165]

HANS ADAM erinnert sich an die Schilderungen seines Vaters:

> »Und wenn er zu Juden gerufen wurde, (...) dann ist er abends in der Dunkelheit von jemandem abgeholt worden, der ihm gezeigt hat, wo er hinfahren muss. Er ist also in irgendwelche obskuren Winkel gefahren und da ist jemand 50 oder 70 Meter vor ihm hergegangen, und die haben nicht miteinander gesprochen in der Öffentlichkeit, und hat ihn geführt in ein Domizil von jüdischen Patienten, wo er Kinder behandelte.«[166]

JOSEF BECK[167] übermittelt uns in seinem Nachruf auf ADAM eine sehr persönliche Ansicht der Tätigkeit als niedergelassener Kinderarzt in Danzig: »Er hat mir gelegentlich davon erzählt (...). Daß er auch diese Seite ärztlicher Tätigkeit kennengelernt hat, hat er stets als einen Vorzug und als Bereicherung seiner ärztlichen und menschlichen Erfahrungen betrachtet.«[168]

---

163 In: BayHStA, MK 43355, Anlage 2.
164 Interview mit Hans Adam.
165 In: BayHStA, MK 43355, Anlage 2.
166 Interview mit Hans Adam.
167 Josef Beck war Dekan der Medizinischen Fakultät der Universität Erlangen von April 1946 bis Ende der Amtsperiode 1948/49 sowie in der Amtsperiode 1950/51.
168 Beck (1958), S. 38.

Die Schrecken des Krieges erfuhr Danzig erst gegen Kriegsende, im März 1945. Von Luftangriffen blieb es mit wenigen Ausnahmen verschont. Mit der Großoffensive der Roten Armee ab dem 12. Januar 1945 und der damit einsetzenden Zurückdrängung der Flüchtlingstrecks nach Danzig sowie der ab dem 20. März 1945 erfolgten Einschließung der Städte Danzig, Zoppot und Gdingen brach über Danzig jedoch der Notstand herein. Bei eisiger Kälte und tiefem Schnee versuchten sich Hunderttausende Flüchtlinge mit jeglichem Gefährt zu Land und zu Wasser zu retten – insbesondere nach Hela und von dort aus in die westlichen Ostseehäfen bis nach Dänemark. Da ADAM – wegen eines Herzleidens vom Militärdienst zurückgestellt[169] – trotz der anhaltenden Verfolgungen auch nach 1938 in Danzig geblieben war und dann während der Kriegsjahre die Stadt als Arzt nicht mehr verlassen durfte, »entging ich nur durch die Flucht einer Verhaftung durch den noch in den letzten Kriegstagen gegen mich eingesetzten Fahndungsdienst der Partei.«[170]

3.4   Flucht aus Danzig 1945

Über die geglückte Flucht aus Danzig im Januar 1945[171] berichtet HANS ADAM:

»Ja, und dann die Flucht (...). Aber er hat versucht, immer wieder Möglichkeiten zu finden, uns abzusetzen. Eine der Möglichkeiten war, dass mein Vater die ganzen Jahre im Krieg ein Auto namens Wanderer (...) in einer Riesengarage hinter Pappwänden konserviert (...), gepflegt (...) und mit Notvorräten gefüllt hatte, zum Wegkommen. Gefahren ist er einen kleinen Škoda, der sich sehr bewährt hatte damals als Praxisauto. (...) Einmal wurde überlegt, ob wir nach Dänemark auswandern sollten. Und da waren aber irgendwelche Schwierigkeiten. (...) Da war auch die Frage, wie man dort aufgenommen würde, zumal wir dort niemanden kannten. (...) [D]ann sind wir also in den letzten Wochen getrennt, ein jeder von uns Vieren, durch die Stadt gewandert, um Fluchtmöglichkeiten zu suchen. Und eine der Möglichkeiten waren diese Lazarettzüge, die aus Danzig weggeschickt wurden. (...) [D]a wurde abgelehnt, dass er Danzig verlässt. (...) Und dann hatte er Patienten, denen er irgendwas Gutes antun konnte mit ihren Kindern, das war der Leiter des Flughafens Danzig, irgendwo außerhalb Danzigs.

Ich erinnere, dass da Schneewände waren von Langfuhr nach Danzig. Ich weiß nicht, die waren höher als dieses Zimmer. (...) [D]a waren dann immer einspurige Straßen durch und da (...) alle naslang eine Ausweichstelle von der Größe eines Autos. Und der rief eines Tages an: Herr Dok-

---

169 In: BayHStA, MK 43355, Fragebogen Punkt D.

170 Schreiben Adams an Rektor Friedrich Baumgärtel vom 06.02.1950. In: UAE, F2/ 1 Nr. 2494a.

171 »Lebensdaten von Herrn Prof. Dr. med. Adam« vom 19.09.1956. In: UAE, F2/1 Nr. 2187.

tor, kommen sie schnell, es ist ein Flugzeug da, da könnten drei von Ihnen mit. Und da setzte Matschwetter ein und nun war der Flugplatz voll Schneematsch und jetzt schneite es, aber es taute. Die Piste, egal wie man die räumte, die lief voll Wasser und Schneematsch und es war überhaupt schwierig, dieses Flugzeug hochzukriegen. Das war eine leere JU 52, gut bewährt, (...). Jetzt hatten die Eltern natürlich überlegt, wer soll dableiben. Und das Logischste war: Der Junge, der kommt immer irgendwie durch. Der Vater hätte es nicht überlebt, den hätten sie an die Front geschickt (...). (...) [D]ann bin ich also dageblieben in der stillen Hoffnung, dass noch ein Flugzeug käme, was mich mitnehmen würde. Und der Flughafenmann, der wahrscheinlich bei der ganzen Geschichte dann letztlich nicht mitgekommen ist (...), der hat mich noch in so ein Ding 'reingebracht. Jetzt landete dieses Flugzeug in Berlin-Tegel irgendwo und kam an keinen Hangar heran. Es blieb auf der Piste stehen. Und es war ein Kilometer oder was zum Hangar, zur Abfertigungshalle, und ich bin wie ein Idiot da hingerannt. Ja, das war ein Wiedersehen. Es war auch eine Überraschung und Erlebnis besonderer Art. Da flogen die Engländer natürlich Bombenangriffe. Jederzeit, jeden langen Tag und Nacht, und jedes Mal, wenn man irgendeinen Schritt auf der Straße machte, dann gingen wieder die Sirenen und man raste in den nächsten Turm. Das waren so (...) Betontürme, und da ging es also ewig bloß Treppen hoch in irgendwelche Räume, und wir waren so fix und fertig, dass wir zwar in diesem Turm ein, zwei Treppen hoch geschafft haben, wir hatten ja gar kein Gepäck, wir waren einfach bloß fertig. Aber wir sind dann auf den Treppen liegengeblieben. (...) [D]ann sind wir auf den Bahnhof, weil wir wussten, wo wir hin konnten nach Westdeutschland. Und dann kam ein Zug und wir sind in diesen Zug rein und konnten wegfahren. Diese Züge wurden zwar immer von Jagdflugzeugen angegriffen, aber da sind wir mehr oder minder davon verschont geblieben und sind nach Coburg gekommen, wo in der Nähe von Meeder ein ganz kleines Dörfchen hoch oben auf einem Hügel ist, das heißt Mirsdorf. Und in Mirsdorf hatte ein Werftdirektor von Danzig, Herr Professor Noë, ein Gut von vielleicht 300 Morgen. (...) Und der hatte uns und seinem Rechtsanwalt Möglichkeit gegeben, wir hätten dorthin fliehen dürfen. Und da sind wir hin und (...) dort untergekommen (...). (...) Und dann kamen wieder Volkssturm-Leute und SS-Leute und haben das Gut nach wehrfähigen Männern durchsucht. (...) [D]er Vater war halt furchtbar krank und hat sich bleich geschminkt und der Sohn lag im Bett und war rot, wahrscheinlich angepudert, und hatte Masern oder irgend so 'was. Und mein Vater hat die Leute gewarnt, da 'rein zu gehen, es wäre Scharlach und Medikamente gäb' es keine. So haben wir das also überlebt. Und eines Tages gucke ich morgens aus dem Fenster und dachte, jetzt haben uns die Russen eingeholt. Da kamen Panzer und Panzer, 50 m vom Haus entfernt, immer einer nach dem andern. War der eine vorbei, kam der nächste. Dann bin ich zu den Eltern gegangen und hab gesagt, jetzt sind die Russen doch da. Es waren aber die Amerikaner. Nun gab es eine Woche lang Butter.«[172]

Die Anmeldung der Familie Adam in Mirsdorf bei Coburg erfolgte am 5. April 1945.[173] Am 11. September 1945 zog Familie ADAM nach Coburg in die Löwenstraße um.[174] In diesem Haus übernahm ADAM die kinderärztliche Praxis eines Kollegen, Dr. HANS HUGO SCHRICKER, wie er angibt für »kurze Zeit«[175]. Auf sein Bemühen um eine Anstellung hin erging an ADAM ein Ruf von Hamburg-Rothenburgsort sowie von Erlangen. Im Zuge der Entnazifizierung erhielt er vom Counter Intelligence Corps (CIC) der Amerikanischen Militärregierung in Coburg – so lauten seine eigenen Angaben[176] – die Bescheinigung: »OK as far as CIC is concerned. M. Maier S/Agent CI.«[177] Noch im Herbst 1945 gab ADAM dem Ruf nach Erlangen den Vorzug, da es sich dort im Gegensatz zu Hamburg um eine Universitäts-Stelle mit der Aussicht auf eine Fortführung seiner wissenschaftlichen Tätigkeit handelte.

4. Eine dem heutigen Forschungsstande der Kinderheilkunde entsprechende moderne Klinik[178]

Alfred Adams Leben und Wirken in Erlangen (1946–1956)

4.1 Vorläufig mit der Vertretung des Direktors beauftragt[179]

»Vom Bombenhagel ganz verschont war die Erlanger Friedrich-Alexander-Universität«[180]. Nachdem am 16. April 1945 Angehörige der 3. US-Armee in die nahezu unzerstörte Stadt eingerückt waren, wurde – wie alle Bildungseinrichtungen in der amerikanischen Besatzungszone – auch die FRIEDRICH-ALEXANDER-UNIVERSITÄT Erlangen auf der Grundlage der Direktive »JCS 1067« vom April 1945 von der amerikanischen Militärregierung geschlossen. Erst Ende Oktober 1945 ließ die Militärregierung Anträge auf Wiedereröffnung der bayerischen Hochschulen zu.

---

172 Interview mit Hans Adam.

173 Auszug aus dem Einwohnerverzeichnis der Gemeinde Meeder. In: Gemeinde Meeder, Einwohnerverzeichnis von 1945.

174 Auszug aus der Einwohnerkartei des Staatsarchivs Coburg.

175 »Lebensdaten von Herrn Prof. Dr. med. Adam« vom 19.09.1956. In: UAE, F2/1 Nr. 2187.

176 Zu diesem Vorgang konnten keine Aktenvermerke aufgefunden werden. A.d.V.

177 Politische Verfolgung in Danzig, die zu meiner Entlassung als Beamter durch die NSDAP führte. In: BayHStA, MK 72020.

178 Aus Adams, den Mitarbeitern der Universitäts-Kinderklinik zu Weihnachten 1954 gewidmeten Festschrift: Die neue Universitäts-Kinderklinik Erlangen. In: StAE, XIV.87.B.1.

179 Schreiben des Rektors Theodor Süss vom 02.10.1945. UAE, F2/1 Nr. 2187.

180 Müller (1997), S. 54.

»Angesichts der geistigen und materiellen Trümmer und der amorphen Sozialstrukturen, welche das zusammengebrochene Regime zurückgelassen hatte, bestand auch in der Universität [Erlangen, A.d.V.] zunächst wohl kaum eine sachgemäße Alternative zur Restauration des 1933 abgebrochenen Entwicklungsstandes. Die wenigen Professoren mit unbeschädigter oder wenigstens unbeschädigt scheinender Reputation und Neuberufene gelangten auch in der Friedrich-Alexander-Universität in den Vordergrund. (...) Mit dem Verlust der ostdeutschen Universitäten, der Schließung der Deutschen Universität Prag, der Wiederabtretung der Universitäten und Hochschulen in den vom Deutschen Reich besetzten Gebieten sowie dem bald einsetzenden Exodus von Professoren aus den Universitäten der Sowjetischen Besatzungszone hatte sich für die Universitäten in den drei westlichen Besatzungszonen schon sehr früh eine einmalige Gelegenheit geboten, nicht nur die durch die Entlassungen entstandenen Lücken zu füllen, sondern auch darüber hinaus bedeutende Gelehrte, entweder auf Zeit als kommissarische Vertreter oder auf Dauer, zu berufen.«[181]

Nachdem im April 1945 der ehemalige ordentliche Professor für Kinderheilkunde ALBERT VIETHEN durch Verhaftung seines Amtes als Ordinarius für Kinderheilkunde und Direktor der Universitäts-Kinderklinik Erlangen enthoben worden war,[182] übernahm Geheimrat FRIEDRICH JAMIN[183] trotz seines fortgeschrittenen Alters die Leitung der Klinik vorübergehend noch einmal. Der Empfehlung des Berufungsausschusses[184] in Wiedereinstellungsfragen der Universität Erlangen folgend, die Vertretung dem früheren ordentlichen Professor an der Staatlichen Akademie für Praktische Medizin und Direktor der Kinderklinik in Danzig zu übertragen, wurde ALFRED ADAM – von der Militärregierung bereits am 24. Juli 1945 bestätigt[185] – zum 1. Oktober 1945 »[i]m Einverständnis mit der Militärregierung vorläufig mit der Vertretung des Direktors der Universitäts-Kinderklinik beauftragt«[186]. Damit war jedoch »keinerlei rechtliche oder moralische Bindung hinsichtlich einer späteren endgültigen Besetzung dieser Stelle«[187] verbunden. Im Laufe

---

181 Wendehorst (1993), S. 221 ff.

182 S. hierzu den Beitrag von Dagmar Bussiek in diesem Band.

183 Friedrich Jamin (1872–1951) war zwischen 1907 und 1939 Direktor der Universitäts-Kinderklinik Erlangen. Zur Zeit der kommissarischen Leitung der Klinik 1945 war er bereits 72 Jahre alt. S. hierzu den Beitrag von Manuela Zapf in diesem Band sowie Zapf (2003).

184 Schreiben des Berufungsausschusses in Wiedereinstellungsfragen der Universität Erlangen vom 18.10.1945. In: UAE, F2/1 Nr. 2187. Als einziger Mitbewerber um die Anstellung als leitender Arzt an der Universitäts-Kinderklinik wird Herr Dr. Hugo Fasold ohne weitere Angaben genannt.

185 Unsigniertes und undatiertes Schreiben. In: UAE, F2/1 Nr. 2187.

186 Schreiben des Rektors Theodor Süss vom 02.10.1945. In: UAE, F2/1 Nr. 2187.

187 Ebenda.

des Wintersemesters 1945/46 nahmen alle Fakultäten, zuletzt die Medizinische, ihre Arbeit wieder auf. Bis zu ADAMS eigentlichem Amtsantritt aber neigte sich das Semester bereits seinem Ende entgegen. Am 1. Februar 1946, im Alter von 57 Jahren, trat ADAM das Amt als stellvertretender Direktor der Universitäts-Kinderklinik Erlangen an. Geheimrat JAMIN hatte ihm dazu die Amtsgeschäfte übergeben.[188] Vier Wochen später, am 5. März 1946, wurde – noch vor den Universitäten München (23. Juli 1946) und Würzburg (12. März 1947) – die FRIEDRICH-ALEXANDER-UNIVERSITÄT Erlangen im Redoutensaal als erste Bayerische Hochschule förmlich wieder eröffnet[189]. Am 30. Januar 1946[190] meldete ADAM seinen Wohnsitz mit Erlangen, Loschgestraße 15, an. Familie ADAM bezog einen Teil der ersten Etage des Loschgehauses.

»[W]ährend in München und Würzburg der Wiederaufbau einen kräftigen Modernisierungsschub mit sich brachte, drohte der Universität Erlangen langfristig zum Nachteil zu geraten, dass sie intakt geblieben war.«[191] Obwohl Erlangen günstigere Voraussetzungen als andere Städte hatte, litten »die Menschen auch hier unter der unzureichenden Versorgung und der Wohnungsnot, die der Zustrom von Flüchtlingen und Evakuierten und die amerikanischen Beschlagnahmungen ausgelöst hatten.«[192] ADAM kam in einer sozial wie politisch schweren Zeit nach Erlangen. Nazis und Nichtnazis lebten miteinander und allgemeine Not war Alltag. Besonders stark jedoch war die – hinreichend bekannte – Raumnot der Erlanger Universitäts-Kinderklinik ausgeprägt: Auf fünf Krankenstationen wurden 160 bis 200 Kranke versorgt, und die Poliklinik wurde jährlich von ca. 5000 Patienten frequentiert. »Bett musste dicht an Bett stehen. (...) [A]lle verfügbaren Räume, und zeitweilig sogar Badezimmer und poliklinische Warteräume« fanden als Krankenzimmer Verwendung. Hinzu kam die personelle Not: Drei wissenschaftliche Assistenten, ein Volontärassistent und zwei überplanmäßige Hilfsarztstellen.[193] ADAMS Amtsnachfolger ADOLF WINDORFER beschreibt die Verhältnisse der Universitäts-Kinderklinik in der Nachkriegszeit als »äußerst schwierig«[194]:

> »Die Klinik für etwa 75 Patienten berechnet, war mit etwa 200 kranken, halbverhungerten Kindern belegt. Eine auch nur leidliche Isolierung infektiös-Kranker war völlig ausgeschlossen. Professor Adam musste daher vordringlich Pläne zur Erweiterung der Klinik betreiben. Auch mussten noch immer die Vorlesungen, die 1946 wieder begannen, in der etwa

---

188 Schreiben Adams vom 02.02.1946. In: UAE, F2/1 Nr. 2187.
189 Vgl. Müller (1997), S. 68 f. sowie Wendehorst (1993), S. 221.
190 Auskunft des Bürgeramtes Erlangen vom 17.11.2003.
191 Müller (1997), S. 75.
192 Beyer (2002), S. 46.
193 Daten in: Schreiben Adams an Rektor Baumgärtel vom 08.07.1949. In: UAE, A 6/3f , Nr. 1, Varia.
194 Windorfer (1985), S. 74.

5 Minuten entfernten Medizinischen Poliklinik abgehalten werden.«[195]

BECK bezeichnete die bestehende Klinik sogar als »nicht nur in jeder Hinsicht unzureichend und ungenügend, (...) [sondern als] der modernen Kinderheilkunde und der Universität unwürdig.«[196] Zur Erweiterung der Klinik hatte JAMIN bereits im Mai 1945 eine Überlassung der Krankenabteilung im Erdgeschoss der Erlanger Heil- und Pflegeanstalt mit Luftschutzraum im Untergeschoss (186 qm Haupträume und 71 qm Nebenräume) an die Universitäts-Kinderklinik erwirken können.[197] Die Krankenabteilung war hauptsächlich »aus Luftschutzzwecken« zur Unterbringung von kranken Kindern eingerichtet und bezogen worden[198].

4.2   Unregelmäßigkeiten im Betriebe[199]

Über die Lösung der schwierigen baulichen Voraussetzungen hinaus gab es jedoch vordringliche interne Probleme, nämlich »eine Reihe von Unregelmäßigkeiten im Betriebe (...), wie sie nach Entlassung des früheren Leiters, der als SS-Untersturmführer in Haft geraten war, und der wegen Unterschlagung bestraften früheren Oberin zutage getreten waren.«[200] Über die innerbetrieblichen »Umstände« der Universitäts-Kinderklinik im Zeitraum der ersten Nachkriegsjahre gibt uns ADAM einen umfassenden Bericht:

> »Das Personal stand unter Anleitung einer kommissarischen Oberschwester, die früher Partei- und Frauenschaftsmitglied war. Sie durfte deshalb nicht an der Leitung der Schwesternschule teilhaben (...). Da sie sich ausserdem politisch unbelasteten Angestellten gegenüber schwer durchsetzen konnte und es wiederholt zu Konflikten kam, suchte sie dadurch ihre Stellung zu sichern, dass sie sich auf die Parteimitglieder in der Klinik stützte und bei Neubesetzungen ehemalige pgs [sic] einzustellen suchte.

> Ärzte, Schwestern und Verwaltungsangestellte suchten sich die Arbeit so bequem wie möglich zu gestalten, sodass die Belange der kranken Kinder nicht mehr gewahrt waren.

> Ärzte arbeiteten trotz Schwerarbeiterzulage durchschnittlich nur 33 Stunden die Woche, Sonnabend Nachmittag und sonntags überhaupt

---

195 Ebenda.

196 Beck (1958), S. 35.

197 Die ab dem 1. April 1945 vertraglich gültige Überlassung wurde von Adam am 19. März 1946 bestätigt: Vertragliche Vereinbarung zwischen Prof. Dr. Leibbrand, Heil- und Pflegeanstalt Erlangen, und Adam vom 19.03.1946. In: UAE, F 3/1, Nr. 355.

198 Schreiben Jamins vom 24.05.1945 an Dekan Albert Haßelwander. In: UAE, F 3/1, Nr. 355.

199 Schreiben Adams an Rektor Brenner vom 01.09.1947. In: UAE, F2/1 Nr. 2187.

200 Ebenda.

nicht. Sie leisteten keine wissenschaftliche Arbeit. Drei wissenschaftliche Assistenten, die 7 – 11 Jahre angestellt waren, hatten nicht mehr als ihre Doktorarbeit produziert.

Stationsschwestern machten grundsätzlich keinen Nachtdienst, während die unerfahrenen Schülerinnen alle 2-3 Monate für 4 Wochen zur Nachtwache kommandiert wurden. Ein grosser Teil der Krankenpflege, wie Baden, Füttern etc., wurde auf die Nachtwachen abgewälzt, sodass die kranken Kinder kaum mehr als zwei Stunden Nachtruhe hatten.

Die Verwaltungsangestellten arbeiteten etwa 37 statt 48 Stunden die Woche. Die Folgen waren erhebliche Rückstände der Krankenhauskosten. Anlässlich einer von mir veranlassten Kassenrevision wurde ein in zwei Jahren entstandener Kassenrückstand von über 30000 M, dessen Eintreibung jetzt zu grossem Teil nicht mehr möglich ist, festgestellt.

Es gab weder eine Inventarisierung von Wäsche, Instrumenten, Einrichtungsgegenständen, Medikamenten noch eine Krankengeschichtenkartei, sodass keine Kontrolle von Zu- und Abgängen möglich war und fast täglich Diebstähle vorkamen. Aus der wissenschaftlichen Bibliothek verschwanden in Jahresfrist, z.Tl. aus verschlossenem Raum, über 40 wertvolle Bücher, da einige Angestellte sog. Generalnachschlüssel hatten.

Trotz ausreichender Kohlenzufuhr funktionierte die Heizung nicht, sodass die kranken Säuglinge tagelang nicht gebadet werden konnten, die Krankenzimmer elektrisch geheizt werden mussten, Kälteschäden bei Säuglingen entstanden und die Wäscherei insuffizient war. (...) Nach (...) Einsatz eines gelernten Heizers konnte die Leistung der Heizung bei weniger Kohlenverbrauch auf fast das vierfache gesteigert werden. Häufige Kohlendiebstähle konnten unterbunden werden, nachdem sich herausgestellt hatte, dass mehrere nicht zur Klinik gehörende Personen Nachschlüssel zur Hinterpforte der Klinik besaßen.

In der Milchküche wurde die Säuglingsnahrung nicht sterilisiert, da die Apparaturen seit langem betriebsunfähig waren. Infolge der, durch die bakteriologische Untersuchungsanstalt nachgewiesenen bakteriologischen Verunreinigung, sogar mit Kotbakterien, kam es zu häufigen Durchfallerkrankungen der Säuglinge.

Im Laboratorium arbeiteten unkontrolliert technische Assistentinnen so unsauber und unzuverlässig, dass es zu häufigen Fehldiagnosen kam. (...)

In der Pforte versah ein, von der Oberschwester eingesetztes, ungeschultes 16jähriges Mädchen den verantwortlichen Dienst der Neuaufnahmen, der Einzahlungen des Verkehrs mit dem Publikum, den Telefondienst, weil die Schwestern sich sträubten, Pfortendienst zu verrichten. Die Folge waren dauernde Betriebsstörungen.

In der Wäscherei arbeiteten die Hausangestellten unter eigener Kontrolle, bis das Überhandnehmen von Wäschediebstählen den Einsatz einer verantwortlichen Schwester notwendig machte. (...)«[201]

Folglich wurden eine neue Diensteinteilung geschaffen und bestimmte Zeiten für Nahrungsaufnahme, Baden, Behandlung, Pflege und Nachtruhe eingeführt. Zusätzliche private Pflegepersonen wurden eingestellt und allen Mitarbeitern, die mit Infektionskrankheiten zu tun hatten, eine Schwerarbeiterzulage, allen anderen eine Teilschwerarbeiterzulage gewährt. Durch tägliche Mehrzulage von 20–30 g unbewirtschaftetem Molken- und Hefeeiweiß trat der gefürchtete Eiweißmangelschaden kaum in Erscheinung.

Nachdem sich die Gewerkschaft für öffentliche Betriebe an Rektor EDUARD BRENNER gewandt hatte[202], weil sich Anfragen und Beschwerden wegen allzu starker Inanspruchnahme und übermäßig langer Dienstzeit mehrten, dass »in letzter Zeit« ein Personalwechsel stark in Erscheinung getreten sei und bei Austritt Abgangszeugnisse nach den gesetzlichen Vorschriften verweigert würden, erwiderte ADAM in seiner Stellungnahme:

>»Betreff Wechsel von Ärzten und Schwestern ist zu bemerken, dass vier anstellungsmäßig überalterte Ärzte ohne wissenschaftliche Leistungen zwecks Niederlassung ausschieden. Nur einer ehemaligen BDM-Ärztin, die sich weigerte, den neuen Dienstplan anzuerkennen und eine dauernde Begünstigung auf Kosten anderer Ärzte verlangte, musste gekündigt werden. Wirtschaftliche Härte konnte dadurch vermieden werden, dass ihr eine bezahlte Assistentenstelle an einer Kinderklinik in der Nähe von Erlangen vermittelt wurde, die sie aber ablehnte. Der kommissarisch tätigen Oberschwester wurde die Kündigung nahegelegt, da sie als politisch Belastete die Leitung der Schwesternschule nicht innehaben durfte. Einige ehemalige pg-Schwestern [sic] kündigten, weil sie die verlangte bevorzugte Behandlung im Dienste auf Kosten Unbelasteter nicht zuerkannt erhielten. Einige qualitativ besonders schwache Schwestern kündigten, weil sie sich den neuen Dienstanforderungen nicht gewachsen fühlten, um leichtere Posten an kleineren Krankenhäusern und in Privatpflege zu übernehmen. Eine Schwester kündigte, nachdem Klagen über sittliche Verfehlungen eingelaufen waren, eine andere wegen Heirat. Der Heizer kündigte, als ihm unzureichende Betreuung der Heizung durch einen Sachverständigen nachgewiesen war, zwei technische Assistentinnen, als sie der Unzuverlässigkeit und Disziplinlosigkeit überführt waren. Eine technische Assistentin kündigte, nachdem sie sich eine unberechtigte Denunziation hatte zu schulden kommen lassen. Nur zwei Schwestern ist von der Direktion gekündigt worden, einer wegen dienstlichen Versagens und im Einvernehmen mit dem Betriebsrat der Klinik, einer anderen, weil sie als politische Aktivistin ohne Wissen der Klinik-

---

201 Ebenda.
202 Schreiben von M. Reiss, Gewerkschaft für öffentliche Betriebe, an Rektor Eduard Brenner vom 09.07.1947. In: UAE, F2/1 Nr. 2187.

leitung und des Rectorats von der komm. Oberschwester angestellt war. Alle Ausgeschiedenen haben ordnungsmäßige Dienstzeugnisse mit Würdigung ihrer Leistungen erhalten. Nur eine ehemalige Parteigenossin und Jungschwesternführerin erhielt ein Zeugnis ohne persönliche Bewertung, um sie nicht zu schädigen. Sie hatte im Dienst nicht den Anforderungen entsprochen, unberechtigte Sonderbegünstigung verlangt und Dienstverweigerung begangen. Diese hat sich bei der Gewerkschaft wegen des Zeugnisses beschwert. Eine politisch belastete Schülerin aus Aktivistenfamilie, die nicht im Angestelltenverhältnis stand, nur zwei Monate gegen Zahlung von Lehrgeld in Ausbildung war, konnte kein Zeugnis erhalten, da ihre zweijährige Ausbildungszeit eben erst begonnen hatte und eine persönliche Leistung noch nicht erkennbar war. Auch diese hatte sich bei der Gewerkschaft wegen Verweigerung eines Abgangszeugnisses beschwert.«[203]

Seine politischen Bemühungen insbesondere zur Demokratisierung der Erlanger Universitäts-Kinderklinik fasst ADAM an anderer Stelle folgendermaßen zusammen:

»Sollte die politische Einstellung der früheren sog. ›braunen NS-Schwesternschaft‹ an der Kinderklinik einen gewissen Rückschluss auf Beeinflussung bezw. Duldung durch den ehemaligen Leiter der Klinik zulassen, so hatte ich Gelegenheit bei Dienstantritt i. J. 1946 Einblick zu gewinnen. Es hat viel Mühe gekostet, einer demokratischen Gesinnung in dem massgeblichen Teil der Schwesternschaft Eingang zu verschaffen. Die leitende Oberschwester musste wegen mangelnder politischer Einsicht und Umstellung durch den damaligen Rector der Universität persönlich fristlos entlassen werden.«[204]

4.3   Wir haben am 23.7.46 mit dem Unterricht begonnen[205]

Die im Jahre 1941 an der Universitäts-Kinderklinik eingerichtete Schule für Kinderkrankenschwestern war – mit gleicher Direktive – ebenfalls im Jahre 1945 geschlossen worden. Hatte bereits JAMIN 1945 eine Eingabe um

---

203 Schreiben Adams an Rektor Brenner vom 01.09.1947. In: UAE, F2/1 Nr. 2187.

204 Schreiben Adams an Rektor Baumgärtel vom 06.02.1950. In: UAE, F2/1 Nr. 2494a. Aufgrund einer Verfügung der Militärregierung wurde bereits unter Jamins Leitung eine Oberschwester aus dem Dienst entlassen (Schreiben Jamins vom 07.07.1945 und dazugehöriger Schriftwechsel in: UAE, A6/3f). Die an ihrer statt eingesetzte kommissarische Oberschwester war jedoch auch Parteimitglied (Liste der Beschäftigten der Universitäts-Kinderklinik Erlangen. In: StAE, Fach 150/47), weshalb sich Adam hier aller Wahrscheinlichkeit nach auf diese Oberschwester bezieht. Den Angaben von Hans Adam zufolge war die nachfolgende Oberschwester »die Seele des Betriebes«, eine sehr respektable und hochgradig kompetente Schwester.

205 Schreiben Adams an Rektor Brenner vom 22.08.1946. In: UAE, A6 /3f Nr.1.

Wiedereröffnung der Schwesternschule an die Militärregierung gerichtet, musste dieses Gesuch Anfang 1946 von ADAM energisch wiederholt werden:

> »Da die Schülerinnen der Schwesternschule bereits seit April 1945 ohne Unterricht sind und die baldige Beendigung des Lehrganges im beruflichen Interesse der Schülerinnen liegt, bitte ich den Antrag auf sofortige Weiterführung der Schule dem Ministerium zur Befürwortung vorlegen zu wollen.«[206]

Obwohl der Regierungspräsident von Ober- und Mittelfranken die durch die Militärregierung ausgesprochene Erlaubnis zur Wiedereröffnung der Schwesternschule bereits vier Tage später mitgeteilt hatte, bemühte sich ADAM darüber hinaus noch um »politisch einwandfreies Personal«[207]. Nachdem auch die vom Bayerischen Staatsministerium für Unterricht und Kultus geforderten Voraussetzungen[208] erfüllt waren, konnte ADAM mit Schreiben vom 22. August 1946 Rektor BRENNER mitteilen: »Wir haben (...) am 23.7.46 mit dem Unterricht begonnen.«[209] Die Verhandlungen mit dem Bayerischen Landesverband der freiberuflichen Schwestern und Kinderschwestern in München (AGNES-KARLL-VERBAND) waren eingeleitet und die Betreuung der Schülerinnen durch eine etatmäßig an der Kinderklinik angestellte Schwester übernommen worden. Mitte der 1950er Jahre waren 60 Schwesternschülerinnen in Ausbildung. Die Examensschülerinnen erhielten in der Regel bereits Stellenangebote, bevor sie das Staatsexamen abgelegt hatten. Mit dieser Wiedereröffnung begründete ADAM in Erlangen zum zweiten Mal eine Kinderkrankenschwesternschule.

4.4 »Von dem Gesetz zur Befreiung von Nationalsozialismus und Militarismus vom 5.3.1946 nicht betroffen«[210]

Im Sommer 1946 bemühte sich die Medizinische Fakultät um die Wiederbesetzung des Ordinariats für Kinderheilkunde. Nach ADAM an erster Stelle

---

206 Schreiben Adams an den Syndikus der Universität Erlangen vom 09.03.1946. In: UAE, A6 /3f Nr.1.

207 Schreiben Adams an Dekan Konrad Schübel vom 21.03.1946. In: UAE, A6/3f Nr.1.

208 1. Zustimmung der Militärregierung, 2. Die Verpflichtungen, die bisher der NS-Reichsbund deutscher Schwestern vertragsmäßig übernommen hatte, müssen von anderer Seite (nicht die Universität) sicher gestellt sein und 3. Die Betreuung der Schülerinnen außerhalb des Dienstes durch das Rote Kreuz oder eine sonstige genehmigte Einrichtung muss gewährleistet sein. In: Schreiben des Bayerischen Staatsministeriums für Unterricht und Kultus, München, vom 21.03.1946. In: UAE, A 6/3f Nr.1.

209 Schreiben Adams an Rektor Brenner vom 22.08.1946. In: UAE, A6 /3f Nr.1.

210 Abschrift der Dienstsache vom 20.12.1946. In: UAE, F2/1 Nr. 2187 und in: BayHStA, MK 43355.

schlug die Fakultät an zweiter Stelle den außerordentlichen Professor und kommissarischen Leiter der Universitäts-Kinderklinik und Direktor des städtischen Gesundheitsamtes in München GERHARD WEBER sowie an dritter Stelle den Privatdozenten HANNS-ULRICH KÖTTGEN, Oberarzt an der Universitäts-Kinderklinik in Münster/Westfalen, vor. Der Berufungsausschuss

>»will sich in erster Linie für die Berufung des bisherigen kommissarischen Leiters der Universitäts-Kinderklinik Erlangen einsetzen. (...) Adam ist ein hervorragender, anerkannter Wissenschaftler auf den Gebieten der Bakteriologie, der Rachitisprophylaxe und den Darmstörungen der Säuglinge. Adam hat zahlreiche Arbeiten veröffentlicht, war langjähriger Leiter der Kinderklinik bei der ärztlichen Akademie in Danzig, und hat die Fähigkeiten, einen klinischen Betrieb zu leiten, bewiesen. Die Medizinische Fakultät vertritt den Standpunkt, dass mit der Berufung von Adam für die definitive Leitung der Kinderklinik in Erlangen eine Persönlichkeit gewonnen wird, die in wissenschaftlicher und klinischer Hinsicht besonders geeignet erscheint.«[211]

Als die Entscheidung des Staatsministeriums ausblieb und die kommissarische Amtszeit von WALTER RECH zum 31. Juli 1946 endete, hob der neu gewählte Dekan der Medizinischen Fakultät KARL THOMAS fünf Tage nach Amtsantritt erneut die Notwendigkeit der Berufung ADAMS mit dem Argument hervor, ADAM werde von Hamburg und Oldenburg,

>»(...) von welch beiden Städten schon lange Angebote vorliegen, jetzt immer stärker bedrängt (...) und neuerdings auch noch von anderen Universitäten der britischen Zone in die engste Wahl gezogen (...), – er soll einer der ganz wenigen völlig unbelasteten Pädiater sein – wäre es der Fakultät sehr lieb, wenn Sie Herrn Adam jetzt baldigst solch ein Papier in die Hand geben möchten und er damit die Gewissheit erhält, dass er alle weiteren Unterhandlungen an anderen Plätzen mit ruhigem Gewissen endgültig abbrechen kann.«[212]

Mit dem sogenannten Befreiungsgesetz vom 5. März 1946 wurden im April und Mai 1946 »bereits ausgestellte einstweilige Beschäftigungsgenehmigungen überprüft und zumeist annulliert«[213] und »noch einmal exzessiv entlassen«[214]. Nicht aber ALFRED ADAM. »[D]amit er Bayern erhalten bleibt und die an ihn ergangenen auswärtigen Rufe ablehnt«[215], wurde ADAM mit Wirkung vom 16. Oktober 1946 durch das Bayerische Staatsministerium für

---

211 Schreiben von Dekan Walter Rech an das Bayerische Staatsministerium für Unterricht und Kultus, München, vom 18.06.1946. In: UAE, F2/1 Nr. 2187.

212 Schreiben von Dekan Karl Thomas an das Bayerische Staatsministerium für Unterricht und Kultus, München, vom 06.08.1946.In: UAE, F2/1 Nr. 2187.

213 Müller (1997), S. 58.

214 Ebenda.

215 Schreiben des Bayerischen Staatsministeriums für Unterricht und Kultus, München, vom 08.10.46. In: BayHStA, MK 43355.

Unterricht und Kultus unter Berufung in das Beamtenverhältnis auf die ordentliche Professur für Kinderheilkunde und zum Direktor der Universitäts-Kinderklinik Erlangen berufen.[216] Noch 1946 lehnte ADAM die Rufe nach Oldenburg und Hamburg ab, »die mich als Krankenhausleiter bereits gewählt (Oldenburg), bezw. als einzigen Kandidaten vorgesehen haben (Hamburg)«[217]. Zum Beamten auf Lebenszeit sollte ADAM aber erst nach endgültigem Spruchkammerentscheid berufen werden.

> »It is certified herewith that Prof. Adam's FraBo [sic] discloses that he was no member of any National-Socialist affiliation. He was only a member of the NSV for 2 years. The documents and testimonials at hand disclose that he at any time was an enemy of the National-Socialist regime.«[218]

So die Bestätigung des Public Safety Officer DELMA J. POINTER vom 13. März 1946. Im Mai 1946 erhielt ADAM von der KZ-Betreuungsstelle für den Stadtkreis Erlangen einen »Ausweis zur bevorzugten Abfertigung vor städt. Amtsstellen«[219], welcher bescheinigt, dass ADAM *»ehemaliger politischer Verfolgter* [ist] und (...) bei Erledigung eigener Angelegenheiten und dienstlicher Aufträge bei städt. Amtsstellen bevorzugte Abfertigung [genießt]«. Im Gegensatz zu seinem Amtsvorgänger VIETHEN gibt es zu ADAM keine Spruchkammerakten[220]. Auch »konnte kein Professor, nicht einmal der frühere Rektor Wintz [HERMANN WINTZ, Rektor der FRIEDRICH-ALEXANDER-UNIVERSITÄT Erlangen von SS 1938 bis SS 1944, Anm. d. Verf.], so viele ›Persilscheine‹ beibringen wie Albert Viethen.«[221] ADAM hingegen legte neben seinem Fragebogen die Niederschrift »Politische Verfolgung in Dan-

---

216 Schreiben des Bayerischen Staatsministeriums für Unterricht und Kultus, München, vom 16.10.1946. In: UAE, F2/1 Nr. 2187.

217 Schreiben Adams an das Bayerische Staatsministerium für Unterricht und Kultus, München, vom 18.07.1946. In: UAE, A6/3 f Nr. 7.

218 In: BayHStA, MK 43355, Anlage 6.

219 Original und Abschrift, letztere als Anlage 7 zum Meldebogen. In: BayHStA, MK 43355.

220 »[I]n den hier verwahrten Unterlagen der Spruchkammer Erlangen-Stadt konnte kein Entnazifizierungsverfahren gegen den Betreffenden [Prof. Dr. Alfred Adam, A.d.V.] ermittelt werden. Da Prof. Adam (...) wegen Widerstandes gegen das NS-Regime 1938 entlassen worden ist, war er vom Gesetz zur Befreiung von Nationalsozialismus und Militarismus wahrscheinlich nicht betroffen. Ein entsprechender Vermerk liegt leider nicht vor, weil die sog. Sachakten der Erlanger Spruchkammern nicht überliefert sind. Nach Auskunft des Amtsgericht [sic] Erlangen, das die Entnazifizierungsakten bis zum vergangenen Jahr verwahrt hat, sind auch dort keine weiteren einschlägigen Unterlagen vorhanden.« So das Schreiben von Herrn Friedrich, Archivamtmann am Staatsarchiv Nürnberg, vom 23.09.2003.

221 Wendehorst (1993), S. 234.

zig, die zu meiner Entlassung als Beamter durch die NSDAP führte«, die Anlage 2 zu Absatz »E« Mitgliedschaften sowie drei eidesstattliche Erklärungen vor. Auf der Grundlage des Beweismaterials erging am 20. Dezember 1946 folgendes Urteil des öffentlichen Klägers bei der Spruchkammer im Stadtkreis Erlangen 2690:

> »Auf Grund der Angaben in Ihrem Meldebogen sind Sie von dem Gesetz zur Befreiung von Nationalsozialismus und Militarismus vom 5.3.1946 *nicht betroffen* [sic].«[222]

Durch die Militärregierung in seinem Amt bestätigt[223], wurde ADAM mit Wirkung vom 15. Februar 1947 in das Beamtenverhältnis auf Lebenszeit berufen[224] und am 16. Juli vereidigt. Die ADAM 1938 in Danzig zugestandene Abfindungssumme war nicht vollständig beglichen worden.[225] Obwohl der Bayerische Staatsminister für Unterricht und Kultus »[i]n Anbetracht der Tatsache, daß Prof. Dr. Alfred Adam als Ordinarius in Danzig aus politischen Gründen entlassen wurde, (...) [eine] Kolleggeldgarantie im Zuge der Wiedergutmachung für durchaus angebracht«[226] hielt, hat »[d]as Staatsministerium der Finanzen (...) die beantragte Kolleggeldgarantie (...) abgelehnt unter Hinweis darauf, daß (...) eine Wiedergutmachung nicht zugestanden werden kann, da seine Entlassung *in Danzig* [sic] erfolgte«[227].

4.5 Widerstände in diesen Kreisen

> »Da ich als ehemaliger politisch Verfolgter, der 1938 durch die Nazis aus seinem Amte als Direktor der Kinderklinik und Ordinarius für Kinderheilkunde an der Medizinischen Akademie in Danzig entlassen wor-

---

222 Abschrift der Dienstsache vom 20.12.1946. In: UAE, F2/1 Nr. 2187 und in: BayHStA, MK 43355.

223 Schreiben des Bayerischen Staatsministeriums für Unterricht und Kultus, München, vom 14.02.1947.In: UAE, F2/1 Nr. 2187.

224 Schreiben des Bayerischen Staatsministeriums für Unterricht und Kultus, München, vom 15.02.1947. In: BayHStA, MK 43355. In einem Schreiben des Bayerischen Staatsministeriums für Unterricht und Kultus vom 26.03.56 wurde jedoch bekundet, dass bei einer Überprüfung der Akten der Professoren an der Universität Erlangen festgestellt wurde, dass Adam keine Urkunde mit den Worten »auf Lebenszeit« ausgehändigt worden war. Diese lag dem Schreiben bei. In: UAE, F2/1 Nr. 2187 sowie BayHStA, MK 43355.

225 Vgl. Aktennotiz des Syndikus der Universität Erlangen vom 30.04.1952. In: UAE, F2/1 Nr. 2187.

226 Schreiben des Bayerischen Staatsministers für Unterricht und Kultus an das Staatsministerium der Finanzen, undatiert. In: BayHStA, MK 72020.

227 Schreiben des Bayerischen Staatsministeriums für Unterricht und Kultus, München, vom 03.01.1947. In: BayHStA, MK 43355.

den und sieben Jahre später [sic] politisch verfolgt wurde, musste ich mit Widerständen in diesen Kreisen rechnen.«[228]

Mit diesen an Rektor BRENNER gerichteten Worten führte ADAM »eine Reihe von Unregelmäßigkeiten im Betriebe« auf seinen politisch begründeten Widerstand in Danzig zurück. ADAM sah sich aber nicht nur in seiner ersten Amtszeit wegen der »braunen NS-Schwesternschaft«[229] mit politisch gefärbten Intrigen und Denunziationen konfrontiert, sondern noch weit über das Jahr 1946 hinaus. So erhielt ADAM u. a. »anonyme Drohbriefe und Verleumdungsbriefe«[230] und wurde Ziel von Diffamierung und übler Nachrede.

Zu einem Strafverfahren von staatlicher Seite aus kam es sogar im Falle Dr. HANS GEBHARD, Stadtmedizinalrat in Nürnberg. GEBHARD habe am 28. April 1948 behauptet, »in der Kinderklinik Erlangen sei ein grosser Rauschgiftschmuggel nach der Schweiz aufgedeckt worden, dessen Gegenstand 1 kg Codein sei. Der Chef der Klinik, Prof. Dr. Adam, stecke an erster Stelle mit unter der Decke.«[231] Obwohl sich GEBHARD bei ADAM entschuldigte – »nur im innersten Kreise eine beiläufige Erwähnung ohne jede kritische Stellungnahme«[232] – erstattete Rektor BRENNER am 20. Mai des Jahres unter gleichzeitiger Stellung des erforderlichen Strafantrages Anzeige gegen GEBHARD, damit sowohl der Ruf der Universität als Ganzes als auch der Ruf eines ihrer ordentlichen Professoren von Gerüchten dieser Art unberührt bleibe. Die Anklage kam vor das Amtsgericht Nürnberg-Fürth. Der am 2. Februar 1949 vorgeschlagene Vergleich, welcher unter anderem die Zurücknahme eines Strafantrages beinhaltete, den ADAM seinerseits am 7. Juli 1948 des Jahres gestellt hatte, wurde seitens der Universität Erlangen wie auch von ADAM am 8. Februar 1949 angenommen.[233]

---

228 Ebenda.
229 Schreiben Adams an Rektor Baumgärtel vom 06.02.1950. In: UAE, F2/1 Nr. 2494a. In UAE, Akte A6/3f Nr. 4 finden sich neben den »Fragebogen« der Militärregierung zum Personal der Universitäts-Kinderklinik alleine vier Schreiben des Bayerischen Staatsministeriums für Unterricht und Kultus, München, alle vom 19.11.1945, betreffs Dienstenthebung auf Weisung der Militärregierung. Noch nach Dienstantritt Adams befanden sich sechs ehemalige Parteizugehörige und eine Anwärterin (eine Assistenzärztin, eine Volontärassistentin sowie vier Schwestern, darunter auch die 1945 stellvertretend eingesetzte Oberschwester, und als Parteianwärterin eine Hilfsärztin in Anstellung). Auszug aus der Liste der Beschäftigten der Universitäts-Kinderklinik Erlangen. In: StAE, Fach 150/47.
230 Schreiben Adams an Rektor Brenner vom 01.09.1947. In: UAE, F2/1 Nr. 2187.
231 Schreiben von Rektor Brenner an den Stadtmedizinalrat Dr. Gebhard, Nürnberg, vom 30.04.1948. In: UAE, Akte A6/3 f Nr. 7.
232 Schreiben von Dr. Gebhard, Nürnberg, an Adam vom 13.05.1948. In: UAE, Akte A6/3 f Nr. 7.
233 Gesamter Schriftwechsel in: UAE, Akte A6/3 f Nr. 7.

Wenige Monate später, am 5. Mai 1949, informierte ADAM den Syndikus der Universität Erlangen erneut über eine üble Nachrede:

>Frau Dr. Reh, die mit der Schwester des ehemaligen Leiters der Univ.-Kinderklinik Erlangen, Prof. Dr. Viethen, bekannt ist, hat ihr [einer Erlanger Medizinstudentin, A.d.V.] gegenüber am 21.3.49 geäußert, dass die kranken Kinder bei mir nicht in guter Obhut seien, da ich mich nicht genügend um sie kümmere. Während ferner Prof. Dr. Viethen seine Patienten ohne Rücksicht auf ihre soziale Lage behandle, würde ich nur gut zahlende Patienten annehmen. Prof. Viethen würde schon dafür sorgen, daß ich meine Praxis verlöre.

(...) [Die Studentin] berichtete weiter, dass in Studentenkreisen das Gerücht verbreitet werde, dass ich Jude sei. Die Quelle dieses falschen Gerüchtes ist bisher nicht festzustellen.«[234]

Obwohl »durch das Verhalten der Frau Reh zweifellos auch der Ruf der Kinderklinik und ihres Leiters beeinträchtigt«[235] wurde, stellte man von staatlicher Seite keinen Strafantrag. Das von ADAM selbst gegen die geschiedene Gattin des ehemaligen NS-Studentenwerkführers beantragte Verfahren musste jedoch auf Grund des Amnestiegesetzes eingestellt werden, da mit keiner über sechs Monate hinausgehenden Strafe zu rechnen war.[236] Die ERLANGER NACHRICHTEN berichteten in ihrer Ausgabe vom 29. März 1950[237]:

>Sich mit der Rücknahme dieser Behauptung und einer möglichen Entschuldigung von Frau Reeh [sic] zufrieden gestellt zu erklären, lehnte Professor Adam ab. Das Ansehen der Universität, der Kinderklinik, dessen [sic] Repräsentant er als Direktor sei, das Interesse der Studentenschaft und seine eigene Ehre als Arzt machten es ihm unmöglich, auf die Verurteilung zu verzichten. Professor Adam hält im Hinblick auf eine frühere ähnliche Verleumdung und auf die Person der Beschuldigten das Motiv zu diesen Behauptungen für politisch.«

4.6   Es würde dann das Übel doch nur vergrößert[238]

Im Jahre 1949 beantragte ALBERT VIETHEN, ADAMS Vorgänger im Amt als Ordinarius für Kinderheilkunde und Direktor der Universitäts-Kinderklinik, seine Wiedereinstellung bzw. – in deren Folge – die Erteilung der

---

234 Schreiben Adams an den Syndikus der Universität Erlangen, Dr. Panzer, vom 05.05.1949. In: BayHStA, MK 43355.

235 Schreiben des Rektors Baumgärtel an das Bayerische Staatsministerium für Unterricht und Kultus, München, vom 12.05.1949. In: BayHStA, MK 43355.

236 Die Akten des genannten Privatklageverfahrens befinden sich nicht mehr beim Amtsgericht Erlangen. In: Schreiben der Direktorin des Amtsgerichts Erlangen, Frau Dr. Wanke, vom 05.04.2004.

237 In: StAE, III.49.A.1.

238 Schreiben Baumgärtels an Adam vom 23.06.1950. Ebenda.

Venia legendi. Damit schien sich für ADAM – wenn auch unter anderen politischen Vorzeichen – eine Begebenheit aus Danzig in Erlangen zu wiederholen. War dort im Jahre 1938 gegen seinen Willen ein linientreuer SS-Arzt in die Danziger Kinderabteilung platziert worden, der zum Treuhänder seiner Arbeit wurde und »fahrlässig« tötete, wurde die politische und insbesondere ärztliche Haltung VIETHENS gegenüber der »Euthanasie« schon Ende der 1940er Jahre in Frage gestellt, zumal er ein ehemaliges, langjähriges Mitglied der SS und der NSDAP war. Der Antrag VIETHENS auf Wiedereinstellung wurde bereits 1949 abgelehnt. Bezüglich der Erteilung der Venia legendi an VIETHEN argumentierte ADAM in einem ersten Sondervotum vom 6. Februar 1950[239] folgendermaßen:

> »Die Zulassung eines älteren Dozenten und ao-Professors [sic] an der Kinderklinik bedeutet zwangsläufig, dass für jüngeren und politisch unbelasteten Nachwuchs eine Habilitation in der Kinderklinik unmöglich wäre. Für die Kinderklinik einer mittleren Universität ist nicht mehr als EIN [sic] Privatdozent tragbar. Das Gebiet der Kinderheilkunde ist nicht so spezifiziert wie das grosser Kliniken, wo ohne Beeinträchtigung der Einheitlichkeit des Hauptkollegs mehrere Sondervorlesungen abgezweigt werden können. Auch würde im vorliegenden Falle die Entwicklung einer eigenen Schule an der hiesigen Klinik unterbunden werden. Die Erlanger Kinderklinik ist z. Zt. wohl die einzige deutsche Kinderklinik, die das wichtige Gebiet der Ernährung und Ernährungsstörungen des Kindes wissenschaftlich speziell vertritt. Es wäre zum Schaden der Deutschen Kinderheilkunde, wenn Forschung und Lehre auf diesem Hauptgebiete auf eigenen wissenschaftlichen Hochschulnachwuchs verzichten müsste. (...)

> Aus sachlichen Gründen, unabhängig von persönlicher Befangenheit halte ich es als Hochschullehrer und Vorstandsmitglied der Deutschen Gesellschaft für Kinderheilkunde für meine Pflicht, zum Ausdruck zu bringen, dass eine Erteilung der Venia legendi und ao-Professur an Prof. Viethen nicht im Interesse der weiteren Entwicklung von Forschung und Lehre an der Erlanger Kinderklinik gelegen ist.«[240]

Nachdem ADAMS erstes Sondervotum nicht – wie von ihm gewünscht – an das Concilium decanale und das Bayerische Staatsministerium für Unterricht und Kultus weitergereicht worden war, bat er im Juni 1950[241] Rektor FRIEDRICH BAUMGÄRTEL unter Umgehung des Concilium decanale um die direkte Weiterleitung seines Schreibens nach München. BAUMGÄRTEL jedoch teilte ihm mit, dass das Concilium decanale beschlossen habe, sämtliche Einstellungsverfahren ruhen zu lassen, und drängte auf die Einhaltung des

---

239 S. hierzu den Beitrag von Dagmar Bussiek in diesem Band.
240 Schreiben Adams an Rektor Baumgärtel vom 06.02.1950. In: UAE, F2/1 Nr. 2494a.
241 Adam an Rektor Baumgärtel vom 22.06.1950. In: UAE, F2/1 Nr. 2187.

Dienstweges: »Es würde dann das Übel doch nur vergrößert.«[242] Nachdem die Diskussion noch kein Ende gefunden und sich dann auch noch der Betriebsrat eingeschaltet hatte, unterstrich ADAM seine Meinung mit seinem zweiten Sondervotum vom 14. Dezember 1950, in dem er jetzt seine auch zuvor schon geäußerten politischen Bedenken gegenüber VIETHEN – er habe möglicherweise »auch in ärztlicher Hinsicht gewisse extreme politische Ansichten vertreten«[243] – nicht nur betont, sondern insbesondere VIETHENS Haltung im Hinblick auf die »Euthanasiefrage« – an dieser Stelle sei an den »Fall SCHNÖRRER« erinnert[244] – expressis verbis nachzuprüfen bittet. Die Angelegenheit der Erteilung der Venia legendi an ALBERT VIETHEN fand ihren endgültigen Abschluss jedoch erst 1958, knapp zwei Jahre nach ADAMS Amtszeit. VIETHEN gehörte damit nicht zu denjenigen Professoren, die »dermaßen brauchbar [waren], dass sie auch nach dem Zusammenbruch des Systems von ihrer Brauchbarkeit nichts eingebüßt hatten und alsbald wie Korken wieder oben schwammen.«[245]

4.7 Über die Notwendigkeit eines Erweiterungsbaues der Universitäts-Kinderklinik[246]

Die Aufgabe, den veralteten Betrieb der Erlanger Universitäts-Kinderklinik innerhalb der ersten Nachkriegsjahre zu modernisieren, bewältigte ADAM durch seine »meisterhafte Organisationsgabe«[247] und sachliche Direktive[248] mit scheinbar ungebrochener Tatkraft. Jedoch waren schon bald alle Möglichkeiten erschöpft. Schließlich sollte ADAM das gelingen, wofür sich bis zu diesem Zeitpunkt alle Direktoren der Klinik mit großer Energie eingesetzt hatten, nämlich die Mittel für den Neubau eines Bettenhauses zu erhal-

---

242 Schreiben Baumgärtels an Adam vom 23.06.1950. Ebenda.
243 Schreiben Adams an Rektor Baumgärtel vom 06.02.1950. In: UAE, F2/1 Nr. 2494a.
244 S. hierzu den Beitrag von Dagmar Bussiek in diesem Band.
245 Trillhaas, W.: Aufgehobene Vergangenheit – Aus meinem Leben. Zitiert nach Wendehorst (1993), S. 236.
246 Memorandum Adams vom 04.02.1949, ergänzt am 07.06.1949, an das Bayerische Staatsministerium für Unterricht und Kultus, München, über Rektor Baumgärtel und Dekan Beck. In: UAE, F3/1 Nr. 355, Acten des Universitäts-Rentamts Erlangen, Betreff Kinderklinik.
247 Thurau (1956), S. 21.
248 Hans Adam: »Und das war der Berater Alfred Adam. So wie er war, brachte er einen dazu, sich zu besinnen, besonnen zu sein, nachdenklich, nicht bedenklich, überlegt, einfach klug, vernünftig, überlegt, ohne große Umstände. Die Dinge, die man erfährt, anzugucken, Fazit ziehen, Prioritäten setzen und dann das tun, was richtig und notwendig ist.«

ten. Sein erstes Memorandum[249] »Über die Notwendigkeit eines Erweiterungsbaues der Universitäts-Kinderklinik Erlangen« vom 4. Februar 1949 führt uns nochmals die räumlichen Verhältnisse anschaulich vor Augen und lässt nicht nur deren Auswirkungen auf die Behandlung der Patienten, sondern insbesondere die Notwendigkeit der Erweiterung abschätzen:

> »Die Universitäts-Kinderklinik ist in ehemaligen Privatgebäuden untergebracht, die zu Klinikzwecken umgebaut sind[250]. Als Hörsaal dient der fünf Minuten entfernt liegende der Medizinischen Poliklinik. Die vorhandenen Räume sind für 75 Betten vorgesehen. Bereits 1939 wurden Pläne zu einem Erweiterungsbau ausgearbeitet und Mittel vorgesehen, um dem Mangel an Hörsaal und Verwaltungsräumen abzuhelfen. Seit Dienstantritt (...) im Februar 1946 ist die Durchschnittsbelegung auf 160–180 Kranke angestiegen. Überbevölkerung und Wohnungsnot, Wirtschaftsnot und Mangel an hochwertigen Nährstoffen haben eine zunehmende Anfälligkeit (Morbidität und Mortalität) der Kinder herbeigeführt und verursachen eine ernste Gefährdung auch *hochwertigen biologischen Nachwuchses* [sic]. Die soziale Frage und der Bedarf an Krankenbetten sind damit als Zwang zur Erweiterung der Klinik in den

---

249 Memorandum Adams vom 04.02.1949, ergänzt am 07.06.1949, an das Bayerische Staatsministerium für Unterricht und Kultus, München, über Rektor Baumgärtel und Dekan Beck. In: UAE, F3/1 Nr. 355, Acten des Universitäts-Rentamts Erlangen, Betreff Kinderklinik.

250 Die Universitäts-Kinderklinik Erlangen befindet sich auch heute noch in zentraler Lage, und zwar an der nordöstlichen Ecke des Botanischen Gartens Ecke Loschgestraße/Krankenhausstraße. Auf der Südseite der Loschgestraße folgten gegenüber der Loschgeschule – von Westen nach Osten – auf den von einer Sandsteinmauer eingefassten Botanischen Garten das Universitätsreithaus (Nr. 5), der Fechtboden (Nr. 7), die Lilienkaserne (Nr. 9, »Keimzelle der Siemens-Schuckertwerke AG«), der Knabenhort »Sonnenblume« (Nr. 11) und das Loschgestift, ehemaliges Städtisches Altersheim (Nr. 13). Südlich der Lilienkaserne, auf dem Gelände der Nr. 9, befanden sich weitere sogenannte »Siemenshäuser«: das sogenannte Hofgebäude, eine Holzbaracke sowie kleinere Nebengebäude (Holzlege, Fahrradhalle und Geräteschuppen). Ein kleines Hofhaus (»Hexenhäuschen«) grenzte direkt an die westliche Begrenzung des Neubaues. – Das erste Klinikgebäude und eigentliche Eckhaus des Geländes bildete das ehemalige Wohnhaus von Karl Hegel, Sohn von Georg Wilhelm Friedrich Hegel, in dem 1905 die Kinderklinik eröffnet worden war. Das Hegelhaus und das 1907 hinzugekommene, südlich des Hegelhauses liegende, L-förmige Infektionsgebäude an der Krankenhausstraße (sogenanntes Gartenhaus) dienten der stationären Versorgung der Patienten. Im Erdgeschoss des 1934 hinzuerworbenen Loschgestifts waren die Poliklinik und im ersten Obergeschoss Wohn- und Schlafräume für Schwestern untergebracht. – Daten aus: Erlanger Stadtlexikon (2002), S. 470–471, und Kostenvoranschlag des Regierungsoberbaurates in Erlangen, Dr. Josef Groß, Universitätsbauamt Erlangen, vom 25.07.1951. In: Universitätsbauamt Erlangen (UBaE), Akte 017.

Vordergrund getreten. Der Mangel an Krankenräumen zwingt dazu, z. B. in einem Raum von 16 qm acht Infektionskranke unterzubringen. Wegen Mangels an Betten müssen primitive Liegestellen aus Luftschutzbeständen und Matratzen ohne Bettgestell verwendet werden. Das gibt zur Beanstandung durch die Angehörigen Anlass. Es gibt keine Möglichkeit zur Isolierung Infektionsverdächtiger. Daher müssen diese mit Infektionskranken, ferner an inneren Krankheiten Leidende, die nur anamnestisch Infektionskrankheiten überstanden hatten, mit Infektionskranken, Typhus und Ruhr mit nicht Infektiösen zusammengelegt werden. Auf der Säuglingsstation mit 70 Betten gibt es nur drei Isolierboxen von 4 qm Größe, in denen 3–4 Kinder zusammenliegen. An die Krankenpflege werden dadurch unmögliche Anforderungen gestellt. Kranke müssen vorzeitig entlassen werden. Einer Epidemie ist die Klinik nicht gewachsen.«[251]

Die Zustände der Wirtschaftsabteilung waren gleichermaßen untragbar. Die im Kellergeschoss untergebrachte Milchküche war durch ihre unmittelbare Nähe zur Kesselanlage starker Verstaubung ausgesetzt, die Kesselanlage an sich war zu klein. Ebenso war die veraltete Waschmaschine zu klein und so defekt, dass sie nur noch wenige Monate brauchbar war. Der Raum für die Kassenverwaltung war nur 7 qm groß. Die Hauptküche, 19 qm groß, reichte nicht für die Verpflegung von bis zu 200 Kranken aus. Es gab nur einen kleinen Gasherd und keinen Kühl- oder Eisschrank.

Wegen des Mangels an Wohnraum mussten – bis auf den Diensthabenden – sämtliche Ärzte, ein großer Teil der Schwestern und alle Verwaltungsangestellten außerhalb der Klinik wohnen. Die Schwesternschülerinnen mussten in dem ca. 60 qm großen, ehemaligen ersten Knabenhort Deutschlands, der sogenannten »Sonnenblume«[252], in einem Raum wohnen und in übereinandergestellten Betten schlafen. Die Schwestern mussten in drei Gruppen hintereinander essen, ein Teil auf dem Flur der Infektionsabteilung.

---

251 Memorandum Adams vom 04.02.1949, ergänzt am 07.06.1949, an das Bayerische Staatsministerium für Unterricht und Kultus, München, über Rektor Baumgärtel und Dekan Josef Beck. In: UAE, F3/1 Nr. 355.

252 Schon Viethen bemühte sich, die räumlichen Schwierigkeiten der Universitäts-Kinderklinik durch Eingliederung der »Sonnenblume« zu mildern. In einem Schreiben an Oberbürgermeister Groß vom 29.04.1941 äußert Viethen sein »dringendes Interesse« an der »Sonnenblume« zum Wohnraum für Stations- und Jungschwestern. »Es würde dann auch die Kinderklinik nicht mehr wie bisher durch die in der ›Sonnenblume‹ untergebrachten Kinder gestört werden«. Der als NSV-Lager genutzte NSV-Kinderhort wurde im Herbst 1941 für o. g. Belange zur Verfügung gestellt. In: StAE, 342.A.275. Ab dem 1. Mai 1945 wurde die »Sonnenblume« seitens der Universität für 40,- RM von der Stadtgemeinde Erlangen gemietet und vom Freistaat Bayern durch Kaufvertrag vom 12.02.1952 mit Wirkung vom 07.02.1952 erworben (Schriftverkehr und Verträge in: StAE, 342.A.275).

Das Fehlen eines eigenen Hörsaales verhinderte die Demonstration Schwerkranker, denen ein Transport außerhalb der Klinik nicht zugemutet werden konnte. Dadurch war der Lehrbetrieb eingeschränkt und die Ausbildung der Studierenden unvollständig. Durch Transport der Kranken bei ungünstiger Witterung waren sogar wiederholt Gesundheitsschäden entstanden. Praktische Kurse für Studierende und Schwestern konnten nicht abgehalten werden, weil ein Kursraum fehlte. Darüber hinaus litt die Forschungsarbeit erheblich unter dem Mangel an wissenschaftlichen Laboratorien. Das einzige wissenschaftliche Laboratorium, von ADAM neu eingerichtet, war 22 qm groß und diente 8–10 Mitarbeitern. Im gleichen Raum wurden jedoch Säuglingsnahrungen zubereitet und Arbeiten mit infektiösem Material verrichtet.

Bereits im Jahre 1949 konnte ADAM seine eigenen Vorschläge in Form orientierender Zeichnungen in verständnisvoller Zusammenarbeit mit dem Universitäts-Bauamt zu einem Entwurf für einen Erweiterungsbau und einen Hörsaal ausarbeiten.[253] Dabei flossen seine reichen Erfahrungen aus dem Klinikbau in Danzig und Zoppot sowie auch seine Erkenntnisse aus seiner wissenschaftlichen Tätigkeit, insbesondere seinen bakteriologischen Arbeiten, ein. Die Idee, den notwendigen Erweiterungsbau außerhalb des Stadtkernes zu planen[254], war zugunsten des baulich günstigen Geländes auf dem Terrain der Kinderklinik wieder verworfen worden. Denn im Hinblick auf ihre Erreichbarkeit für Patienten und Studenten sowie ihre Nähe zu den anderen Kliniken war die zentrale Lage der Klinik von ausschlaggebender Bedeutung. Erst nachdem von der Direktion des Botanischen Gartens ein 2,50 m breiter und 48 m langer Streifen freigegeben wurde, konnte der Entwurf ausgeführt und das neue Stationsgebäude südlich des Loschgehauses und der »Sonnenblume« errichtet werden. Zwei Bauabschnitte waren vorgesehen. Im ersten sollte das Stationsgebäude, im zweiten der Hörsaalbau, ein Verbindungsbau zwischen Hegel- und Loschgehaus sowie Ergänzungsbauten fertig gestellt werden. Die Baugelder wurden jedoch nur unter der Auflage bewilligt, dass die gesamte Inneneinrichtung aus Mehreinnahmen der Kinderklinik finanziert wurde. Dennoch musste aus Mangel an finanziellen Mitteln selbst das ursprüngliche Bauprojekt um 18 Meter Länge sowie ein Stockwerk auf insgesamt vier Etagen verkleinert,[255] und auch der Hörsaalbau[256] konnte erst

---

253 Die neue Universitäts-Kinderklinik Erlangen, S. 2. In: StAE, XIV.87.B.1.

254 Es handelte sich um die Fläche des sogenannten Universitäts-Sportplatzes an der Gebbertstraße im Süden der Stadt, welche Fläche sich im Besitz der staatlichen Forstverwaltung befand und an die Universität verpachtet war. Angaben aus: StAE, 342.A.456.

255 Das Bettenhaus war noch 1951 mit insgesamt sechs Stockwerken geplant. In: UBaE, Akte 017. Erst im Jahre 1963 wurde der Bettenbau unter Adams Nachfolger Adolf Windorfer um ein viertes Obergeschoss aufgestockt.

256 Der »leider viel zu kleine relativ neue Hörsaal musste geopfert werden, denn 250 bis 300 Studenten, die von der Chirurgie oder Medizin zu uns kamen, schrumpf-

später aus eingesparten Mitteln begonnen werden. Denn »[e]ine umfangreiche Planung fordert Verzicht auf manche, oft auch auf viele oder allzuviele Wünsche, um jedem das Notwendige auf alle Fälle zu geben. Nur so sind Baumaßnahmen, die in die Breite gehen, *also alle Fakultäten erfassen*, mit den vorhandenen Mitteln durchzuführen.«[257] So der Baureferent der Universität. Neben den Umbaumaßnahmen der Kinderklinik als einer der dringendsten Wünsche der Universität waren auch der Um- und Neubau der Inneren und der Frauenklinik sowie die Errichtung des chirurgischen Bettenhauses große Bauprojekte der Nachkriegszeit.[258] Nach Beginn des Aushubes im September 1951 fand das Richtfest der Universitäts-Kinderklinik schon am 17. Juni 1952 statt.

Nach Abschluss des Erweiterungsbaus widmete ADAM den Mitarbeitern der Universitäts-Kinderklinik zu Weihnachten 1954 eine Denkschrift mit dem Titel *»Die neue Universitäts-Kinderklinik Erlangen«* [259], in dem er die wichtigsten Eckpunkte der Baumaßnahme zusammenfasste. Pfingsten 1954 wurde der Erweiterungsbau der Kinderklinik in Betrieb genommen und am 11. Juli 1954 vom Verwaltungsausschuss der Universität übergeben. Das sich »in organischer Weise an die bestehenden Gebäude« anschließende Bettenhaus mit 144 Planbetten liegt parallel zur Loschgestraße und grenzt mit seiner südlichen Längsseite an den Botanischen Garten mit Blick auf den Schlossgarten. Das Charakteristikum des Gebäudes sind – auch heute noch – die zu beiden Längsseiten und auf allen Etagen durchgehenden breiten Veranden, die von jedem Krankenzimmer aus zugänglich sind und bei jeder Witterung »die in der Behandlung kranker Kinder so wichtige Freiluftttherapie ausgiebig«[260] ermöglichen. Jedes Stockwerk umfasst zwei Stationen; das erste Stockwerk war für die älteren Kinder, das zweite für die Säuglinge und das dritte für Infektionskranke bestimmt. Die sonnendurchfluteten Krankenzimmer liegen sämtlich nach Süden. Die drei oberen Etagen, mit zwei Fahrstühlen und Treppenhäusern verbunden, sind identisch angeordnet und eingerichtet, sodass im Falle einer Epidemie jedes Stockwerk in eine Infektionsabteilung umgewandelt werden konnte. Das wesentliche Prinzip der Krankenstationen ist die *Kombination jedes Krankenzimmers mit einem eigenen sanitären Vorraum,* der gleichzeitig als Luftschleuse dient. Einerseits zur Prophylaxe einer möglichen Infektionsausbreitung, andererseits auch für das Gefühl »einer geradezu familiären, seelischen Geborgenheit«[261] bildete jedes Zimmer mit fünf Kranken eine geschlossene Einheit. Alle Zwischen- und

---

ten dann keineswegs zu Kindergröße zusammen (1966).« In: Windorfer (1985), S. 76.
257 Knorr (1955), S. 2.
258 Erlanger Tagblatt vom 30.07.1951. In: StAE, 342.A.456.
259 Die neue Universitäts-Kinderklinik Erlangen. In: StAE, XIV.87.B.1.
260 Ebenda, S. 7.
261 Ebenda, S. 2.

Gangwände der Krankenabteilungen wurden in der Höhe von Tisch- bis Türoberkante in Glas aufgelöst, so dass das kranke Kind »das Sicherheitsgefühl dauernden Betreutseins [erfährt], und die Beaufsichtigung (...) erleichtert [wird].«[262] Der rötlich getönte Elfenbeinanstrich, der die Hautfarbe und ihre Veränderungen gut zu beurteilen erlaubt, sowie die Ausschmückung der Krankenzimmer mit Radierungen von Jungtierbildern »sprechen das Gemüt des Kindes in mehr beruhigender Weise an, als Märchen- und andere Kinderbilder.«[263] Zudem schmückten Wandkeramiken und Plastiken von z. T. Erlanger Künstlern die Klinik aus. Die bauliche Beschaffenheit und die Einrichtung des Neubaues sowie die Kombination der Krankenzimmer mit einem eigenen sanitären Vorraum kann als eine gelungene Synthese von ADAMS bakteriologischen und klinischen Erfahrungen angesehen werden. Diese Konzeption war im Bundesgebiet in ihrer Art einmalig.

Den Krankenzimmern gegenüber befinden sich auf der Nordseite der Flure je ein Aufnahme-, Untersuchungs- und Behandlungszimmer, eine Tee- und Spülküche und der Wohnraum für die Stationsschwester mit eigenem Badezimmer. Die Teeküchen sind durch einen Speiseaufzug mit der im Erdgeschoss gelegenen Hauptküche verbunden. Neben dem Arztzimmer des Diensthabenden und dem Ärztekasino befinden sich im Erdgeschoss weitere Wirtschaftsräume (Milchküche, Kühl-, Vorrats- und Essräume). Im Sockelgeschoss des Bettenhauses befindet sich neben dem großen Schwesternzimmer eine Zentral-Niederdruck-Heizung, eine Werkstatt, die neue Desinfektionsanlage und der Abfallverbrennungsofen.

> »Es verdient hervorgehoben zu werden, dass die Kinderklinik in den letzten Jahren nach Überwindung erheblicher Schwierigkeiten durch sparsames und rationelles Wirtschaften *Mehreinnahmen* erzielen konnte. Durch diese konnte die gesamte Bettenausrüstung, die gesamte Inneneinrichtung in der Haupt- und Milchküche, den Esszimmern, den Aufnahme- und Untersuchungszimmern, den Teeküchen, der Röntgenabteilung, der Abteilung für physikalische Therapie, der wissenschaftlichen und klinischen Laboratorien, der Apparatur im Hörsaal, der gesamten Beleuchtungseinrichtung im Stationsbau und Hörsaal, der Neuanschaffungen in der Bibliothek, dem Kursraum, der Desinfectionsanlage, der Werkstatt und zum Teil auch der Wäscherei aus eigenen Mitteln finanziert werden.«[264]

Nachdem die Baumaßnahmen für den Hörsaal jedoch 1953 ins Stocken geraten waren, verfasste ADAM ein zweites Memorandum[265], in dem er die Umstände der Kinderklinik erneut anprangerte. Insbesondere sei es zu – den

---

262 Ebenda.

263 Ebenda.

264 Ebenda, S. 7.

265 Memorandum betreffs Erweiterungs- und Hörsaalbau der Universitäts-Kinderklinik Erlangen. II. Bauabschnitt, vom 18.08.1953. In: StAE, 342.A.456.

Ruf der Kinderklinik schädigenden – Verschlechterungen des Krankheitszu-
standes mit z. T. tödlichem Ausgang von Kindern gekommen, die zu Vorle-
sungszwecken in den Hörsaal der Medizinischen Klinik gebracht wurden.
Eine weitere schwerwiegende Folge sei, »dass ganzen Ärztegenerationen die
Vorstellung wichtiger Krankheitsbilder vorbehalten werden muss.«[266] Er
verweist darin u. a. auf seine Erfahrungen als Hochschullehrer, auf die Erfolge der Kinderklinik seitens z. B. der geringen Säuglingssterblichkeit sowie
auf unverhältnismäßig hohe Mieten.

Am 10. Januar 1956 war es dann so weit. Nach über 50 Jahren konnte die
Universitäts-Kinderklinik Erlangen – knapp zwei Jahre nach Inbetriebnahme
des neuen Stationsgebäudes – ihren ersten eigenen Hörsaal einweihen. Dieser
war von der Krankenhausstraße aus zu betreten und nach Norden hin mit dem
daran anschließenden Gartenhaus verbunden. Die ungefähr 100 Sitzplätze
waren amphitheatralisch in kurzem Abstand vom Dozentenpult angeordnet,
so dass Demonstrationen nahe am kranken Kind stattfinden konnten. Für die
vorzustellenden Patienten waren drei Glaskabinen als Warteboxen im anschließenden Gartenhaus sowie eine verschiebbare Glasbox geschaffen worden. Unter den Sitzreihen befand sich der Projektionsraum. Dort konnten
nicht nur Diapositive und Tonfilme, sondern z. B. auch Röntgenbilder und
mikroskopische Präparate epidiaskopisch gezeigt werden.

Im Zuge des neuen Bettenhauses konnten auch die ehemaligen Räumlichkeiten der Kinderklinik renoviert, umgebaut und umfunktioniert werden. Die
früher im *Hegelhaus* untergebrachte Säuglingsstation im Obergeschoss wurde zu einer modernen Frühgeborenenabteilung umgewandelt. Darin konnten
etwa 25 Frühgeborene in Boxen aufgenommen werden, deren Heizvorrich-
tungen und Sauerstoffhauben in der Erlanger Kinderklinik eigens entwickelt
wurden. Als eine von drei bundesweiten Kliniken unterstand die Erlanger
Universitäts-Kinderklinik, die zu diesem Zwecke sogar über mehrere heizba-
re Frühgeborenen-Transportkästen und einen eigenen PKW verfügte, als eine
»Muster-Fürsorgeorganisation« dem staatlichen Gesundheitsamt. Ebenso
wurde hier eine Beobachtungsstation zur Isolierung von unklaren und infek-
tionsverdächtigen Fällen eingerichtet, die nach einer zur Aufklärung dienen-
den Quarantänefrist auf die Hauptstation verlegt werden konnten. Im Erdgeschoss des Hegelhauses wurden weitere ehemalige Krankenzimmer zu
Direktions- und Verwaltungsräumen sowie einem Bibliotheks- und einem
Kursraum umgestaltet. In der früheren Küche wurde eine Näh- und Bügel-
stube eingerichtet.

In dem mit dem Bettenhaus verbundenen *Gartenhaus* (Infektionsgebäude)
waren Wäscherei und Röntgenabteilung, die Abteilung für physikalische
Therapie und der Zugang zum Hörsaal untergebracht. Da die Kinderklinik
zuvor kein wissenschaftliches Labor besaß, wurden hier im Obergeschoss

---

266 Ebenda, S. 2.

insgesamt sechs Laboratorien neu geschaffen: ein physiologisch-chemisches, ein bakteriologisches, ein pathologisch-anatomisches und ein Viruslabor sowie zwei klinische Laboratorien.

Im Erdgeschoss des *Loschgehauses* blieben die Poliklinik mit zwei getrennten Wartezimmern, im Obergeschoss die Wohnräume weiter bestehen.

Darüber hinaus verfügte die Universitäts-Kinderklinik über eine Mütterberatungsstelle, einen psychologischen Untersuchungsraum zur tiefenpsychologischen Untersuchung und Behandlung ambulanter und stationärer Patienten sowie eine in Kooperation mit dem Städtischen Jugendamt stehende Erziehungsberatungsstelle für schwer erziehbare Kinder.

> *»Die neue Kinderklinik kann als eine dem heutigen Forschungsstande der Kinderheilkunde entsprechende moderne Klinik bezeichnet werden.*
>
> Die Erfahrungen der letzten Jahre gemeinsamer Arbeit haben die Richtigkeit der Bemühungen erwiesen, dass sich jeder der Verantwortlichkeit bewusst bleiben muss, die ihm auf seinem eigensten Arbeitsgebiete zufällt. Durch harmonische Zusammenarbeit wird das Wohl der anvertrauten Kinder am besten gewährleistet. Durch sparsames Haushalten jedes Einzelnen und in jeder Beziehung wird die weitere Verbesserung der Arbeitsmöglichkeiten jeder Station und jeder Abteilung am besten gefördert.«[267]

Mit diesen Worten beschloss ADAM seine Denkschrift, welche die Aufstellung der *»Mitglieder der Betriebsgemeinschaft«* sowie 32 Bilder umfasst.

Die Inbetriebnahme des neuen Stationsbaus zeigte schnell, »dass die kranken Kinder sich hier glücklicher fühlen. Man sieht wieder frohe Gesichter.«[268] Die Klinik war bald mit über 200 Kranken überbelegt und die Krankenzimmer mussten mehr als die geplanten fünf Betten aufnehmen. Die ERLANGER NACHRICHTEN berichteten in ihrer Ausgabe vom 7. August 1954:

> *»Fast 200 Kinder lachen wieder hoffnungsvoll*
>
> In aller Stille, fast unbemerkt von der breiten Öffentlichkeit ist in Erlangen etwas geschehen, von dem man noch in vielen Jahren sprechen wird: Der Neubau der Kinderklinik, die jetzt eine der modernsten Anstalten dieser Art in der ganzen Bundesrepublik ist und mit der sich höchstens noch die gleichen, vor kurzem errichteten Institutionen in Frankfurt und Hamburg vergleichen können, ist bezogen worden.
>
> In- und ausländische Studienkommissionen sind sprachlos, Eltern hell begeistert und fast 200 Kinder aus ganz Nordbayern fühlen sich trotz ihrer zum Teil schweren Krankheiten wohl – das ist das augenblickliche ›Schicksal‹ dieses modernen Gebäudes, das jetzt endlich nach vierjähriger Bauzeit mit einem Kostenaufwand von fast zwei Millionen DM fertiggestellt werden konnte.

---

267 Die neue Universitäts-Kinderklinik Erlangen, S. 8. In: StAE, XIV.87.B.1.
268 Ebenda, S. 7.

Diese Klinik ist schon jetzt in den wenigen Wochen seit der Inbetriebnahme zu einem wahren Paradies für die kleinen Buben und Mädchen
geworden, von denen jetzt schon wieder viele hoffnungsvoll lachen.«[269]

4.8   Weit über die Grenzen Bayerns reichender Ruf[270]

Am Montag, den 4. Oktober 1954, besichtigten Oberbürgermeister
POESCHKE und die Mitglieder des Erlanger Stadtrates interessiert die verschiedenen Abteilungen der neuen Universitäts-Kinderklinik »und sparten
nicht mit anerkennenden Worten.«[271] Die Erlanger Kinderklinik galt bei ihrer
Fertigstellung als eine der modernsten im Bundesgebiet. Hatte JOHANN VON
BÓKAY bereits 1922 gefordert, dass in einer Kinderklinik »jedes Kind, von
den Neugeborenen bis zur Grenze des Jugendalters, das an einer beliebigen
Krankheit leidet, Unterkunft, fachgemäße Pflege und Behandlung finde«[272],
so erfüllten der neue Bettenbau sowie die übrigen Modernisierungsmaßnah-
men alle Kriterien einer zur Kinderfacharztausbildung berechtigten Abteilung, welche auf der 52. Tagung der Deutschen Gesellschaft für Kinderheilkunde 1952 unter dem Vorsitz ADAMS in der Mitgliederversammlung
besprochen worden waren: Eine Kinderabteilung sollte mit mindestens 90
Betten sowohl Säuglinge als auch Kinder bis zu 14 Jahren aufnehmen können, mit den Möglichkeiten der modernen Diagnostik ausgestattet sein und
eine Infektionsabteilung im Hause besitzen.

»Es ist ein Verdienst der Erlanger Kinderklinik bewiesen zu haben, dass
durch hygienische Vorsichtsmaßnahmen (...) die Verbreitung der Durchfallerkrankungen der Säuglinge auf Säuglings- und Frühgeborenenstati-
onen verhütet werden können. Die von der Erlanger Kinderklinik auf
diesem Gebiete geleistete Grundlagenforschung über die infectiösen Er-
reger der Mehrzahl der Durchfallerkrankungen des Säuglings (Dyspepsiecoli) ist in den letzten Jahren in allen Kulturländern der Erde bestätigt
worden. Dank der prophylaktischen Maßnahmen und der in der Erlanger
Kinderklinik neu entwickelten Ernährungsmethoden mit Bifidum-för-
dernden Nahrungsgemischen wird die Säuglingssterblichkeit weiter gesenkt, das Gedeihen der Kinder gefördert und der Krankenhausaufenthalt
erheblich abgekürzt.«[273]

---

269 Ausschnitt aus den Erlanger Nachrichten Nr. 180 S. 9 vom 07.08.1954: »Fast
   200 Kinder lachen wieder hoffnungsvoll«. In: Stadtarchiv Erlangen (StAE), Fach
   150/50.
270 Schreiben Adams an das Bayerische Staatsministerium für Unterricht und Kultus, München, vom 07.03.1956. In: UAE, F2/1 Nr. 2187.
271 Ausschnitt aus dem Erlanger Tagblatt Nr. 231 vom 06.10.1954. In: StAE, Fach
   150/50.
272 V. Bókay (1922), S. 100.
273 Die neue Universitäts-Kinderklinik Erlangen, S. 8. In: StAE, XIV.87.B.1.

Erlangen besaß nicht nur in Bayern die niedrigste Säuglingssterblichkeit, sondern im ganzen Bundesgebiet. Diese fiel in den Nachkriegsjahren von 12,2 % (1945) auf 3,8 % (1950), stieg bis ins Jahr 1952 noch einmal auf 4,3 % und erreichte mit 2,7 % 1956 ihr Minimum in ADAMS Schaffenszeit.[274] Wurden im Jahre 1945 an der Universitäts-Kinderklinik Erlangen noch 345 Patienten mit der Diagnose »Dyspepsie« behandelt, waren es 1954 gerade noch 98 Patienten. Die durchschnittliche Verweildauer bei Dyspepsie betrug 43,1 Tage. Die Sterblichkeit bei Dyspepsie-Patienten lag bis 1936 bei 10 %, zwischen 1949 und 1954 bei 4,2 %.[275]

ADAMS wissenschaftliches Hauptinteresse galt Zeit seines Lebens der Ernährungsphysiologie des Säuglings. Mit den Kapiteln »Ernährung (Nahrungsbestandteile und praktische Grundlagen der Ernährung)« (77) und »Verdauung« (78) gab ADAM seine grundsätzlichen wissenschaftlichen und klinischen Erfahrungen als »Biologische Daten für den Kinderarzt« in dem gleichnamigen zweibändigen Werk von JOACHIM BROCK, das u. a. von ihm neu bearbeitet worden war, 1954 in zweiter Auflage an die Nachwelt weiter. Seine Arbeit erfuhr jedoch durch das von ihm noch 1956 herausgegebene Buch »Säuglings-Enteritis« ihre Krönung, mit der er einen in der ganzen Welt beachteten Forschungsbeitrag zur Säuglingsheilkunde leistete. In seinen letzten Jahren als Klinikdirektor und besonders in seiner Denkschrift wandte ADAM – was durch zahlreiche Zitate darzustellen versucht wurde – sein »besonderes Interesse der Kinderpsychologie und dem Leib-Seele-Problem des Kindes«[276] zu. An Vorlesungen und Kursen führten ADAM und seine Stellvertreter GERHARD ILGNER und RUDOLF THURAU folgende Vorlesungen und Kurse durch: »Kinderheilkunde einschließlich Ernährung und Ernährungsstörungen«, »Impfkurs«, »diagnostisch-therapeutischer Kurs der Kinderheilkunde« und »klinische Visite«.

Während seiner Erlanger Amtszeit hat ADAM ungefähr 500 Ärztinnen und Ärzte, Volontäre und Medizinal-Assistenten an der Universitäts-Kinderklinik ausgebildet und mehrere hundert Schwestern geschult. Neben RUDOLF THURAU und OTTHEINZ BRAUN hat sich GERHARD ILGNER als erster von drei wissenschaftlichen Assistenten habilitiert. Auf wissenschaftlichem Gebiete wurden ungefähr 100 wissenschaftliche Arbeiten veröffentlicht und zahlreiche Vorträge bei Kongressen im In- und Ausland sowie auf Fortbildungskursen abgehalten. Dadurch

---

274 Heute liegt die Säuglingssterblichkeit im Erlanger Stadtgebiet bei 0,6 % (2002). In ganz Bayern hingegen fiel die Säuglingssterblichkeit von 16,6 % (1945) kontinuierlich auf 4,0 % (1956) bzw. bis heute auf 0,4 % (2002). Bundesweit lag die Säuglingssterblichkeit in den Jahren 1949/51 noch bei 12,7 % und hat heute (1996/98) einen Wert von 0,9 %. Diese Daten entstammen dem Bayerischen Landesamt für Statistik und Datenverarbeitung, München.
275 Thamer (1991).
276 Thurau (1956), S. 21.

»(...) erfuhr die Kinderklinik Erlangen internationale Anerkennung ihrer wissenschaftlichen Forschungen und auch Ehrungen, die allen Mitgliedern unserer Gemeinschaft gelten. Die wissenschaftliche Arbeit erstreckte sich in erster Linie auf die Erforschung der akuten Ernährungsstörungen des Säuglings, vom bacteriologischen und pathologisch-anatomischen Standpunkte, der chronischen Ernährungsstörungen des Säuglings vom pathologisch-anatomischen und physiologisch-chemischen Gesichtspunkte, auf die Erforschung der Toxoplasmoseerkrankung im Kindesalter, Vitaminforschung, Milchhygiene, Milch-Homogenisierung und D-Vitaminisierung der Trinkmilch und auf tiefenpsychologische Untersuchungen.«[277]

Auf Grund seiner Lebenserfahrung ist es verständlich, dass ADAM wortkarg, reserviert, in sich gekehrt und »meist auch für seine engeren Mitarbeiter schwer zugänglich«[278] wirkte und sich »nur schwer erschloss«[279]. Sein Verhalten wurde auch als »scheu und schamhaft«[280] interpretiert. Im Zusammenhang mit seinem politischen Engagement in der Nachkriegszeit mag ADAM auch ein »unbequemer Mahner« gewesen sein. Aber der Passus, dass es »vielleicht manches Mal nicht zuletzt die persönliche Wesensart Adams [war], die der glücklichsten Lösung einer Schwierigkeit im Wege stand«[281], ist vor dem Hintergrund seines Wirkens unverständlich. Welche Schwierigkeiten hier angesprochen werden, für die möglicherweise eine glücklichere Lösung hätte gefunden werden können oder sollen, bleibt ebenso offen wie der Hintergrund dieser persönlich wertenden Haltung. ADAM konnte sich »der allgemeinen Wertschätzung seiner Studenten und Schüler erfreuen, die in ihm während seiner Erlanger Tätigkeit einen verständnisvollen Lehrer und hervorragenden Arzt kennenlernten.«[282] Der AStA-Vorsitzende und Vorsitzende des Deutschen Medizinstudentenverbandes WOLFGANG FISCHER bestätigte diese Wertschätzung: »Wir haben als seine Hörer in Professor Adam einen akademischen Lehrer lieben gelernt, der uns unvergesslich bleiben wird.«[283]

ADAM war seit 1948 Mitherausgeber der »Monatsschrift für Kinderheilkunde« und der Zeitschrift »Archiv für Kinderheilkunde« und zählte zu ihren eifrigsten Mitarbeitern. Zu den Anerkennungen für seine Arbeit, die sich ADAM im Laufe seiner Amtszeit als Direktor der Erlanger Universitäts-

---

277 Die neue Universitäts-Kinderklinik Erlangen, S. 6. In: StAE, XIV.87.B.1.

278 Thurau (1956), S. 22.

279 Beck (1958), S. 38.

280 Ebenda.

281 Schamberger (1964), S. 92.

282 Professor Dr. Alfred Adam verlässt Erlangen. Ausschnitt aus dem Erlanger Tagblatt vom 15.09.1956. In: StAE, III.49.A.1.

283 Universität nahm Abschied. Ausschnitt aus dem Erlanger Tagblatt vom 22./23. 09.1956, S. 9. In: StAE, III.49.A.1.

Kinderklinik erworben hatte, gehörten folgende Ernennungen, Mitgliedschaften und Auszeichnungen[284]: Physikalisch-medizinische Sozietät Erlangen (1948), Wissenschaftlicher Ausschuss beim Verband Großstädtischer Milchversorgungsbetriebe Nürnberg (1950), Münchner Gesellschaft für Volksgesundheit, Deutsches Zentralkomitee zur Bekämpfung der Tuberkulose in Deutschland[285], Beirat zur Bekämpfung der Tuberkulose in Bayern, Arbeitsgemeinschaft für Gesundheitswesen in Frankfurt am Main, Gesellschaft für Volksgesundheit in München, Mitarbeiter der Child-Guidance-Bayern und Leiter der deutschen Delegation auf dem Internationalen Pädiaterkongress in Havanna (1953). Die Deutsche Forschungsgemeinschaft stellte seiner Forschung namhafte Mittel zur Verfügung. Die bedeutendste Würdigung seiner wissenschaftlichen Leistungen war ohne Zweifel die Aufnahme in die DEUTSCHE AKADEMIE DER NATURFORSCHER LEOPOLDINA.

Über sein 65. Lebensjahr[286] hinaus wurde ADAM auf Antrag der Medizinischen Fakultät durch das Bayerische Staatsministerium für Unterricht und Kultus in München noch für weitere zwei Jahre mit der Leitung der Klinik betraut. Seine Emeritierung erfolgte am 31. August 1956.[287] In diesem Kontext richtete ADAM folgendes Dankesschreiben nach München:

»Es ist mir bei dieser Gelegenheit ein Bedürfnis, dem Bayerischen Staatsministerium für Unterricht und Kultus meinen ergebensten Dank dafür auszusprechen, dass es mir vergönnt war wieder 10 Jahre wissenschaftlich arbeiten zu können, nachdem ich i. J. 1938 durch ein vergangenes Regime meines Amtes als Ordinarius für Kinderheilkunde und Direktor der Kinderklinik an der Staatlichen Akademie für praktische Medizin in Danzig enthoben wurde.

Es ist mir eine besondere Freude, dass ich an dem Neubau der Universitäts-Kinderklinik Erlangen mithelfen und, gemeinsam mit meinen Mit-

---

284 Alle Angaben über Mitgliedschaften aus Wittern (1999), S. 3, sowie einer Bescheinigung von Adams nebenamtlichen Tätigkeiten zur Vorlage beim Finanzamt vom 02.04.1952. In: UAE, F2/1 Nr. 2187.

285 Z. B. befindet sich in UAE, F2/1 Nr. 2187, ein Dienstreiseantrag vom 07.09.1950 zur Teilnahme an der Sitzung des Arbeitsausschusses in Hannover am 19.09. 1950.

286 »Mit besonderer Anerkennung möchten wir an diesem Tag unserer Freude darüber Ausdruck verleihen, daß Sie, sehr verehrter Herr Professor, in den wenigen Jahren Ihrer hiesigen Wirksamkeit mit so viel Tatkraft, Umsicht und mit so großem Erfolg tätig waren. Neben Ihren wertvollen und weithin beachteten Forschungsergebnissen auf dem Gebiete der Bekämpfung von Kinderkrankheiten haben Sie sich durch die Errichtung des wunderbaren Kinderklinik-Neubaues ein bleibendes Denkmal gesetzt.« So das Schreiben von Oberbürgermeister Poeschke an Adam vom 13.08.1953. In: StAE, 257.A.106.

287 »Lebensdaten von Herrn Prof. Dr. med. Adam« vom 19.09.1956. Urkunde vom 13.08.1956. In: UAE, F2/1 Nr. 2187.

arbeitern, zu dem heute weit über die Grenzen Bayerns reichenden wissenschaftlichen Ruf der Erlanger Kinderklinik beitragen konnte.«[288]

Das Ehepaar ADAM wollte nach Hamburg zurückkehren. Ein Grundstück in Blankenese war gekauft und das Haus bezugsfertig. Gerade einmal 19 Tage nach seiner Emeritierung – ADAM befand sich gerade inmitten eines Abschiedsbesuches von mehreren Herren der Bayerischen Milchversorgung GmbH Nürnberg[289] – wurde er kurz nach Vollendung seines 68. Lebensjahres durch einen »Herzschlag«[290] jäh aus dem Leben gerissen. Zwei Tage später, am 21. September 1956, fand vormittags um 11 Uhr die Trauerfeier im wenige Monate zuvor eingeweihten ersten Hörsaal der Universitäts-Kinderklinik Erlangen statt. Die Aussegnung nahm PAUL ALTHAUS vor. Die Beisetzung fand am Samstag, den 22. September 1956, in Blankenese statt.

5.   Der bestirnte Himmel über mir und das moralische Gesetz in mir[291]

Alfred Adams Bedeutung für die Deutsche Gesellschaft für Kinderheilkunde

»Die Geschichte der DGfK [Deutsche Gesellschaft für Kinderheilkunde, A.d.V.] ist Teil der Geschichte der Medizin im NS-Staat: Zum einen als medizinische Institution, die sich gleichschalten ließ und strukturelle und personelle Veränderungen duldete, zum anderen als eigenständige medizinische Gesellschaft, die sich in das öffentliche Gesundheitswesen des Staates eingliederte und sich damit direkt dem Reichsminister des Innern unterstellte und dienstbar machte. Des weiteren fungierte sie als taktische und diplomatische Vollstreckerin der Ausschaltung jüdischer Mitglieder, die traditionell stark unter den Kinderärzten vertreten waren, und schließlich repräsentierte die DGfK eine wissenschaftliche Vereinigung, die sich NS-typischen gesundheitspolitischen Themen widmete.«[292]

Am 24. Juli 1933 übernahm der neue Staat die DGfK in eine »Reichsarbeitsgemeinschaft für Mutter und Kind«, die vom Staat zentral kontrolliert wurde. Die DGfK verstand sich jedoch weiterhin als wissenschaftliche Vertretung ihres Faches, in der Wissenschaft und Politik auseinander gehalten

---

288 Schreiben Adams an das Bayerische Staatsministerium für Unterricht und Kultus, München, vom 07.03.1956. In: UAE, F2/1 Nr. 2187.

289 Heute: Bayerische Milchindustrie e.G. Landshut.

290 Todesanzeige der Friedrich-Alexander-Universität Erlangen vom 25.09.1956. In: BayHStA, MK 43355.

291 Auszug aus der Eröffnungsansprache Adams. In: BayHStA, MK 43355. Es handelt sich um ein Zitat aus der »Kritik der reinen Vernunft, Abschnitt Beschluß« von Immanuel Kant.

292 Jahnke-Nückles (1992), S. 2.

werden sollten und »offiziell kein politisches Bekenntnis«[293] formuliert wurde. Der Preis für die gesetzliche Neuregelung des ärztlichen Berufswesen war jedoch die bedingungslose Unterwerfung der Ärzteschaft unter die nationalsozialistische Führung und die Wandlung der ärztlichen Berufsauffassung entsprechend der nationalsozialistischen Weltanschauung mit all ihren Auswirkungen. Die »Gleichschaltung« der DGfK fand ihren Abschluss am 12. April 1938. Ab diesem Zeitpunkt mussten alle örtlichen und provinziellen Gesellschaften für Kinderheilkunde der DGfK als korporative Mitglieder beitreten. Obschon der sogenannte »Arierparagraph« nicht in die Satzung der DGfK aufgenommen worden war, war der staatliche Einfluss, der eben doch eine antisemitische Haltung gegenüber jüdischen Mitgliedern verlangte, durch entsprechende Zusätze in der Satzung gesichert[294] worden. Im Hinblick auf ihre interne Judenpolitik zeigen die Struktur und die Aktivität der DGfK ein, wie EDUARD SEIDLER konstatiert, »zeittypisches Doppelgesicht«[295]: Einerseits gehörten ihr hochrangige jüdische Vertreter an, andererseits schwenkte das Verhalten gegenüber jüdischen Mitgliedern innerhalb der DGfK in die offizielle Judenpolitik des NS-Staates ein. Öffentliche Demütigungen aller jüdischen Ärzte nahmen zu, ebenso die Zahl der Emigrierten und Geflohenen.

In den Jahren 1933 bis 1938 schieden insgesamt 179 Mitglieder aus der DGfK »freiwillig« aus, allein 101 Mitglieder im Jahre 1933. Als im Herbst 1938 allen jüdischen Ärzten die Approbation entzogen wurde, wurden die bis dahin in der DGfK verbliebenen, da nicht »freiwillig« ausgetretenen, 57 Mitglieder jüdischen Glaubens »gestrichen«. Beim Inkrafttreten der »Vierten Verordnung zum Reichsbürgergesetz« vom 30. September 1938 war die DGfK »judenfrei«. »Diesen Weg der Selbstaustritte finde ich viel glücklicher, als wenn wir irgendeinen Druck ausgeübt hätten«[296], so ein Schreiben des Schriftführers FRITZ GOEBELS an den damaligen Vorsitzenden HANS RIETSCHEL im Januar 1936 über einen Weg der »Judenausschaltung«, der nach SEIDLER ganz im Sinne des Vorstandes lag. Auch ohne »Arierparagraph« war spätestens mit der sich auf die »Vierte Verordnung zum Reichsbürgergesetz« gründende Streichung der verbliebenen jüdischen Mitglieder die Judenpolitik der DGfK offiziell geworden.

In diesem Zusammenhang ein »besonders makabres Dokument«[297] ist das Handexemplar des Mitgliederverzeichnisses der DGfK von 1932, auf dem GOEBEL alle Mitglieder, die er selbst für »nichtarisch« hielt, ankreuzte und

---

293 Ebenda, S. 91
294 Ebenda, S. 68.
295 Seidler (2000), S. 29.
296 Schreiben des Schriftführers Fritz Goebel an den Vorsitzenden Hans Rietschel vom Januar 1936. Zitiert nach: Seidler (2000), S. 32 f.
297 Ebenda, S. 32.

die ihm fraglichen mit einem Fragezeichen versah. Mit beiden Zeichen versehen ist auch die vierte Zeile des Mitgliederverzeichnisses:

»Prof. Dr. med. *A. Adam*, Danzig, Städt. Krankenhaus, Dir. der Kinderabtlg.«[298]

Dass sein Name hier zum Vorurteil Anlass gab, spiegelt die Reaktion der DGfK auf den Kurswechsel in Deutschland wider. ADAM, der seit 1921 Mitglied der DGfK war,[299] trat erstmals auf der 34. Versammlung im Jahre 1923 in Erscheinung, die unter dem Vorsitz von CZERNY in Berlin stattfand. Sein Vortragsthema lautete: »Über den Wert der Diastasebestimmung im Harn für die Beurteilung der Rachitis.« Ein weiteres Mal erschien ADAM 1937 mit dem Thema »Fürsorge für Mutter und Kind im Freistaat Danzig« auf der Tagung der Reichsarbeitsgemeinschaft für Mutter und Kind, die am 21. und 22. Mai im Rahmen der Reichstagung der Deutschen Ärzte des öffentlichen Gesundheitsdienstes in Wildbad stattfand. Da die Politik der DGfK dem amtierenden Ordinarius für Kinderheilkunde und Staatlichen Kinderarzt in Danzig ebenso wenig entgangen sein konnte wie die Tatsache, dass dort fünf jüdische Ärztinnen und Ärzte ihre Praxis aufgeben mussten und verfolgt wurden,[300] kündigte ADAM seine Mitgliedschaft in der DGfK »wegen nationalsozialistischer politischer Einstellung der Gesellschaft«[301] im Januar 1939 auf.

---

298 Ebenda, Bildteil S. 1.
299 Biographischer Bogen. In: StAH, IV 5.
300 Vgl. Seidler (2000), S. 377.
301 Meldebogen, Punkt »E«. In: BayHStA, MK 43355.

```
Prof. Dr. med. Adam          DANZIG  15.I.39.
                             Ferberweg 12


          An den Vorstand der

          Deutschen Gesellschaft für Kinderheilkunde



          Ich bitte von meinem Austritt aus der

     Deutschen Gesellschaft für Kinderheilkunde

     Kenntnis zu nehmen. Um eventuellen Missver-

     ständnissen vorzubeugen, erlaube ich mir zu

     bemerken, dass ich, ebenso wie meine Frau,

     rein arischer Abstammung bin.



               Heil Hitler !
```

Schreiben ADAMS an den Vorstand der DGfK am 15.01.1939[302]

   Bedingt durch seinen Austritt findet sich der Name ADAM unter den Vortragenden erst wieder auf der ersten Nachkriegstagung der DGfK in Göttingen 1948. Da die DGfK 1945 nicht aufgelöst wurde, konnte sie mit Genehmigung der britischen Militärregierung bereits im Frühjahr 1947 ihre Tätigkeit wieder aufnehmen. Maßgeblich daran beteiligt war der ehemalige

---

302 Schreiben Adams an den Vorstand der DGfK vom 15.01.1939. In: Archiv der Humboldt-Universität Berlin, Archiv der Deutschen Gesellschaft für Kinderheilkunde und Jugendmedizin e.V., Akten der Deutschen Gesellschaft für Kinderheilkunde (AGK) 12, Schriftwechsel von 1939–1940 A–Z.

Schriftführer GOEBEL. Der Vorsitzende der DGfK der ersten Nachkriegsjahre, ADAMS Lehrer HANS KLEINSCHMIDT, gab im Februar 1948 die Wiederaufnahme der Arbeit der DGfK bekannt und leitete die Göttinger Tagung desselben Jahres, auf der ADAM einen Vortrag »Zur Eiweiß- und Kohlenhydratdiät bei Ernährungsstörungen« hielt. Nach dem satzungsgemäßen Ausscheiden KLEINSCHMIDTS zum Jahresende 1949 wurde ADAM für das Jahr 1950 in den engeren Vorstand der DGfK gewählt.[303] Der genaue Zeitpunkt seiner erneuten Mitgliedschaft in der DGfK konnte nicht ermittelt werden[304], erübrigte sich doch in den Nachkriegsjahren im allgemeinen eine Neuaufnahme ehemaliger »Mitglieder, die trotz nationalsozialistischer Verfolgung und Diskriminierung und trotz ihres Austritts oder Ausschluß' [sic] aus der DGfK wieder Interesse an einer Mitgliedschaft bekundeten (...), als ob die Jahre des Grauens ganz einfach überbrückbar wären.«[305]

Die Erinnerung war rasch verblasst. Mit ihrer eigenen Rolle im Dritten Reich setzte sich die DGfK kaum auseinander.[306] Neben der Vielzahl von Gesuchen um Wiederaufnahme bemühte sich die DGfK, wieder Kontakt zu emigrierten – insbesondere jüdischen – sowie zu ausländischen Mitgliedern herzustellen und diese in das neue Mitgliederverzeichnis aufzunehmen. Dass diese Bemühungen z. T. erfolglos[307] waren, erfuhr auch ADAM in seinem Amt als Vorsitzender der DGfK, das er 1952 bekleidete. Seiner Einladung zum Wiedereintritt in die DGfK folgte hingegen der ehemalige Hamburger Kinderarzt Professor BAUER:

---

303 Zum Vorstand gehörten damit neben Adam die Kollegen Rominger (Kiel, Vorsitzender), Goebel (Düsseldorf, stellvertretender Vorsitzender), Opitz (Heidelberg) und Jochims (Lübeck, Schriftführer). Satzungsgemäß schied Adam mit Ablauf des Jahres 1953 aus dem Vorstand aus.

304 Im Bericht über die geschäftliche Sitzung der DGfK auf der 48. Tagung in Göttingen 1948 erscheint Adam im Mitgliederverzeichnis noch nicht. Infolgedessen muss er Ende 1948 oder 1949 Mitglied geworden sein.

305 Jahnke-Nückles (1992), S. 128.

306 Ebenda, S. 131.

307 »Sie kennen das Symbol des ›unbekannten Soldaten‹, unter dem in den verschiedensten Ländern die nicht identifizierten Gefallenen des Ersten Weltkrieges verehrt werden. Für mich gibt es das Problem des ›unbekannten Deutschen‹, das mich verhindert, nach Deutschland zu ziehen, wo mir auf Schritt und Tritt Menschen begegnen würden, von denen ich, ohne sie als solche identifizieren zu können, nicht weiß, wie wenig sie den ›Hitler in sich‹ überwunden haben, oder gar solchen, von denen ich sicher sein müßte, daß sie es noch nicht getan haben. Und so gibt es für mich das analoge Problem des ›unbekannten Mitglieds der Dt. Ges. f. Kdhk.‹, das es mir – mindestens heute noch – unmöglich macht, Ihrer von mir hochgeschätzten Anregung Folge zu leisten.« So der Auszug eines Briefes von Walter Freund, ehemaliger Vorsitzender der DGfK aus dem Jahr 1932, aus Basel vom 16.08.1948. Zitiert nach Jahnke-Nückles (1992), S. 128.

>Ich danke der Deutschen Gesellschaft für Kinderheilkunde für Ihre freundliche Einladung, wieder Mitglied der Gesellschaft zu werden. Daher bitte ich höflich, mich in die Liste der Gesellschaft wieder als Mitglied einzutragen. (...)

Darf ich Ihnen, sehr verehrter Herr Professor Adam, meine Freude darüber ausdrücken, daß Sie nach politischer Verfolgung eine Ihnen gebührende Arbeitsstätte in unserem Vaterlande gefunden haben.«[308]

Anders war es im Falle des bis 1933 amtierenden Direktors der Städtischen Kinderklinik in Dortmund und nach England emigrierten Kinderarztes Professor STEFAN ENGEL.

>Sehr geehrter Herr Adams [sic],

nach reiflicher Überlegung beantworte ich Ihren Brief vom 30/12/52 folgendermassen: Ich verkenne nicht die freundliche Absicht der Deutschen Gesellschaft für Kinderheilkunde, aber die ›Einladung‹ kommt zu spät und ich kann mir nicht vorstellen, was sie mir als eine Geste der ›Wiedergutmachung‹ bieten soll. Noch 1945 oder 46 würde ich wahrscheinlich die Einladung angenommen haben, nicht aber im Jahre 1953. So sehr ich gewünscht hätte, die Gesellschaft wieder kennen zu lernen, so werden Sie doch verstehen, dass ich jetzt nicht gut anders handeln kann.«[309]

ADAM griff den Verdacht, dass ENGELS Absage mit seinem Nachfolger im Vorsitz der DGfK von 1953, dem nicht unumstrittenen Ordinarius für Kinderheilkunde in Frankfurt am Main, BERNHARD DE RUDDER, in Zusammenhang stehen könnte, in einem Schreiben an diesen auf:

>Wir brauchen uns m. E. gar nicht zu scheuen, Herrn Engel-London nochmals einzuladen, Mitglied in unserer Gesellschaft zu werden. Ich würde es sogar begrüsst haben, wenn die Einladung nochmals wiederholt würde, auch wenn er schon einmal abgesagt hat. Eine Begründung, dass seine Absage bereits in Ihre Amtszeit fiel, scheint mir auch gar nicht nötig zu sein.«[310]

ENGEL nahm infolge dessen die Mitgliedschaft in der DGfK im Jahre 1953 an. Ganz anders nahm ROSENBAUM, Tel Aviv, ADAMS Einladung auf. Er antwortete ihm in einem »Brief voll bitterer Ressentiments«[311].

In doppeltem Sinne jedoch holte ADAM auch hier seine eigene Geschichte ein. Auch KORTE, ehemaliger Assistent der Kinderabteilung am Städtischen Krankenhaus in Danzig Ende der 1930er Jahre, ein »unfähiger SS-Arzt mit goldenem Parteiabzeichen«, der, von ADAM wegen »fahrlässiger Tötung«

---

308 Schreiben von Bauer an Adam vom 11.01.1953. In: AGK 31.
309 Undatiertes Schreiben Engels an Adam. In: AGK 29. Der gesamte Briefwechsel befindet sich ebenda.
310 Brief Adams an de Rudder vom 26.02.1953. In: AGK 32.
311 Ebenda.

gemeldet, zum Treuhänder seiner Arbeit wurde, hatte um Wiederaufnahme in die DGfK gebeten; sein Aufnahmeantrag war jedoch zurückgestellt worden. Der Schriftführer der DGfK J. JOCHIMS bat ADAM, welcher sich »objektiv mit dieser für Sie so unangenehmen Frage beschäftigt« hatte, auf Grund des Schreibens von NOTTELMANN – Mitglied der DGfK und KORTES »Pate« – seine »früher geäusserten Bedenken nunmehr nochmals [zu] überprüfen (...). [Denn er] (...) habe die zuversichtliche Hoffnung, dass sich die leidige Angelegenheit dann lösen lässt.«[312]

Im Jahre 1949 hielt ADAM auf der unter dem Vorsitz des ehemaligen Schriftführers GOEBEL in Düsseldorf abgehaltenen 49. Tagung im Rahmen des vierten Hauptthemas – Bekämpfung der Säuglingssterblichkeit – einen Vortrag über »Das Problem der künstlichen Bifidumflora«[313]. Unter dem Thema »Pädiatrie und Milchwissenschaft« sprach ADAM auf der im Jahr darauf unter dem Vorsitz von ERICH ROMINGER in Lübeck stattfindenden 50. Tagung über »Pädiatrie und neuzeitliche Milchwissenschaft«[314]. Als Teilnehmer des VI. Internationalen Kongresses für Pädiatrie, der vom 31. Juli bis zum 5. August 1950 in Genf abgehalten wurde, referierte ADAM über die »Bakterielle Ätiologie und antibakterielle Diät der Ernährungsstörungen des Säuglings«. Da ab 1950 zu dem »Wissenschaftlichen Ausschuss beim Verband Großstädtischer Milchversorgungsbetriebe« vier kinderärztliche Vertreter gehören sollten, fiel die Wahl neben OPITZ (Heidelberg), REIMOLD (Mannheim) und ROMINGER (Kiel) auch auf ADAM. Die Genannten arbeiteten auf der folgenden, unter dem Vorsitz von OPITZ in Heidelberg stattfindenden 51. Tagung der DGfK für die oberste Gesundheitsbehörde in Bonn eine Resolution zur D-Vitaminisierung der Trinkmilch aus.[315] Zudem wurde ADAM in eine Kommission gewählt, deren Aufgabe es war, sich mit der ärztlichen Versorgung der in allgemeinen Krankenhäusern untergebrachten Kinder zu befassen.[316]

In die 1950er Jahre, besonders in das Jahr 1952, in dem ADAM Vorsitzender der DGfK war, fallen einige für die DGfK wichtige Ereignisse, die z.T. mit seinem Namen untrennbar verbunden sind. Wenn auch 1949 noch Erlan-

---

312 Schreiben Jochims an Adam vom 06.09.1951. In: AGK 19. Ob Korte erneut in die DGfK aufgenommen wurde, konnte nicht in Erfahrung gebracht werden. Mit ähnlich wägender Haltung schaltete sich Adam 1950 in die Frage der Ernennung von Walter Birk zum Ehrenmitglied ein. In: Schreiben Adams an den Vorsitzenden der DGfK Rominger vom 23.10.1950. In: AGK 23.

313 Das Thema lautete ursprünglich »Dextrine in der Säuglingsernährung«.

314 Pädiatrie und neuzeitliche Milchwissenschaft. Abdruck von Adams Referat, welches er auf der 50. Tagung der DGfK in Lübeck am 12.09.1950 gehalten hatte. Mit ausführlichem Literaturverzeichnis. In: StAE, R.105.a.1/1.

315 In: AGK 19.

316 Schreiben Jochims an Adam vom 22.12.1951. In: AGK 19. Dieser Kommission gehörten außer Adam die Herren Bossert und Bennholdt-Thomsen an.

gen angedacht war[317], hielt die DGfK 1952 ihre 52. ordentliche Tagung unmittelbar nach den RICHARD WAGNER-FESTSPIELEN in Bayreuth ab. Daneben wurde die Diskussion um die Facharztweiterbildungsordnung[318] erneut aufgegriffen, 1952 die neue »Abteilung für Berufsfragen« der DGfK beschlossen, 1953 auf seine Anregung hin eine Presseabteilung eingerichtet, in der er selbst das Amt des Pressereferenten übernahm, und der OTTO-HEUBNER-PREIS wieder aufgegriffen.

»Ebenso wie die vorhergehenden Nachkriegstagungen der Deutschen Gesellschaft für Kinderheilkunde steht auch die diesjährige unter dem Zeichen eines beachtenswerten wissenschaftlichen Fleisses.«[319] Mit diesen Worten begann ADAM seine Eröffnungsansprache am 2. September 1952. Dieser Fleiß sei ein »Aktivum, das uns nach dem schweren Substanzverlust einer unglücklichen Zeit geblieben ist. (...) Der lebendige Reichtum unserer Fachzeitschriften, die Reichhaltigkeit der Vorträge und der lebhafte Besuch unserer Fachkongresse sind ein beredtes Zeugnis für eine Erscheinung, die im Ausland vielfach als ›das deutsche Wunder‹ bezeichnet wird.« ADAM hob den »Anschluss an die internationale wissenschaftliche Pädiatrie« hervor und betonte »die Gesundung und Gesunderhaltung unserer Jugend auf körperlichem, geistigem und seelischem Gebiet, unserer Jugend, als der Grundsubstanz und des wertvollsten Kapitals des Staates.« Damit führte ADAM die als Hauptthema der Mitgliederversammlung geplante Neugründung einer leistungsfähigen »Abteilung für Standes- und Wirtschaftsfragen« ein. Da das »Schicksal der deutschen Kinderärzte (...) eng mit dem seiner wissenschaftlichen Schulen verbunden«, das »Primat des Geistigen (...) durch das Primat der Wirtschaft verdrängt worden« sei und »[e]chte freie Kunst und echte freie Wissenschaft (...) die wichtigsten produktiven Kräfte der Kultur« seien, »müssen wir die massgebliche Öffentlichkeit immer erneut darauf hinweisen, dass die *Förderung der Lebensnotwendigkeiten unserer Universitätskliniken und wissenschaftlich arbeitenden Krankenhäuser*, als eines anteilmässig tragenden Fundaments unseres nationalen kulturellen Daseins, in viel stärkerem Masse erfolgen muss, als es bisher schon geschehen ist.« Die »*heutige akademische Jugend*« habe ein

»(...) tieferes Bedürfnis nach Verinnerlichung (...), das weniger in beste-

---

317 Schreiben Adams vom 1.10.1949. In: UAE, F2/1 Nr. 2187.

318 Mit Schreiben vom 04.03.1952 bestätigte die Arbeitsgemeinschaft der Westdeutschen Ärztekammern die Weiterbildungszeit wie folgt: fünf Jahre, davon ein Jahr in allgemeinärztlicher Tätigkeit sowie vier Jahre Weiterbildung auf dem Gebiet der Kinderheilkunde. Anrechnungsfähig auf die Weiterbildung ist bis zu einem Jahr die Tätigkeit in der Inneren Medizin und innerhalb dieses Jahres bis zu ½ Jahr die Tätigkeit auf dem Gebiet der Radiologie, Orthopädie, Kinderchirurgie, HNO-Heilkunde oder Dermatologie. In: AGK 20.

319 Auszug aus der Eröffnungsansprache Adams. In: BayHStA, MK 43355. Die nachfolgenden Zitate sind dieser Quelle entnommen.

henden oder restaurierten Ordnungen nach Auswirkung sucht, als in neuen Qualitäten der Ethik, der Weltordnung, des echten menschlichen Verstehens und Verhaltens, in einem Idealismus, der westlichen und östlichen Materialismus zu überwinden sucht. (...) Wir haben in zwei unsinnigen Katastrophen so viel geistiges Saatgut vermahlen, und wir verlieren heute weiteres durch eine bedenkliche Auslandsflucht, dass wir es uns nicht leisten können, die von innerer Berufung getriebenen jungen Forscher durch hoffnungslose wirtschaftliche Verhältnisse zur Resignation zu zwingen.«[320]

Damit appellierte ADAM

»(...) an die junge Forschergeneration unseres Faches (...), in ihrem Arbeitseifer nicht nachzulassen und nicht zu verzweifeln. (...) Die Verinnerlichung der Persönlichkeit ist der Weg, den Menschen zum Diener der Humanitas zu machen, das Objekt Mensch als Subjekt zu werten. Die Synthese einer geistigen Durchdringung der Natur (...) mit der inneren Erfassung ihres ethischen Gehaltes hat ein grosser Landsmann von mir, Kant, in der ›Kritik der praktischen Vernunft‹ (...) in zwei Symbole gekleidet (...): ›Zwei Dinge erfüllen das Gemüt mit immer neuer und zunehmender Bewunderung und Ehrfurcht, je öfter und anhaltender sich das Nachdenken damit beschäftigt: *der bestirnte Himmel über mir und das moralische Gesetz in mir.*‹

Ich erkläre die 52. Tagung der Deutschen Gesellschaft für Kinderheilkunde für eröffnet.«[321]

Auf seine Tätigkeit als Staatlicher Kinderarzt im Freistaat Danzig und nicht zuletzt auf seine kinderärztliche Praxis zwischen 1938 und 1945, in der ADAM die Nöte und Sorgen des in der Praxis stehenden Kinderarztes kennen gelernt hatte, ging wohl sein großes Interesse für Standes- und Wirtschaftsfragen der Kinderärzte zurück.[322] Da von juristischer Seite aus Bedenken gegen einen »Berufsverband der deutschen Kinderärzte«[323] bestanden, arbeitete ADAM nach Rücksprache mit einem Juristen der Universität Erlangen

---

320 Ebenda.

321 Ebenda.

322 Adam machte im Rahmen der Diskussion über die von ihm angeregte Einrichtung von »Landeskinderärzten« in den 1950er Jahren sogar den Vorschlag, den Namen der Deutschen Gesellschaft für Kinderheilkunde zur »Deutschen Gesellschaft für Kinderheilkunde und Kinderfürsorge« zu erweitern, um das wissenschaftliche Fundament für den »Landeskinderarzt« zu schaffen. Ebenso plädierte er für die Einrichtung einer »Abteilung für Kinderfürsorge« bei der »Deutschen Gesellschaft für Kinderheilkunde und Kinderfürsorge«. Adam fasste diese Ergebnisse in einem Schreiben an den Schriftführer der DGfK Jochims vom 25.06. 1950 zusammen. In: AGK 19.

323 Nicht zu verwechseln mit dem »Berufsverband der Kinderärzte«, heute »Berufsverband der Kinder- und Jugendärzte e.V.« (BVKJ), welcher erst im September 1970 gegründet wurde.

einen Entwurf[324] für eine Statutenänderung aus. Die neue »Abteilung für Berufsfragen« trat an die Stelle der – anlässlich der 37. Tagung der DGfK in Düsseldorf 1926 gegründeten, jedoch 1934/1935 aufgelösten – wirtschaftlichen Abteilung. Die Abteilung erhielt eine weitgehend selbständige Organisation im Rahmen der Gesellschaft. »Die Abteilung für Berufsfragen hat die Belange des Kinderarztes, insbesondere soweit sie das Allgemeinwohl betreffen, zu verfolgen, vorzuberaten [sic] und im Einvernehmen mit dem Vorstand der Gesellschaft zur Entscheidung zu bringen.«[325] Sie umfasste die folgenden sieben Kommissionen der Gesellschaft, die sich neben wissenschaftlichen nun insbesondere mit berufsständischen Fragen beschäftigten: Es waren dies die Unterabteilungen für Facharztausbildung, Röntgentätigkeit der Kinderärzte, Abgrenzung der Fachgebiete, ärztliche Gebührenordnung, pflegerische Zusammenarbeit, private Krankenversicherung, Honorarverteilungsmaßstäbe und eine Unterabteilung für die Stellung des Kinderarztes in der Fürsorge und im Krankenhaus.[326]

In seinem 65. Lebensjahr erhielt ADAM die Einladung zum VII. Internationalen Kongress für Kinderheilkunde, der vom 12. bis zum 17. Oktober 1953 in Havanna, Kuba, abgehalten wurde.

> »(...) It is a great pleasure for me as President of the VII International Pediatrics Congress and in the name of Program Committee to present to you the most cordial invitation to participate in this event as Moderator Chairman in the Round Table Discussion devote to ›Bacteriology of the Infants Diarrheas‹.

> The Secretary of this Round Table will be Dr. Arturo Curbelo, Associate Proffesor of Bacteriology in Havana Medical School, who has studied with very carefull atention the two streins of Disppecsicoly that you camdly send to you the last year.

> It would be very glad to me to receive your aceptance of this position in the Congress.«[327]

»Es ist für einen deutschen Fachvertreter eine besondere Ehre, die anzunehmen im Interesse der Vertretung deutscher Wissenschaft von internationaler Bedeutung ist«[328], schrieb ADAM, als stellvertretender Vorsitzender der

---

324 Entwurf vom 12.08.1952. In: AGK 32.
325 Auszug aus der geänderten Satzung. In: Windorfer und Schlenk (1978), S. 43.
326 Ebenda, S. 44.
327 Schreiben des Kongresspräsidenten Dr. Felix Hurtado an Adam vom 21.08.1952. In: BayHStA, MK 43355. Das Zitat gibt auch die Orthographie des Briefes wieder.
328 Schreiben Adams an das Bayerische Staatsministerium für Unterricht und Kultus, München, vom 19.11.1952. In: BayHStA, MK 43355.

DGfK zum Leiter der deutschen Delegation[329] gewählt, nach München. In seiner Begrüßungsansprache vor Ort betonte er,

> »(...) dass die deutsche Pädiatrie heute wieder den Anschluß an die Internationale Pädiatrie gewonnen hat. (...) Die Pädiater der ganzen Welt als die Garanten für das Wohl der Kinder, vereint das völkerverbindende Bemühen, die wertvollste biologische Grundsubstanz ihrer Völker zu hüten und zu fördern, in körperlicher, geistiger und vor allem auch in seelischer Hinsicht.«[330]

ADAM gehörte dem Exekutivkomitee der International Pediatric Association an, hielt einen Vortrag über »Bacteriologie der Säuglingsenteritis«[331] und übernahm die Leitung der Round-Table-Diskussion zum gleichnamigen Thema. ADAMS Amerikareise umfasste zudem die Teilnahme an dem 22. Annual Meeting der American Academy of Pediatrics in Miami, Florida, vom 6. bis 9. Oktober 1953, zu der er von dem Direktorium der Akademie eingeladen worden war. »In zahlreichen persönlichen Aussprachen kam eine erfreuliche Hochschätzung der deutschen pädiatrischen Forschung zum Ausdruck und der Fortschritte auf dem Gebiete des wirtschaftlichen Wiederaufbaus des deutschen Bundesgebietes. In keinem Falle habe ich politische Ressentiments den beiden deutschen Delegierten gegenüber feststellen können.«[332]

6. Über das Laboratorium hinaus mit praktisch wichtigen Fragen vertraut[333]

Alfred Adams wissenschaftliche Leistungen

Der approbierte und promovierte Arzt ALFRED ADAM begann seine wissenschaftliche Laufbahn im Jahre 1913 mit bakteriologischer und serologischer Grundlagenforschung. Über einen Zeitraum von sieben Jahren war ADAM am Allgemeinen Krankenhaus in Hamburg-Eppendorf bei MUCH, als Leiter der Tuberkulose-Forschungsabteilung am Internationalen Gesundheitsamt in Jerusalem, als Leiter eines bakteriologischen Laboratoriums der

---

329 Deutscher Gesandter: Theodor Süss, München. Weitere deutsche Teilnehmer: Hungerland, Gießen (Korreferat über Frühgeborenenprobleme), Schaper, Universitäts-Kinderklinik Münster (»Kindliche Epilepsie«) sowie Schreier, Universitäts-Kinderklinik Heidelberg (»Kohlenhydrat-Eiweißstoffwechsel« und »Nephrosestudien«). In: UAE, F2/1 Nr. 2187.

330 Bericht Adams an das Auswärtige Amt in Bonn vom 06.01.1954 über seine Teilnahme an dem Kongress der American Academy of Pediatrics, Miami, und an dem Internationalen Kongress für Pädiatrie in Havanna, Kuba, im Oktober 1953, S. 4. In: UAE, F2/1 Nr. 2187.

331 Ebenda, S. 3.

332 Ebenda, S. 2.

333 Aus dem Gutachten Peipers. Leopoldina-Archiv (LA), MM 4744, Alfred Adam.

Balkanarmee bei HÜBENER sowie am Institut für Vegetative Physiologie bei EMBDEN tätig. Im Rahmen seiner Tuberkuloseforschung gelang es ADAM, eine Tuberkulin-Empfindlichkeit beim Meerschweinchen durch Vorbehandlung mit abgetöteten Tuberkelbakterien zu erzeugen und auch durch Organbrei künstlich sensibilisierter Tiere die Tuberkulin-Empfindlichkeit auf normale Meerschweinchen zu übertragen.[334] Diese Ergebnisse wurden jedoch erst 1926 bekannt, als er über die Entstehung der Tuberkulin-Empfindlichkeit beim Menschen arbeitete (5, 6, 7, 9, später 20, 37 und 49[335]).

Nach diesen von ihm selbst als »Vorbildungszeit«[336] apostrophierten Jahren wandte er sich im Jahre 1920 der bakteriologischen Richtung in der Kinderheilkunde in Heidelberg zu. Will man ADAMS wissenschaftlichen Nachlass skizzieren, so bedarf es einer Gliederung in die bedeutenden drei Problembereiche, derer er sich annahm: 1. Das Studium der Biologie des Bacterium bifidum (16, 17, 18, 19, 21, 22, 26, 27, 28, 45, 52), 2. die Beschreibung der für Säuglinge pathogenen Coli-Arten (24, 25, 30, 33, 34, 35, 51, 53, 59, 70, 73, 75, 77) sowie 3. die Anreicherung der Kuhmilch mit Vitamin D zur Rachitisprophylaxe (50, 54, 55, 56, 57, 60, 62, 63, 72, 74, 76).

Nach einer Reihe vorbereitender Arbeiten zur Darmbakterienflora des Säuglings, insbesondere über die »Eigenwasserstoffzahl«[337], konnte ADAM bereits zu Beginn der 1920er Jahre eine Beziehung zwischen Darmflora und Darmfunktion bei verschiedenen Ernährungsweisen feststellen. Auf dem Studium des Bacterium bifidum, eines die Dickdarmflora des Brustkindes beherrschenden Anaerobiers, begründeten sich die ersten systematischen und erfolgreichen Versuche, durch eine Präparierung der Kuhmilch bei künstlich ernährten Säuglingen einen »künstlichen Brustmilchstuhl«[338] mit typischer Bifidum-Flora zu erzielen. Die Bedeutung dieser Erkenntnis liegt in der nützlichen Symbiose zwischen dem im Darm des Brustkindes gedeihenden Bac-

---

334 Kleinschmidt (1956), S. 466.

335 Mit »heterogenetischer Tuberkulinallergie« bezeichnete Adam die Entdeckung, dass die Tuberkulinempfindlichkeit beim Kind auch durch abgetötete Tuberkelbazillen, durch Eiweißbestandteile dieser und durch Coli-Eiweiß in Kombination mit Alttuberkulin ausgelöst werden kann. In: Kurze zusammenfassende Beurteilung meiner fachwissenschaftlichen Arbeiten. S. 3. In: BayHStA, MK 72020.

336 Kurze zusammenfassende Beurteilung meiner fachwissenschaftlichen Arbeiten, S. 1. In: BayHStA, MK 72020.

337 Die »Eigenwasserstoffzahl«, ein von Adam selbst eingeführter Terminus, bezeichnet das H-Ionen-Optimum charakteristischer »Typen der Darmbakterienflora, des Meconium, des Brustmilchstuhles und des Säuglingsstuhles bei künstlicher Ernährung«. In: Kurze zusammenfassende Beurteilung meiner fachwissenschaftlichen Arbeiten, S. 1. In: BayHStA, MK 72020.

338 Kurze zusammenfassende Beurteilung meiner fachwissenschaftlichen Arbeiten, S. 1. Diese Arbeiten wurden von Bessau, Berlin, »auf breiter Basis erweitert«. In: BayHStA, MK 72020.

terium bifidum und dem Säugling selbst, der durch diesen Keim vor dem Haften pathogener Darmkeime geschützt wird und durch ihn gleichzeitig Vitamin B1 und B2 empfängt.[339] Im Weiteren sprach ADAM sogar von einer »symbiontischen« Ernährung als der modernen Form der künstlichen Säuglingsernährung.

Weitere Studien beschäftigten sich dann mit der Bakterienflora unter pathologischen Verhältnissen, bevorzugt mit den damals so gefährlichen wie häufigen Säuglings-Dyspepsien. Noch bis in die zweite Hälfte des 20. Jahrhunderts waren die enteralen Infektionen und Ernährungsstörungen der Säuglinge und Kleinkinder Haupttodesursache. Rund die Hälfte der Erkrankten fiel diesen Störungen zum Opfer. ADAMS Arbeiten führten bereits im Jahre 1923 zur Entdeckung von zwei für den Säugling pathogenen Coli-Typen, die sich biochemisch durch starkes Gärungsvermögen auszeichneten. ADAM bezeichnete sie daher als »*Dyspepsie-Coli*«. Mit der bereits Anfang der 1920er Jahre geäußerten Hypothese, dass der toxische Brechdurchfall des Säuglings in der Mehrzahl der Fälle auf eine infektiöse Coli-Enteritis zurückzuführen sei, stellte sich ADAM in Gegensatz zu der damals allgemein anerkannten Lehre einer alimentären Pathogenese der Ernährungsstörung und vertrat seine Meinung unbeirrt. »Mit der ihm eigentümlichen Beharrlichkeit wich er von seinen Thesen nicht ab, obwohl ihm die allgemeine Anerkennung seiner Entdeckung lange Jahre versagt blieb.«[340] Nach den Arbeiten von GOLDSCHMIDT (Berlin) Anfang der 1930er Jahre ruhte die ätiologische Forschung auf diesem Gebiet. Erst in den 1940er Jahren erfuhr ADAMS Hypothese durch KAUFFMANN (Kopenhagen) und seine Mitarbeiter KNIPSCHILDT und VAHLNE ihre Bestätigung, welche die Serologie der Coli-Gruppe prinzipiell klären konnten. ADAM nannte seither unter Berücksichtigung ihrer Pathogenese die zuvor im allgemeinen als »Cholera infantium« und ab 1906 als »alimentäre Intoxikation« (HEINRICH FINKELSTEIN) bekannte Erkrankung ihrer Pathogenese entsprechend »Säuglings-Enteritis«. Unter diesem Titel erschien im Jahre 1956, und zwar noch zu seinen Lebzeiten, das Buch »Säuglings-Enteritis«. KLEINSCHMIDT urteilte in dem Nachruf auf seinen Schüler, dass dieses Buch »in mancherlei Hinsicht in Neuland führt und sicherlich die Pädiatrie in den kommenden Jahren sehr eingehend beschäftigen wird.«[341] ADAMS Lebenswerk fand national und international große Anerkennung. Darin stellten die Mitarbeiter BRAUN, ILGNER und THURAU (Erlangen), HUNGERLAND (Gießen), KAUFFMANN (Kopenhagen), SCHMIDT (Rostock) und SCHREIER (Heidelberg) auf 534 Seiten unter ADAMS Mitarbeit und He-

---

339 Loeschke (1958), S. 42.
340 Thurau, R. (1956): Professor Dr. Alfred Adam †, hier S. 21. In: Mitteilungsblatt des Universitätsbundes Erlangen e.V. Neue Folge Nr. 14. November 1956.
341 Kleinschmidt (1956), S. 467.

rausgeberschaft ihre jeweiligen Forschungen dar. Der Schluss der Darstellungen von KAUFFMANN und ØRSKOV lautet:

>»Mit Hilfe der serologischen Typeneinteilung innerhalb der Escherichia coli-Gruppe konnte bewiesen werden, daß es sich bei einem Teile der Säuglings-Enteritis-Fälle um Infektionen durch bestimmte, serologische Colitypen handelt.«[342]

ADAMS Forschungen setzten insofern die bakteriologische und ernährungsphysiologische Linie der wissenschaftlichen Arbeiten seines Lehrers ERNST MORO und auch dessen Lehrers THEODOR ESCHERICH konsequent fort.

ADAMS grundsätzliche Einstellung zur Natur kommt in einer ganzheitlichen Sichtweise der Darmfunktionen zum Ausdruck, wie HANS ADAM erinnert:

>»Darm ist wie ein Fluß. Es geht Material dazu, es leben Organismen darin, es geht Material weiter, raus und die Lebensäußerungen des Darmes haben ähnliche Eigenschaften wie die der Flüsse und wörtlich: ›Wie das Selbstreinigungssystem der Flüsse‹. Das ist ein Wort, was ich wiederholt von ihm gehört habe. (...) Sicherlich in seinen Ideen ein wichtiger Faktor. Es ist selten, dass er etwas so häufig und dezidiert wiedergegeben hat.«[343]

Die genannten Ergebnisse führten zu einer Wiederaufnahme »*pathologisch-anatomischer Untersuchungen* des Darmtractus und der inneren Organe«[344] bei Säuglingen, die an einer Dyspepsie-Coli-Infektion verstorben waren (38, 39, 40, 41, 42, 61) sowie zur Feststellung von für den Urogenitaltrakt von Säuglingen spezifisch pathogenen Coli-Rassen, von ADAM als »*Pyuriecoli*« bezeichnet (58). Die praktisch-klinische Auswirkung dieser Untersuchungen war die Einführung einer einfach herstellbaren, natürlichen Sauermilch mit konstantem Fettgehalt und Säuregrad: die »*Diätmilch nach ADAM*« sowie die »*Säurefettmilch nach ADAM*« (43, 68). In Erlangen konnte ADAM seine »antibakterielle und bifidogene« Diät weiter ausbauen. In diesem Zusammenhang ist z. B. das Nährpräparat DEXAMYL zu nennen, das auf Grund seines bifidogenen Wirkprinzips als »Antagonist der pathogenen Colistämme«[345] auch international erfolgreich eingesetzt wurde.

Zudem führte ADAM Untersuchungen über die Ätiologie der grippalen Infekte durch, welche zur Entdeckung eines häufig vorkommenden Pneumokokken-Typus führte, den ADAM »*Pneumococcus planus*« bezeichnete (47). Studien über die Diastasebestimmung im Harn bei Rachitispatienten (31, 32,

---

342 Adam (1956), S. 39.
343 Interview mit Hans Adam.
344 Kurze zusammenfassende Beurteilung meiner fachwissenschaftlichen Arbeiten, S. 2. In: BayHStA, MK 72020.
345 Kundratitz (1955/56).

36) führten zur Entwicklung einer neuen Diastasebestimmungsmethode, zur Entdeckung der Insulinwirkung bei Spasmophilie (44, 46) und zur Bedeutung der Kohlenhydratstoffwechselstörung bei Rachitis und Tetanie (48). Seine Aufstellung einer der deutlich schneller gewordenen Wachstumsentwicklung der Kinder angepassten »*Tabelle für Länge und Gewicht der Kinder von der Geburt bis zum 14. Lebensjahre*«[346] (64) wurde »in praktischer Erprobung (Kleinschmidt u. a.) und bei wissenschaftlichen Forschungen (Siegert) als geeigneter empfunden als die früher benutzten Tabellen.«[347]

»Infolge vordringlicher organisatorischer Aufgaben der neuen Kinderklinik in Danzig und als Staatlicher Kinderarzt, insbesondere aber durch meine Amtsentlassung aus öffentlichen Diensten durch die NSDAP wurde die Fortsetzung meiner 1938 unterbrochenen wissenschaftlichen Arbeiten verhindert bzw. eingeschränkt.«[348] ADAM veröffentlichte im Zeitraum zwischen 1929 und 1949 elf Arbeiten, darunter auch ein neues Prinzip des »*klimatischen Trainings im Kindesalter*« (67), welches aus seinen Erfahrungen als Leiter der Kinderseeheilstätte Zoppot erwuchs. Im Jahre 1950 erschien seine erste Nachkriegsveröffentlichung.

Insbesondere seine in Hamburg angefertigten Studien zur Rachitisprophylaxe und zur D-Vitamin-Forschung führten zur künstlichen *D-Vitaminisierung* der Kuhmilch zur Vorbeugung von Rachitis. Bereits Ende der 1920er Jahre hatte sich ADAM – wie dem Nachruf KLEINSCHMIDTS zu entnehmen ist.

> »(...) nach ausgiebigen Rachitisstudien dafür eingesetzt, jedem künstlich ernährten Säugling zwangsläufig das Vitamin D zuzuführen, und nach entsprechenden Vorversuchen im Hamburger Waisenhaus und an der Kinderklinik die Anreicherung der Milch mit antirachitischem Vitamin durch Vitaminzusatz für eine im Prinzip gelöste Frage erklärt.«[349]

Obwohl ADAM bereits im Jahre 1930 ein Verfahren über den Zusatz von Vitamin D in der Milchwirtschaft veröffentlichte, konnte er seinen Plan, jedem künstlich ernährten Säugling Vitamin D zuzuführen, erst in Erlangen im großen Stil zur Ausführung bringen. Seit Ende 1949 und damit zum ersten Mal in Westdeutschland gelangte auf seine Anregung und mit Sondergenehmigung des Bayerischen Staatsministeriums des Innern hin im Versorgungsbereich der Städte Nürnberg, Fürth und Erlangen, später auch Bamberg, durch die Bayerische Milchversorgung GmbH Nürnberg (B.M.V.)[350] eine mit dem Namen »Storchen-Milch« bekannt gewordene Kindervorzugsmilch zur

---

346 Kurze zusammenfassende Beurteilung meiner fachwissenschaftlichen Arbeiten, S. 3. In: BayHStA, MK 72020.

347 Ebenda, S. 3.

348 Ebenda.

349 Kleinschmidt (1956), S. 467.

350 Heute: Bayerische Milchindustrie e.G. Landshut.

Ausgabe. Die Milch stammte aus Tuberkulin-negativen, gesunden Viehbeständen, wurde unter Kautelen gewonnen, die einen besonders niedrigen Keimgehalt der Rohmilch garantieren, hatte einen Fettgehalt von 3,4 %, war hocherhitzt, homogenisiert und mit 1.000 I.E. Vitamin D_2 bzw. D_3 versetzt.[351] Auch in den USA sei, so die Information des ERLANGER TAGBLATTS in ihrer Ausgabe vom 15. September 1956, die Anreicherung der Milch mit Vitamin D seit den 1930er Jahren ein mit Erfolg praktiziertes Verfahren.[352] Und erst durch die generelle Frühprophylaxe mittels Vitamin-D-Verabreichung verschwand die Rachitis ab 1951 als häufiges Krankheitsbild.[353]

Milch für Säuglinge und Kleinstkinder

der Bayerifchen Milchverforgung G.m.b.H. Nürnberg

aus tuberkulofefreien Rinderbeftänden,
homogenifiert, D-vitaminifiert, pafteurifiert.
D-Vitamingehalt 1000 I.E. pro Liter,
Fettgehalt 3%

nur in den braunen $\frac{1}{2}$-Liter-Originalflafchen

Werbung der Bayerischen Milchversorgung [354]

»Die Aufzählung dieser wissenschaftlichen Arbeiten zeigt, dass es Herrn Professor Adam gelungen ist, die Arbeit des Naturforschers und Arztes in besonders glücklicher Weise miteinander zu verbinden.«[355] Mit diesen Worten schlug HANS KLEINSCHMIDT seinen Schüler am 21. Januar 1952 zur Aufnahme als Mitglied der hallensischen DEUTSCHEN AKADEMIE DER NATURFORSCHER LEOPOLDINA vor.

> »Der vorstehende Vorschlag wird befürwortet. Die Forschungen Adams über den Dyspepsiecoli haben sich als sehr fruchtbar erwiesen. Sie sind von vielen Seiten des In- und Auslandes aufgegriffen und fortgesetzt worden. Auch seine anderen Arbeiten über die Ernährung des Kindes

---

351 Pädiatrie und neuzeitliche Milchwissenschaft. Abdruck von Adams Referat, welches er auf der 50. Tagung der DGfK in Lübeck am 12.09.1950 gehalten hatte. Mit ausführlichem Literaturverzeichnis. In: StAE, R.105.a.1/1.

352 In: StAE, III.49.A.1.

353 Stehr (1999), S. 11.

354 Werbung der Bayerischen Milchversorgung, entnommen dem Faltblatt »Ernährungsvorschriften (Univ.-Kinderklinik Erlangen)«, undatiert. In: AGK 18.

355 Bogen zur Aufnahme eines Mitgliedes, S. 2. In: LA, MM 4744, Alfred Adam.

erweisen ihn als einen fleissigen und erfolgreichen Forscher, der über das Laboratorium hinaus mit praktisch wichtigen Fragen vertraut ist.«[356]

Mit diesem Gutachten, angefertigt von ALBRECHT PEIPER, wurde ADAM am 15. Juli 1952 zum Mitglied der KAISERLICH LEOPOLDINISCH-CAROLINISCHEN DEUTSCHEN AKADEMIE DER NATURFORSCHER ernannt. Diese Würdigung stellte eine außerordentliche Ehrung dar, zu der ADAM auch aus München die »herzlichsten Glückwünsche«[357] übermittelt wurden.

ADAM soll darüber hinaus zum Nobelpreis für Medizin[358] vorgeschlagen worden sein.

7.   Abschließende Betrachtung

ALFRED ADAM wurde am 13. August 1888 geboren. Im ostpreußischen Königsberg aufgewachsen, begann er dort sein Medizinstudium, welches ihn nach München und Berlin führte. Der 1913 promovierte Arzt arbeitete während seiner Assistenzzeit insbesondere auf bakteriologischem Gebiet. Nach siebenjähriger Grundlagenforschung wandte er sich der bakteriologischen Richtung in der Kinderheilkunde zu. Bei ERNST MORO in Heidelberg erlangte er innerhalb von zwei Jahren seine Anerkennung als Facharzt für Kinderkrankheiten und 1922 die Venia legendi für das Fach Kinderheilkunde. Im Jahre 1924 wechselte ADAM an die Hamburgische Universitäts-Kinderklinik zu HANS KLEINSCHMIDT und wurde dort 1927 außerordentlicher Professor und Oberarzt. In Hamburg erreichte ihn der Ruf zum Direktor der Kinderabteilung am Städtischen Krankenhaus der Freien Stadt Danzig.

ADAM übernahm 1929 die Leitung der Kinderabteilung und wurde 1934 zum Ordinarius für Kinderheilkunde an der neu gegründeten Ärztlichen Akademie für Praktische Medizin in Danzig berufen. Er erweiterte die Kinderabteilung von 30 auf 300 Betten, übernahm die ärztliche Leitung der von ihm begründeten Kinderseeheilstätte in Zoppot und gründete die Danziger Schule für Säuglings- und Kinderschwestern. Auf Grund seiner Stellung als Staats-

---

356 Ebenda, S. 3.

357 Schreiben des Bayerischen Staatsministeriums für Unterricht und Kultus, München, vom 07.08.1952. In: BayHStA, MK 43355.

358 Die Information stammt aus dem Artikel des Erlanger Tagblattes vom 15.09. 1956: »Professor Dr. Alfred Adam verlässt Erlangen« (in: StAE, III.49.A.1) sowie aus dem Artikel der Erlanger Nachrichten vom 20.09.1956: »Schwerer Verlust für die Universität« (in: UAE, F2/1 Nr. 2187). Sie konnte jedoch nicht verifiziert werden: »All information regarding nominations to the Nobel Prize in Physiology or Medicine is confidential for 50 years. This means that this year information from 1952 and earlier can be disclosed. During these years Alfred Adam was not nominated for the Nobel Prize in Physiology or Medicine.« So die Email von A. M. Jornvall, Sekretariat des Nobelinstitutes in Oslo, vom 16. Dezember 2003.

beamter war ADAM nach dem Einzug des Nationalsozialismus in Danzig im Jahre 1933 der neuen Gesundheits- und Bevölkerungspolitik verpflichtet, setzte sich jedoch mit dieser Thematik kritisch auseinander. Er vertrat auch nach 1933 das traditionelle ärztliche Selbstverständnis als »Helfer und Heiler«[359] und lehnte insbesondere die Kinder-»Euthanasie«, die in Danzig möglicherweise schon vor 1939 begann, entschieden ab. Darüber hinaus ließ er sich auch nicht zu staatspolitischer Anpassung und Abkehr von demokratischen Grundsätzen zwingen, sondern widersetzte sich vehement der politischen »Gleichschaltung«. Wegen seines Widerstandes gegen die nationalsozialistische Unterdrückung und Verfolgung wurde ADAM im Jahre 1938 aller seiner amtlichen Pflichten entbunden und als Beamter entlassen. Trotz der über weitere sieben Jahre anhaltenden politischen Verfolgung arbeitete er daraufhin als niedergelassener Kinderarzt in Danzig. Im Frühjahr 1945 musste ADAM mit seiner Familie aus Danzig fliehen.

Im Jahre 1946, im Alter von 57 Jahren, nahm ADAM zum zweiten Mal den Ruf auf einen Lehrstuhl für Kinderheilkunde an. An der FRIEDRICH-ALEXANDER-UNIVERSITÄT in Erlangen stellte er sein Leben und Werk mit scheinbar ungebrochenem Willen nach wie vor »ganz in den Dienst der Heilung kranker Kinder«[360]. Hier konnte der »hervorragende Gelehrte, erfolgreiche Forscher und beliebte Lehrer«[361] ALFRED ADAM zum zweiten Mal eine Säuglings- und Kinderkrankenschwesternschule eröffnen bzw. wiedereröffnen, zum dritten Mal beim Aufbau einer Klinik entscheidend mitwirken und insbesondere seine wissenschaftlichen Studien ausweiten.

Die Schwierigkeiten der Nachkriegszeit meisterte ADAM mit organisatorischem Geschick. In politischer Hinsicht setzte er sich energisch für den Einzug einer demokratischen Haltung an der Universitäts-Kinderklinik in Erlangen ein. Trotz der sozialen und wirtschaftlichen Not ermöglichte er die längst notwendige bauliche Erweiterung der Universitäts-Kinderklinik. Die Konzeption des neuen Stationenbaues wurde maßgeblich von ADAM geprägt und kann insbesondere durch die charakteristische, damals bundesweit einzigartige Kombination jedes Krankenzimmers mit einem eigenen sanitären Vorraum als Synthese seiner wissenschaftlichen und klinischen Erfahrungen angesehen werden. Sich und der Universitäts-Kinderklinik erwarb er damit einen weit über die Grenzen der Bundesrepublik hinaus reichenden Namen.

ADAMS Hauptinteresse galt zeitlebens der Ernährungsphysiologie des Säuglings. Als bedeutende Neuerungen seiner jahrzehntelangen Forschungsarbeiten sind z. B. die Entwicklung einer »antibakteriellen und bifidogenen

---

359 Kudlien (1991), S. 102.
360 Professor Dr. Alfred Adam †. Ausschnitt aus dem Erlanger Tagblatt vom 26.09. 1956. In: StAE, III.49.A.1.
361 Auszug aus einem Artikel der Erlanger Nachrichten vom 20.09.56. In: UAE, F2/ 1, Nr. 2187.

Diät« und die Einführung einer »homogenisierten und D-vitaminisierten Kinder-Vorzugsmilch« zu nennen. Untrennbar mit seinem Namen ist die Erforschung der Biologie des »Dyspepsie-Coli« verbunden, dessen Entdecker er war. Bereits in den 1920er Jahren stellte sich ADAM der damals allgemein anerkannten Pathogenese der Ernährungsstörung des Säuglings mit Beharrlichkeit entgegen. Die Rezeption seiner wissenschaftlichen Leistungen erfolgte – wenn auch mit einer Latenz von über 20 Jahren – noch zu seinen Lebzeiten. ADAM erlangte insbesondere mit der Herausgabe seines Lebenswerkes »Säuglings-Enteritis« im Jahre 1956 weltweit Anerkennung.

Als Vorsitzender der Deutschen Gesellschaft für Kinderheilkunde organisierte ADAM die 52. Ordentliche Tagung der Gesellschaft, die 1952 in Bayreuth abgehalten wurde. Darüber hinaus vertrat er im Jahre 1953 das Fach auf dem VII. Internationalen Kongress für Kinderheilkunde in Havanna und beim 22. Annual Meeting of the American Academy of Pediatrics in Miami. ADAM erlangte dadurch als einer der markantesten und international bedeutendsten Fachvertreter der Kinderheilkunde in Deutschland in der Mitte des 20. Jahrhunderts besondere Geltung.

Wie der vorliegende Beitrag zeigt, kann die Biographie von ALFRED ADAM, eines herausragenden Pioniers und eines bedeutenden Ordinarius für Kinderheilkunde an der Universitäts-Kinderklinik in Erlangen, der zu den wenigen politisch unbelasteten Pädiatern zählt, als Spiegel der Geschichte der Kinderheilkunde in Deutschland in der ersten und beginnenden zweiten Hälfte des 20. Jahrhunderts angesehen werden.

Behaltet eine Handvoll Saat, eine Handvoll
Liebe oder behaltet eine Handvoll Kraft,
oder eine Handvoll Treue, und für alles
andere lasst die Mutter Erde sorgen, die
keinen von uns verstößt.[362]

---

362 Beim Abschied von der Klinik gab Adam seinen Assistenten und Mitarbeitern diese Zeilen des ostpreußischen Dichters Ernst Wiechert mit auf den Weg. Zitiert nach Thurau (1956), S. 106.

8. Quellen und Literatur

8.1 Werkverzeichnis von Alfred Adam[363]

Königsberg

1. Mit HERMANN: Über indirekte Muskelreizung durch abgebrochene Kondensatorentladungen. Pflüger's Archiv für die gesamte Physiologie des Menschen und der Tiere 127 (1909). Ohne Seitenangabe (o. S.).

Berlin

2. Nervus-recurrens-Lähmung bei Mediastinitis.
    1. Berlin, medizinische Dissertation vom 09.07.1913, 16 Seiten.
    2. In: Archiv für Laryngologie und Rhinologie 27 (1913), H. 3, o. S.

Hamburg

3. Mit MUCH: Über Beziehungen zwischen Eiweiß- und Lipoidantikörpern und über humerale und zelluläre Reaktionsweise. In:
    1. Münchner medizinische Wochenschrift 61 (1914), S. 1694.
    2. Beiträge zur Klinik der Infektionskrankheiten und zur Immunitätsforschung 3 (1914), o. S.
4. Versuche zur Umstimmung eines Körpers als Mittel zur Behandlung von Bazillenträgern. In:
    1. Münchner medizinische Wochenschrift 61 (1914), S. 1695.
    2. Beiträge zur Klinik der Infektionskrankheiten und zur Immunitätsforschung 3 (1914), S. 97–100.
5. Antipartialantigene. Beiträge zur Klinik der Tuberkulose und spezifischen Tuberkulose-Forschung 31 (1914), H. 1, o. S.
6. Tuberkelbazillen-Partialantigene bei Lupus. In:
    1. Beiträge zur Klinik der Tuberkulose und spezifischen Tuberkulose- Forschung 31 (1914), H. 1, S. 313–317.
    2. Münchner medizinische Wochenschrift 62 (1915), S. 816.

---

363 Die nachfolgende, chronologisch geordnete Bibliographie stellt eine Gesamtübersicht der wissenschaftlichen Arbeiten Alfred Adams dar und fasst die Angaben der folgenden Darstellungen – zum Teil leicht redigiert – zusammen:
1. UAH, Personalakte 806.
2. Verzeichnis der Veröffentlichungen, undatiert. In: StAH, IV 5.
3. Liste über Veröffentlichungen, undatiert. In: UAE, F2/1 Nr. 2187, Personalakte Alfred Adam.
4. Thuss (1969).
Adam: »Die Gesamtzahl wissenschaftlicher Arbeiten und publizierter Vorträge beträgt über EINHUNDERT [sic]«. In: Abfassung seiner wissenschaftlichen Tätigkeit, undatiert, S. 3. In: UAE: F 2/1 Nr. 2187.

Erster Weltkrieg

7. Methode zur TBC-Bazillenanreicherung. Beiträge zur Klinik der Tuberkulose und spezifischen Tuberkulose-Forschung 35 (1915), S. 123–126.

8. Eine Tuberkelbazillenanreicherung für Blut, Liquor, Exsudat etc. Beiträge zur Klinik der Tuberkulose und spezifischen Tuberkulose-Forschung 35 (1916/7), H. 1, o. S.

9. Praktische Winke für Materialentnahme zur bakteriologischen und mikroskopischen Untersuchung bei Infektionskrankheiten. 1917 für Heeresgebrauch im Felde gedruckt.

10. Desinfektion von Obst und Gemüse mittels Desazon. Münchner medizinische Wochenschrift 64 (1917), S. 1085.

11. Eine Stammlösung zur Romanowski-Färbung. Deutsche medizinische Wochenschrift 44 (1918), S. 995.

12. Antikörper im Ruhrstuhle. Zentralblatt für Bakteriologie, Parasitenkunde und Infektionskrankheiten 82 (1918), S. 3–13.

Frankfurt am Main

13. Die Ausbildung von Hilfspersonal in der physikalischen Therapie. Zentralblatt für Krankenpflege 42 (1919), S. 335.

14. Die übertragbaren Krankheiten. In: Grundriss der Hygiene. / Hrsg. von Hugo SELTER. Band 1: Allgemeine und soziale Hygiene, die übertragenen Krankheiten. Dresden und Leipzig: Steinkopff (1920). S. 399–516.

Heidelberg

15. Über den Einfluss des Fiebers auf den Phosphorsäurehaushalt des Muskels. Zeitschrift für physiologische Chemie 113 (1921), o. S.

16. Über Darmbakterien I:
Züchtung der Buttersäurebazillen auf Koksmilch. Zeitschrift für Kinderheilkunde 29 (1921), S. 59–65.

17. Über Darmbakterien II:
Züchtung des Bacterium bifidum auf Hämatinnährböden. Zeitschrift für Kinderheilkunde 29 (1921), S. 65–67.

18. Über Darmbakterien III:
Über den Einfluß der H-Ionenkonzentration des Nährbodens auf die Entwicklung des Bacterium bifidum. Zeitschrift für Kinderheilkunde 29 (1921), S. 306–320.

19. Über Darmbakterien IV:
Über das H-Ionenoptimum der Köpfchenbakterien des Mekonium. Beitrag zur Entstehung der physiologischen Darmflora. Zeitschrift für Kinderheilkunde 30 (1921), S. 265–272.

20. Kindertuberkulose (griechisch). In: Tuberkulose und Tuberkulosebehandlung. Panaiotakos. Teubner: 1921, o. S.

21. Über Darmbakterien V:
    Grundlagen der Ernährungsphysiologie des Bacterium bifidum. Zeitschrift für Kinderheilkunde 31 (1921/22), S. 331–336.

22. Über die Bedeutung der Eigenwasserstoffzahl (des H-Ionenoptimums) der Bakterien. Zentralblatt für Bakteriologie, Parasitenkunde und Infektionskrankheiten 87 (1922), S. 481–486.

23. Eigenharnvaccine bei Pyelozystitis. Münchner medizinische Wochenschrift 69 (1922), S. 1084–1085.

24. Endogene Infektion und Immunität. Jahrbuch für Kinderheilkunde und physische Erziehung 99 (1922), S. 86–93.

25. Darmflora und Darmfunktion. Jahrbuch für Kinderheilkunde und physische Erziehung 99 (1922), S. 93–103.

26. Über Darmbakterien VI:
    Zur Biologie der Darmflora der Neugeborenen. Ernährungsphysiologie der Köpfchenbakterien. Zeitschrift für Kinderheilkunde 33 (1922), S. 308–312.

27. Über Darmbakterien VII:
    Mit KISSOFF, Ph.: Zur Biologie der Darmflora des Säuglings. (Ernährungsphysiologie des Bacillus acidophilus im Verhältnis zu der des Bacterium bifidum). Zeitschrift für Kinderheilkunde 34 (1922), S. 207–212.

28. Über Darmbakterien VIII:
    Mit KISSOFF, Ph.: Zur Biologie der Darmflora des Säuglings. Das quantitative Verhältnis von Bacterium bifidum zu Bacillus acidophilus. Zeitschrift für Kinderheilkunde 34 (1922), S. 213–215.

29. Oedema congenitum bei Urogenitalmissbildung. Archiv für Kinderheilkunde 72 (1922/23), S. 18–22.

30. Zur Pathologie und Therapie der Säuglingsdyspepsie. Klinische Wochenschrift 2 (1923), S. 248–251.

31. Diastasebestimmung im Harn für klinische Zwecke. 1. Mitteilung. Klinische Wochenschrift 2 (1923), S. 1548.

32. Diastasebestimmung im Harn für klinische Zwecke. 2. Mitteilung. Klinische Wochenschrift 2 (1923), o. S.

33. Über die Biologie der Dyspepsiecoli und ihre Beziehungen zur Pathogenese der Dyspepsie und Intoxikation. Jahrbuch für Kinderheilkunde 101 (1923), S. 295–314.

34. Zur Praxis und Theorie der Dyspepsie-Behandlung (über calciumangereicherte fettreduzierte Sauermilch). Monatsschrift Kinderheilkunde 26 (1923), S. 439–453.

35. Zur Bakteriologie des Säuglingsstuhles. Jahrbuch für Kinderheilkunde 101 (1923), o. S.

36. Über den Wert der Diastasebestimmung im Harn für die Beurteilung der Rachitis. Nach einem 1923 auf dem Kongress der Deutschen Gesellschaft für Kinder-

heilkunde in Göttingen gehaltenen Vortrag. Monatsschrift Kinderheilkunde 27 (1923/24), S. 425–428.

37. Bakteriologie der Tuberkulose. Übersichtsreferat. Zentralblatt für die gesamte Tuberkuloseforschung 22 (1924), o. S.

Hamburg

38. Zur Physiologie und Pathologie des Dünndarmes I.
    Mit KISSOFF, Ph. und KRUSE, F.: Der Einfluß der Reaktion auf die Peristaltik. Zeitschrift für Kinderheilkunde 38 (1924), S. 378–385.

39. Zur Physiologie und Pathologie des Dünndarmes II.
    Über den Einfluß der Kohlenhydrate auf die Peristaltik und der Reaktion auf die Zuckerdurchlässigkeit. Zeitschrift für Kinderheilkunde 38 (1924), S. 386–392.

40. Mit FROBOESE, C.: Anatomie und Bakteriologie des Darmes bei Durchfallerkrankungen des Säuglings. Monatsschrift Kinderheilkunde 29 (1924/25), S. 562–566.

41. Mit FROBOESE, C.: Pathologische Anatomie des Darmes bei Durchfallerkrankungen des Säuglings. Zeitschrift Kinderheilkunde 39 (1925), S. 267 ff.

42. Über Darmbakteriologie und Darmpathologie des Säuglings. Deutsche medizinische Wochenschrift 51 (1925), S. 739.

43. Säurefettmilch. Methodisches zur künstlichen Ernährung des Säuglings, insbesondere in Anstalten. Deutsche medizinische Wochenschrift 51 (1925), S. 1946.

44. Über Insulinwirkung bei Spasmophilie. Klinische Wochenschrift 4 (1925), S. 1551.

45. Die Entstehung der Bifidusvegetation im Darm I. Jahrbuch für Kinderheilkunde und physische Erziehung 110 (1925), S. 186–204.

46. La insulina en la espasmofilia. (Insulin bei Spasmophilie). Revista Médica de Hamburgo 5 (1925), S. 211–214.

47. Pneumococcus planus. Ein Beitrag zur Ätiologie der grippalen Erkrankung des Kindesalters. Jahrbuch für Kinderheilkunde und physische Erziehung 112 (1926), S. 237–250.

48. Über Störung und Regulierung des Kohlenhydratstoffwechsels bei Rachitis und Spasmophilie. Jahrbuch für Kinderheilkunde und physische Erziehung 113 (1926), S. 61–86.

49. Die heterogenetische Tuberkulinallergie in ihrer Bedeutung für die Entstehung der Tuberkulinempfindlichkeit. Beiträge zur Klinik der Tuberkulose und spezifischen Tuberkuloseforschung 63 (1926), S. 635–645.

50. Inaktivierung des antirachitischen Faktors im Lebertran durch Bestrahlung durch Ultraviolettlicht. Klinische Wochenschrift 5 (1926), S. 1648–1650.

51. Zur Pathogenese der schweren Durchfallerkrankungen des Säuglings. Monatsschrift für Kinderheilkunde 34 (1926), S. 467–471.

52. Die Entstehung der Bifidusvegetation im Darm II. Jahrbuch für Kinderheilkunde und physische Erziehung 117 (1927), S. 15–32.

53. Dyspepsiecoli. Zur Frage der bakteriellen Ätiologie der sogenannten alimentären Intoxikation. Jahrbuch für Kinderheilkunde und physische Erziehung 116 (1927), S. 8–40.

54. Ist das antirachitische Vitamin des Lebertrans ein bestrahltes Ergosterin? Klinische Wochenschrift 6 (1927), S. 1289.

55. Lichtenergetische Untersuchung über den antirachitischen Faktor des Lebertrans. Strahlentherapie 28 (1928), S. 368–376.

56. Rachitis und Strahlenforschung. Fortschritte der Medizin 46 (1928), S. 229–232.

57. Zur Frage der Rachitisprophylaxe. Klinische Wochenschrift 7 (1928), S. 1825–1828.

58. Pyuriecoli. Monatsschrift Kinderheilkunde 40 (1928), S. 251–262.

59. Mit CHEN HUNG TA: Dyspepsiecoliserum. Experimentelle Grundlage in einer Serumprophylaxe und Serumtherapie der Dyspepsiecoliinfektion. Jahrbuch für Kinderheilkunde und physische Erziehung 119 (1928), S. 81–89.

Danzig

60. Die Verwendung des bestrahlten Ergosterins zur allgemeinen Rachitisprophylaxe. Strahlentherapie 31 (1929), S. 310–312.

61. Untersuchungen zur Pathologie der Durchfallerkrankungen des Säuglings. Acta Paediatrica 11 (1930), S. 145–151.

62. Ultraviolettlicht- und »D-Vitamin«-Forschung in ihrer Bedeutung für die Rachitis. Ergebnisse der medizinischen Strahlenforschung 4 (1930), S. 97–230.

63. Prophylaxe der Rachitis. Tung-chi (Schanghai) Medizinische Monatsschrift 7 (1932), S. 210–223.

64. Einfache Tabelle zur Bestimmung von Länge und Gewicht insbesondere norddeutscher Kinder von der Geburt bis zum 14. Lebensjahr. Jahrbuch für Kinderheilkunde 139 (1933), S. 377–378.

65. Erbkrankheiten im Kindesalter vom bevölkerungspolitischen Standpunkte. Nach einem Referat im Auftrage des Vorstandes des Ärztlichen Vereins in Danzig. 1. Beiheft zum Danziger Ärzteblatt. Danzig: Verlag Wacht im Osten (1933).

66. Praktische Aufgaben vorbeugender Gesundheitsfürsorge im Kindesalter. In:
    1. Die medizinische Welt 9 (1935), S. 536–540.
    2. Staatliche Akademie für Praktische Medizin zu Danzig. Zur Eröffnungsfeier am 13.04.1935. Festausgabe der ärztlichen Wochenschrift »Die Medizinische Welt«. S. 28–32.

67. Klimatisches Training im Kindesalter. Medizinische Klinik 32 (1936), S. 967–971.

68. Über Sauermilch und die Grundsätze ihrer Anwendung bei Säuglingen. Kinderärztliche Praxis 7 (1936), S. 322–329.

69. Fürsorge für Mutter und Kind im Freistaat Danzig. In: Bericht über die II. Tagung der Reichsarbeitsgemeinschaft für Mutter und Kind am 21. und 22. Mai 1937 in Bad Wildbad. Berlin: Selbstverlag (1937).

70. Über den Wert der Aufklärung bei der Bekämpfung der Diphtherie. Der öffentliche Gesundheitsdienst im Deutschen Reich (1937), S. 106 ff.

Erlangen

71. Mit BOEHM-AUST, B.: Dyspepsiecoli. Monatsschrift Kinderheilkunde 98 (1950), S. 356–358.

72. Mit LEENER, L.: Les applications de l'électroencéphalographie en pédiatrie. Acta paediatrica Belgica 4 (1950), S. 25–40.

73. Pädiatrie und neuzeitliche Milchwissenschaft. Monatsschrift Kinderheilkunde 99 (1951), S. 51–63.

74. Der heutige Stand der Dyspepsiecoliforschung. Deutsche medizinische Wochenschrift 78 (1953), S. 1250–1252.

75. Progresos en la alimentatión artificial del lactante sano y enfermo. Revista Espanola de Pediatría 9 (1953), S. 471–504.

76. Antibakterielle und symbiontische Ernährung enteritiskranker und gesunder Säuglinge – Beitrag zum Dysbakterieproblem. Ärztliche Forschung 8 (1954), S. 168–175.

77. Ernährung. In: Biologische Daten für den Kinderarzt: Grundzüge einer Biologie des Kindesalters. Neubearbeitung von Alfred ADAM et al.; hrsg. von Joachim BROCK. Berlin und Göttingen: Springer-Verlag, 1954. S. 435–477.

78. Verdauung. In: Biologische Daten für den Kinderarzt: Grundzüge einer Biologie des Kindesalters. Neubearbeitung von Alfred ADAM et al.; hrsg. von Joachim BROCK. Berlin und Göttingen: Springer-Verlag, 1954. S. 553–643.

79. Mit CZECH, E.: Die Magenverdauung der homogenisierten Milch beim Säugling. Monatsschrift Kinderheilkunde 103 (1955), S. 361–365.

80. Erkrankungen des Dünndarms (Säuglingsenteritis). Deutsches Medizinisches Journal 6 (1955), S. 158–163.

81. Mit GUTHEIL, H.: Vitamin A-Bilanzversuche bei Säuglingen. Zeitschrift für Kinderheilkunde 76 (1955), S. 462–475.

82. Säuglings-Enteritis. Hrsg. von Alfred ADAM. Mitarbeiter: A. ADAM, O. H. BRAUN, H. HUNGERLAND, G. ILGNER, F. KAUFFMANN, H. W. OCKLITZ, F. ØRSKOV, E. F. SCHMIDT, K. SCHREIER und R. THURAU. Stuttgart: Thieme, 1956.

8.2 Ungedruckte Quellen

Archiv der Humboldt-Universität Berlin, Archiv der Deutschen Gesellschaft für Kinderheilkunde und Jugendmedizin e.V., Akten der Deutschen Gesellschaft für Kinderheilkunde (AGK)

Archiwum Państwowe w Gdańsku (Staatsarchiv Danzig, APG), Akte 260/3160, Der
    Senat der Freien Stadt Danzig, Abteilung für Soziales und Gesundheitswesen

Bayerisches Hauptstaatsarchiv, München (BayHStA)

    MK 43355, 1946–1957, Personalakte Alfred ADAM

    MK 72020, 1938–1956, Lehrstuhlakt

Bundesarchiv (BA), ehemaliges Berlin Document Center (BDC)

    Karteikarte der Reichsärztekammer, Professor Alfred ADAM

    REM, Personalakte Professor Alfred ADAM

Geheimes Staatsarchiv Preußischer Kulturbesitz, Berlin

Gemeinde Meeder, Einwohnerverzeichnis von 1945

Institut für Stadtgeschichte Frankfurt am Main, Personalakte 21.361, Personalakte
    Alfred ADAM

Leopoldina-Archiv (LA), MM 4744, Alfred ADAM

Stadt Erlangen, Bürgeramt

Stadtarchiv Coburg, Einwohnerkartei

Stadtarchiv Erlangen (StAE), R.105.a.1/1., III.49.A.1; XIV.87.B.1; 257.A.106;
    342.A.83; 342.A.275; 342.A.456; Fach 150/47; Fach 150/50

Staatsarchiv Hamburg (StAH)

    271, Gesundheitsverwaltung – Personalakten, Personalakte Alfred ADAM,
    1925–1929

    IV 5, Hochschulwesen – Dozenten- und Personalakten, Personalakte Alfred
    ADAM, 1935

    IV 1524, Hochschulwesen – Dozenten- und Personalakten, Personalakte
    Alfred ADAM, 1924–1935

Staats- und Universitätsbibliothek Hamburg (StUBH), Vorlesungsverzeichnisse im
    Zeitraum zwischen 1924 und 1930

Universitätsarchiv Erlangen (UAE).

    A6/3 f Nr. 4, 1928–1947, Personal

    A6/3 f Nr. 7, 1948–1951, Varia

    A6/3 f Nr. 8, 1949–1950, Assistenten

    A6/3 f Nr. 9, 1949–1951, Assistenten

    B1/1 Nr. 143, 1952–1966, Kinderklinik

    C3/1 o. Sig., Ordner mit Fakultätsunterlagen die Kinderklinik betreffend,
    1951–1955

    F2/1 Nr. 2187, Personalakte Alfred ADAM

    F2/1 Nr. 2494a, Personalakte Albert VIETHEN

    F3/1 Nr. 355, 1925–1971, Kinderklinik

    o. Sig., Akt Registratur Bauangelegenheiten »Anwesen Loschgestraße 9«
    Protokollbücher der Medizinischen Fakultät Erlangen, 1945–1956

Universitätsarchiv Heidelberg (UAH)

    Personalakte 806, Personalakten, Medizinische Fakultät, Personalakte Dr.
    med. Alfred ADAM

Personalakte 3101, Personalakten, Diener und Dienste, Personalakte Dr. med. Alfred ADAM

Rep. 27-7, Medizinische Fakultät, PD Dr. Alfred ADAM

Universitätsbauamt Erlangen (UBaE), Akte 017.01 und 017.02

8.3   Gedruckte Quellen

ANDRZEJEWSKI, Marek (1994): Opposition und Widerstand in Danzig 1933–1939. Forschungsinstitut der Friedrich-Ebert-Stiftung. Bonn: Dietz, 1994.

Anonym, Annales Nestlé 10, 1957, S. 70–71. Bildnachweis in 9, 1956, S. 103.

Bayerisches Landesamt für Statistik und Datenverarbeitung, München, 1956.

BECK, Josef: Nachruf auf Alfred Adam. In: Sitzungsberichte der Physikalisch-medizinischen Sozietät zu Erlangen. Hrsg. im Auftrag der Sozietät von Hans-Jürgen STAMMER. Band 78 (1955–1957). Erlangen: Mencke, 1958, S. 35–38.

BEYER, Jutta: Zwischen Nachkriegsnot, Wirtschaftswunder und Expansion (1945–1972). In: Erlanger Stadtlexikon (2002). Hrsg. von Christoph FRIEDERICH, Bertold Frhr. VON HALLER und Andreas JAKOB. Nürnberg: Tümmels, 2002, S. 46–49.

BICKEL, Horst: Kinderklinik. In: Das Klinikum der Universität Heidelberg und seine Institute. Hrsg. von Gotthard SCHETTLER. Berlin/Heidelberg: Springer, 1986. S. 104–116.

BÓKAY, von, Johann: Die Geschichte der Kinderheilkunde. Berlin: Springer, 1922.

BÖTTCHER, Hans Viktor: Die Freie Stadt Danzig. Wege und Umwege in die europäische Zukunft. Historischer Rückblick, staats- und völkerrechtliche Fragen. Kulturstiftung der Deutschen Vertriebenen. Bonn: Kulturstiftung der Deutschen Vertriebenen, 1999.

DEGENER, Herrmann A.L.: Wer ist's? Unsere Zeitgenossen. 9. Ausgabe. Berlin: Degener, 1928.

DERS.: Degeners Wer ist's? 10. Ausgabe. Berlin: Degener, 1935.

Erlanger Stadtlexikon. Hrsg. von Christoph FRIEDERICH, Bertold Frhr. VON Haller und Andreas JAKOB. Nürnberg: Tümmels, 2002.

GRZEGORZEWSKI, Edward: Akademia lekarska w Gdańsku. Sprawozdanie z inspekcji i projekt uruchomienia. In: Geneza i Początki akademii medycznej w Gdańsku (1945–1950). Wybór Źródeł. Prace Zakładu Historii i Filozofii Nauk Medycznych, Tom 2. Wstęp, wybór i opracowanie Zbigniew Machaliński. Gdańsk 1999. S. 12–17.

GÜTT, Arthur, RÜDIN, Ernst und RUTTKE, Falk: Gesetz zur Verhütung erbkranken Nachwuchses vom 14. Juli 1933. München: Lehmanns, 1934.

JAHNKE-NÜCKLES, Ute: Die Deutsche Gesellschaft für Kinderheilkunde in der Zeit der Weimarer Republik und des Nationalsozialismus. Diss. med. Freiburg 1992.

KALISCH, Johannes: Die Freie Stadt Danzig (Gdańsk) 1919/20–1939 im Spiegel wissenschaftlicher Literatur und politischer Publizistik. In: Zeitschrift für Geschichtswissenschaft 25, Heft 1, (1977), S. 57–74.

KLEE, Ernst: Das Personenlexikon zum Dritten Reich. Wer war was vor und nach 1945? Frankfurt am Main: Fischer, 2003.

KLEINSCHMIDt, Hans: Alfred Adam †. In: Monatsschrift für Kinderheilkunde 104, 19156, S. 466–467.

KNORR, M.: Ein Weg zum Ziel. In: Mitteilungsblatt des Universitätsbundes Erlangen e.V., Neue Folge Nr. 11, (Juli 1955), S. 1–15.

KUDLIEN, Fridolf: Fürsorge und Rigorismus. Überlegungen zur ärztlichen Normaltätigkeit im Dritten Reich. In: Medizin und Gesundheitspolitik in der NS-Zeit. Hrsg. von Norbert FREI. München: Oldenbourg, 1991, S. 99–111.

KUNDRATITZ, K.: Prof. Dr. Alfred Adam †. In: Neue Österreichische Zeitschrift für Kinderheilkunde 1, (1955/56), S. 465.

LIFTON, Robert Jay: Ärzte im Dritten Reich. Dt. Ausgabe. Stuttgart: Klett-Cotta, 1996.

LOESCHKE, Adalbert: Die moderne Bekämpfung des somatischen und psychischen Hospitalismus im Kinderkrankenhaus. Gedächtnisvorlesung für Alfred Adam am 16.07.1957. In: Sitzungsberichte der Physikalisch-medizinischen Sozietät zu Erlangen. Hrsg. im Auftrag der Sozietät von Hans-Jürgen STAMMER. Band 78 (1955-1957). Erlangen: Mencke, S. 39–55.

MÜLLER, Winfried (1993): Schließung und Wiedereröffnung der Universität Erlangen nach 1945. In: Die Friedrich-Alexander-Universität Erlangen-Nürnberg 1743–1993. Geschichte einer deutschen Hochschule. Veröffentlichungen des Stadtmuseums Erlangen, Nr. 43, Hrsg.: Stadtmuseum Erlangen. Nürnberg: Tümmels. S. 127–138.

DERS. (1997): Die Universitäten München, Erlangen und Würzburg nach 1945. Zur Hochschulpolitik in der amerikanischen Besatzungszone. In: Landesgeschichte und Zeitgeschichte: Forschungsperspektiven zur Geschichte Bayerns nach 1945. Hrsg. von Maximilian LANGZINNER und Michael HENKER. 1. (Materialien zur Bayerischen Geschichte und Kultur 4/97) – Augsburg: Haus der Bayerischen Geschichte, 1997, S. 53–87.

NOWAK, Kurt (1991): Widerstand, Zustimmung, Hinnahme. Das Verhalten der Bevölkerung zur »Euthanasie«. In: Medizin und Gesundheitspolitik in der NS-Zeit. Hrsg. von Norbert FREI. München: Oldenbourg. S. 236–251.

OEHME, Johannes (1993): Pioniere der Kinderheilkunde. (Themen der Kinderheilkunde, Band 7. Hrsg. von Wilhelm KOSENOW). Lübeck: Hansisches Verlagskontor.

RHODE, Gotthold (1996³): Die Freie Stadt Danzig 1920–1939. In: Handbuch der europäischen Geschichte. Hrsg. von Theodor SCHIEDER. Bd. 7. Europa im Zeitalter der Weltmächte. Stuttgart: Klett-Cotta, S. 605–618.

RUHNAU, Rüdiger (1988): Die Freie Stadt Danzig 1919–1939. Berg am See: Kurt Vorwinkel.

Samodzielny Publiczny Szpital Kliniczny Nr 1 ACK Akademii Medycznej w Gdańsku. In: http://spsk1.pl/strona.php?ipdm=34&idm= (Stand: Juni 2004). S. 1–3.

SCHAMBERGER, Ulrich (1964): Geschichte und Entwicklung der Kinderheilkunde an der Universität Erlangen. Diss. med. Erlangen-Nürnberg.

SCHENK, Dieter (2000): Hitlers Mann in Danzig. Gauleiter Forster und die NS-Verbrechen in Danzig-Westpreußen. Bonn: J.H.W. Dietz Nachf.

SCHWEIER, Paul und Eduard SEIDLER (1983): Lebendige Pädiatrie. München: Hans Marseille.

SEIDLER, Eduard (2000): Kinderärzte 1933–1945: entrechtet – geflohen – ermordet. Bonn: Bouvier.

Staatliche Akademie für Praktische Medizin zu Danzig. Zur Eröffnungsfeier am 13.04.1935. Festausgabe der ärztlichen Wochenschrift »Die Medizinische Welt«.

STEHR, Klemens (1999): Kinderheilkunde und Jugendmedizin in der Entwicklung: Fortschritte und Gefährdungen. Abschiedsvorlesung am 28.2.1998. In: Sitzungsberichte der Physikalisch-Medizinischen Sozietät zu Erlangen. Hrsg. von Karl-Heinz PLATTIG. Neue Folge, Band 7, Heft 1. Erlangen und Jena: Palm & Enke.

THAMER, Ursula (1991): Der Wandel des Krankengutes der Universitäts-Kinderklinik Erlangen 1931 bis 1954. Diss. med. Erlangen-Nürnberg.

THURAU, Rudolf (1956/57): Professor Dr. Alfred Adam †. In: Archiv für Kinderheilkunde 154 (1956), S. 105 f. Wiederabgedr. in: Mitteilungsblatt des Universitätsbundes Erlangen e.V. Neue Folge Nr. 14. (November 1956), S. 20 f., und Kinderärztliche Praxis 25 (1957), S. 70 f.

THUSS, Sabine Ulrike (1969): Personalbibliographien von Professoren und Dozenten der Augenklinik, Hautklinik und Kinderklinik der Universität Erlangen-Nürnberg im ungefähren Zeitraum von 1900–1967. Diss. med. Erlangen-Nürnberg.

WENDEHORST, Alfred (1993): Geschichte der Friedrich-Alexander-Universität Erlangen-Nürnberg. 1743–1993. München: Beck.

WINDORFER, Adolf und Rolf SCHLENK (1978): Die Deutsche Gesellschaft für Kinderheilkunde. Ihre Entstehung und historische Entwicklung. Berlin: Springer.

WINDORFER, Adolf (1985): Universitäts-Kinderklinik Erlangen von 1907–1977. In: der kinderarzt 16, S. 73–80.

Wissenschaftliche Ausstellung der 52. Tagung der Deutschen Gesellschaft für Kinderheilkunde (1956). Lübeck: Rathgens.

WITTERN, Renate (1999): Die Professoren und Dozenten der Friedrich-Alexander-Universität Erlangen 1743–1960. Teil 2: Medizinische Fakultät. Bearbeitet von Astrid Ley. In: Erlanger Forschungen, Sonderreihe, Band 9. Erlangen: Universitätsbund Erlangen-Nürnberg, S. 3.

ZAPF, Manuela (2003): Friedrich Jamins (1872–1951) Leben und Werk unter der besonderen Berücksichtigung seiner Bedeutung für die Neurologie und Pädiatrie Erlangens in der ersten Hälfte des 20. Jahrhunderts. Diss. med. Erlangen-Nürnberg.

ZIEGENHAGEN, P. (1935): Rückblick in die Danziger Medizingeschichte. In: Staatliche Akademie für Praktische Medizin zu Danzig. Zur Eröffnungsfeier am 13.04.

1935. Festausgabe der ärztlichen Wochenschrift »Die Medizinische Welt«. S. 54–63.

ZIEHM, Ernst (1950): Aus meiner politischen Arbeit in Danzig 1914–1939. Wissenschaftliche Beiträge zur Geschichte und Landeskunde Ost-Mitteleuropas. Hrsg. vom Johann Gottfried Herder-Institut, Nr. 25. Marburg an der Lahn.

ZURUKZOGLU, S. (1938): Verhütung erbkranken Nachwuchses. Eine kritische Betrachtung und Würdigung. Basel: Benno Schwabe & Co.

Friedrich Carl Sitzmann
Adolf Windorfer (1909–1996). Sein Wirken, seine Persönlichkeit

ADOLF WINDORFER (07.02.1909–21.04. 1996), der seine pädiatrische Weiterbildung zum Facharzt an der Universitäts-Kinderklinik Frankfurt am Main unter BERNHARD DE RUDDER absolvierte, hat am 1. September 1956 die Leitung der Universitäts-Kinderklinik Erlangen übernommen. Als er auf diesen Lehrstuhl für Kinderheilkunde und damit zum Direktor der Universitäts-Kinderklinik berufen wurde, hatte er bereits seit 1950 die große Städtische Kinderklinik Stuttgart, die großes Ansehen in der Bevölkerung und unter den dortigen Kinderärzten genoss, geleitet. Er war somit mit den Aufgaben, die ihn erwarteten, vertraut.

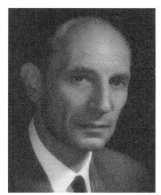

ADOLF WINDORFER

Was zeichnete die Jahre 1956/57 politisch aus?

Die ersten Freiwilligen wurden in die neue Deutsche Bundeswehr einberufen; in Ostberlin stellte die Volkskammer die Nationale Volksarmee auf. Ein Aufstand in Polen wegen Normenerhöhung wurde niedergeschlagen; Ungarn kündigte im Herbst 1956 den Warschauer Pakt; am 4. Dezember rückten sowjetische Panzerstreitkräfte in das Land ein. IMRE NAGY wurde verhaftet und wenige Monate später hingerichtet. Für die Metallarbeiter in der Bundesrepublik wurde die Arbeitszeit auf 45 Wochenstunden reduziert. Diese Arbeitszeit galt dann später für alle Beschäftigten, was WINDORFER sehr skeptisch betrachtete und ihm für die weitere wirtschaftliche Entwicklung als äußerst problematisch erschien. Die Zahl der Arbeitslosen lag damals in der Bundesrepublik Deutschland bei 89.000. Im Jahre 1957 wurde KONRAD ADENAUER erneut zum Bundeskanzler gewählt; LUDWIG ERHARD blieb Wirtschaftsminister. Es stellte sich ein steter wirtschaftlicher Aufstieg ein. So weit kurz bedeutende politische Ereignisse, welche die damalige Zeit prägten und heute fast vergessen sind.

Die ersten Jahre Adolf Windorfers in Erlangen

Als ADOLF WINDORFER im Alter von 45 Jahren die Erlanger Universitäts-Kinderklinik übernahm, bestand sie aus mehreren einzeln stehenden Häusern und war für etwa 75 bis 80 Patienten berechnet; sie war damals, wie auch später, stets überbelegt. Ein Bettenhaus-Neubau war Pfingsten 1954, noch unter der Leitung seines Vorgängers, ALFRED ADAM, bezogen worden. Er enthielt sechs Stationen in drei Stockwerken und stand in starkem Kontrast zu den vielen alten Häusern rings herum, die jedoch weiterhin dringend für

den Klinikbetrieb benötigt wurden. Kurz vor WINDORFERS Dienstantritt war auch ein neuer Hörsaal mit 93 Sitzplätzen bezogen worden. Genauso wie heute war damals die finanzielle Situation angespannt; weitere Neubauten für eine fortlaufende Sanierung und Modernisierung der Universitäts-Kinderklinik waren daher vorerst nicht möglich. Wie sich doch die Bilder mit der neuesten Zeit gleichen! WINDORFER schrieb im Jahre 1985 in einem Rückblick zur Entwicklung der Klinik: »Jeder Fußbreit Boden und jede kleine Verbesserung mussten sich die Klinikvorstände hart und vor allem unter eigenem Einsatz erkämpfen«.

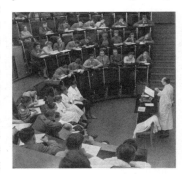

WINDORFER im neuen Hörsaal

In dem neu erbauten Bettenhaus waren alle Stationen – wie damals üblich und auch notwendig – mit Balkonen auf beiden Längsseiten der Klinik ausgestattet, die allerdings nur der Freilufttherapie dienen sollten (Tuberkulosekranke, Patienten mit chronischen Bronchitiden, unterernährte Kinder). Deshalb waren diese Balkone auch nicht direkt an das Treppenhaus angeschlossen, sondern konnten nur über das Krankenzimmer erreicht werden. Vor jedem Krankenzimmer war eine sanitäre Zone eingerichtet, die notfalls als »Schleuse« dienen konnte. Zwei getrennte vertikale Verbindungswege an den beiden Enden des Längsbaues ermöglichten im Falle einer Infektion eine Abtrennung der entsprechenden Etage. Dieses Bettenhaus war damals für Neubauten vieler anderer Kinderkliniken beispielgebend, wie AXEL HINRICH MURKEN in seinem Bericht in »Das Krankenhaus« 1975 ausführlich dargestellt hat. In den später erbauten Kinderkliniken war dann allerdings ein doppelter Zugang zu den Balkonen möglich, nämlich sowohl von den Krankenzimmern als auch vom Mittelflur aus. Diese Konzeption hat sich bis in die späten 70er Jahre bewährt und ist bei vielen Neubauten von Kinderkliniken beibehalten worden. Typisch war, dass eine der obersten Stationen als Frühgeborenen-Station diente. Dies war auch beim späteren Aufbau eines weiteren Geschosses auf das Bettenhaus in Erlangen der Fall. In den unteren Geschossen waren die Klein- und Schulkinder untergebracht. In der sogenannten Schleuse bzw. dem sanitären Vorraum (bei den Assistenten als »das Bad« bezeichnet) standen meist ein oder zwei Bettchen. Allein zwei Stationen zu je 25-30 Betten waren mit Patienten (fast ausschließlich Säuglingen) belegt, die an den gefürchteten Coli-Enteritiden oft schwer erkrankt waren. Das heute nicht mehr bekannte Krankheitsbild der »Atrophie« war damals nicht selten.

Eine Station mit ebenso vielen Betten war für die Tuberkulose-Kranken bestimmt (50 bis 60 Tuberkulose-Fälle auf 100.000 pro Jahr), die monatelang stationär behandelt wurden. Damals konnten die Eltern ihre kranken Kinder nur 2 x 2 Stunden pro Woche besuchen, und dies meist ohne körperlichen Kontakt mit ihren Kindern, sondern nur mit »Sichtkontakt« durch eine trennende Glasscheibe.

Eine weitere Station war mit Poliomyelitis-Patienten belegt; die eiserne Lunge, damals die einzige Beatmungsmöglichkeit, war ein unhandlicher Maschinen-Koloss; er spiegelte noch bedrückender die Grausamkeit dieser unheilbaren Erkrankung wider. Monate und Jahre (!) lagen manche Kinder in dieser eisernen Lunge: sie waren nur durch Kopfwendung und einen Spiegel in Sichtkontakt mit der Umwelt. Die peripheren Atemlähmungen waren kompliziert durch schwerste Bronchitiden und Pneumonien. Der monatelange stationäre Aufenthalt, der vor allem auch wegen der Krankengymnastik im Bewegungsbad der Klinik und der maschinellen Beatmung erforderlich war, stellte für Kinder und Eltern, insbesondere auch wegen der schlechten Prognose eine extreme Belastung dar.

In den sogenannten »Altbauten«, den kleinen oder größeren Häusern auf dem Areal um das Bettenhaus, waren unter teilweise unzumutbaren Bedingungen folgende Funktionsbereiche untergebracht (s. Bildteil am Ende des Bandes):

die Frühgeborenenstation mit etwa 20 Bettchen (bzw. Körben!) im Hegelhaus

die sogenannte Beobachtungsstation, die quasi als Vorläufer einer späteren Intensivstation zu betrachten war (im Hegelhaus)

vier Laboratorien unter dem Dach in engsten Räumen (im Hegelhaus)

die Verwaltungsabteilung; die Klinik verfügte lange Zeit über einen eigenen »Verwaltungsapparat« (im Loschgehaus)

die Poliklinik, bestehend aus einem kleinen Wartebereich (einschließlich der Durchgangsflure) und einem etwa 30 qm großen Untersuchungsraum (im Loschgehaus)

Chefzimmer und Sekretariat, sowie die Klinikbibliothek (im Hegelhaus).

Das Hegelhaus war bereits am 2. März 1905 als Beginn der Kinderklinik unter der Leitung von FRITZ VOIT (1903–1906) bezogen worden. Benachbart und mit einem Gang verbunden stand das Gartenhaus, in dem unter anderem das EKG untergebracht war, ein früher Vorläufer der heutigen sehr gut ausgestatteten Kinderkardiologischen Abteilung, die zunächst unter der Leitung von HERMANN GUTHEIL, und jetzt unter HELMUT SINGER steht. Zwei dieser Räume zeichneten sich auch dadurch aus, dass sie immer wieder von Kakerlaken in großer Anzahl bevölkert wurden.

Gut in Erinnerung sind die ersten zaghaften Versuche von Herzkatheteruntersuchungen. Hätte man damals das RASHKIND-VERFAHREN (Ballon-Atrioseptostomie) bei angeborener Transposition der großen Gefäße auch nur diskutiert, wäre man wahrscheinlich als Anwärter für eine Behandlung in der Psychiatrie angesehen worden, oder der Rechtsmediziner wäre eingeschaltet worden. Das Wort »Herztransplantation« kannte man noch nicht. Auch eine Neuropädiatrie begann zu keimen, äußerlich dargestellt durch ein EEG. Hier hat sich ULRICH STEPHAN große Verdienste erworben, indem er wissenschaftliche Untersuchungen vor allem im Physiologischen Institut der Universität durchführte und sich mit einem Thema aus diesem Bereich 1964 habilitierte. STEPHAN hat das »EEG« zu einer Methode für eine funktionstüchtige Neuropädiatrie ausgebaut, die später GERT JACOBI übernahm und nach dessen Weggang an die Universitäts-Kinderklinik Frankfurt (zusammen mit OTTO HÖVELS) GERHARD NEUHÄUSER, danach DIETER HARMS.

Die Klinik war stets überbelegt, oft mussten etliche Kinder abgewiesen werden und in die Kinderkliniken nach Fürth oder Nürnberg geschickt werden. In der näheren Umgebung von Erlangen gab es sonst keine Kinderklinik. Der Begriff der »flächendeckenden Versorgung« war damals noch nicht bekannt. Die Anfahrtswege waren für manche Angehörigen daher sehr weit, was aber kein Grund für Klagen war. Taxis konnten sich nur wenige leisten, die Taxi-Gebühren waren auch nicht mit den Krankenkassen zu verrechnen. ADOLF WINDORFER kämpfte ohne Unterlass für einen zusätzlichen weiteren Klinikneubau, einen sogenannten Funktionsbau, in dem alle erforderlichen Funktionen (Labore, Röntgen, Kardiologie, Krankengymnastik, Verwaltung usw.) unter einem Dach zusammengeführt waren, insbesondere auch die Poliklinik, der Direktionstrakt, die Bibliothek sowie die Röntgen- und Kardiologische Abteilung. Auch die Oberarztzimmer und die Schwesternschule – es fand jedes Jahr ein Kurs mit 30 Schülerinnen statt – sollten dort untergebracht werden.

Neue Planungen

In dieser Zeit kamen die »Empfehlungen des Wissenschaftsrates« zu Hilfe, die als wichtige Verhandlungsbasis mit dem Kultusministerium in München dienten. Ein Gutachter dieses Rates sah für die Kinderklinik 200 Betten vor und später als Ergänzung einen Bau für infektionskranke Kinder mit 50 Betten. Bis aber die ersten Baumaßnahmen in den Jahre 1964/65 begonnen werden konnten, vergingen damals immerhin noch sieben Jahre. Es waren

Jahre einer belastenden Bedrängnis auf allen Stationen, zunehmend in der Poliklinik, deren Patientenzahl von Jahr zu Jahr anstieg, aber auch in den Funktionsbereichen Kardiologie und Neuropädiatrie und insbesondere auf der Beobachtungsstation, auf der maximal sechs Patienten unter unzulänglichen räumlichen und hygienischen Verhältnissen untergebracht werden konnten.

Die damaligen und späteren Mitarbeiter

Als »alte Erfahrene« galten die Oberärzte RUDOLF THURAU (später Chefarzt der Kinderklinik in Darmstadt), JOSEF PAUL (später Chefarzt der Kinderpsychiatrischen Klinik in Bremen) OTTHEINZ BRAUN (später Chefarzt der Kinderklinik Pforzheim), HERMANN GUTHEIL (Begründer der Kinderkardiologie in Erlangen) und OTTO HÖVELS (leitender Oberarzt bis 1963/64); letzterer führte ein sehr strenges Regiment. Gelegentlich stand er auch morgens an der Pforte, um zu kontrollieren, ob alle Assistenten pünktlich zum Dienst um acht Uhr das Haus betraten. Wehe dem zu spät Kommenden! Bewundernswert und beispielhaft zeichneten ihn sein Fleiß aus sowie seine hervorragenden klinischen Kenntnisse. Man konnte sich mit allen klinischen Fragen an ihn wenden. Bei den Oberarztvisiten tat man gut daran, die Anamnese bis auf die anscheinend geringsten Kleinigkeiten zu wissen, um einem Donnerwetter oder einer seiner bekannten süffisanten Bemerkungen zu entgehen. Natürlich durfte man während der Visite und während des Darlegens der Anamnese nicht das Krankenblatt öffnen mit der Bemerkung: »Ich muss einmal nachsehen«. Während seines Oberarztbereitschaftsdienstes (ein Rufdienst im heutigen Sinn existierte seinerzeit nicht, man hatte als Dienstarzt, auch als Oberarzt, in der Klinik anwesend zu sein; eine Bezahlung für den Dienst gab es auch nicht) ließ er sich alle Wochenausgaben der in der Bibliothek vorhandenen Zeitschriften bringen und arbeitete diese in der Nacht durch. Aktuelle neue Publikationen wurden bei den Visiten besprochen; man wurde dazu angehalten, diese Arbeiten selbst zu lesen und ihm zu berichten.

HÖVELS Lieblingsbeschäftigung war das Reiten, nicht weniger das Schreiben von Gedichten. Klinikfeiern war er nicht abgeneigt. Er wurde 1963 zum Chefarzt der großen Städtischen Kinderklinik in Nürnberg bestellt und erhielt 1966 dann einen Ruf auf den Lehrstuhl für Kinderheilkunde der Universität Frankfurt, nachdem ADOLF WINDORFER diesen Ruf schweren Herzens abgelehnt hatte. Es war immerhin der Ruf auf den Lehrstuhl seines hochverehrten Lehrers BERNHARD DE RUDDER, bei dem aber auch HÖVELS viele Jahre tätig gewesen war und von dort damals WINDORFER an die Kinderklinik Erlangen gefolgt war, so dass sich der Kreis wieder schloss.

Zu Beginn von WINDORFERS Tätigkeit in Erlangen waren neben drei Oberärzten nur sieben Assistentenstellen zur Verfügung, und dies bei 200 Betten einschließlich der Versorgung der Poliklinik. Die Assistentenzahl stieg dann in den folgenden fünf Jahren auf 18 an. Im Jahre 1977, dem Dienstende von ADOLF WINDORFER waren insgesamt acht Oberärzte (darunter die drei leitenden Oberärzte ULRICH STEPHAN, HANS TRUCKENBRODT, FRIEDRICH CARL SITZMANN) und 33 Assistenten tätig, und dies bei 190 Betten, vielen Spezialambulanzen in der äußerst umfangreichen poliklinischen Tätigkeit mit etwa 20.000 Scheinen pro Jahr und einem erheblichen Defizit in der Poliklinik dadurch, dass ein Kranken- bzw. Überweisungsschein nur mit einer Pauschale von damals etwa DM 50,- abgegolten wurde.

Die Poliklinik leitete zehn Jahre lang (1967-1977) FRIEDRICH CARL SITZMANN, die Kinderkardiologie HERMANN GUTHEIL, die Neuro- und Psychopädiatrie ULRICH STEPHAN, der 1976 auf den Lehrstuhl für Allgemeine Pädiatrie an die Universitätsklinik Essen berufen wurde, wo er bis Ende 1994 wirkte. Die Abteilung übernahm GERHARD NEUHÄUSER und nach dessen Wechsel nach Gießen DIETER HARMS. Für die Hämatologie und Onkologie war ULRICH SCHWENK zusammen mit dem akademischen Oberrat GOTTHILF SEILER verantwortlich und KLAUS PETER GROSSE für die klinische Genetik. Die Röntgenabteilung leitete der Akademische Direktor BERNHARD BÖWING nach dem Ruf von WERNER SCHUSTER an die Kinderradiologie der Universitätskinderklinik in Gießen. ULRICH TIETZE leitete die pädiatrische Endokrinologie und Diabetologie mit einem großen Patientenzugang.

In der allgemeinen Poliklinik wurden in der täglichen Sprechstunde (8.00 bis 12.30 Uhr) durchschnittlich 70 Patienten behandelt, dazu kamen die Patienten der Spezialsprechstunden. Dem Direktor musste täglich über die Besonderheiten in der Poliklinik berichtet werden. Die dort leitende Schwester Ursula bzw. Schwester Anneliese hatten nach der Sprechstunde alle Patienten namentlich aufzulisten, und diese Liste musste bis 17 Uhr WINDORFER vorgelegt werden, damit ihm in der täglichen Oberarztbesprechung (18 bis 19 Uhr) in allen Einzelheiten Rede und Antwort gestanden werden konnte.

Eine wesentliche Persönlichkeit in WINDORFERS »Mannschaft« war die »Oberin« (AGNES-KARLL-VERBAND). Oberin DORIS KLINGER war schon in Stuttgart bei WINDORFER tätig gewesen und war mit ihm nach Erlangen gewechselt. Sie war stets in einen halblangen schwarzen Rock gekleidet mit entsprechender Bluse und natürlich mit dem obligatorischen Häubchen. Sie war gleichsam Zeremonienmeisterin, Klagemauer für den Chef, aber auch Vertrauensperson für Schwestern und Ärzte. Die Oberin war eine Galionsfigur der Klinik. Bei der allseits wenig beliebten Weihnachtsfeier (streng alkoholfrei, nur Tee, Mandarinen, Plätzchen und Stollen) las sie das Weihnachtsevangelium in unverkennbarer schwäbischer Mundart. Am Heiligen Abend gegen 16 Uhr kam der Chef in die Klinik und besuchte zusammen mit einem Streichquartett, beste-

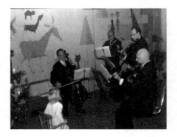

Das Streichquartett

hend aus vier alten Herren, (die sich große Mühe gaben), der Oberin und mir die Stationen. Am Ende dieser Besuche, die insgesamt eine Stunde dauerten, erhielt WINDORFER dann einen Strauß Christrosen, der bis zum Dreikönigstag auf seinem Schreibtisch stand (dort hatte jahrein – jahraus ein Blumenstrauß seinen festen Platz).

Die Klinik war eine große Familie, auf die WINDORFER stolz war. In einer rückblickenden Publikation aus dem Jahr 1985 schrieb er: »So war mir diese Klinik mit allen Angehörigen und den Baulichkeiten ans Herz gewachsen ...«. Er kümmerte sich nicht nur um die kranken Kinder und um wissenschaftliche Fragestellungen, Publikationen und Vorträge, sondern um alles, was ihn bewegte und vor allem störte. Auch ein Papierschnitzel auf dem stets glänzend gereinigten Boden hob er mit den Worten »ein Saustall« auf.

Für die Ordnung war Schwester Käthe *die* verantwortliche Ansprechpartnerin. Sie war die sogenannte *Hausschwester,* die sich um alles kümmerte: das Arrangement der Blumentöpfe mit ausreichender Wasserzufuhr (natürlich auch vor und im Chefzimmer), die Vorbereitung der Vorlesung: Tafel reinigen, Pult an eine bestimmte Stelle im Hörsaal postieren, Projektor prüfen, Kreide auflegen, Schwamm für die Tafel mäßig anfeuchten, Liste für die Anwesenheitskontrolle bereitlegen. Sie nahm auch an der Vorlesung teil, um sprungbereit evtl. »Lücken« zu schließen. Die Bänke und Stühle in den Fluren, insbesondere im Poliklinikbereich, wurden von ihr ordentlich auf die Reihe gebracht, die Türen wurden abends abgeschlossen, und im Kasino wurde für Ordnung gesorgt (was täglich bitter nötig war). Für das Frühstück der Dienstärzte und das zweite Frühstück nach der Vorlesung im Kasino zu sorgen, vor allem dem »Chef« vor der Vorlesung den Pfefferminz- oder Fencheltee bereitzustellen, von dem er auch nach der Vorlesung nochmals trank, waren wichtige Aufgaben. Gelegentlich nahm WINDORFER auch das Mittagessen in seinem Zimmer ein, falls er in der Klinik bleiben musste. Leider verstarb Schwester Käthe allzu früh. Es war für uns alle, vor allem aber für WINDORFER, ein herber Verlust.

Eine weitere Person in dieser Großfamilie soll hier ebenfalls noch kurz genannt sein, weil auch durch dieses Beispiel gezeigt werden kann, wie eng wir mit unserem Chef verbunden waren. Es war Schwester Traudl, die lange Zeit an der Pforte am Eingang des Loschgestiftes saß und damit auch die Aufgabe hatte, die Post in die Fächer zu verteilen. Damals kam die Post noch zweimal am Tag, auch am Samstag, der ein regulärer Arbeitstag war. Sie kannte die wissenschaftlichen Interessen von WINDORFER, nämlich die Virusinfektionen, und hier waren es wiederum die Poliomyelitis-, Coxsackie- und ECHO-Viren. Schwester Traudl las in den eintreffenden Zeitschriften aufmerksam die Inhaltsverzeichnisse. Fand sich eine Publikation zu diesem Thema, so legte sie die Zeitschrift an der Pforte bereit. Wenn der Chef kurz nach 8 Uhr oder am Nachmittag gegen 16 Uhr die Klinik wieder betrat, empfing sie ihn, durch das Pfortenfensterchen rufend: »Herr Professor, da steht wieder in der DMW etwas über Coxsackieviren, das wird Sie sicher interessieren!« Der Chef akzeptierte dies, mit Frohsinn dankend – und mit dem für ihn so typischen, fast spitzbübischen Lächeln, das gelegentlich, vor allem bei den Visiten, in ein zweifelndes überging, wenn einer der Assistenten zu kühne Theorien zu einem Krankheitsbild aufstellte. Schwester Traudl war dann später auch im Chefsekretariat tätig und erinnerte den Chef gnadenlos an Abgabetermine von Manuskripten oder andere wichtige Termine dieser Art. Über viele weitere Mitarbeiter wären noch amüsante Vorkommnisse zu schildern; dies würde aber den Rahmen dieses Beitrags sprengen – es wäre aber »der Rede wert«.

Damaliger Tagesablauf in der Klinik

Der Dienst begann um 8 Uhr mit den Blutabnahmen auf den Stationen; dies geschah mit Glasspritzen, V2A-Kanülen, die von den Schwestern im Nachtdienst in gewissen Zeitabständen wegen ihrer Stumpfheit zum Anschleifen aussortiert werden mussten. Butterfly-Systeme oder etwas annähernd Ähnliches kannte man noch lange nicht. Einmal in der Woche wurden auch die uns heute grausam anmutenden Luftencephalographien durchgeführt, bei denen den Kindern über eine Lumbalpunktion eine gewisse Menge Luft in die Ventrikel injiziert wurde; danach wurde der Kopf nach allen möglichen Richtungen wiederholt gedreht und geneigt, damit sich die Luft gut verteilte. Man wartete nun gespannt, ob man auf den folgenden Röntgenaufnahmen (es waren nicht wenige) etwas Pathologisches entdecken konnte. Die Kinder waren zwar am frühen Morgen mit Megaphen und Atosil sediert worden, für sie waren aber die nachfolgenden Stunden, meist sogar Tage sehr belastend. Sie erbrachen oft unaufhörlich. Die Echountersuchung befand sich in den primitivsten Anfangsstadien, von einem CT oder gar NMR wusste man noch nichts. Nach all den Prozeduren kam dann die Stationsvisite (für 25 bis 30 Kinder), anschließend traf man sich im Kasino zum Tee, Kaffee und Gebäck, um gestärkt in die von WINDORFER um 10.15 Uhr geleitete Klinikbesprechung in der Bibliothek zu gehen. Alle erhoben sich, wenn der Chef den Raum, begleitet von einem Oberarzt, betrat.

In den ersten Jahren seiner Tätigkeit mussten alle Assistenten auch die Hauptvorlesung von 9.15 bis 10.00 Uhr besuchen und nach der dann folgenden Klinikbesprechung an den großen Chefvisiten teilnehmen. Der Stationsarzt hatte dafür zu sorgen, dass möglichst viele Assistenten dazu kamen. Lebhaft und mit Kenntnis der Anamnesen bis ins Detail musste der Stationsarzt vortragen. Um den Anreiz an der Visite aufrechtzuerhalten, gingen manche Stationsärzte dazu über, im Anschluss daran einen kleinen Umtrunk anzubieten. Es war dann bereits Mittagszeit, zu der man in das hauseigene Kasino mit hervorragendem Essen ging. Dort war auch stets eine große Gesprächsrunde, in der nicht nur über die Klinik, sondern auch die Tagespolitik und so manches andere Thema, wie Liebschaften und Familienangelegenheiten, diskutiert wurde. Die Mittagspause dauerte bis 15 Uhr. Ein Durcharbeiten gab es, außer für Dienstärzte, nicht, da WINDORFER mit Recht die Meinung vertrat, dass »die Leute mittags müde sind und doch nichts oder nur unkonzentriert arbeiten, wenn sie da sind«.

Der Nachmittagsdienst dauerte offiziell bis 19 Uhr. Jedoch konnten sich diesen Beginn des Feierabends nur wenige leisten; er galt schon gar nicht für die Oberärzte. Diese hatten um 18 Uhr im Zimmer des Chefs anzutreten, um kurz über das Wichtigste von ihren Stationen und vor allem über »Fälle« aus der Poliklinik zu berichten. Diese Abendbesprechung konnte eine Stunde in Anspruch nehmen. War dann noch eine besondere Frage mit einem der Oberärzte zu diskutieren, so bat er diesen noch zu bleiben. Das waren natürlich keine »Überstunden«; wäre dieses Wort gefallen, hätte dies wahrscheinlich eine Beendigung des Vertrages zum nächstmöglichen Zeitpunkt zur Folge gehabt. Das war kein böses Ansinnen, sondern für WINDORFER und für uns alle war es eine Selbstverständlichkeit, nicht nach der Uhr zu arbeiten. Auch der Chef war meist bis in die späten Abendstunden hinein (nicht selten bis 22 Uhr) in der Klinik. Es war auch keine Seltenheit, dass er einen seiner Oberärzte oder Assistenten zu einem Gespräch »am späten Nachmittag« bat: man wusste dann, dass dies die Zeit nach 19 Uhr war. Man konnte sich allerdings mit all seinen Sorgen an ihn wenden, bekam rasch einen Gesprächstermin, (was bei vielen Klinikdirektoren damals nicht der Fall war), und stets war eine völlig offene Aussprache möglich. WINDORFER konnte sich auch dadurch der Hochachtung aller seiner Mitarbeiter sicher sein. Wer nicht in diese Familie passte, spürte dies bald selbst und verließ die Klinik wieder. Dies kam aber nur sehr selten vor. Fanden Klinikfeiern statt, so fühlte sich der Chef in seiner Familie sehr zufrieden und wusste dann auch manchen Witz zu erzählen.

Im Nachtdienst hatte man um 22 Uhr mit der sogenannten Hauptnachtwache (einer Schwester, die keine einzelne Station zu versorgen hatte, sondern allen Stationen als Ansprechpartnerin galt, auch für die Neuzugänge) über alle Stationen zu gehen. Auf den Stationen durften nur die Nachtlichter brennen. Es war verpönt, eine große Zimmerbeleuchtung anzuschalten, weil dadurch die Kinder geweckt worden wären. Um das Funktionieren der Nachtlichter kümmerte sich WINDORFER persönlich. Es gab ziemliche Unannehmlichkeiten, wenn eines dieser Lichter ausfiel.

Der klinische Tagesablauf war also streng »normiert«, jeder tat das Seine dazu, um einen möglichst störungsfreien Klinikablauf aufrecht zu erhalten. Man blieb verschont von den heute fast täglichen Anweisungen durch die Verwaltung, von der Sorge der Unterbelegung (man kannte nur die Überbelegung). Die Verhandlungen mit den Krankenkassen verliefen durchgängig reibungslos, es gab keinen medizinischen Dienst, die Liegezeiten betrugen um die 20 Tage und mehr, Eltern waren nur kurzfristig auf den Stationen, nämlich am Mittwochnachmittag und Sonntag für zwei Stunden zu sehen. Danach kehrte jeweils wieder Ruhe ein. Über einen Lautsprecher wurde nämlich um 16 Uhr auf allen Stationen vom Pfortenpersonal bekannt gegeben, dass die Angehörigen nun die Stationen zu verlassen hätten, da die Besuchszeit zu Ende sei. Grimmige Eltern (aber nicht protestierend!) verabschiedeten sich durch die Glasscheibe von den schreienden Kindern, was aber kein Grund zur Aufregung war, und es führte auch nicht zu einer Überlegung, die Besuchszeiten zu lockern: »Never change a runnig system«.

Chefvisite

Diese begann unmittelbar nach der Klinikbesprechung, die meist bis etwa 10.45 Uhr dauerte, mit schwindender Teilnahme der Assistenten anderer Stationen als der betroffenen, da doch im Laufe der Jahre die Arbeitsbelastung am Vormittag immer mehr zunahm. Diese Chefvisite dauerte am längsten auf den Stationen mit etwas älteren Kindern, mit denen WINDORFER sich unterhalten konnte. Er widmete sich mit Hingabe und großer Fürsorge den Patienten. Sie standen für ihn »primo loco«, und dann erst kam mit großem Abstand alles andere, wie Forschung, Publikationen, Vorträge usw. Etwas rascher verlief die Visite auf den Säuglingsstationen (je 25 bis 30 Betten), wo Patienten mit Coli-Enteritis lagen, alle mit der gleichen Anamnese, einem ähnlichen Verlauf, jedoch unterschiedlichen Coli-Stämmen, die der Stationsarzt bei jedem Säugling aber kennen musste, obgleich dies für die Therapie (seinerzeit Nebacetin oder Colistin-Tabletten) keine Konsequenzen hatte. Aber man hatte dies eben zu wissen. Der Poliomyelitis-Station widmete er ebenfalls sehr viel Zeit, denn mit diesem Krankheitsbild hat sich WINDORFER intensiv beschäftigt: Er habilitierte sich 1942 an der Universitäts-Kinderklinik Frankfurt am Main mit dieser Thematik. Seine damals aufgestellten Thesen über die Epidemiologie dieser Erkrankung wurden ein Jahrzehnt später durch die Möglichkeit virologischer und serologischer Untersuchungen bestätigt. Die Verlaufsformen waren sehr unterschiedlich, das klinische Bild also mannigfaltig. WINDORFER erklärte bei jeder Visite diese verschiedenen Varianten. Die Erkrankung war für Eltern das Schreckgespenst in den Spätsommerwochen, wenn die ersten Erkrankungsfälle auftraten. Auch auf der Tuberkulose-Station (25 Betten) gab es bei den Visiten viel zu diskutieren. Traurig waren die Verläufe der tuberkulösen Meningitis und der Miliartuberkulose, wenngleich damals schon »Tuberkulostatika« zur Verfügung standen. Die Kinder mussten monatelang behandelt werden.

Demgegenüber verliefen die Visiten auf der Frühgeborenen-Station relativ schnell. Der Chef stand am Gang der Station und ließ sich durch die Glasscheibe die Kurvenblätter zeigen. Als wesentliches Kriterium des Gedeihens (1.500 g war damals schon eine bedrohliche Grenze zum Überleben) galt die rot gezeichnete Gewichtskurve. Wehe, wenn diese einen Knick nach unten zeigte: »Lassen Sie mir die Kinder nicht verhungern; geben Sie denen doch etwas Nahrhaftes« (wobei natürlich nicht an die fränkischen Klöße gedacht war!). Um derlei Mahnungen nicht bei jeder Chefvisite hören zu müssen (sie fand auf dieser Station sowieso nur alle zwei Wochen statt: »mit denen kann man doch nichts anfangen«), wurden von der Stationsschwester Gewichts-interpolationen in die Blätter eingetragen mit stetem mehr oder minder steilem Anstieg der Gewichtskurve, und alle waren zufrieden.

An die Visite auf den allgemeinen Stationen schloss sich die tägliche Visite auf der Privatstation an: hier saß schon die eine oder andere Mutter am Bett. War es der Vater, bemerkte WINDORFER trocken: »hat der denn nichts anderes zu tun, als hier herumzusitzen«? Es war eine Auszeichnung für den »Privatassistenten«, auf dieser Station für mindestens ein Jahr tätig sein zu dürfen. Jedoch war diese »Position« auch mit strengen Auflagen verknüpft: jeden Samstag und Sonntag war Visite, nicht nur am Vormittag, sondern auch nachmittags. Danach war WINDORFER am Samstag und am Sonntag um 18 Uhr telefonisch zu benachrichtigen, auch wenn nichts Besonderes auf dieser Station vorgefallen war. Das ausführliche Gespräch mit den Müttern war ihm besonders wichtig, auch wenn es manches Mal sehr zeitbelastend war. Bei schwerkranken Kindern machte er wiederholt am Tag Visite, unab-hängig vom »Privatstatus«. Hier konnten auch die Eltern bei ihrem Kind bleiben, selbst auf der Intensivstation, was damals (in den frühen 70er Jah-ren) noch nicht üblich war. Die Schwestern waren von dieser freizügigen Besuchszeit meist nicht sehr angetan.

Die Schülerinnen und alle Schwestern einschließlich der Oberin trugen damals das »Häubchen«. Mit der Zeit zeichnete sich eine gewisse Abneigung gegenüber dieser Kopfbedeckung ab, vor allem in der jüngeren Generation. Für WINDORFER war dies ein schmerzlicher Einbruch in die Tradition, auf die er so großen Wert legte. Mit vielen entsprechenden Bemerkungen und etwas verächtlichem Blick auf die unbedeckten Schwesternhäupter ließ er sich bei der Chefvisite diese Enttäuschung anmerken. Aber es blieb dabei. Ab 1972 trugen nur noch wenige ältere Schwestern das Häubchen, dies aber mit einem gewissen Stolz auf ihren Beruf. Sie wurden stets besonders liebenswürdig von WINDORFER begrüßt, während die »Barhäuptigen« auf die Frage gefasst sein mussten, ob sie denn hier neu in der Klinik seien, er kenne sie gar nicht. Die Reaktion der Schwestern und deren Antworten fielen sehr unterschied-lich aus. Und so ging auch diese Tradition zu Ende. Heute werden mancher-orts die Schwestern sogar nur noch mit Frau und dem Familiennamen ange-sprochen, nicht mehr mit der verbindlichen, ja vertrauensvollen Anrede »Schwester«.

Fortsetzung und Abschluss des Klinikbaus

Nach den vom Vorgänger ALFRED ADAM in die Wege geleiteten Neu-baumaßnahmen galt es nach dem Amtsantritt WINDORFERS, wie oben bereits ausgeführt, einen zeitgemäßen Funktionsbau zu erstellen. Dies war ein schwieriges Unterfangen, denn zuerst mussten alle Altbauten sukzessive abgerissen werden. In einigen wurden zahlreiche Kinder behandelt, andere dienten der Lehrtätigkeit und in den dort untergebrachten Labors wurde wissenschaftlich gearbeitet. Diese räumlichen Zustände wären heute unvorstellbar. In mehrjähriger Bauzeit wurde der Funktionsneubau bzw. Behandlungstrakt erstellt. Das Hegelhaus, das Gartenhaus, das Loschgehaus, das Haus »Sonnenblume« und der damals erst eineinhalb Jahrzehnte bestehende Hörsaal wurden abgerissen. Letztere Maßnahme rief den Unmut einiger Fakultätskollegen und Bürger Erlangens hervor. Der Hörsaal war aber für die zunehmende Zahl von Studierenden nicht mehr ausreichend, da er nur 93 Zuhörer fasste, inzwischen jedoch etwa 250 bis 300 Studenten unterrichtet werden mussten. Die großzügigen neuen Planungen des Funktionsbaues ließen somit keine andere Wahl als den Abriss des Hörsaals. Die Bevölkerung durfte sich vorher des Inventars bedienen, u. a. konnte jemand auch den Motor der eisernen Lunge gebrauchen, die damit zwar nicht mehr einsatzfähig war, aber erfreulicherweise, dank der erfolgreichen Polioimpfung, auch nie mehr eingesetzt werden musste. Als Ausweichquartiere dienten benachbarte Gebäude, die von der Firma Siemens zur Verfügung gestellt und daher »Siemens-Bauten« genannt wurden (s. Bildteil am Ende des Bandes). Es war dies das »Herrenhaus Siemens«, in dem dann die Bibliothek und die »Chefetage« sowie die Krankengymnastikabteilung und die Heilpädagogik untergebracht wurden. In der »Siemens-Baracke« waren die Verwaltung und die Funktionen, im »langen Walfisch« an der Loschgestraße die Tuberkulose-Station und wieder im Dachgeschoss (!) die Laboratorien untergebracht. So improvisierte man bis 1966.

Der Einzug und die Inbetriebnahme des Funktions- und Behandlungsbaus waren nach den Jahren der »Notunterkunft« für uns alle eine Erlösung und zugleich ein Ansporn. Vor allem verfügten wir jetzt über ein bestens ausgestattetes Labor mit allen Anforderungen der damaligen Zeit, was sich auch in der Forschungsarbeit positiv niederschlug.

Im Erdgeschoss dieses Neubaus waren nun der große (230 Plätze) und der kleine Hörsaal, der gesamte Poliklinikbereich, der Herzkatheterplatz und die Röntgenabteilung (damals noch der Kinderklinik zugehörig), im ersten Stock die Laboratorien, im zweiten Stock die Verwaltung und eine geräumige Neuropsychopädiatrie unter Leitung von GERHARD NEUHÄUSER bzw. später DIETER HARMS, die Bibliothek, Sekretärinnen-Zimmer und der »Cheftrakt«. Dort waren auch drei Behandlungszimmer für die Privatsprechstunde eingerichtet, wo die Oberärzte (auch in Vertretung für WINDORFER) die Sprechstunde abhielten. Auch die Oberin war in diesem Stockwerk nicht weit vom Cheftrakt entfernt, um jederzeit vorstellig sein zu können. Das vierte Stockwerk beherbergte die Räumlichkeiten der Schwesternschule (unter der damaligen Leitung von Schwester Berta), die Oberarztzimmer und die nach neuesten Gesichtspunkten eingerichtete Intensivstation im Boxensystem, die von HANS TRUCKENBRODT oberärztlich geleitet wurde. Von all diesen Stockwerken bestand ein Verbindungsgang zum eigentlichen »Bettenhaus«.

Erstellung des Infektionsbaues

WINDORFER wollte noch den bereits vom Wissenschaftsrat empfohlenen Infektionsbau mit etwa 50 Betten erstellen. Aber die erste »Rezession« in der Bundesrepublik drohte, und die Baugenehmigung war äußerst fraglich. Die Altbauten, in denen wir etliche Jahre arbeiteten, also der genannte Siemens-Bau und die Siemens-Baracke, wurden eines Tages – im Herbst 1967 – zu unserer Überraschung vom Universitätsbauamt abgerissen, was wir als eindeutiges Signal für den Baubeginn des Infektionsbaues betrachteten. Wir atmeten auf, hörbar vor allem WINDORFER selbst. Der Infektionsbau war ein vom Bettenhaus getrennter Bau (allerdings nur wenige Meter entfernt), aber durch einen unterirdischen Gang mit dem Haupthaus verbunden. Alle Krankenzimmer waren mit Schleusen versehen und auch von außen über umlaufende Balkone zu begehen. Vom Balkon aus konnten die Eltern über Telefone mit den Kindern Kontakt aufnehmen, was als großer Fortschritt galt, sie durften die Zimmer allerdings nicht ohne Erlaubnis betreten, vor allem nicht auf der Tuberkulose-Station, wo aber damals nur noch wenige Kinder mit dieser Krankheit lagen.

In diesem Haus wurde auch die hämatologisch-onkologische Station unter Leitung von ULRICH SCHWENK, dem späteren Chefarzt der Kinderklinik Konstanz, und GOTTHILF SEILER untergebracht, da gute Isolierungsmöglichkeit bestand, außerdem eine Allgemeinstation sowie Säuglingsstationen. Eine Poliostation brauchte in diesen Jahren 1969/70 nicht mehr aufrecht erhalten zu werden. Das Erdgeschoss wurde von der Kinderkardiologie in Anspruch genommen, außerdem waren dort Oberarztzimmer, das Fotolabor und andere Funktionsräume (u. a. auch die Verwaltung) untergebracht. Besonders hervorzuheben ist, dass im Rahmen des Infektionsneubaues auch eine Tiefgarage für das Personal der Klinik gebaut wurde, die angesichts der damals schon erheblichen Parknot in der Loschgestraße und Umgebung eine spürbare Erleichterung brachte.

Es war jetzt sogar möglich, eine klinische Virologie einzurichten. Dies war WINDORFER ein besonderes Anliegen, da doch seine wissenschaftlichen Interessen auf diesem Gebiet lagen. Um die klinische Virologie funktionstüchtig zu machen, waren schon bald nach dem Einzug in den Infektionsbau sehr zum Missfallen des Universitätsbauamts wiederum Umbauarbeiten nötig. Die Virologische Abteilung wurde 1971 eröffnet und stellte damals eine Besonderheit an einer Kinderklinik dar. Sie wurde mit einem zunehmend sich vermehrenden Mitarbeiterstab von HARALD ZUR HAUSEN geleitet, bis dieser dann nach Heidelberg an das Krebsforschungszentrum als Direktor berufen wurde. Es war eine sehr lehrreiche Zusammenarbeit zwischen Virologie und den Mitarbeitern der Kinderklinik aufgebaut worden, die ihre Früchte trug und die allen unvergesslich bleiben wird.

Vor dem Infektionsbau musste eine »Kunst am Bau« errichtet werden. Wir wurden damals in die Entscheidungsfindung kaum einbezogen, und eines Tages wurde ein etwa 4 m hoher Steinkoloss aufgestellt, der von der Farbe her zum damals üblichen Waschbeton des Infektionsbaues passte. Was diese »Figur« allerdings darstellen sollte, war kaum zu interpretieren. WINDORFER war dieses Gebilde ein Dorn im Auge. Er stand oft kopfschüttelnd davor. Als er einmal nach einer Chefvisite dieses »Kunstwerk« vom Balkon im zweiten Stock des Infektionsbaues betrachtete, meinte er zu mir: »Da pflanzen wir Efeu an. Er wächst rasch und überwuchert das blöde Ding, und zudem können die Vögel dort nisten – oder es kommt sogar ein Storch, wenn wir oben noch ein Wagenrad drauflegen« (es gab im Regnitztal damals reichlich Störche). Von kinderchirurgischen Kollegen wurde dieses Kunstwerk auch als »verpfuschte Phimosen-Operation« bezeichnet, so dass sich der Leser vielleicht gewisse Vorstellungen vom Aussehen dieses Gebildes machen kann.

Damit war die jahrelange Bautätigkeit vorerst beendet. ADOLF WINDORFER dankte in einer Publikation acht Jahre nach seiner Emeritierung (Universitäts-Kinderklinik Erlangen von 1907–1977. In: der kinderarzt 16, 1985, S. 73–80) nochmals allen, die bei diesen vielfach belastenden Baumaßnahmen mitgewirkt hatten: »Es muß besonders anerkannt werden, mit welchem Fleiß und Einsatz alle Klinikangehörigen sich der schwierigen Aufgabe widmeten, ohne Rücksicht auf abgezählte Stunden. Alle hatten nur den einen Wunsch und das gleiche Ziel: die neu gebaute Klinik für die kranken Kinder. Allen damals Mitwirkenden einschließlich des Universitätsbauamtes sei hierfür gedankt. Die Arbeit hat sich gelohnt.«

Es darf an dieser Stelle nicht unerwähnt bleiben, dass WINDORFER in dieser turbulenten Zeit der Baumaßnahmen auch noch das Amt des Dekans innehatte, was ihn sehr beanspruchte, wenngleich die Belastung nicht annähernd dem gleichkam, was heute in diesem aufregenden Amt zu leisten ist. Aber auch damals waren viele zeitraubende Termine wahrzunehmen und hielten ihn von der klinischen Arbeit ab. Dies bedauerte er am meisten.

Forschung und Lehre

Die zunehmende Spezialisierung in der Kinderheilkunde brachte auch in der Erlanger Kinderklinik unterschiedliche Forschungsgebiete hervor. Diesbezüglich ließ WINDORFER seinen Mitarbeitern freie Hand, er drängte sie nicht in eine bestimmte Forschungsrichtung und akzeptierte alle sinnvollen, für die klinisch-praktischen Belange wichtigen Forschungsvorhaben. Dank des großzügigen Labortrakts mit damals modernster Ausstattung (1966/67) kristallisierten sich zunehmend mehr Forschungsrichtungen heraus, die im einzelnen nur andeutungsweise genannt werden können und zum Teil anknüpften an früher bereits durch die Oberärzte begonnene Arbeiten. OTTO HÖVELS befasste sich früher vor allem mit dem Kalzium- und Phosphatstoffwechsel, OTTHEINZ BRAUN und RUDOLF THURAU mit der Säuglingsenteritis, insbesondere mit speziellen Ernährungsregimen und anderen Fragen der Gastroenterologie, die damals noch in ihren frühesten Anfängen stand. Es entstand das lange als Standardwerk geltende Lehrbuch der pädiatrischen Gastroenterologie von BRAUN. Besondere wissenschaftliche Fortschritte konnten durch HERMANN GUTHEIL und später durch HELMUT SINGER auf dem Gebiet der Kinderkardiologie erzielt werden, insbesondere was die spezielle EKG-Diagnostik betraf, und hier wiederum die diffizilen Herzrhythmusstörungen mit allen therapeutischen Konsequenzen.

Zahlreiche Fortbildungen wurden auf diesem Gebiet für niedergelassene Kinderärzte angeboten, die sich großer Beliebtheit erfreuten. Das Werk von HERMANN GUTHEIL unter Mitarbeit von ANGELIKA LINDINGER, HELMUT SINGER und HERBERT ULMER »EKG im Kindes- und Jugendalter« erschien zuletzt in der fünften neu bearbeiteten und erweiterten Auflage 1998 und ist derzeit in der sechsten Auflage in Überarbeitung. In Zusammenarbeit mit der Kinderkardiochirurgie der Chirurgischen Universitätsklinik Erlangen konnten zunehmend mehr angeborene Herzfehler operativ korrigiert werden. JOSEF PAUL befasste sich mit der angeborenen Toxoplasmose und der Förderung cerebral geschädigter Kinder mit großem Einfühlungsvermögen und Engagement. Er wurde 1964 zum Direktor der Kinderpsychiatrischen Klinik in Bremen berufen. Seine Nachfolger waren GERHARD NEUHÄUSER und später DIETER HARMS. REINHARD DAMEROW widmete sich vor allem der Blutgruppenserologie, insbesondere einigen speziellen Untergruppen, die für die damals noch häufigen Blutaustauschtransfusionen bei Neugeborenen mit Blutgruppen-Inkompatibilität von großer Bedeutung waren. Er verfügte auf diesem Gebiet über große Erfahrungen aus seiner Tätigkeit an der Universitäts-Kinderklinik in Berlin (Charité), wo er das blutgruppenserologische Labor geleitet hatte. Bakteriologie und Allergologie waren weitere Schwerpunkte seiner Forschung. Er wurde 1970 zum Chefarzt der neu erbauten Kinderklinik Fürth ernannt, die er noch über 10 Jahre leiten konnte. ULRICH STEPHAN war auf dem Gebiet der EEG-Forschung sehr aktiv und baute die Neuropädiatrie in der Universitäts-Kinderklinik auf. Er widmete sich auch intensiv dem Krankheitsbild der Mukoviszidose. Diese tückische Krankheit kann bis heute nicht kausal behandelt werden. STEPHAN hat sich für den Mukoviszidose-Suchtest in der Neugeborenenperiode eingesetzt und diesen inauguriert; er war auch lange Zeit Vorsitzender der Mukoviszidose-Gesellschaft, die WIN-

DORFER 1965 gegründet hatte und deren Ehrenvorsitzender er später wurde. 1981 wurde der »ADOLF-WINDORFER-PREIS« für hervorragende Ergebnisse auf dem Gebiet der Mukoviszidose-Forschung gestiftet. STEPHAN wurde 1976 auf den Lehrstuhl für Allgemeine Pädiatrie an die Universitätsklinik Essen berufen, wo er bis 1994 wirkte.

HANS TRUCKENBRODT war vor allem für die Intensivmedizin und damit auch für die Notfälle der führende Ansprechpartner der Klinik. Zusammen mit WINDORFER bearbeitete er mehrere Auflagen des Taschenbuches »Kinderärztliche Notfälle« (Thieme-Verlag) bis zur 11. Auflage. Dieses Taschenbuch hatte bereits DE RUDDER aufgelegt. WINDORFER als dessen Schüler und mehrere Oberärzte der Klinik haben dann später dieses Werk fortgesetzt, das in sechs Sprachen übersetzt wurde (ungarisch, japanisch, französisch, italienisch, polnisch, spanisch). Die letzte 12. neubearbeitete und erweiterte Auflage erschien 1998. TRUCKENBRODT übernahm im Jahr 1978 die Rheuma-Kinderklinik in Garmisch-Partenkirchen und leitete diese Klinik mit internationalem Renommee bis 1998.

FRIEDRICH CARL SITZMANN hat das Labor weiter auf- und ausgebaut und insbesondere Mikromethoden eingeführt. Hierfür stand ein gesondertes Labor zur Verfügung. Durch 15-jährige kontinuierliche Unterstützung durch die DFG mit Sach- und Personalmitteln konnten hier Fortschritte in der Labordiagnostik erzielt werden, die man heute für selbstverständlich hält. Er habilitierte sich mit diesem Thema und leitete dann über 10 Jahre die Erlanger Universitäts-Kinderpoliklinik. Im September 1977 nahm er seinen Dienst als Direktor der Universitäts-Kinderklinik Homburg auf, die er bis März 2004 leitete. Der Schwerpunkt von ULRICH TIETZE war vor allem die pädiatrische Endokrinologie. Hierfür wurde eine gesonderte Sprechstunde eingeführt, die sich großer Beliebtheit bei den Kinderärzten und bei der Bevölkerung erfreute. In vielen Fortbildungsveranstaltungen wurde zu diesem Thema praxisnah das entsprechende Wissen vermittelt. TIETZE wurde 1980 zum Chefarzt der bekannten Cnopf'schen Kinderklinik in Nürnberg berufen und baute diese Klinik zu einem angesehenen Kinderzentrum mit Neu- und Umbauten aus.

ULRICH SCHWENK betreute die Kinder mit malignen Erkrankungen, damals schon eine sehr belastende und undankbare Aufgabe, der er sich mit Ruhe, Ausgeglichenheit und sehr guten Kenntnissen widmete. Vorher hatte FRITZ LAMPERT die Klinische Onkologie an der Klinik aufgebaut und erstmals die damals noch mit Skepsis betrachtete hochdosierte Chemotherapie mit all ihren Nebenwirkungen eingeführt. Nach einem längeren Studienaufenthalt in den USA kehrte er nach Erlangen zurück, um seine Kenntnisse auf diesem diffizilen Gebiet in die Praxis umzusetzen. Er übernahm dann 1970 die entsprechende Abteilung an der Universitäts-Kinderklinik München (unter Leitung von KLAUS BETKE) und wurde schließlich zum Direktor der Abteilung für pädiatrische Hämatologie und Onkologie an die Universitätskinderklinik nach Gießen berufen, wo ihm auch die Poliklinik unterstellt war.

WERNER SCHUSTER leitete die pädiatrische Radiologie sowie die damals im Aufbau befindliche Ultraschalldiagnostik und konnte auf diesem Gebiet, insbesondere durch die enge Zusammenarbeit mit den Entwicklungslaboratorien der Firma Siemens, hervorragende Neuerungen schaffen und auch Geräte testen, so dass die Klinik hiervon sehr profitierte. SCHUSTER wurde 1975 zum Direktor der Radiologischen Abteilung an der Universitäts-Kinderklinik Gießen berufen. Ein weiterer geschätzter Spezialist des Mitarbeiterteams war KLAUS PETER GROSSE, der sich insbesondere mit humangenetischen Fragen beschäftigte, aber auch auf dem Gebiet der Mukoviszidose und Ernährungsstörungen intensiv tätig war und oft als gefragter Referent zu dieser Thematik eingeladen wurde. Er hat sich später in Höchstadt niedergelassen und arbeitet weiterhin als angesehener und beliebter Kinderarzt. WINDORFER selbst befasste sich, wie bereits erwähnt, mit den Virusinfektionskrankheiten, hier insbesondere mit der Poliomyelitis. Er publizierte eine große Zahl wissenschaftlicher Arbeiten auf diesem Gebiet und hat uns immer wieder angehalten, unsere Kenntnisse auf dem aktuellen Stand zu halten. Er wurde mit vielen Auszeichnungen geehrt, nicht nur im Rahmen seiner Aktivitäten in der Gründung der Deutschen Gesellschaft für Mukoviszidose, sondern er wurde auch mit der Ausrichtung des Kongresses unserer Gesellschaft 1973 betraut und widmete damals ein Hauptthema der unüberhörbaren Gefährdung unserer Kinder durch die Zivilisation. Er hat zweimal den Süddeutschen Kinderärztekongress in Erlangen 1961 und 1976 abgehalten. Die Österreichische und Schweizerische Gesellschaft für Pädiatrie wählten ihn zu ihrem Korrespondierenden Mitglied, von der Universität Turku in Finnland wurde ihm die Ehrenplakette verliehen. Schließlich erhielt er die Ehrenmitgliedschaft der Deutschen Gesellschaft für Sozialpädiatrie. Mit der Österreichischen Gesellschaft für Kinder- und Jugendmedizin verband ihn eine tiefe Freundschaft, die noch auf die Zeit von ERNST LORENZ, dem damaligen Direktor der Universitäts-Kinderklinik Graz, zurückging.

In dieser sehr fruchtbaren Zeit von WINDORFERS Wirken haben sich folgende Kollegen habilitiert: JOSEF PAUL (später Chefarzt in Bremen), HERMANN GUTHEIL (später Leiter der Kinderkardiologie Erlangen), ULRICH STEPHAN (von 1975 bis 1994 Direktor der Universitäts-Kinderklinik Essen), HANS TRUCKENBRODT (bis zum Jahr 1998 Direktor der Rheuma-Kinderklinik Garmisch-Partenkirchen), FRIEDRICH CARL SITZMANN (von 1977 bis 2004 Direktor der Universitäts-Kinderklinik Homburg), GERHARD NEUHÄUSER (Leiter der Neuropädiatrie an der Universitäts-Kinderklinik Gießen), WERNER SCHUSTER (Leiter der Pädiatrischen Radiologie an der Universitäts-Kinderklinik Gießen), ULRICH TIETZE (Chefarzt der Cnopf'schen Kinderklinik Nürnberg bis 2003), HELMUT SINGER (jetziger Leiter der Kinderkardiologie an der Universitäts-Kinderklinik Erlangen), DIETER HARMS (bis 2003 leitender Oberarzt der Universitäts-Kinderklinik Erlangen). KLAUS PETER GROSSE (niedergelassener Kinderarzt).

Lehre und Fortbildung

Das »Hauptkolleg« hielt WINDORFER täglich selbst. Nur selten musste ihn einer seiner Oberärzte vertreten. Es war eine 4-stündige Vorlesung, wobei auf die Vorstellung eines Patienten größter Wert gelegt wurde. Der Vorlesungsassistent musste abends dem Chef Vorschläge für vorzustellende Patienten unterbreiten (mit Krankengeschichte, Röntgenbildern und sonstigen Befunden), vor allem war dies auch am Sonntag gefordert für die Montags-Vorlesung von 9 bis 10 Uhr. Die Vorlesung war sehr beliebt, der Hörsaal bis zum letzten Vorlesungstag im Semester immer voll besetzt. Die Habilitierten hielten ergänzende Vorlesungen, Seminare, klinische Visiten und vor allem Praktika in der Poliklinik mit einer begleitenden Vorlesung im Sinne der Differentialdiagnostik, letztere wurde bis Ende des Sommersemesters 1977 von FRIEDRICH CARL SITZMANN gehalten.

Zudem wurden regelmäßig Fortbildungsveranstaltungen angeboten. Aus diesen Veranstaltungen, insbesondere für die Fränkischen Kinderärzte, ging schließlich 1970 die »Fränkisch-Oberpfälzische Gesellschaft der Kinderärzte« hervor, eine sehr aktive Gemeinschaft. Für seine äußerst engagierte Aktivität auf dem Gebiet der Fortbildungen wurde WINDORFER schließlich mit der ERNST-VON-BERGMANN-PLAKETTE der Bundesärztekammer geehrt. Die klinikinterne Fortbildungsveranstaltung wurde jeweils abends zwischen 18 bis 19 Uhr abgehalten mit Referaten zu wissenschaftlichen Arbeiten, Probevorträgen für die Teilnahme an einer Tagung u. a. Unterricht musste auch in der Schwestern- und Hebammenschule gehalten werden, und zwar nicht als Blockunterricht, wie dies heute meist gehandhabt wird, sondern regelmäßig 2 bis 4 Stunden pro Woche. Hierzu waren in erster Linie die Oberärzte und älteren erfahrenen Fachärzte eingeteilt (diese Aufgabe wurde also nicht wie heute von den Anfängern in den ersten Assistenzarztjahren wahrgenommen). Dieser Unterricht war eine zusätzliche Belastung mit mindestens zwei Doppelstunden pro Woche für jeden Oberarzt (meist nachmittags zwischen 17 bis 19 Uhr). Auf Pünktlichkeit der Dozenten wurde von der leitenden Schulschwester peinlichst geachtet.

Zur Persönlichkeit von Adolf Windorfer

Wie aus den bisherigen Darstellungen hervorgeht, war ADOLF WINDORFER unablässig bemüht, die Klinik auf den modernsten Stand in der Krankenversorgung, Forschung und Lehre zu bringen, was ihm auch gelang. In der »Ära WINDORFER« von 1956 bis 1977, also während 21 Jahren, wurde dieses Ziel erreicht. Die klinikbezogene Forschung unterstützte er nach Kräften, wobei aber der klinischen Tätigkeit die größere Bedeutung beigemessen wurde; dies forderte er von allen Mitarbeitern. Eine Freistellung vom klinischen Betrieb für Forschung gab es nicht. Teilte man sich seine Zeit jedoch sinnvoll ein, so blieb Freiraum für wissenschaftliches Arbeiten, außerdem gab es dienstfreie Wochenenden und viele Abende, von denen nicht jeder der Freizeit und Familie gewidmet werden musste, und es gab einen 14-tägigen Jahresurlaub, der später sogar um 1 bis 2 Wochen erweitert wurde.

Dass sich 14 Ärzte unter seiner Ägide habilitiert haben, zeugt von beispielhaftem Arbeitseifer und großem wissenschaftlichem Interesse, aber auch von der steten Forderung und Förderung durch den Klinikchef. Ihm vorgelegte Manuskripte zur Publikation lagen kaum jemals acht Tage auf seinem Schreibtisch, dann wurden sie kritisch besprochen, wobei man immer wieder überrascht war über seine Anmerkungen und seine Verbesserungsvorschläge (einschließlich stilistischer), und dies auch bei Themen, die nicht auf seinen Arbeitsgebieten lagen. Meist fanden diese Manuskriptbesprechungen am späten Nachmittag (also gegen 19 Uhr) statt; man akzeptierte dies aber, da wir vor unserem Chef große Hochachtung hatten, die bis zum heutigen Tage bestehen blieb, auch noch neun Jahre nach seinem Tod.

Fleiß und Zuverlässigkeit setzte ADOLF WINDORFER als selbstverständlich voraus. Das kranke Kind stand an erster Stelle (und nicht die Nacktmaus im Labor). Er verlangte dies auch unnachgiebig von seinen Mitarbeitern. Stets konnten wir mit unseren fachlichen, aber auch persönlichen Fragen und Problemen zu ihm kommen. Er hatte immer ein offenes Ohr für uns; sein Rat war uns sehr wertvoll. Er ließ aber auch immer wieder erkennen, dass er unseren Einsatz in der Klinik und die Vertrauensbasis zwischen ihm und uns sehr hoch wertete. Er lebte uns den Fleiß vor, sowohl mit seiner Tätigkeit in der Klinik, als auch durch seine Verpflichtungen als Hochschullehrer in der Publikations- und Vortragstätigkeit. Wie erwähnt, übernahm er von seinem Lehrer DE RUDDER die Aufgabe die »Kindliche Notfallfibel« in kurzen Abständen zu überarbeiten. Hierfür setzte er später auch seine älteren erfahrenen Mitarbeiter ein.

Eine ausführliche Zusammenfassung über die Geschichte der Deutschen Gesellschaft für Kinderheilkunde hat er zusammen mit seinem Mitarbeiter RUDOLF SCHLENK 1978 im Springer-Verlag veröffentlicht: »Die Deutsche Gesellschaft für Kinderheilkunde – ihre Entstehung und historische Entwicklung«. In mühevoller Kleinarbeit wurden hier wichtige Einzelheiten zusammengetragen, welche die schwierige Entwicklung der Pädiatrie widerspiegeln. Hervorzuheben ist auch seine segensreiche Tätigkeit im Collegium für ärztliche Fortbildung in Regensburg, das 1948 als *Collegium medicum Ratisbonense* durch DIETER JAHN (früher Ordinarius für Innere Medizin an der deutschen Universität Prag) gegründet wurde. Dieses Collegium aus Ordinarien aller medizinischen Fachrichtungen deutscher und Schweizer Universitäten tagte ehemals (bis 1992) im Frühjahr und im Herbst in Regensburg, verbunden mit Fortbildungen, die ganz auf die praktischen Belange zugeschnitten waren. Regensburg wurde damit eine Heimstätte der alten deutschen Universität Prag und Grundstock für die spätere Entwicklung der Medizinischen Fakultät der Universität Regensburg. 1971 war WINDORFER Jahresvorsitzender dieses Collegiums. Zu den Gründungsmitgliedern gehörten DE RUDDER, Nobelpreisträger DOMAGK, HEILMAYER, Freiburg, JORES, Hamburg, KLEINSCHMIDT, Göttingen, HAMPERL, Ulm, KUSCHINSKY, Mainz, und FREY, München, sowie viele andere namhafte Wissenschaftler. WINDORFER führte den pädiatrischen Nachmittag im Rahmen dieser dreitägigen Fortbildung ein. Dabei wurden praxisnahe Themen ausführlich besprochen und auch Kurse abgehalten. Auf die Zusammenarbeit mit den niedergelassenen Kinderärzten und den Allgemeinpraktikern legte er allergrößten Wert. Sein Verständnis für deren oft schwierige Situation und seine Hilfsbereitschaft waren, wie dies OTTO HÖVELS in der Laudatio zu seinem 70. Geburtstag erwähnte, »die Basis einer intensiven und vertrauensvollen Zusammenarbeit«.

In den letzten beiden Jahren seiner Direktion an der Erlanger Klinik hat WINDORFER gegenüber der Fakultät Sorge dafür getragen, dass nach seinem Ausscheiden die Übergabe an seinen Nachfolger ohne Interimszeit verliefe, was auch gelungen ist. KLEMENS STEHR, der von der Universitäts-Kinderklinik der TU München-Schwabing kam, hat am 1. September 1977 die Klinik übernommen und wurde zum Ordinarius für Kinderheilkunde an der FRIEDRICH-ALEXANDER-UNIVERSITÄT Erlangen-Nürnberg und zum Direktor der Kinderklinik ernannt.

Blickt man auf die 21-jährige Amtszeit von ADOLF WINDORFER zurück, so kann man mit Fug und Recht sagen, dass es eine sehr fruchtbare Zeit war, welche die Kinderklinik Erlangen auf den modernsten Stand brachte. Es war damals noch eine Freude und Genugtuung in einer Klinik, sei es als Assistent oder als Oberarzt zu arbeiten. Auch wenn – wie in jedem Fachgebiet – im Laufe der letzten vier bis fünf Jahrzehnte erhebliche Wandlungen auch in den Strukturen der Kliniken eingetreten sind, so muss doch der Schwerpunkt in der klinischen Tätigkeit bestehen. Gerade auch in der Kinderheilkunde hat sich mit der Einführung neuer diagnostischer und therapeutischer Verfahren ein früher kaum vorstellbarer Fortschritt eingestellt. Auch die Technik hielt – wie nicht anders zu erwarten und erwünscht – Einzug in die Pädiatrie. Dies gilt vor allem für die Intensivmedizin, wie z. B. für die Behandlung äußerst unreifer Frühgeborener als auch für die Hämatologie und Onkologie mit ihren erstaunlich guten Behandlungsergebnissen. Der Fortschritt ist aber auch in allen anderen Spezialgebieten der Pädiatrie festzustellen. Die eingetretene Spezialisierung ist – wie SPRANGER schrieb »die Antwort auf Wissensvermehrung«.

Leider ist die Zahl der Mitarbeiter, die heute wesentlich mehr Aufgaben zu erledigen haben, diesen Anforderungen entsprechend kaum angestiegen. Für den Klinikleiter stehen heute Qualitätsdiskussionen und damit schließlich auch die Verrechtlichung sowie die Ökonomisierung der Medizin, die aufgrund der rasanten Kostensteigerung unausweichlich ist, im Vordergrund. Dies wird man auch den Patienten bzw. Patienteneltern gegenüber offen und schonungslos bekennen müssen, auch dass das Mögliche ohne Rücksicht auf seine Finanzierbarkeit nicht mehr bzw. nicht in jedem Fall durchführbar ist. Für die Kinderkliniken besonders schwierig wurde das Verhältnis Arzt – Kind – Eltern. Manchesmal hat man den Eindruck, dass das Wohl des Kindes hinter dem der Eltern zurücksteht.

Es ist zu hoffen, dass das Fach Kinderheilkunde auch zukünftig mit all seinen Subspezialisierungen erhalten bleibt und nicht die Gefahr herauf beschworen wird, dass manche Spezialisten und Subspezialisten in andere Fächer abdriften. WINDORFER hat stets die Tätigkeit der Spezialisten unterstützt und sie auch ideell und finanziell gefördert. Das kooperative Miteinander der Mitarbeiter war aber gefordert und bereitete in der Klinik niemals Schwierigkeiten, was selbstverständlich funktionelle Vorteile für den gesamten Klinikbetrieb brachte. Stets war das Gefühl der Zusammengehörigkeit unter allen Mitarbeitern der Klinik zu spüren. Noch heute – nach über 40 Jahren – treffen sich viele der ehemaligen Mitarbeiter jährlich in der Umgebung von Erlangen (Ärzte, Schwestern und andere Mitarbeiter), und bald kommt wieder dieses Gefühl der großen Familie auf; selbst wenn eine besonders eindrucksvolle Episode aus der damaligen Zeit zum einhundertsten Mal erzählt wird (wie die von den Nachtlichtern), gibt sie zu Heiterkeit Anlass.

In einem Nachruf zum Tod von ADOLF WINDORFER am 21. April 1996 heißt es am Schluss:

> »Nachrufe mögen den Schmerz und die Trauer mildern durch das Versprechen, den Verstorbenen und seine Leistungen im Gedächtnis zu bewahren. Adolf Windorfer bedarf solcher Zusagen nicht. Seine Persönlichkeit wird sich in unser aller Gedächtnis erhalten und für immer einprägen.«

Die Kinderheilkunde am Ende des 20. Jahrhunderts
Klemens Stehr im Gespräch mit Wolfgang Rascher

W. RASCHER: Herr STEHR, Sie haben 21 Jahre lang die Geschicke der Erlanger Kinderklinik erfolgreich gelenkt. Welche Vorstellungen hatten Sie und welche konkreten Aufgaben waren zu lösen, als Sie im Jahre 1977 diese ehrenvolle Aufgabe übernahmen?

K. STEHR: Einen ersten Eindruck von dieser Klinik bekam ich 1975 aus Anlass des Kongresses der Süddeutschen Gesellschaft für Kinderheilkunde. Im Verlauf der Tagung wurde eine Klinikbesichtigung angeboten, an der ich sehr gespannt teilnahm. Ich war seit 1970 leitender Oberarzt an einer ebenso großen Klinik, der Kinderklinik der Technischen Universität in München, und stellte innerlich Vergleiche an. Mein Eindruck war sehr positiv. Der Bau, zwischen 1954 und 1971 errichtet – wohingegen die Münchener Klinik schon um 1930 entstand –, war modern, die Räume Licht durchflutet und das Personal, das wir während der Führung kennen lernten, freundlich und zuvorkommend. Kurze Einblicke in die einzelnen Stationen und Funktionsräume vermittelten mir eine gut funktionierende Klinik. Mehr kann man nach einer solchen Führung nicht feststellen.

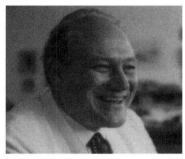

KLEMENS STEHR

Als ich 1977 den Ruf auf den pädiatrischen Lehrstuhl der FRIEDRICH-ALEXANDER-UNIVERSITÄT bekam, erinnerte ich mich dieses Eindrucks, und ich fand auch bei meinem Antritt eine von meinem Vorgänger Herrn Professor ADOLF WINDORFER wohlgeordnete und gut geführte Klinik mit einer sehr einsatzbereiten Mitarbeiterschaft vor. Da alle ärztlichen Planstellen besetzt waren, begleiteten mich keine meiner Münchener ärztlichen Mitarbeiter zu meiner neuen Wirkungsstätte, wie das sonst üblich ist. Auf diese Weise hatte ich aber sofort einen sehr engen und ungefilterten Kontakt zu meinen neuen Mitarbeitern und Mitarbeiterinnen.

Aber jede Generation hat die Aufgabe, den Entwicklungen ihrer Zeit Raum und Gelegenheit zur Entfaltung zu geben, und die wollte ich natürlich auch in Erlangen einbringen, zumal wir in München schon einige verwirklicht hatten.

Von 1970 bis 1977 war ich – wie schon erwähnt – leitender Oberarzt der Kinderklinik der Technischen Universität München. Es war die Zeit der beginnenden Spezialisierung und der Einführung neuer Therapieformen in der Kinderheilkunde. Im Februar 1972 eröffneten wir in München die erste Hämodialyse-Abteilung an einer deutschen Kinderklinik. Um die gleiche Zeit erzielten wir die erste Heilung eines leukämischen Kindes durch die Kombination von Chemotherapie und Bestrahlung des Zentralnervensystems (Therapieschema nach PINKEL). 1973 erfolgte die Eröffnung einer Pulmonologischen und Allergologischen Abteilung unter Einsatz eines Ganzkörper-Plethysmographen. 1975 führten wir die erste Knochenmarktransplantation bei einem Kind in Deutschland durch.

In der Berufungsverhandlung in Erlangen erhielt ich zur Verwirklichung meiner Vorstellung einer zeitgemäßen pädiatrischen Klinik von Herrn Kanzler Dr. KÖHLER die Zusage für die Mittel zum Bau einer Hämodialyse-Abteilung und zum Bau einer Allergologie- und Pulmonologie-Abteilung mit Anschaffung eines Ganzkörper-Plethysmographen. Das war der Einstieg. Wie in der Berufungsverhandlung versprochen, hat die Universität in Person des Kanzlers auch weiterhin die anstehenden Neuentwicklungen nach besten Kräften unterstützt, so dass sich im Laufe der Jahre die Erlanger Pädiatrie zu einer der am besten ausgerüsteten Kinderkliniken Deutschlands entwickeln konnte.

W. Rascher: Die zunehmende Spezialisierung der Kinderheilkunde hat die Klinik vor fast unlösbare Aufgaben gestellt; zum einen musste das Fach als Ganzes erhalten bleiben, zum anderen mussten die Spezialgebiete zu ihrem Recht kommen. Wie haben Sie die Herausforderung bewältigt?

K. Stehr: Bei meinem Eintritt in die Kinderklinik Erlangen bestanden eine Abteilung für Neuropädiatrie, eine Abteilung für Kinderkardiologie und eine Röntgenabteilung; eine Intensivabteilung war im Aufbau. Auch eine onkologische Spezialisierung zeichnete sich bereits ab. Die Klinik hatte 40 ärztliche Planstellen, und der wissenschaftliche Drittmitteletat betrug etwa DM 20.000,--. Am Ende meiner Amtszeit 1998 gliederte sich die Klinik in folgende Spezialbereiche:

Kardiologie
Intensivmedizin
Neonatologie
Neuropädiatrie und Epileptologie
Stoffwechselerkrankungen
Endokrinologie
Infektiologie, Epidemiologie und Vakzinen
Nephrologie mit Hämodialyse und Nierentransplantation
Onkologie mit Knochenmarktransplantation
Hämostaseologie
Rheumatologie und Immunologie
Sozialpädiatrisches Zentrum (Mukoviszidose, Spina bifida, neuro-
muskuläre Erkrankungen)

Pädiatrische Radiologie
Sonographie und Kernspintomographie
Laboratorien für diese einzelnen Bereiche.

Diesen Spezifikationen stand jeweils ein Oberarzt vor. Die Entwicklung in personeller Hinsicht war nur möglich, weil wir durch fortlaufend gute Betriebsresultate (Überschüsse) auf 61 ärztliche Planstellen angewachsen waren und darüber hinaus Drittmittel zur Verfügung hatten, die uns die Aufstockung unseres ärztlichen Personals zeitweise bis zu 83 Stellen erlaubten.

Aber bis dahin war es ein weiter Weg. Es war keine Frage, dass die Spezialisierung der Pädiatrie einer der Zeit entsprechenden Entwicklung bedurfte und an die vorhandene Bausubstanz angepasst werden musste. Nun hatte mir bei einem Besuch im Kultusministerium in München kurz vor meinem Amtsantritt der Hochschulreferent Herr Dr. HUNGER, der mir meine künftigen Arbeitsbedingungen erklärte und mir auch Hilfe für alle zukünftigen Probleme anbot, aber ausdrücklich erklärt, eine bauliche Erweiterung solle ich erst gar nicht in Erwägung ziehen, da nach den Rahmenrichtlinien des Wissenschaftsrates die Klinik schon heute (1977) überdimensioniert sei. Die Klinik hatte damals 242 Planbetten.

Diese bauliche Vorgabe hat in den folgenden 21 Jahren die Entwicklung der Klinik stets begleitet und spezifische Lösungen erfordert. Alle notwendigen Baumassnahmen mussten innerhalb des Hauses bei laufendem Betrieb und ohne Ertragseinbußen bewerkstelligt werden, da der Baukörper äußerlich ja nicht verändert werden durfte. Man kann sich vorstellen, welches Maß an Überlegungen es erforderte, sinnvolle Lösungen zunächst einmal für die dringendsten Probleme zu finden.

Es stellte sich heraus, dass die Infektionsabteilung mit 72 Betten aufgrund der rückläufigen Infektionskrankheiten infolge zunehmender Durchimpfung und der verminderten Verweildauer der Patienten verkleinert werden konnte. Die freiwerdenden Räumlichkeiten sollten nun anders genutzt werden. Von 1977 bis 1998 reduzierte sich die mittlere Verweildauer von ca. 20 Tagen auf ca. 4 Tage, so dass am Ende meiner Amtszeit nur noch 12 Infektionsbetten benötigt wurden. Die Gesamtbettenzahl konnte in zwei Schritten von 242 auf 170 gesenkt werden. Die Anzahl stationärer Behandlungen stieg in diesem Zeitraum von 4200 pro Jahr auf über 8700 an.

Es war ein 20-jähriges mühseliges Überlegen, wie man allen Anforderungen gerecht werden konnte. Einbezogen werden mussten ja auch immer die notwendigen Vorhaben, für die im Augenblick noch keine finanziellen Mittel zur Verfügung standen, die man aber bei der Planung immer vor Augen haben musste, um sie später mit geringstem Aufwand einfügen zu können.

Ganz wichtig war, das Universitäts-Bauamt frühzeitig in unsere Pläne mit einzubeziehen, damit die jeweiligen Baupläne einschließlich der Kostenermittlung rechtzeitig vorlagen. Hierbei gebührt besonderer Dank den Leitern und zugeordneten Baubetreuern des Universitäts-Bauamtes, die uns mit Wohlwollen, Engagement und guten Ideen begleiteten.

Es wurden z. B. infolge der angeordneten Schließung des Schwimmbades im Souterrain aus wasserhygienischen Gründen hier die Küche und der Speisesaal, die sowieso einer Renovierung bedurften, nach modernen Gesichtspunkten eingerichtet. Deren freiwerdender Raum bot nun Platz für Zimmer der Konsiliarärzte, für das Sozialpädiatrische Zentrum und (später) für die Kernspintomographie.

Ein modernes Rehabilitationszentrum mit Trockentherapie und Schwimmbad konnte später nur dadurch eingerichtet werden, dass zwischen Bettenhaus und Infektionshaus ein Verbindungsbau geschaffen wurde. Dieser und die spätere Brücke zur Chirurgie waren die einzigen äußeren Bauveränderungen.

Bei allen diesen Überlegungen stand im Vordergrund, dass die in ihrer Funktion zusammenhängenden Bereiche möglichst nahe beieinander liegen sollten, um die Transportbelastung der Patienten und den Arbeitszeitverlust gering zu halten. Es war z. B. wichtig, den Standort des neuen Rehabilitationszentrums in die Nähe der Patientenbetten und des Sozialpädiatrischen Zentrums unterzubringen.

Meinen Mitarbeitern muss ich meinen Dank und höchstes Lob aussprechen. Sie haben mich bei den Vorbereitungen dieser Maßnahmen mit großem Engagement und Sachverstand beraten und die Folgen unserer Ideen – Baudreck, Lärm und sonstige Unbequemlichkeiten (auch das Bettenhaus, auf die Bedürfnisse der fünfziger Jahre zugeschnitten, musste einer ausgiebigen Renovierung mit Einbau von Sanitärzellen unterzogen werden) erstaunlich klaglos ertragen. Unser gemeinsames Ziel, die Erlanger Pädiatrie zu einer höchst leistungsfähigen Institution werden zu lassen, lag auch in ihrem Interesse.

Zu Ihrer Feststellung »das Fach musste als Ganzes erhalten bleiben« ist folgendes zu sagen: Dem damaligen Trend gemäß erhielt ich kurz nach meinem Amtsantritt eine Anfrage meiner Fachgesellschaft, in welche selbständigen Abteilungen ich meine Klinik aufzuteilen gedächte. Ich hatte aber noch gar keinen Überblick über die Potenzen der Klinik, und außerdem wusste ich, dass ein Antrag meines Vorgängers, ein Ordinariat für Kinderkardiologie zu errichten, bei der Fakultät vorlag, von dieser aber von Jahr zu Jahr weiter geschoben worden war.

Aus meiner Erfahrung in München, den vorhandenen Schwerpunkten in Erlangen und den sich bereits abzeichnenden weiteren Spezialisierungen war unschwer zu folgern, dass eine Partikularisierung der Klinik unter Berücksichtigung der rückläufigen Verweildauer und dadurch automatisch reduzierter Planbettenzahl bei sachgerechter Betrachtung keine Zukunft hatte. Außer der Kardiologie hätten auch andere Spezialgebiete wie die Neuropädiatrie, die pädiatrische Radiologie oder andere mit gleichem Recht eine Verselbständigung einfordern können.

Es war zu bedenken, dass eine Aufteilung der Klinik in nur die wichtigsten Spezialgebiete stationäre Betteneinheiten unter 20 Planbetten ergeben würde, die nicht mehr wirtschaftlich zu führen sind. Es besteht dann die Gefahr, dass die Aufgaben derartiger Minikliniken u. U. der Erwachsenenmedizin rückübertragen oder aus dem Leistungskatalog gestrichen werden. In unserer großen Klinik mussten wir für größere Anschaffungen, wie z. B. einen neuen Kathetermessplatz für die Kardiologie, das gesamte Investitionsvolumen eines Jahres bündeln, um diese Aufgabe zu bewältigen. Aufwendungen dieser Art wären in kleinen Klinken nie möglich.

Einen weiteren wichtigen Grund gegen eine Aufteilung der Klinik sah ich in der notwendigen Rotation der Assistenten zur Erlangung der Facharztreife. Zur reibungslosen Rotation braucht man eine kritische Menge an Planstellen, die kleinen Abteilungen meist nicht zur Verfügung steht. Die Rotation ist nicht nur für die Facharztweiterbildung wichtig, es entwickeln sich dabei die Vorlieben der Assistenten für die einzelnen Spezialisierungen, was diese wieder mit neuen Ideen und Leben füllt und ihren Bestand garantiert.

Die weitere Entwicklung hat gezeigt, dass zur Erhaltung der funktionellen Einheit der Klinik und des Standards einer leistungsfähigen Pädiatrie meine Entscheidung für die Ablehnung der Einrichtung selbständiger Abteilungen, trotz meines Verständnisses für den Drang des sogenannten Mittelbaus nach Selbständigkeit, richtig war. Heute versucht man an vielen Universitäten die Einheit der Fächer in Forschung und Lehre wieder zu fördern und die Ressourcen unter einer Leitung zu bündeln.

Es blieb aber für mich die Frage nach einer guten Lösung zur Befriedigung der geforderten Selbständigkeit. Mit den Leitern der einzelnen Spezialgebiete wurde in der täglich stattfindenden Oberarztbesprechung stets eine aktuelle Abstimmung der Notwendigkeiten vorgenommen. Es war über zwei Jahrzehnte ein stetiges Geben und Nehmen. So erreichten wir die größtmögliche fachliche und auch wissenschaftliche Entscheidungs- und Handlungsfreiheit für die einzelnen Fachspezialisten.

In der Fakultät wurde auf unsere fachspezifischen Bedürfnisse mit seinen vielen Spezialgebieten größtmögliche Rücksicht genommen. Im Laufe der Zeit erhöhte sich die Zahl der C3 Professuren auf fünf, und beinahe alle Oberärzte bekamen Dauerstellen.

W. RASCHER: Welche Motive haben Sie bewogen, die Jugendmedizin in die Kinderheilkunde zu integrieren?

K. STEHR: Das 14. Lebensjahr als obere Altersgrenze der Pädiatrie erwies sich bereits durch die entwicklungsphysiologischen Daten vieler Untersuchungen der fünfziger und sechziger Jahre als ziemlich willkürlich gesetzt. Die Physiologie der Entwicklung der Kinder ist mit 14 Jahren nicht abgeschlossen, sondern geht fließend in das Adoleszentenalter über, um erst mit dem Abschluss des Wachstums annähernd Erwachsenen-Werte zu erreichen. Dem entsprechen die pathophysiologischen Verhältnisse.

Die Zeit zwischen dem 14. Lebensjahr und dem Abschluss des Wachstums ist die absolut gesündeste Phase des Lebens. Deshalb ist die Patientenzahl nicht groß, und das Interesse sowohl der Inneren Medizin als auch der Pädiatrie war für diese Altersstufe nicht ausgeprägt. Erst mit den Therapieerfolgen in den Spezialgebieten der Pädiatrie (Kardiologie, Neuropädiatrie, Onkologie, Endokrinologie, Nephrologie, Gastroenterologie) überlebten viele Patienten das Kindesalter, und die Zahl der jugendlichen Patienten mit chronischen Krankheiten wuchs. Daraus entwickelte sich die Notwendigkeit einer kontinuierlichen Therapie bis zum Abschluss des Wachstumsalters.

Die pädiatrische Gastroenterologie, ein relativ junges Spezialgebiet, bietet dazu ein anschauliches Beispiel: Bis zum Jahr 1982 waren wegen fehlender geeigneter Instrumente die Untersuchungs- und Eingriffsmöglichkeiten im frühen Kindesalter noch sehr begrenzt. Die jährliche Anzahl der ambulant behandelten Patienten stieg aber von 1982 bis 1994 stetig von 51 auf 1200 an. Ein Drittel davon waren wegen ihrer chronischen Erkrankungen Dauerpatienten. So wuchs im Laufe der Jahre der Anteil der Jugendlichen auf 21 % an.

Jugendliche (14. bis 18. Lebensjahr) empfinden sich nicht mehr als Kinder, sondern wollen auch in der Bezeichnung ihres Lebensalters von der Kindheit abgehoben und unterschieden sein, das heißt sie wollen nicht mehr zum »Kinderarzt« gehen. Auf der anderen Seite verschob sich das Patientenalter in der Inneren Medizin laufend nach oben, so dass Jugendliche zunehmend weniger kompetente Ansprechpartner in den Spezialgebieten der Erwach-senenmedizin fanden. Aus dieser Situation der Patienten entwickelte sich die Erweiterung der Kinderheilkunde auf das Jugendalter und der Begriff des Jugendarztes in der Berufsbezeichnung des Kinder- und Jugendarztes.

Für die Jugendlichen, die ab ihrem 18. Lebensjahr das Erwachsenenalter erreicht haben, wurde eine gemeinsame Sprechstunde mit den Internisten unterhalten, um eine angemessene Überleitung der Patienten in die Erwachsenenmedizin zu leisten.

W. RASCHER: Sie waren der erste Ordinarius für Pädiatrie in Deutschland, der die Jugendmedizin fest in eine Kinderklinik integrieren wollte und dem dies schließlich auch gelungen ist. Der Weg war nicht einfach. Warum?

K. STEHR: Es ist einleuchtend, dass die Entwicklung unseres Faches in die aufgezeigte Richtung und eine sich daraus ergebende Namenserweiterung einer Abstimmung mit den Nachbarfächern bedurfte. Das ist grundsätzlich geboten, aber auch im Hinblick auf unsere Patienten, die bei Erreichen der Altersgrenze eine geordnete Weiterbetreuung in einem Bereich der Erwachsenenmedizin erwarten.

Meinen Antrag auf die Namenserweiterung unserer »Kinderklinik« in »Klinik für Kinder und Jugendliche« habe ich in die Fakultätssitzung eingebracht und ausführlich begründet. Ich habe die Fakultät auch darüber unterrichtet, dass mit diesem Schritt Neuland betreten wird und keine auswärtigen Erfahrungen herangezogen werden können. Die Fakultät hat natürlich über diesen Antrag nicht sofort abgestimmt, sondern den davon betroffenen Fachvertretern Zeit gegeben, sich zu beraten. Die Fakultät beschloss dann einstimmig und ohne weitere Diskussion im Jahre 1986, meinem Antrag stattzugeben, und leitete den Beschluss an das Bayerische Kultusministerium weiter.

Dieses wie auch andere Vorgehen, die Arbeitsweisen und das kollegiale Wohlwollen der Erlanger Medizinischen Fakultät, haben mich tief beeindruckt und waren der Grund dafür, dass ich mich stets als Mitglied der FRIEDRICH-ALEXANDER-UNIVERSITÄT Erlangen-Nürnberg wohl gefühlt und meine Zugehörigkeit als Auszeichnung empfunden habe.

Wenn ich der Meinung war, damit sei die Erweiterung des Faches Kinderheilkunde auf den Bereich der Jugendmedizin vollzogen, so irrte ich. Die viel größere und schwierigere Überzeugungsarbeit war in den Fachgesellschaften zu leisten. Einen ersten Vorgeschmack brachte mein Antrag auf Umbenennung der Süddeutschen Gesellschaft für Kinderheilkunde in Süddeutsche Gesellschaft für Kinderheilkunde und Jugendmedizin auf der Jahrestagung 1991 in Erlangen. In der dadurch ausgelösten heftigen Diskussion sprachen sich namhafte Vertreter unseres Faches gegen eine Erweiterung aus. Nach eingehenden kontroversen Debatten fand mein Antrag doch schließlich die Zustimmung der Mehrheit. Vom Vorstand wurde er einstimmig unterstützt.

Bei der Deutschen Gesellschaft für Kinderheilkunde fand ich mit dem gleichen Antrag noch weniger spontane Unterstützung. Erst der neunte, von mir jährlich in Folge eingebrachte Antrag auf Erweiterung des Gesellschaftsnamens in Deutsche Gesellschaft für Kinderheilkunde und Jugendmedizin fand dann allerdings eine große Mehrheit unter den Mitgliedern, und die Gesellschaft wurde im Jahre 1996 in Deutsche Gesellschaft für Kinderheilkunde und Jugendmedizin umbenannt.

Mir ist nie klar geworden, warum gerade in den Mitgliedergesellschaften die Widerstände gegen eine Erweiterung der fachlichen Zuständigkeit für das Jugendalter sich so hartnäckig gestalteten, obwohl damit nur Vorteile für Patienten wie Arzt verbunden waren. »Es ging bisher auch ohne« war ja wohl keine ausreichende Begründung.

Heute ist der Gebrauch der Bezeichnung unseres Faches als »Kinder- und Jugendheilkunde« oder »Kinderheilkunde und Jugendmedizin« allgemein üblich und bedarf keiner Diskussion mehr.

W. RASCHER: Die Pädiatrie benötigt die Kooperation mit diversen anderen klinischen Disziplinen (Kinderchirurgie, Radiologie etc.). Wie sehen Sie die Zusammenarbeit mit den anderen Fächern und damit die Stellung der Kinderheilkunde in der klinischen Medizin?

K. STEHR: Über die Kinderchirurgie und die Kinderradiologie hinaus ist die Kinder- und Jugendheilkunde auf enge Zusammenarbeit mit der Geburtshilfe und Frauenheilkunde, der HNO-Heilkunde, der Orthopädie, der Augenheilkunde, der Neurochirurgie, der Bakteriologie, der Virologie und der Humangenetik angewiesen. Für die Fachgebiete HNO- und Augenheilkunde und Orthopädie richteten wir in unserer Klinik fachspezifisch ausgerüstete Untersuchungsräume ein, um den zeitraubenden und damit teuren Patiententourismus auf das Allernotwendigste zu beschränken. Die Konsiliarärzte hatten also ein sogenanntes Hausrecht. Aus dem engen, von uns allen sehr gesuchten, Kontakt mit ihnen profitiert die Kinder- und Jugendheilkunde und gewinnt an fachlicher Weitsicht.

Zur Optimierung der Versorgung von Neu- und Frühgeborenen gründeten wir in enger Zusammenarbeit mit der Universitäts-Frauenklinik das Erlanger Perinatalzentrum. Unsere Aufgabe bestand darin, durch ganztägige Abordnung eines in der Neugeborenen-Intensivmedizin erfahrenen Mitarbeiters im Kreissaal die Betreuung der Neugeborenen zu übernehmen. Standen Mehrlingsgeburten an, so wurde die pädiatrische Kreißsaalmannschaft aus dem Pool unserer Mitarbeiter kurzfristig verstärkt. Unsere Mitarbeiter hatten Hausrecht in der Frauenklinik, waren zugleich aber auch weisungsgebunden gegenüber dem Direktor der Frauenklinik. Sie dienten also vorübergehend zwei Herren, was aber niemals Schwierigkeiten auslöste. Nach der Stabilisierung der Neugeborenen kamen diese entweder auf die Neugeborenen-Station der Frauenklinik, wo sie von dem leitenden Oberarzt unserer Klinik weiter betreut wurden, oder sie wurden in die neonatologische Intensivstation unserer Klinik gebracht. Da die Universitäts-Frauenklinik unter der Leitung von Herrn Professor Dr. NORBERT LANG einen besonderen Schwerpunkt in der Reproduktionsmedizin hatte, wurden wir häufiger von Mehrlingsgeburten überrascht, die dann Engpässe in der geplanten Aufnahme operierter Kinder der Herzchirurgie oder anderer operierter Patienten mit Bedarf an intensivmedizinischer Versorgung auslösten. Die Errichtung einer zweiten, rein neonatologischen Intensivstation im vierten Geschoss des Bettenhauses löste dieses Problem. Aus der Sicht der Neonatologie wie auch des Geburtshelfers war das Erlanger perinatologische Zentrum ein voller Erfolg.

Die Stellung der pädiatrischen Radiologie sehe ich anders und pragmatischer: Ein guter Kinderradiologe muss über ein fundiertes Wissen auf dem Gebiet der Kinder- und Jugendmedizin verfügen; und bezeichnenderweise wurden die ersten Lehrbücher der pädiatrischen Radiologie von Kinderärzten geschrieben (z. B. FRANZ SCHMID und GERHARD WEBER), die auch röntgen und durchleuchten konnten.

Es ist für die Heranbildung eines guten Nachwuchses auf diesem Spezialgebiet wichtig, dass diese Abteilung unter der Obhut der Klinik für Kinder und Jugendliche verbleibt, damit möglichst viele Ärzte in der Weiterbildung auch die Röntgenabteilung durchlaufen. Aus diesen rekrutiert sich dann erfahrungsgemäß mühelos der das Fach tragende Nachwuchs. Andererseits müssen die Weiterzubildenden der Erwachsenenradiologie entsprechend ihrer

Weiterbildungsordnung durch Vorhalten von Stellen die Möglichkeit haben, Kenntnisse in der Kinderradiologie zu erwerben.

Durch das Rotieren der Assistenten über die Röntgenabteilung, wird viel radiologisches Wissen und Können im Hause angesammelt, was für jeden Arzt wichtig ist und aus ökonomischer Sicht eine ständige Präsenz des Kinderradiologen während der Nacht- und Wochenenddienste entbehrlich werden lässt.

Schließlich ist auch die gesamte Entwicklung der Bildgebung auf unserem Fachgebiet im Auge zu behalten. Die Bildgebung mittels Röntgenstrahlen belastet durch die ionisierende Wirkung dieser Strahlen den heranwachsenden Organismus. Wir suchen diese Belastung zu minimieren, indem konkurrierende strahlenunabhängige Bildgebungsverfahren wie die Sonographie und die Magnetresonanztomographie dort eingesetzt werden, wo sie ebenso gute oder bessere Resultate erbringen. Es erübrigt sich zu sagen, dass auch bei diesen Verfahren die Kenntnisse der Pädiatrie eine notwendige Voraussetzung sind. Eine Ausgliederung der Kinderradiologie aus dem Wettbewerb bildgebender Verfahren ist auch aus diesen Gründen wenig sinnvoll, sondern vielmehr kontraproduktiv.

Aus der Erfahrung von nahezu 50 Jahren Kinderradiologie in München (erste und zweite Fakultät) und Erlangen möchte ich die Prognose stellen, dass die Ausgliederung der Kinderradiologie aus der Klinik für Kinder und Jugendliche den sicheren Niedergang dieses Spezialgebietes unseres Faches bedeutet, weil bereits in kurzer Zeit der qualifizierte Nachwuchs fehlen wird. Diese Entwicklung wird für die Kinder- und Jugendmedizin einen herben Verlust bedeuten und das Wissen von 50 Jahren intensiver Arbeit untergehen lassen.

Die Kinderchirurgie, ein unverzichtbarer Partner unseres Faches, hat sich im Gegensatz zur Radiologie nicht aus unserem Fach entwickelt, sondern aus der Chirurgie, um Teil auch aus der Urologie und Traumatologie. Sie ist in sich viel konsistenter als die Kinderradiologie und dadurch ein eigenes Fach, das aber im Hinblick auf den Nachwuchs wie auf den operativen Fortschritt Offenheit zu den Mutterfächern behalten sollte. Andererseits ist die Kinderchirurgie in ihrem Arbeitsfeld ganz auf die Kinder- und Jugendheilkunde ausgerichtet. Sie lebt und arbeitet daher in einem Spannungsfeld zwischen diesen »großen« Fächern.

Unsere Antwort auf die Probleme der Kinderchirurgie in Erlangen bestand darin, dass wir zunächst in unserer Klinik zwei zeitgemäß ausgestattete kinderchirurgische Operationssäle einrichteten. Weiterhin hatte der Kinderchirurg vollen Zugriff auf alle Einrichtungen einschließlich der Intensivbetten in unserem Hause. Während meiner Amtszeit als Ärztlicher Direktor des Klinikums (1991 bis 1996) wurde im ehemaligen Gebäude der Anästhesiologie eine kinderchirurgische Abteilung mit 30 Betten eingerichtet. Schließlich konnte auch in Absprache mit dem Ordinarius für Chirurgie für den Leiter der Kinderchirurgie eine C3-Professur in Abteilungsleiterfunktion geschaffen werden.

W. RASCHER: Wie ist es Ihnen gelungen, die Klinik baulich und gerätetechnisch so gut auszustatten?

K. STEHR: Die Pläne für die Umgestaltung unserer Klinik wurden nach reiflicher Überlegung und Diskussion mit meinen Mitarbeitern dem Kultusministerium im München vorgelegt und dort entweder abgelehnt, verzögert oder genehmigt. War letzteres der Fall, so erstellten wir mit dem Universitätsbauamt die endgültigen Pläne, die dann noch einmal dem Kultusministerium in Zusammenarbeit mit der Universität vorgelegt wurden. Diese stellten dann die finanziellen Mittel bereit. Man kann sich vorstellen, dass es oft ein schwieriger Weg war, und erst nach zähem Ringen die Verwirklichung der Pläne ermöglicht werden konnte.

Die Pläne waren von uns, meinen Mitarbeitern und mir, langfristig vorgedacht und harrten oft Jahre ihrer Genehmigung. Diese Pläne in Wartestellung brachten aber auch manchen überraschenden Effekt. Wenn im Bauhaushalt des Klinikums durch Bauverzögerung irgendeines Objektes noch Mittel vorhanden waren, konnte manches unserer Vorhaben aus der Warteschleife in die rasche Realisierung vorgezogen werden. Einem solchen Glücksfall verdanken wir die Totalrenovierung unserer gesamten Laboratorien im Funktionsbau. Darunter befand sich auch das zellbiologische Labor, das später zur Keimzelle der WILHELM-SANDER-THERAPIEEINHEIT werden sollte.

Meinen Mitarbeitern habe ich schon in meiner Antwort auf die zweite Frage Dank und Lob ausgesprochen für ihr Engagement, ihre Geduld und ihren Humor bei der Durchsetzung unserer gemeinsamen Ideen und ihrer Durchführung. Natürlich sind bauliche Veränderungen eine Mehrbelastung und mit vielem Unangenehmen verbunden. Auch ich habe das bei dem Bau der Operationssäle zu spüren bekommen, als beim Arbeiten der Betonschneider das Wasser durch die Decke floss und mein Arbeitszimmer für ein halbes Jahr ruinierte.

Da unsere Umgestaltungen langfristig geplant waren, wusste jeder im Voraus, was auf ihn zukam: einerseits das Chaos, andererseits aber u. U. auch ein neuer, angenehmer Arbeitsplatz. Nach Fertigstellung der einzelnen Baumaßnahmen gab es vor der Inbetriebnahme natürlich zahlreiche Feiern. Es bleibt vielleicht trotz aller Belastung manche positive Empfindung an diese Zeit zurück, sie steigert auf jeden Fall den Zusammenhalt unter den Mitarbeitern. Man ist ja auch ein bisschen stolz auf das für ein gemeinsames Ziel Geleistete.

Wir besaßen eine sehr effektive eigene Klinikverwaltung, die vorzügliche Arbeit leistete. Durch straffe Erfassung der geleisteten Arbeit und unter Beobachtung optimaler Abrechnungsmodalitäten verfügte die Klinik regelmäßig über genügend Investitionsmittel, um den apparativen Standard halten zu können. Drittmittel aus den verschiedenen Förderquellen standen in den achtziger und neunziger Jahren oftmals in großer Höhe bereit.

Dankbar ist an dieser Stelle der 1982 gegründete »Freundeskreis der Kinderklinik« zu erwähnen, der jährlich mit beträchtlichen Mitteln die Entwicklung einer modernen Kinder- und Jugendmedizin gefördert hat. Wenn alle diese Mittel für apparative Neuerwerbungen nicht ausreichten, so hatte ich immer noch das offene Ohr des Kanzlers der Universität, der nach Kräften zu helfen bereit war. Nicht vergessen möchte ich die Firma Siemens, die uns im Jahr 1996 unter finanzieller Mithilfe der Universität ein offenes Kernspintomographiegerät zur Diagnostik und Forschung zur Verfügung stellte, und der wir damit das erste Gerät dieser Art an einer deutschen Klinik für Kinder und Jugendliche verdanken.

Es blieben am Ende meiner Amtszeit nicht viele Wünsche offen. Aber ich habe bedauert, dass die WILHELM-SANDER-THERAPIEEINHEIT nicht schon früher, also zum beantragten Zeitpunkt des 1. September 1996 eröffnet werden konnte, zumal die baulichen Voraussetzungen durch die Klinik bereits geschaffen waren. Dadurch ging wertvolle Zeit in der Erforschung und Therapie der Hochrisikoleukämien verloren. Andererseits hatte ich Verständnis dafür, dass der Stiftungsvorstand bei einem so langfristig angelegten Projekt angesichts meiner im April 1998 zu erwartenden Emeritierung zunächst den Kontakt mit meinem Nachfolger suchte, ehe er grünes Licht gab. Nun aber scheint alles auf dem besten Wege zu sein.

Auch hätte ich gerne die auf unsere Anregung hin geplante Einrichtung der Plazenta-Restblutbank im Klinikum bis zur vollen Funktionsfähigkeit betreut, und auch die Forschung auf dem Gebiet der Stammzellproliferation hätte ich gerne noch eine Wegstrecke begleitet.

In meinem persönlichen Forschungsbereich bedauere ich, dass nach der Eradizierung der Pocken und der Poliomyelitis in Deutschland auch die nächst wichtigen und häufigen Infektionskrankheiten Masern, Mumps und Röteln in Deutschland immer noch endemisch sind, obwohl seit 40 Jahren Impfstoffe verfügbar sind und große Anstrengungen meinerseits getätigt wurden, die Durchimpfungsrate über die kritische Grenze von 95% anzuheben.

In diesen Aufgabenbereichen, die ich leider unvollendet abgeben musste, vertraue ich auf Ihre Tatkraft als mein Nachfolger und die meiner ehemaligen Mitarbeiter und auch auf das Erinnerungsvermögen meiner ehemaligen Studenten.

W. RASCHER: Sie haben sich wissenschaftlich den Impfungen verschrieben. Als Sie Ihre Arbeit begannen, war die Impfung gegen Pertussis wegen vermeintlicher Nebenwirkungen – unberechtigterweise, wie sich nachher herausstellte – als Regelimpfung ausgesetzt worden. Konnten Sie im Bereich der Impfprävention das umsetzen, was Ihnen vorschwebte, oder hätten Sie gerne mehr erreicht?

K. STEHR: Die Frage nach der Häufigkeit und Bedeutung von bleibenden Gesundheitsschäden nach Impfungen ist so alt wie die Impfung selbst. Sie stellt sich in verstärktem Maße immer dann, wenn die Krankheitshäufigkeit und die durch die Krankheit bedingten Folgen durch die Impfung im Verschwinden begriffen sind. Die Pockenschutzerstimpfung wurde in der Regel ebenso wie die Keuchhustenschutzimpfung bis zur Vollendung des ersten Lebensjahres durchgeführt. Nach der Eradikation der Pocken wurde 1976 die Impfpflicht gegen Pocken in Deutschland aufgehoben und die Impfung der Kinder eingestellt. Die weiterhin jetzt in zeitlichem Zusammenhang zur Pertussisimpfung auftretenden zerebralen Dauerschäden unterschieden sich in Form und Häufigkeit nicht von denen, wie sie in der Ära der Pockenimpfung beobachtet worden waren. Die Häufigkeit schwankte, betrug aber im Durchschnitt 1:76.000 Impfungen.

Unser erster Beitrag bestand darin, dass wir alle erkennbaren Impfkomplikationen nach 800.000 Impfungen unmittelbar nach dem Auftreten einer genauen klinischen Untersuchung zuführten. Die Häufigkeit der aufgetretenen Fälle betrug erwartungsgemäß 1:80.000. In jedem einzelnen Fall konnte erstmals mittels heute verfügbarer diagnostischer Methoden die Diagnose einer eigenständigen Erkrankung ohne jeden Zusammenhang zur Impfung gestellt werden.

In einer weiteren großen Untersuchung, in der die Wirkung von azellulärer Keuchhustenvakzine mit der herkömmlichen Ganzkeimvakzine verglichen wurde, konnten wir nachweisen, dass ein Einfluss beider Vakzinen auf die postvakzinale Krampfhäufigkeit im Vergleich zur Kontrollgruppe, die nur eine Diphtherie-Tetanus-Impfung erhalten hatte, nicht vorhanden war. Diese Ergebnisse in der Zusammenschau mit anderen Mitteilungen aus England, USA, Dänemark und Japan führten dazu, dass 1991 die Keuchhustenschutzimpfung in Deutschland wieder generell für alle Kinder empfohlen wurde. Es ist heute international anerkannt, dass die DPT-Impfung keine Zerebralschäden verursacht.

Aufgrund unserer Untersuchungen wurde 1993 der erste azelluläre Keuchhustenimpfstoff in Deutschland und 1996 in den USA die erste, azellulären Pertussisimpfstoff enthaltende Kombinationsvakzine gegen Diphtherie, Tetanus und Keuchhusten zugelassen.

W. RASCHER: Was denken Sie, wenn Sie jetzt von dem deutlich reduzierten Mittelzufluss hören, ich denke an die fallpauschalierte Zahlung durch die Kostenträger, die stationsersetzenden Maßnahmen, den reduzierten Zuführungsbetrag des Landes? Glauben Sie, dass diese Entwicklung die Pädiatrie härter als andere medizinische Fachgebiete trifft?

K. STEHR: Da die neue Regelung einer fallpauschalierten Vergütung erst nach meiner Emeritierung im Jahr 1998 eingeführt wurde, fehlt mir die praktische Erfahrung. Grundsätzlich ist dieses System jedoch auch auf die Kinder- und Jugendmedizin anwendbar, soweit die Besonderheiten unseres Faches im Vergleich zu der Erwachsenenmedizin Berücksichtigung finden. Hierzu rechne ich vor allem die hohe Pflegeintensität in dieser Altersstufe. Ein großer Teil unserer Patienten bedarf selbst für die einfachsten Dinge des Lebens einer ständigen Betreuung. Auch der Transport der Kinder zu Untersuchungen und Eingriffen erfordern eine zeitlich lückenlose Betreuung durch geschultes Personal. Weiterhin haben Kinder einen viel intensiveren Stoffwechsel, so dass eine häufigere Mahlzeitenfolge (bis zu zehnmal am Tag) zu garantieren ist. Auch sind Kinder oft wählerischer in ihrer Nahrungsaufnahme – eine Mahlzeit wird häufig abgelehnt und muss durch ein neues Angebot ersetzt werden. Schließlich sollte die psychische Betreuung des kranken Kindes entweder durch die Mitaufnahme eines Elternteils oder durch das Pflegepersonal gewährleistet sein. Alle genannten Leistungen sind sehr personalintensiv und müssen natürlich in einer fachspezifischen Vergütungsanhebung Anerkennung finden.

Außerdem haben Universitätskliniken für Kinder und Jugendliche auch noch Behandlungsmöglichkeiten vorzuhalten, die zur Betreuung schwerkranker Risikopatienten nach heutigem Therapiestandard unverzichtbar sind (z. B. Hämodialyse, interventionelle Herzkatheterisierung, Transplantationsmedizin, u. a.). Auch diese Leistungen, die zur Aufrechterhaltung der ausreichenden ärztlichen Versorgung einer definierten Region unverzichtbar sind und daher im Leistungskatalog nicht ausgeschlossen werden können, sind im Vergütungssystem zu berücksichtigen. Werden diese fach- und altersspezifischen Besonderheiten nicht bedacht, ist die Kinder- und Jugendheilkunde im Vergleich zu den Fächern der Erwachsenenmedizin natürlich benachteiligt. Probleme dieser Art sind mir aber nicht neu. Sie ließen sich in der Vergangenheit jedoch stets in Verhandlungen mit den Kostenträgern zufriedenstellend lösen.

W. RASCHER: Was war aus Ihrer Sicht die wichtigste Entwicklung der Pädiatrie im letzten Viertel des 20. Jahrhunderts?

K. STEHR: Spontan würde ich antworten: Die Entwicklung der Bildgebung der Sonographie und der Magnetresonanztomographie in dieser Zeit als Ergänzung des Röntgens und der Computertomographie ist in ihrer breiten Anwendbarkeit für die Pädiatrie von ungeheurer Wichtigkeit. Untersuchungen dieser Art sind für den Patienten schmerzlos, ohne Strahlenbelastung und erlauben eine sehr genaue Feststellung der Topographie des Körpers und seiner Organveränderungen. Das kommt der Diagnose beinahe aller pädiatrischen Erkrankungen zugute.

Beantwortet man die Frage aus der Sicht der einzelnen Spezialisierungen, so hat es in jedem Fach ganz besonders wichtige Entwicklungen gegeben, deren Wertigkeit man aber wohl nicht vergleichend beurteilen kann. In der Neonatologie wurde zum Beispiel in diesem Zeitraum das Risiko einer Frühgeburt, einen Folgeschaden zu erleiden, so deutlich gesenkt, dass heute ein Kind mit einem Geburtsgewicht von 700 g ein geringeres Risiko hat als eines von 1700 g zu Beginn des letzten Vierteljahrhunderts. Dieser Erfolg wurde durch die Summation zahlreicher Fortschritte auf verschiedenen Gebieten erreicht, so z. B. durch die Entwicklung einer die Lunge schonenden Beatmungstechnik, die Pulsoxymetrie, das frühe Erkennen und die rechtzeitige Therapie einer drohenden Verbrauchskoagulopathie und anderer Teilaspekte eines optimierten Therapiemanagements unter Einsatz neuester Methoden.

Dazu muss man aber sagen, dass die Erfolge der letzten 25 Jahre des 20. Jahrhunderts nicht denkbar sind ohne die stetige Entwicklung der vorausgegangenen 25 Jahre. In dieser Zeit entwickelte die Pädiatrie Mikromethoden in der Labortechnik, die mit kleinsten Blutmengen genaue Bestimmungen der Organfunktionen gestatteten. Es war die Periode der Labormedizin, in der eine besondere pädiatrische Laborkultur entwickelt wurde. Diese ermöglichte erst den diagnostischen Zugang zu den frühkindlichen Entwicklungsstufen und war eine notwendige Basis für die Neonatologie, die pädiatrische Stoffwechselmedizin, die pädiatrische Endokrinologie u. a. (Die Blutmenge, die heute noch bei einem Erwachsenen für komplexere Laboruntersuchungen entnommen wird, entspricht etwa der zirkulierenden Blutmenge eines unreifen Frühgeborenen).

Ein Absinken des heute erreichten Niveaus dieser auf kleinste Mengen zugeschnittenen Labortechnik würde augenblicklich viele der hier aufgezeigten Fortschritte wieder in Frage stellen. Besonders wichtig ist die Beachtung des Faktors Zeit. Der Stoffwechsel eines jungen Kindes läuft etwa fünfmal schneller ab als der der Erwachsenen. Da die Flüssigkeits-, Elektrolyt- und Substratreserven entsprechend gering sind, hat man in der neonatologischen Intensivtherapie z. B. oft nur eine Viertelstunde Zeit, anhand präziser Laborwerte die richtige Therapie anzuwenden. Diese Leistung kann nur ein pädiatrisch hoch qualifiziertes Labor in der Klinik selbst erbringen.

Ein wichtiger Fortschritt auf dem Gebiet der Kinderkardiologie ist sicher die interventionelle Kathetertechnik. Wenn es z. B. den Erlanger Kinderkardiologen gegen Ende meiner Amtszeit gelungen ist, mittels Katheter und Ballondilatation eine angeborene hochgradige Pulmonalstenose bei einem Frühgeborenen von 640 g Geburtsgewicht zu beheben und das Kind damit am Leben zu erhalten, so ist das eine in die Zukunft weisende Spitzenleistung. Interventionen ersparen den Kindern operative Eingriffe mit und ohne Herz-Lungenmaschine. Ihr Anteil an Katheterisierungen hat seit 1975 ständig zugenommen und beträgt heute ein Drittel der gesamten Herzkatheteruntersuchungen.

Die bereits erwähnte Perfektionierung der Bildgebung durch Sonographie ermöglicht darüber hinaus, dass heute 50 % unserer Herzpatienten ohne präoperative Herzkatheteruntersuchung operiert werden. In der Kardiologie haben auch die Behandlungserfolge der Kinder zu einem Anwachsen jugendlicher Patienten geführt. Etwa ein Drittel unserer Herzpatienten sind Jugendliche.

In der Nephrologie sind die Hämodialyse und die dadurch erst möglich gewordene Nierentransplantation herausragende Fortschritte. Dabei ist festzuhalten, dass die Hämodialyse auch für die heutige Intensivmedizin unverzichtbar ist, ebenso wie für die postoperative Betreuung in der Kardiochirurgie, bei Schocknieren infolge Traumatisierung oder beim hämolytisch-urämischen Syndrom.

Ins Auge fallende Fortschritte in der pädiatrischen Onkologie waren in diesem Zeitraum die mit einer ZNS-Bestrahlung kombinierte Chemotherapie (Therapieschema nach PINKEL), die bestimmte Formen der kindlichen Leukämie erstmals mit beachtlichem Erfolg heilbar machte. Hervorzuheben sind auch die allogene Knochenmarkstransplantation, die erstmals in Erlangen 1984 in der Klinik für Kinder und Jugendliche durchgeführt wurde, und die 1987 hier bei einem Kinde erstmals weltweit erfolgte Transplantation peripherer Stammzellen.

Der Einsatz des Ganzkörperplethysmographen in der Allergologie und Pulmonologie machte erstmals die obstruktive Lungenfunktionsstörung quantifiziert messbar und ermöglichte durch inhalative Provokation die Bestimmung des aktuellen Allergens, was vordem durch die Hauttestung nicht möglich war. Daraus entwickelte sich die erfolgreiche Desensibilisierungstherapie bei Asthma bronchiale.

In der Neuropädiatrie hat die elektrophysiologische Erforschung des Gehirns einen bemerkenswerten Fortschritt gebracht. Mit Hilfe einer computergesteuerten Analyse des EEG konnten Funktionsareale des Gehirns bestimmt und Störungen dieser Funktion lokalisiert werden (Brain mapping). Das war die bahnbrechende Voraussetzung für eine effektive Epilepsie-Chirurgie. Das erste Laboratorium mit entsprechender Ausrüstung in einer Kinderklinik entstand 1981 in Erlangen. In der Weiterentwicklung entstanden daraus das iktuale Video-EEG-Monitoring und die Aufzeichnung sensorisch evozierter Potentiale zur objektiven Funktionsbeurteilung des Zentralvervensystems.

Die pädiatrische Infektiologie, mein eigenes Arbeitsgebiet, hat ohne Zweifel einen großen Beitrag zur Eradikation wichtiger Infektionskrankheiten geleistet. Ein erster großer Erfolg war, dass von der WHO 1980 die Welt für pockenfrei erklärt werden konnte. Die Ausrottung der Poliomyelitis wird für das Jahr 2006 erwartet. Mit den Arbeiten zur Zulassung weiterer Impfstoffe gegen Masern, Mumps, Röteln, Windpocken, Keuchhusten (azellulär), Hämophilus influenza Typ B und Hepatitis A und B wurde ebenfalls Herausragendes geleistet, wenn auch die Impfwilligkeit noch verbesserungsbedürftig ist, um diese Infektionskrankheiten wirklich ausrotten zu können. Aber das ist ein anderes Thema, das noch Geduld und großer Anstrengungen bedarf.

Nicht unwichtig für das Gesamtfach war die Namenserweiterung unseres Faches von »Kinderheilkunde« in »Kinderheilkunde und Jugendmedizin«. Damit wurden nicht nur die entwicklungsphysiologischen Erkenntnisse in die

Praxis umgesetzt, sondern es sind vor allem nun den jugendlichen Patienten und ihren Problemen klar definierte Ansprechpartner gegeben.

Wenn herausragende Fortschritte unseres Faches aufgezeigt werden, so dürfen die Erfolge unseres wichtigsten Kooperationspartners, der Kinderchirurgie, nicht unerwähnt bleiben. Aus unserer Sicht ist hervorzuheben, dass bei der Behandlung der Kinder heute nicht mehr Operationsmethoden aus der Erwachsenenchirurgie, sondern in vielen Bereichen schonendere und damit kindgerechtere Verfahren angewendet werden. In der Traumatologie haben z. B. die nicht so belastenden intramedullären Schienungsmethoden die sonst übliche Plattenosteosynthese fast völlig ersetzt und bessere Ergebnisse gebracht. Auch in der rekonstruktiven Kinderchirurgie und hier ganz besonders in der Kinderurologie wurden bemerkenswerte Ergebnisse erzielt. Bei der Hypospadiekorrektur hat sich nicht nur der Zeitpunkt des Eingriffs in das erste Lebensjahr vorverlagert, auch die Anzahl notwendiger Operationen hat sich drastisch verringert. Heute kann, im Gegensatz zu früher, auch eine hochgradige Hypospadie meist mit nur einem Eingriff korrigiert werden. Ein weiterer herausragender Erfolg sind die guten Ergebnisse in der Korrektur der Blasenekstrophie, bei der während nur einer Operation eine funktionsfähige Blase gebildet wird, mit der man bei 80 % der Patienten Harnkontinenz erreicht. Durch Nachoperation können auch die restlichen 20 % der Patienten kontinent werden. Diesen Kindern wird auf ihrem weiteren Lebensweg viel Leid erspart.

Betrachten wir alle diese Ergebnisse, die im Laufe der letzten 25 Jahre des vorigen Jahrhunderts erzielt wurden, so wird offenkundig, dass große, zum Teil Aufsehen erregende Fortschritte erzielt wurden wie kaum in einer Zeit vorher. Basierend auf den Ergebnissen unserer Vorgänger waren uns diese bemerkenswerten Fortschritte möglich; und wir verdanken den heutigen Wissensstand der pädiatrischen Medizin dem Engagement, dem Fleiß, der Klugheit und Ausdauer vieler Männer und Frauen, für die die Sorge um die Heilung und Linderung der Krankheiten von Kindern einen Teil ihres Lebens ausmachten.

W. RASCHER: Herr Stehr, ich danke Ihnen für das Gespräch.

Wolfgang Rascher
Perspektiven der Kinder- und Jugendmedizin

Zur Einführung ein kurzer Rückblick

Im Vergleich mit den großen traditionellen medizinischen Fachgebieten Innere Medizin und Chirurgie ist die Kinderheilkunde ein junges Fach. Sie hat sich am Ende des 19. Jahrhunderts aus der Inneren Medizin zu einem selbständigen Fachgebiet entwickelt. Die hohe Sterblichkeit von Säuglingen und Kleinkindern, vor allem an Infektionskrankheiten und Ernährungsstörungen, war ein Grund, die Kindermedizin als eigene Spezialität zu etablieren. Lehrstühle und Kinderkliniken wurden an den medizinischen Fakultäten nicht selten erst gegen den Willen der Fakultät eingerichtet, wobei der größte Widerstand durchweg aus der Inneren Medizin kam. Mit der Eigenständigkeit des Fachs in Forschung, Lehre und Krankenversorgung wurde insbesondere eine Senkung der Säuglingssterblichkeit erwartet, und diese Erwartung hat das Fach auch durch deutliche Verbesserungen in der Hygiene und Ernährung eindrucksvoll erfüllt. Die große Ära der Pädiatrie lag, vor allem in Deutschland, im ersten Drittel des letzten Jahrhunderts. Hier wurde das Fach von hervorragenden Forscherpersönlichkeiten geprägt und erlangte international eine hohe Reputation.

Ein schwerwiegender Einbruch kam mit dem Nationalsozialismus. Wie kaum ein anderes medizinisches Fachgebiet hat die Pädiatrie durch diese leidvolle Geschichte gelitten. Der Anteil der jüdischen Mitbürger an der ärztlichen Versorgung im Fach Kinderheilkunde war vor 1933 besonders hoch gewesen. Nahezu jede zweite Kinderärztin bzw. jeder zweite Kinderarzt war jüdischer Abstammung oder galt nach nationalsozialistischer Definition als Jude (611 von 1253, entsprechend 48,8 %).[1] Die NS-Diktatur hat sie gedemütigt und aus dem Land getrieben oder ermordet.

Wie andere medizinische Disziplinen hat sich die Pädiatrie auch nach dem Zweiten Weltkrieg eindrucksvoll entwickelt und wichtige Beiträge zur Forschung und zur Kindergesundheit geleistet. Dazu gehörten neben der Senkung der Säuglingssterblichkeit eine verbesserte Therapie auf der Grundlage der Kenntnis der Pathophysiologie, die Aufdeckung von genetischen Krankheitsursachen, die Rehabilitation geistig und chronisch kranker Kinder bis hin zur vorsorglichen Behandlung von Behinderung bedrohter Kinder, die Vorsorgeuntersuchungen mit der Früherkennung und frühzeitigen Behandlung

---

1 Seidler (2000).

von Krankheiten und Entwicklungsstörungen, die Verhütung von Kinderun-
fällen und die Verbesserung der psychischen und psychosomatischen Betreuung. Diese Erfolge, vor allem auch in der Behandlung von chronischen
Krankheiten, hat das Fachgebiet Kinder- und Jugendmedizin, wie vor ihm die
Innere Medizin und Chirurgie, durch die Bildung von Schwerpunkten erreicht.

In diesen, primär an den Universitätskliniken etablierten Subspezialitäten
und Schwerpunkten, hat sich in der Forschung wie in der tertiären (spitzen-
medizinischen) Krankenversorgung die Kinderheilkunde auf hohem Niveau
weiterentwickelt. Dadurch wurde nicht nur das universitäre Versorgungs-
und Forschungspotential strukturiert, sondern die Spezialkenntnisse führten
zugleich zu einer Verbesserung der klinischen Versorgung für die Patienten
mit einer höheren klinischen und wissenschaftlichen Ergebnisqualität. Die
Fortschritte für das gesamte Fach wurden nahezu ausschließlich in den Subspezialitäten über deren neue wissenschaftliche Erkenntnisse ermöglicht. Bis
zum Ende des letzten Jahrhunderts waren allerdings nur die Kinder-Kardiologie und die Neonatologie von den Landesärztekammern als Schwerpunkte
anerkannt.

Zu Beginn des 21. Jahrhunderts wurden weitere Schwerpunkte und Zusatzbezeichnungen in der Kinder- und Jugendmedizin in Deutschland anerkannt[2] und die Subspezialisierung in großen, aber nicht allen Teilbereichen
organisatorisch vollzogen. Jedoch wird das Fachgebiet Kinder- und Jugendmedizin durch verschiedene Entwicklungen der jüngsten Zeit in besonderer
Weise herausgefordert; hierher gehören der seit einigen Jahren zu konstatie-
rende massive Geburtenrückgang, die zunehmende Verlagerung der Medizin
in den ambulanten Bereich, die immer kürzeren Liegezeiten, die Notwendigkeit der Umsetzung der Versorgung von Kindern mit bestimmten Krankheiten in hochspezialisierte Zentren und die begrenzten finanziellen Ressourcen.
Diese Faktoren und die hinzukommende strikte Orientierung an der Wirtschaftlichkeit werden alle Bereiche der Kinder- und Jugendmedizin substan-
tiell treffen. Die universitäre Pädiatrie wird sich zudem durch die anstehenden grundsätzlichen Änderungen der Struktur der Universitätsklinika um-
stellen müssen, da auch die universitäre Kinder- und Jugendkliniken in Zukunft nicht nur an den Leistungen der Krankenversorgung gemessen werden,
sondern vor allem auch an den Leistungen in der Forschung. Auch sind die
Anforderungen im Bereich der Aus- und Weiterbildung gestiegen. So stehen
wir zu Beginn des 21. Jahrhunderts in Deutschland vor einem Umbruch in
der Medizin und damit auch in der Kinder- und Jugendmedizin, der aber auch
ein Nachdenken über die bisherigen Strukturen und eine grundlegende Neuorientierung ermöglicht.

---

2 Beschluss auf dem 106. Deutschen Ärztetag in Köln, 2003. Vgl. auch Hoyer und
   Brodehl (2003), S. 786 f.

Da Voraussagen der Zukunft bekanntermaßen wenig zuverlässig sind, ist es nicht sinnvoll, allzu intensiv über die Zukunft der Kinder- und Jugendmedizin zu spekulieren. Vielmehr erlauben die Analyse der aktuellen Situation und die anstehenden konkreten Änderungen im Gesundheitssystem, auch an Beispielen der Erlanger Kinder- und Jugendklinik, die Probleme und Perspektiven konkret aufzuzeigen. Dabei werden auch die Entwicklungen in der Europäischen Union berücksichtigt.

Wandel der Versorgungsstrukturen als Gefährdung des Fachgebiets?

Die Diskussion über die Fragen, aus welchem Grund und in welcher Form Institutionen für kranke Kinder (Kinderkliniken, Kinderabteilungen, Kinderchirurgische Abteilungen, Kinder- und Jugendpsychiatrie) ihre eigene Existenzberechtigung haben bzw. nötig sind, ist nicht neu. Schon vor mehr als 20 Jahren wurde infolge der Reduktion von Liegezeiten mit nachfolgendem Bettenabbau in Kinderkliniken von einer »Krise« gesprochen.[3] Anlass der Krise war der Rückgang der durchschnittlichen Verweildauer in den Kinderkrankenhäusern um ca. 30 %. Innerhalb von 10 Jahren sank die mittlere Verweildauer von 18 Tagen auf 11,8 Tage und die Zahl der jährlich stationär behandelten Patienten stieg um 16 %, im Mittel von 1943 auf 2251. Die kürzere Belegung und der Rückgang der Geburten, aber auch die immer besser werdende ambulante pädiatrische Versorgung verursachten so eine Abnahme der Belegung um ca. 25 % (im Mittel von 97 % auf 73 %). Die Kinderkliniken stellten sich auf die neue Situation ein, aber der Rückgang der stationären Versorgung ging weiter. In Bayern sank die Zahl der Pflegetage von 809.000 im Jahre 1998 auf 745.000 im Jahre 2002 (minus 7,9 %) und sie wird noch weiter abnehmen.[4] Im gleichen Zeitraum fiel die mittlere Verweildauer von 6,5 auf 5,9 Tage ab.

Der Rückgang der Liegezeiten wird die Größe und die Anzahl der Kinder- und Jugendkliniken in den kommenden Jahren voraussichtlich reduzieren. Die erfolgreichen Impfprogramme haben viele Kinderkrankheiten weitgehend eliminiert, und weitere Impfprogramme, z. B. gegen Pneumokokken, Influenza, RSV und Rotavirus, werden dazu führen, dass weniger Patienten in pädiatrischen Kliniken behandelt werden müssen. Dadurch werden einige Kinderabteilungen an die Grenze der Wirtschaftlichkeit stoßen und in Regionen mit Versorgungsalternativen verschwinden. Durch Zusammenlegung und Konzentrierung entstehen größere, funktionstüchtige Betriebseinheiten. Nicht zu tolerieren ist jedoch die Versorgung von Kindern in den Einrichtungen der

---

3 Olbing, Bachmann, u. a. (1982), S. 1.

4 So Gerhard Knorr, Ministerialdirigent, Leiter der Abteilung Krankenhausversorgung am Bayerischen Staatsministerium für Arbeit und Sozialordnung, Familie und Frauen, in einem Vortrag am 19.03.2004 in Bernried anlässlich der Jahrestagung der Vereinigung leitender Kinderärzte und Kinderchirurgen in Bayern.

Erwachsenenmedizin, da diese nicht über den hierfür notwendigen medizinischen Standard verfügen. Eine solche Entwicklung würde einen fatalen Rückschritt bedeuten.

Eine reale Existenzbedrohung unseres Fachgebiets sehe ich derzeit zwar nicht, da die Leistungen des Faches für die Kindergesundheit unentbehrlich sind. Aber die Kinder- und Jugendmedizin muss sich gemeinsam formieren und leistungsstarke Nachwuchskräfte für die Forschung und die Patientenversorgung ausbilden. In den für die Kinderheilkunde so wichtigen Fächern Kinderchirurgie und Kinderradiologie zeichnet sich bereits jetzt ein besorgniserregender Mangel an Nachwuchs ab.

Pädiatrie in einer immer älter werdenden Gesellschaft

Durch die derzeitigen ökonomischen Schwierigkeiten ist die problematische demographische Entwicklung unserer Gesellschaft mit ihrem Mangel an Kindern jetzt offensichtlich geworden. Dies war zwar schon länger bekannt und auch thematisiert worden,[5] aber erst durch alarmierende Zeitungsberichte aus jüngerer Zeit[6] und die plakative, aber gerade dadurch aufrüttelnde Darstellung von FRANK SCHIRRMACHER, dem Herausgeber der FAZ,[7] ist die Problematik mit ihrer Brisanz in der breiten Öffentlichkeit präsent.

Betrug die Gesamtfruchtbarkeit auf dem Zenit des europäischen Babybooms Anfang bzw. Mitte der 60er Jahre in der Bundesrepublik Deutschland noch 2,37 Kinder pro Frau im gebärfähigen Alter, liegt die Zahl heute bei 1,39 Kindern. Für die Konstanterhaltung einer Population bedarf es einer Fertilität von 2,1 Kindern pro Frau. Früher lag dieser Sollwert wegen der größeren Bedeutung der Kindersterblichkeit entsprechend höher. Gäbe es keine Zuwanderung, würde die Bevölkerung der Bundesrepublik bei der derzeitigen Geburtenrate im Jahre 2050 um 28,5 % gesunken sein (59 Millionen statt 82 Millionen). Der Schwund der Einwohnerzahl entspräche den Einwohnern aller neuen Bundesländer plus Hessen.[8] Wegen der erwarteten anhaltend geringen Geburtenzahl in der Bundesrepublik wird die Geburtenrate von ca. 730.000 im Jahre 2003 auf etwa 560.000 im Jahre 2050 sinken. Damit wird die Zahl der unter 20-Jährigen von aktuell 17 Millionen (21 % der Bevölkerung) auf 12 Millionen im Jahr 2050 (16 %) zurückgehen.[9]

Innerhalb von 10 Jahren fiel die Zahl der Geburten pro Jahr in Deutschland von 906.000 im Jahre 1990 auf 767.000 im Jahre 1999, das heißt um

---

5 Dönhoff u. a. (1992), S. 23–33.

6 Vgl. z. B. Süddeutsche Zeitung vom 17.04.2001, S. 1.

7 Schirrmacher (2000).

8 S. Anm. 6.

9 Statistisches Bundesamt: http://www.destatis.de/presse/deutsch/
pm2003/p2300022.htm, 2003 (Stand September 2004).

15,3 % ab.[10] In Bayern sank im gleichen Zeitraum die Anzahl der Geburten von 136.122 auf 123.244 (9,5 %).[11] Diese geringe Geburtenzahl beeinflusst die Pädiatrie nachhaltig und wird sie ohne Zweifel verändern. Dabei dürfen aber das vorhandene Wissen und die bisherigen Errungenschaften des Fachgebiets nicht verloren gehen. Die heutigen Standards der medizinischen Versorgung sind in Gefahr, wenn man die Hilferufe unserer österreichischen Kollegen hört.[12]

Herausforderung der Medizin im 21. Jahrhundert

Nicht nur der Geburtenrückgang, auch die Finanzierung des Gesundheitswesens und die sich daraus ergebenden Änderungen greifen in das Fach der Kinder- und Jugendmedizin ein. Entscheidend hat sich auch das medizinisch-wissenschaftliche Grundverständnis geändert. Vor 50 Jahren begann die Rückführung von Krankheiten auf molekulargenetische Mechanismen mit der Beschreibung der Struktur der DNA. Das vorherrschende Paradigma in der Pädiatrie ist heute die molekulare Pathologie bzw. die molekulare Medizin. Durch die neuen bildgebenden Techniken erhalten wir vorher nie gekannte Darstellungen von Krankheitsprozessen. Neue Therapieverfahren wie z. B. die Transplantation von Organen, hämatopoetischen Stammzellen, neue Formen der Zelltherapie und der Gentherapie eröffnen die Möglichkeit, bisher unheilbare Krankheiten effektiv zu behandeln.

Ohne Zweifel befindet sich unsere Gesellschaft zu Beginn des 21. Jahrhunderts im Umbruch, und eine grundlegende Neuorientierung kündigt sich an. Um die Herausforderungen der Zukunft und die Neuorientierung konkret zu benennen, müssen zunächst die jüngst eingeleiteten und anstehenden Änderungen in der Medizin auch für die Kinder- und Jugendmedizin umgesetzt werden. Dies betrifft nicht nur die in Deutschalnd eingeleiteten Strukturänderungen, sondern auch die Vorgaben der Europäischen Union.

Die Leistungen des Fachs für die Gesundheit der Kinder in der Gegenwart und Vergangenheit müssen deutlich herausgestellt werden und es muss möglich sein, diese auch in der Zukunft für die Kinder zu erbringen. Der heutige Standard muss verteidigt werden. Nicht zu akzeptieren ist die Behauptung, Kindermedizin könne ohne jede Spezialausbildung ausgeübt werden (z. B. bei den Vorsorgeuntersuchungen). Im zunehmenden Kampf um die Ressourcen in der Gesellschaft und in der Medizin müssen die Errungenschaften des Fachgebiets allen Kindern in Deutschland uneingeschränkt zugänglich blei-

---

10 Vgl. das Symposium »Der Kinder- und Jugendarzt in Europa« anlässlich der Jahrestagung der Deutschen Gesellschaft für Kinderheilkunde und Jugendmedizin in Stuttgart (2000). S. auch Hoyer (2001), S. 319 f.

11 Daten aus dem bayerischen Gesundheitswesen für das Jahr 2000. In: Bayerisches Landesamt für Statistik und Datenverarbeitung 108 (2003), S. 8.

12 Vgl. Waldhauser u. a. (2003).

ben. Dies hat die Politik zugesagt.[13] Die Einstimmigkeit der Beschlussfassung ist bemerkenswert. Offensichtlich sind Defizite vorhanden, aber die Sicherung der medizinischen Versorgung von Kindern und Jugendlichen ist für das Gemeinwohl von großer Wichtigkeit. Gesichert wird das Fach Kinder- und Jugendmedizin vor allem durch innovative Forschung, eine gute Weiterbildung des Nachwuchses und die bewährte Versorgung der Patienten. Was letztere angeht, so müssen neue Versorgungsformen, z. B. in medizinischen Zentren, eingerichtet werden, in denen die Kinder und Jugendlichen in einem umfassenden Versorgungsnetz gemeinsam von ambulant und stationär tätigen Kinder- und Jugendärzten behandelt werden.

Ausbildung

Auch wenn das deutsche Medizinstudium immer wieder zurecht wegen des unzureichenden Praxisbezugs, der vor allem durch die Gruppengrößen bei Patientenuntersuchungen und -demonstrationen bedingt ist, kritisiert wird,[14] werden in der BRD ausgebildete junge Ärzte in den USA und in jüngerer Zeit auch in anderen europäischen Staaten, vor allem Großbritannien, gerne als junge Wissenschaftler (Postdocs) aufgenommen. Die Änderung der Ärztlichen Approbationsordnung[15] und die an manchen Universitäten eingerichteten Reformstudiengänge werden voraussichtlich die praktische Ausbildung, die bisher nicht ausreichend war, verbessern. Der erwünschte Effekt wird allerdings nur eintreten, wenn der erhöhte Betreuungsaufwand in den Blockpraktika von den Universitätsklinika auch tatsächlich geleistet werden kann. Und dies wird nur durch Zuweisung eines spezifisch für die medizinische Lehre, die Lehrevaluation und die Schaffung von Anreizsystemen für die gute Lehrleistung ausgewiesenen Zuführungsbetrages der Länder möglich werden. Die Medizinischen Fakultäten haben jetzt größere Freiheiten in der Gestaltung der Curricula, und die Pädiatrie kann neben der Inneren Medizin und der Chirurgie zu einem Hauptfach werden.

Im neuen Stundenplan der Medizinischen Fakultät der Universität Erlangen-Nürnberg trägt die Kinder- und Jugendmedizin einen großen Anteil des Lehrdeputats. Quantitativ übernimmt die Pädiatrie 7 % der Vorlesungen (84 von 1.190 Stunden), 5,7 % der Seminare (28 von 490 Stunden) und 10 % der

---

13 Antrag der Fraktionen SPD, CDU/CSU, Bündnis 90/Die Grünen und FDP und Beschluss des Deutschen Bundestages, 14. Wahlperiode: Medizinische Versorgung von Kindern und Jugendlichen sichern und verbessern. Antrag Drucksache 14/9544 vom 25.06.2002. Beschluss vom 27.06.2002. S. auch Olbrisch (2002), S. 1127.

14 Vgl. Wissenschaftsrat: Empfehlungen zu forschungs- und lehrförderlichen Strukturen in der Universitätsmedizin, Drs. 5913/04 (2004), S. 85–87.

15 Bundesgesetzblatt Jahrgang 2002 Teil I Nr. 44, ausgegeben zu Bonn am 03.07. 2002.

Praktika (56 von 560 Stunden). Bezogen auf Dozentenstunden (z. B. in den Praktika unterrichtet ein Dozent bzw. eine Dozentin drei Studierende über 56 Stunden) beträgt der Anteil der Pädiatrie im klinischen Studienanteil 11,0 % (1.321 von 11.955 Stunden) und 8,0 % im gesamten Medizinstudium (1.321 von 16.604 Stunden). Die Zahlen enthalten noch nicht die Wahlpflichtfächer und Teile des Lehrexports, aber die Aufstellung zeigt doch die Bedeutung des Faches für die Ausbildung der Studierenden der Humanmedizin.

In der pädiatrischen Vorlesung wird zur Steigerung des Lerneffektes routinemäßig ein TED-Abfragesystem eingesetzt, das bei den Hörerinnen und Hörern großen Anklang findet.[16] In der Mediothek, die in den Unterricht integriert ist, werden instruktive Videofilme und computergestützte Dialog-Lernprogramme eingesetzt. Auch diese Lehrform wird von den Studierenden äußerst positiv bewertet.[17] Die Kinderheilkunde hat darüber hinaus schon sehr früh interaktive computergestützte, fallbasierte Lehrsysteme für den curricularen Unterricht entwickelt.[18] Das Blockpraktikum als Kernstück der Ausbildung in Pädiatrie wird in Erlangen in Gruppen von je drei Studierenden von einem Oberarzt bzw. Funktionsoberarzt abgehalten. Strukturiert werden häufige pädiatrische Krankheitsbilder erarbeitet. Die Studierenden müssen ihre Fälle in Seminaren vorstellen. Ziel der Praktika ist es, neben kognitiven Lernzielen den Studierenden am Fall patientenbezogenes Handeln zu vermitteln.

Weiterbildung in klinischer und wissenschaftlicher Kinder- und Jugendmedizin

Die Niederlassungsfreiheit innerhalb der Europäischen Union hat zu intensiven Bemühungen geführt, die Weiterbildung und die Standards in der Kinder- und Jugendmedizin zu vereinheitlichen. Auch auf europäischer Ebene müssen die Pädiater der drohenden Gefährdung der adäquaten Versorgung von Kindern und Jugendlichen entgegenwirken und insbesondere den Abbau pädiatrischer Ausbildungs- und Versorgungsinstitutionen sowie die Blockierung pädiatrischer Spezialisierung verhindern.

Schon im Jahre 1958 wurde die Union der Europäischen Medizinischen Spezialisten (Union of European Medical Specialists – UEMS) gegründet. Drei Jahre später bildete sich aus der UEMS heraus die Conföderation Europäischer Spezialisten in der Pädiatrie (Confederation of European Specialists in Paediatrics – CESP), die heute von der Europäischen Union offiziell als der Repräsentant der Kinder- und Jugendmedizin im vereinten Europa anerkannt ist. Mit Ausnahme der Kinderkardiologie, der Kinderchirurgie und der

---

16 Vgl. Rascher u. a. (2004), S. 434–436.
17 Ebenda, S. 432–434.
18 Vgl. Olbing und Grandt (1987a), S. 60 f.; Olbing und Grandt (1987b), S. 524–527.

Kinder- und Jugendpsychiatrie sind alle Subspezialitäten der Kinder- und Jugendmedizin in der CESP vereint.

Im Jahre 1991 hat die CESP die Rahmenbedingungen für die pädiatrische Weiterbildung in Europa erarbeitet.[19] Drei Jahre später wurde der European Board of Paediatrics (EBP) in Brüssel gegründet, der die Harmonisierung der Weiterbildung zum Kinder- und Jugendarzt in Europa auf hohem Niveau zum Ziel hat.[20] Als Minimalstandard für die Facharztausbildung gilt danach die sogenannte Basisweiterbildung (common trunk) über drei Jahre, die überwiegend Inhalte der primären Pädiatrie vermittelt. Diese Ausbildung ist für alle Pädiater obligat. Kinderärzte mit dem Ziel der ambulanten Pädiatrie benötigen noch zwei Jahre Weiterbildung in Allgemein- oder Praxispädiatrie. Kinderärzte der sekundären klinischen Pädiatrie benötigen noch zwei Jahre intensiver Weiterbildung im Krankenhaus, damit sie später in Kliniken für Kinder- und Jugendmedizin tätig werden können. Die tertiäre Pädiatrie umfasst dann eine wenigstens dreijährige spezialisierte Weiterbildung in einer Subspezialität.

Die Weiterbildung dient der Sicherung der Qualität ärztlicher Berufsausbildung und so auch der Qualität der medizinischen Versorgung von Kindern und Jugendlichen. Sie wird als (Muster-)Weiterbildungsordnung der Bundesärztekammer, zuletzt im Jahre 2003 auf dem 106. Deutschen Ärztetag in Köln,[21] beschlossen, von den jeweilig zuständigen Landesärztekammern modifiziert und in geltendes Recht umgesetzt. In der (Muster-)Weiterbildungsordnung von 2003 sind als Schwerpunkte die Kinder-Kardiologie und die Neonatologie sowie die Neuropädiatrie und die Kinder-Hämatologie und -Onkologie festgelegt. Als Zusatzweiterbildungen können im Fach Kinder- und Jugendmedizin die Kinder-Nephrologie, die Kinder-Endokrinologie und -Diabetologie, die Kinder-Pneumologie, die Kinder-Gastroenterologie und die Kinder-Rheumatologie erworben werden.

Da die Ausbildungscurricula für die Kinder-Nephrologie, die Kinder-Endokrinologie und -Diabetologie und die Kinder-Pneumologie in Dauer und Umfang der eines Schwerpunktfachs entsprechen, hat die Bayerische Landesärztekammer diese drei Fächer zu einem Schwerpunkt erklärt, so dass, jedenfalls in Bayern, derzeit im Fach Kinder- und Jugendmedizin insgesamt sieben Schwerpunkte und zwei Zusatzweiterbildungen (Kinder-Gastroenterologie und Kinder-Rheumatologie) existieren. Zwei weitere Zusatzbezeichnungen (Kinder-Stoffwechselmedizin und Sozialpädiatrie) sind in konkreter Planung. Mit der Einführung der Schwerpunkte wird es zu einer Regionalisierung und Schwerpunktversorgung im Bereich der Pädiatrie

---

19 Vgl. Van den Berghe (1991), S. 1587–1593.
20 Vgl. Helwig (1995), S. 415–417.
21 Beschluss auf dem 106. Deutschen Ärztetag in Köln, 2003. S. auch Hoyer und Brodehl (2003), S. 786 f.

kommen, was im Sinne einer besseren Versorgungsqualität auch durchaus wünschenswert ist. Problematisch wird allerdings durch die Abnahme der Ausbildungsplätze der Nachwuchsmangel in der Kinder- und Jugendmedizin werden.

Im Jahre 2001 hatte Deutschland bei 82 Mio. Einwohnern nahezu 300.000 Ärzte, davon 11.227 Kinder- und Jugendärzte.[22] Mehr als 2000 Ärzte befinden sich derzeit in der Weiterbildung zum Facharzt für Kinder- und Jugendmedizin. Der künftige Bedarf von Kinder- und Jugendärzten in Kliniken und Praxis wird auf je 200 pro Jahr berechnet, so dass jährlich etwa 400 Ärzte ihre Facharztprüfung in Kinder- und Jugendmedizin ablegen müssen. Diese hohe Zahl kann durch den Wegfall der in den Kliniken zur Verfügung stehenden Weiterbildungsplätze in Folge des Rückgangs der Liegezeiten und des Abbaus der pädiatrischen Betten wahrscheinlich nicht mehr gehalten werden. Somit muss die Weiterbildung auch in pädiatrische Praxen verlagert werden. Doch hierfür ist die Finanzierung nicht geklärt, und auch die Inhalte der ambulanten Weiterbildung sind (noch) nicht definiert.

Als weiteres Problem kommt hinzu, dass die Finanzierung der Weiterbildung in den Kliniken nach der Einführung des fallpauschalierten Entgeltsystems noch nicht geregelt ist; in diesem ist nämlich der Aufwand an Weiterbildung nicht enthalten. Ebenso sind in der Hochschulmedizin mit der genauen Zuordnung von Aufgaben und Kosten (Trennungsrechnung zwischen Krankenversorgung einerseits und Forschung und Lehre andererseits) die Kosten für die Weiterbildung nicht festgelegt. Hier besteht also noch erheblicher Klärungsbedarf.

Die Standards der Weiterbildung, vor allem auch in den Subspezialitäten, die vom European Board of Paediatrics definiert wurden, haben zunächst nur empfehlenden Charakter. Jedoch wird in naher Zukunft die Anforderung an die Weiterbildung durch europaweite Zertifizierung auf hohem Niveau standardisiert werden. In Deutschland werden die Landesärztekammern in den Subspezialitäten die Inhalte der Weiterbildung und die Qualität der Weiterbildungszentren festlegen und überprüfen.

Wie oben ausgeführt kann der Bedarf an Ärzten für Kinder- und Jugendmedizin in der Zukunft nicht ausschließlich über die Facharztweiterbildung in pädiatrischen Kliniken gedeckt werden. Neue Weiterbildungsstellen zum Erwerb der Schwerpunkt- bzw. der Zusatzbezeichnungen sind also erforderlich. Durch den Wegfall der Ärzte im Praktikum sind Berufsanfänger für die Kliniken aus finanziellen Gründen nicht mehr attraktiv. Dies wird zu einer Abnahme der Anzahl an Kinder- und Jugendärzte führen. Zwei Entwicklungen sind denkbar: 1. Die Beschäftigung von Ärzten aus dem europäischen Ausland und 2. die Übernahme der Primärversorgung von Kindern und Jugendlichen durch Allgemeinärzte. Die Beschäftigung von Ärzten aus anderen

---

22 Waldhauser u. a. (2003), S. 205, Tabelle 1.

Staaten der Europäischen Union ist wegen der Sprachbarriere nur in wenigen Fällen umzusetzen, hängt aber auch sehr von der wirtschaftlichen Entwicklung in den zehn neu beigetretenen Ländern der Europäischen Union ab. In einigen europäischen Ländern wie Großbritannien, den Niederlanden und den skandinavischen Ländern liegt die Primärversorgung der Kinder in den Händen des Allgemeinarztes. Eine ähnliche Entwicklung wäre für Deutschland nicht wünschenswert, da so der hohe Standard der ambulanten kinder- und jugendärztlichen Versorgung nicht gehalten werden könnte. Überdies wäre eine komplette Neuorientierung der Weiterbildung des Arztes für Allgemeinmedizin erforderlich. Das Konzept des Kinder- und Jugendarztes als des Hausarztes für die besondere Patientengruppe muss deshalb unbedingt beibehalten werden.

Da die klinischen Fächer sich nur durch Forschung weiterentwickeln und ihren Stand halten können, wird für die Kinder- und Jugendmedizin die Förderung des wissenschaftlichen Nachwuchses zur vordringlichen Aufgabe der universitären Pädiatrie. Dazu muss die Ausbildung der angehenden Ärzte auf wissenschaftlicher Basis und in einem wissenschaftsfreundlichen Umfeld erfolgen. Schon während des Studiums müssen diejenigen Studierenden, die für die Wissenschaft begabt sind, identifiziert und besonders in dieser Richtung gefördert werden.

In ihrer Denkschrift zur Klinischen Forschung[23] hat die Deutsche Forschungsgemeinschaft (DFG) Defizite der deutschen Hochschulmedizin wie mangelnde Institutionalisierung, fehlende leistungsorientierte Mittelvergabe und Mangel an patientenorientierter Forschung angeprangert, aber auch Lösungsmöglichkeiten aufgezeigt. So wird beispielsweise erwogen, die medizinische Doktorarbeit in ihrer jetzigen Form abzuschaffen. Wie in der ehemaligen DDR üblich, sollen demgegenüber die Studierenden zusammen mit dem Examen eine medizinische Diplomarbeit anfertigen, wofür sie den medizinischen Doktortitel erhalten. Die wissenschaftlich interessierten, angehenden Ärzte sollen dagegen eine anspruchsvolle experimentelle Dissertation im Anschluss an das Studium abfassen, die qualitativ einer PhD-Arbeit von Studierenden im amerikanischen Sprachraum entspricht. Mit dieser Arbeit würde der Doktorand bzw. die Doktorandin neben der wissenschaftlichen Grundausbildung die notwendigen Kenntnisse in den zell- und molekularbiologischen Techniken erwerben. Während der Anfertigung der Dissertation soll darüber hinaus in neu einzurichtenden Graduiertenkollegs die wissenschaftliche Ausbildung strukturiert gefördert werden. Ob sich dieses Konzept in absehbarer Zeit umsetzen lässt, ist noch offen. Trotz der sachlichen Plausibilität sehe ich das Problem, dass eine zu lange Doktorandenzeit und damit die Verzögerung des Berufseinstiegs für viele Absolventinnen und Absolventen unattraktiv ist. Aber die Trennung der beiden Ausbildungswege mit dem

---

23 Deutsche Forschungsgemeinschaft: Klinische Forschung – Denkschrift (1999).

Ziel der Etablierung von Ärzten mit Erfahrung in klinischer Forschung wäre ohne jeden Zweifel ein Schritt in die richtige Richtung, der auch der Pädiatrie den dringend notwendigen, einschlägig ausgebildeten Nachwuchs verschaffen würde.

Diese Zweiteilung der wissenschaftlichen und klinischen Weiterbildung käme einem Systemwandel gleich, der aber den Anforderungen der wissenschaftlichen Kinder- und Jugendmedizin entspräche. Schon heute haben Kinder- und Jugendärzte mit erfolgreicher wissenschaftlicher und klinischer Karriere neben der Weiterbildung im Fachgebiet durchweg eine gründliche Ausbildung in experimenteller Medizin. Diese Ausbildung sollte zu Beginn der Weiterbildung erfolgen, aber dies muss nicht verbindlich festgelegt sein. Sehr erfolgreich wird die Forschung in den Niederlanden gefördert, indem dort ausreichend Geld zur Verfügung steht, um klinisch tätige junge Ärztinnen und Ärzte in der wissenschaftlichen Medizin in Blöcken von einem Jahr flexibel während, vor oder nach der Facharztweiterbildung auszubilden. Auf die klinischen Aufgaben der Hochschulmedizin wird weiter unten noch eingegangen werden.

Fortbildung

Jeder Arzt ist nach der Berufsordnung verpflichtet, sich laufend fortzubilden, um die zur Berufsausübung erforderlichen Fachkenntnisse auf dem neuesten Stand zu halten. Über die europäischen Fachgesellschaften, so auch über die CESP, entwickelte sich das Konzept der kontinuierlichen Fortbildung (Continuous Medical Education, CME). Auf der Basis der Analyse über Umfragen der CESP-Delegierten der verschiedenen europäischen Länder wurde eine CME-Arbeitsgruppe der CESP etabliert, die 1998 Richtlinien publiziert hat.[24] Die nationalen Kinderärztegesellschaften und Berufsverbände wurden danach aufgefordert, die kontinuierliche Fortbildung voranzutreiben. Die Aktivitäten der UEMS wurden mit den CME-Empfehlungen auch in Deutschland umgesetzt. Von den Landesärztekammern wurde ein freiwilliges Fortbildungszertifikat festgelegt, das erworben wird, wenn 250 Stunden (entsprechend 250 Fortbildungspunkten) in fünf Jahren (oder 150 Stunden in drei Jahren) mit den entsprechenden Aufteilungen in unterschiedlichen Fortbildungskategorien nachgewiesen wurde.

Die Deutsche Akademie für Kinderheilkunde und Jugendmedizin (DAKJ) hat als übergeordnete Organisation der Deutschen Gesellschaft für Kinderheilkunde und Jugendmedizin, der Deutschen Gesellschaft für Sozialpädiatrie und Jugendmedizin und des Berufsverbands der Kinder- und Jugendärzte im Jahre 2003 eine ad hoc-Kommission »Pädiatrische Fortbildung« etabliert. Von der 75. Gesundheitsministerkonferenz wurde im Juni 2002 für alle Ärzte eine strukturierte und nachprüfbare Fortbildung zum Kompetenzerhalt (Con-

---

24 D'Apuzzo und Helwig (1998), S. 192 f.

tinuous Professional Development, CPD) verpflichtend gefordert. Auf Beschluss des 106. Deutschen Ärztetages in Köln wurden einheitliche Bewertungskriterien für die Fortbildung festgelegt. Die ad hoc-Kommission sprach sich für eine rasche Umsetzung dieser Kriterien aus, ebenso für die formale Umsetzung des Beschlusses zur freiwilligen Fortbildung.[25]

Auf Grund des GKV-Modernisierungsgesetzes (GMG), das seit 1.1.2004 in Kraft ist, wurde die Fortbildung zur Pflicht. Ärzte, die für die gesetzliche Krankenversicherung Leistungen erbringen, müssen künftig regelmäßig die erfolgreiche Teilnahme an einschlägigen Veranstaltungen nachweisen. Entsprechend wurde die ärztliche Fortbildung in einer »(Muster-)Satzungsregelung Fortbildung und Fortbildungszertifikat« beim 107. Deutschen Ärztetag in Bremen im Mai 2004 verpflichtend eingeführt.[26] Die Umsetzung obliegt den Landesärztekammern. Fachgesellschaften und Berufsverbände, die eine Fortbildungsakademie einrichten sollten, können dort für ihr Fortbildungsprogramm akkreditiert und zertifiziert werden. Auch ist geplant, die angestellten Fachärzte für die regelmäßige Fortbildung zu verpflichten.

Das Fortbildungsangebot in der Kinder- und Jugendmedizin ist zwar vielfältig und erscheint zunächst auch ausreichend, so dass alle Kinder- und Jugendärzte in den nächsten fünf Jahren 250 Fortbildungspunkte erwerben können. Dennoch muss es in Zukunft besser koordiniert werden. Dazu wird auch ein Fortbildungsangebot über das Computernetz (E-Learning) gehören müssen. Wenn auch ein solches Fortbildungscurriculum nicht explizit vorgeschrieben ist, müssen nach dem Gesetz Fortbildungsinhalte fachspezifisch, interdisziplinär, aber auch fachübergreifend vermittelt werden. Es ist somit zu erwarten, dass die Fortbildung langfristig nach einem festgelegten Curriculum ablaufen wird, wobei den Fachgesellschaften und dem Berufsverband die Aufgabe zukommt, die Inhalte zu definieren. Die Notwendigkeit, die Fortbildung von den Interessen der Industrie abzukoppeln, wurde von der CESP bereits prinzipiell dargelegt[27] und wurde auch in die (Muster-)Satzungsregelung übernommen.[28]

Hochschulmedizin – Investition in die pädiatrische Forschung

Das Fach Kinder- und Jugendmedizin hat seine Fortschritte durch die Erweiterung der wissenschaftlichen Erkenntnisse erzielt. Seine stetige Weiterentwicklung ist nur über die Nutzung der jeweils neuesten wissenschaftlichen Kenntnisse möglich. Die heutige Hochschulmedizin ist das Ergebnis der naturwissenschaftlichen Orientierung der Medizin seit dem 19. Jahrhundert, und sie hat auf der Basis dieses Paradigmas Außerordentliches für die Ge-

---

25 Positionspapier zur pädiatrischen Fortbildung (2003), S. 671 f.
26 Ärztliche Fortbildung – Sachstandsbericht (2004), S. C1265 f.
27 Chambers (2000), S. 116–118.
28 S. Anm. 26.

sundheit der Kinder geleistet. Sie wird dies auch in Zukunft können, aber mit veränderten Strukturen. Das von WILHELM VON HUMBOLDT propagierte Prinzip der Einheit von Forschung und Lehre beinhaltete in der klinischen Medizin, so auch in der Pädiatrie, die wissenschaftsbasierte, hochspezialisierte Krankenversorgung. Heute ist aber sicherlich keine Persönlichkeit mehr in der Lage, das Fachgebiet der Kinder- und Jugendmedizin in Forschung, Lehre und Krankenversorgung allein in seiner ganzen Breite zu vertreten. Auch die Kinder- und Jugendmedizin muss also den Tribut für die Ausdifferenzierung der Medizin in Subspezialitäten zahlen. Hier besteht sowohl in der Krankenversorgung als auch in der klinischen und kliniknahen Forschung jedoch die Gefahr, dass durch den Mangel an einer genügenden Anzahl von Patienten der derzeitige hohe Standard der Versorgung nicht aufrecht erhalten werden kann bzw. dass sich ein solcher Standard für weitere Spezialitäten nicht mehr in ausreichendem Maße wird entwickeln können.

Neben der Denkschrift[29] der Deutschen Forschungsgemeinschaft hat es in den letzten Jahren noch andere umfangreiche Überlegungen zur Reorganisation der Hochschulmedizin mit dem Ziel der Effizienzsteigerung gegeben.[30] Verschiedene Analysen in Deutschland[31] und Europa[32], haben übereinstimmend festgestellt, dass die berufliche Situation von Nachwuchswissenschaftlerinnen und -wissenschaftlern an den Hochschulen in Deutschland wenig attraktiv ist.

Gemessen an den für die Forschung zur Verfügung stehenden Geldern und Möglichkeiten ist die pädiatrische Forschung in Deutschland gut entwickelt. Dennoch sind nicht unerhebliche Anstrengungen nötig, den Herausforderungen in der schwierigen finanziellen Gesamtsituation und den anstehenden Konzentrierungen der Pädiatrie zu begegnen. Schwerpunktbildung und die Kooperation mit Grundlagenfächern, den klinisch-theoretischen Fächern, aber auch mit Subspezialitäten anderer Fächer, vor allem aus dem Bereich der Inneren Medizin, in der Forschung sind dringend geboten.

Allzu kleine selbständige Abteilungen mit nur geringer Personalausstattung und begrenzten Ressourcen sind lediglich in der Lage, die Krankenversorgung sicherzustellen. Dies lässt sich am Beispiel der Neuropädiatrie gut nachvollziehen. So haben mehrere kleine Abteilungen in Deutschland die Krankenversorgung und Spezialisierung des Schwerpunkts zwar gut vorangetrieben, waren aber nicht in der Lage, den klinischen und wissenschaftlichen Nachwuchs in ausreichender Menge und Qualität auszubilden. Zunehmend werden wieder größere, funktionsfähige Organisationsformen eingerichtet,

---

29 Deutsche Forschungsgemeinschaft: Klinische Forschung – Denkschrift (1999).

30 Wissenschaftsrat: Empfehlungen zu forschungs- und lehrförderlichen Strukturen der Universitätsmedizin, Drucksache 5913/04, 2004.

31 Empfehlungen der DFG Präsidialarbeitsgruppe Nachwuchsförderung, 2000.

32 Bosch (2003), S. 2210.

und es wird über Zentren nachgedacht, die von einem Direktor geleitet werden, der in die Autonomie der Klinik- und Abteilungsdirektoren eingreifen kann. Seine Aufgabe wird es sein, die Klinik und das Fachgebiet klinisch wie wissenschaftlich insgesamt zu vertreten, um die Ressourcen zu bündeln und die Gefahr der Partikularisierung zu bannen. Universitätskliniken mit nur einem Klinikdirektor können flexibler reagieren und sind daher den neuen Anforderungen besser gewachsen.

Im Zuge der Reformierung der Hochschulen ist jede Universitäts-Kinderklinik aufgerufen, zwei bis drei wissenschaftliche Schwerpunkte aufzubauen. Denn nur durch die gemeinsame Nutzung der Ressourcen im Labor ist es möglich, sich in dem anstehenden Kampf um die Einwerbung von Drittmitteln zu behaupten. Überdies werden in Zukunft auch die Mittel für Forschung an den Universitätskliniken nur noch leistungsorientiert nach der Drittmitteleinwerbung und nach der Publikationsleistung (Impactfaktor) vergeben werden.

Krankenversorgung

Im Rahmen der Neuordnung der Krankenversorgung sieht das GKV-Modernisierungsgesetz die absolute Priorität der ambulanten vor der stationären Krankenversorgung vor. Dieses Prinzip galt in der Pädiatrie schon lange, weil Kinder und Eltern uns seit je gedrängt haben, den stationären Aufenthalt auf das absolut notwendige Maß zu begrenzen, und die Kliniken sind ihnen hierin weitgehend gefolgt. Da in Zukunft auch die aufwändige Diagnostik und komplexe Verlaufsuntersuchungen ambulant bzw. teilstationär erbracht werden müssen, wird die enge Verzahnung der ambulanten mit der stationären Pädiatrie notwendig sein. Das GKV-Modernisierungsgesetz sieht dementsprechend medizinische Versorgungszentren vor, in denen freiberufliche und angestellte Ärzte nebeneinander bzw. zusammen tätig werden können. Disease-Management-Programme (DMP) bzw. integrierte Versorgung sind in der Kinder- und Jugendmedizin nur begrenzt sinnvoll, da nur wenige häufige Krankheiten (z. B. Asthma bronchiale) dafür in Frage kämen. Zu viele Krankheiten kommen zu selten vor, um für derartige Programme geeignet zu sein. Insgesamt kann heute noch nicht abschließend beurteilt werden, wie die umfassende Versorgung von Kindern und Jugendlichen in einem pädiatrischen Netzwerk als Pädiatrie-zentrierte Versorgung am besten zu bewerkstelligen ist, aber es ist die Herausforderung für die heute Verantwortlichen, in dieser Angelegenheit klug die Weichen zu stellen.

Für unser Fach ist es dringend geboten, neue Modelle mit der Bindung von kranken Kindern und Jugendlichen an den Kinder- und Jugendfacharzt zu entwickeln. Dazu muss der betreuende Arzt alle Kinder- und Jugendlichen, die eine weitergehende Versorgung benötigen, ambulant in der nächsten Kinder- und Jugendklinik vorstellen bzw. auch vorstellen können. Sollte eine fachübergreifende Versorgung (z. B. beim HNO Arzt) nötig sein, sollte dieser Konsiliararzt im Versorgungsnetz eingeschrieben sein und die Behandlung mit dem überweisenden Arzt gemeinsam übernehmen. Ebenso müssen externe Leistungserbringer (Ergotherapeuten, Physiotherapeuten, Logopäden) an das Netz assoziiert sein. In unserer Region wurden im Jahre 2004 das »Kompetenznetz Pädiatrie Mittelfranken« gegründet und die Arbeitsgruppen Kooperation, Kommunikation und Kompetenz eingerichtet.

Soziale Pädiatrie

Schon immer hatte die Pädiatrie neben der kurativen Medizin auch einen präventivmedizinischen wie auch einen sozialen Auftrag. In den letzten Jahren sind Prävention, Früherkennung und Behandlung von psychosozialen Störungen eine wichtige Aufgabe der Kinder- und Jugendmedizin geworden, und es ist angesichts der Art und Weise, in der viele Kinder in Deutschland heute aufwachsen, zu erwarten, dass diese Aufgabe in Zukunft noch größere Bedeutung gewinnen wird. Immer mehr Kinder erleben die Scheidung ihrer Eltern, und ein Teil dieser Kinder erkrankt infolge des Bruchs der Familie. Versorgungsstrukturen und vor allem präventive Maßnahmen für die Erkennung und Behandlung von psychischen und psychosomatischen Störungen (Somatisierungsstörungen) sind nicht in ausreichender Menge vorhanden. So wurde gefordert, dass Kinder- und Jugendärzte besondere Aufgaben in der Früherkennung von Störungen des Sozialverhaltens, vor allem der Gewalt, übernehmen sollen und können.[33] Die zunehmenden sozialmedizinischen Aspekte betreffen auch die Versorgung von vernachlässigten Kindern und von Kindern mit Misshandlungen. Immer deutlicher wird, wie sehr die Lebensverhältnisse in der Gesellschaft die Gesundheit der Kinder und Jugendlichen negativ beeinflusst. Auch die zunehmende Kinder-Armut[34] wird unsere Gesellschaft mehr als bisher beschäftigen, ebenso die Zunahme der Immigration, die nötig sein wird, die Überalterung unserer Gesellschaft zumindest teilweise zu kompensieren.

Zur Lösung der angedeuteten psychischen und sozialen Probleme und der daraus erwachsenden hohen Morbidität ist die interdisziplinäre Zusammenarbeit von Kinder- und Jugendärzten mit Kinder- und Jugendpsychiatern, Psychologen, Pädagogen und mit dem Sozialdienst notwendig. Kooperationsmodelle der psychosomatischen Versorgung zwischen Pädiatrie und Kinder- und Jugendpsychiatrie wurden bereits entwickelt.[35] Der Pädiater wird die Diagnostik und Therapie koordinieren und vor allem erkennen, wann eine frühzeitige Intervention ansetzen muss. Hierzu gehören auch neue Modalitäten mit komplexen somato-psychischen Erkrankungen wie die morbide Adiposi-

---

33 Schmetz (1997), S. 1–24.
34 Trabert (2002), S. A93–95.
35 Frank und Mangold (2001).

tas und die Auswirkung der mangelnden Partizipation an Bildung auf die Kindergesundheit.

Auch ein großer Teil von Kindern mit chronischen Krankheiten und Behinderungen bedarf einer multidisziplinären Behandlung, wie dies schon erfolgreich in Sozialpädiatrischen Zentren geleistet wird. Die Sozialpädiatrie als eigene Subspezialität des Faches strebt zu Recht eine Anerkennung als Zusatzweiterbildung mit eigenem Curriculum an.[36]

Aufgaben und Zukunft der Kinder- und Jugendkliniken

Die Einführung des fallpauschalierten Entgeltsystems (DRG) bedeutet für jede Kinder- und Jugendklinik eine Herausforderung. Die Probleme der Umsetzung, der Chancen und Gefahren werden schon seit Jahren diskutiert.[37] Das grundlegende Problem liegt in der Übernahme des australischen Systems, in dem die Pädiatrie nicht ausreichend mit fallpauschalierter Vergütung abgebildet ist. Das Institut für das Entgeltsystem im Krankenhaus (InEK) kann die erhöhten stationären Behandlungskosten von Kindern nicht ermitteln, da valide Daten aus Kinder- und Jugendkliniken ihm nicht bzw. noch nicht in ausreichender Menge zur Verfügung stehen. Deswegen ist es zwar richtig, auf die aktuelle Unterfinanzierung hinzuweisen, aber es muss vorrangig alles getan werden, die noch fehlenden Informationen über die höheren Behandlungskosten in Kinder- und Jugendkliniken an das InEK zu liefern, da dieses nur auf Grund der Datenlage entscheiden wird.

Offensichtlich wird die Pädiatrie wegen des erhöhten Personalbedarfs derzeit im DRG-Vergütungssystem nicht sachgerecht bewertet. Diese nicht angemessene Einschätzung führt bzw. hat dazu geführt, dass in der Übergangsphase gravierende Einnahmeverluste (vereinzelt bis 20 oder 30 %) anfallen werden bzw. schon angefallen sind. Während Hochschulkliniken und große städtische Kliniken ihre angeschlossene Kinder- und Jugendklinik durch Quersubventionen mit anderen Bereichen ausgleichen können, vermag eine eigenständige Einrichtung diese Verluste nicht zu kompensieren. Folglich sind besonders diese Kliniken in Existenznot geraten.

Aber auch die Hochleistungsmedizin ist nicht adäquat abgebildet, da auch hier dem InEK vor allem in der Pädiatrie zu wenig Daten für eine sachgerechte Kalkulation vorliegen. Das DRG-System ist für die spezielle Hochleistungsmedizin (z. B. Transplantationsmedizin, Intensivtherapie, aufwändige Betreuung von seltenen Krankheiten) nicht dem Aufwand entsprechend kalkuliert.[38] Als Lösung müssen für bestimmte Altersgruppen von Kindern die Kosten ermittelt und mit höheren Sätzen vergütet werden. Die endgültige Umsetzung des DRG-System (Ende der Konvergenzphase) ist wegen dieser

---

36 Bode (2004), S. 301–309.
37 Kiess u. a. (2001), S. 1410–1412.
38 Strehl (2004), S. C2092–2095.

Schwierigkeiten bis in das Jahr 2009 verlängert worden. Es bleibt zu hoffen, dass kinderspezifische Vergütungen rasch umgesetzt werden.

Die Landschaft der Kinder- und Jugendkliniken wird sich durch Konzentrierung und Schwerpunktbildung verändern. Schon heute fusionieren benachbarte Kliniken und bilden sinnvolle, betriebswirtschaftlich tragbare Organisationseinheiten.[39] Auch so kann oft nur der Mindeststandard der Strukturqualität von Kinder- und Jugendkliniken gehalten werden.[40] Über die Bildung von medizinischen Versorgungszentren bzw. durch die integrierte Versorgung werden Kliniken in zunehmendem Maße in die ambulante Versorgung eingebunden werden. Im Rahmen des vereinbarten Versorgungskonzepts übernimmt die Klinik dann bestimmte Leistungen, wie z. B. Röntgen, Lungenfunktion, Sedierung beim Kernspintomogramm, um nur einige Beispiele zu nennen.

Auf jeden Fall wird es zu einer Konzentration von Betten in wenigen großen Kliniken kommen, vor allem auch, weil noch Mindestmengen für die Behandlung von bestimmten Krankheiten festgelegt werden. Ziel muss es aber sein, eine funktionstüchtige stationäre Versorgung für Kinder- und Jugendliche mit Neonatologie, Intensivmedizin und auch Kinderchirurgie[41] unter einem Dach zu erhalten bzw. zu schaffen. Dabei ist die Idee des Kinderzentrums mit hoher Qualität der Versorgung die Richtschnur.

Hochspezialisierte Krankenversorgung

Eine vom BMBF geförderte Studie lieferte kürzlich zum ersten Mal empirische Daten zur Aufgabe und Arbeitsweise der Hochschulambulanzen.[42] Dabei zeigte sich, dass der durchschnittliche Zeitaufwand für die Forschung 11,4 %, für die Lehre 8,3 % und für die hochspezialisierten Versorgungsleistungen 80,3 % beträgt. Zum ersten Mal ist damit gezeigt worden, in welch hohem Maße die Hochschulambulanzen in die regionale und vor allem überregionale spezialisierte Versorgung eingebunden sind. Auch wenn die Pädiatrie in dieser Studie nicht separat analysiert wurde, sind für unser Fach ähnliche Zahlen anzunehmen. Die Patienten werden in besonders schweren und komplexen Fällen gern an Spezialambulanzen überwiesen. Da die Behandlungskosten im Durchschnitt nur zu 31 % durch die pauschalierte Ambulanz-

---

39 Fusionen bzw. Kooperationen in Darmstadt, Hagen, Kassel, Osnabrück, Hamburg, s. auch Lettgen (2001), S. 77; Reinken (2001), S. 182 f.; von Mühlendahl u. a. (2001), S. 613 f.; Tegtmeyer und Wehinger (2002), S. 363 f.

40 Brodehl (2001), S. 75 f.

41 Harms und Hofmann (2004), S. 1267 f.

42 Bestandsaufnahme der Rolle von Ambulanzen der Hochschulkliniken in Forschung, Lehre und Krankenversorgung an ausgewählten Standorten (Hochschulambulanzstudie) – ein Gutachten im Auftrag des Bundesministeriums für Bildung und Forschung (BMBF), 1. Auflage, Sankt Augustin, Asgard, 2003.

vergütung gedeckt sind, wird ein beträchtlicher Anteil des Zuführungsbetrags der Länder für Lehre und Forschung fehlgeleitet. Hier ist eine aufwandsgerechte Erstattung anzustreben, da der genannte Zuführungsbetrag in Zukunft nicht mehr für die Finanzierung spezieller Versorgungsleistungen zur Verfügung stehen wird.

In der Kinder- und Jugendmedizin ist die Schließung von Spezialambulanzen nur dann zu verantworten, wenn niedergelassene Kinder- und Jugendärzte deren Versorgungsauftrag auf gleichem Niveau übernehmen können. In den Spezialambulanzen der Kinder- und Jugendkliniken behandeln Spezialisten oft wenige Patienten mit schweren und seltenen Krankheiten, die anderenorts keine adäquate Versorgung erhalten (z. B. spezielle Stoffwechselmedizin). Es ist nicht zu erwarten, dass die kassenärztliche Vereinigung diese spezielle Versorgung wird sicherstellen können, so dass die hochspezialisierten Ambulanzen, die nach Paragraph 116b des GKV-Modernisierungsgesetzes eingerichtet werden, überproportional im Bereich der Kinder- und Jugendmedizin vertreten sind.[43] Speziell sind im Gesetzestext erwähnt: Onkologie, schwere Verläufe bei rheumatologischen und immunologischen Krankheiten, Mukoviszidose, angeborene Skelettfehlbildung, neuromuskuläre Krankheiten, Epilepsien, pädiatrische Kardiologie und Frühgeborene mit Folgeschäden.

Die Hochschulkliniken und vor allem die Spezialambulanzen werden in Zukunft weiterhin neue Behandlungsmethoden und -strategien entwickeln. Dazu dient ein klar definierter Beitrag der Zuführungsmittel der jeweiligen Bundesländer. Hier ist auch der Ort, an dem klinische Studien geplant, realisiert und vorgenommen werden. Die Zusammenarbeit mit der Industrie ist zwar erwünscht, muss aber in Kooperationsverträgen offen gelegt werden.

Arzneimittelversorgung

Kinder werden häufig mit Medikamenten behandelt, die behördlich nicht zugelassen sind. Dieser »off label use« ist eindeutig mit einer schlechteren Versorgung und einem höheren Risiko von unerwünschten Arzneimittelwirkungen verbunden.[44] Rechtlich, aber auch ethisch ist der Einsatz von nicht geprüften Medikamenten im wiederholten Therapieversuch problematisch zu bewerten. Die Schädigung der Kinder durch Thalidomid (Contergan)[45] in den frühen 60er Jahren hat den Erwachsenen ein besseres Arzneimittelgesetz (AMG) gebracht, das sie ausreichend schützt. Dieser Schutz muss auch für die Kinder möglich werden.

---

43 Gesetz zur Modernisierung der gesetzlichen Krankenversicherung GKV-Modernisierungsgesetz – GMG. In: Bundesgesetzblatt Jahrgang 2003, Teil I, Nr. 55, ausgegeben zu Bonn am 19.11.2003, hier § 116b, S. 2218 f.
44 Turner u. a (1999), S. 965–968.
45 Laurence (1973), S. 6.67–6.70.

Die Novellierung des AMGs diente der Implementierung europäischen Rechts in nationales Recht (Richtlinie 2001/20/EG). Die Anforderungen des neuen Gesetzes[46] an klinische Studien sind enorm gewachsen, was zunächst die klinische Forschung mit Kindern behindern könnte, langfristig aber die Qualität der Studien verbessern wird. Auch für die Studien, die nicht von der Industrie unterstützt werden (Wissenschafts-induzierte Studien, Studien zur Therapieoptimierung), gelten nunmehr die Richtlinien der Anwendung der guten klinischen Praxis (GCP-Standard) beim Einsatz von Arzneimitteln.[47]

Das neue AMG aber auch die GCP-Verordnung, liefert genaue Definitionen für klinische Prüfung, Sponsor, Prüfer, Prüfplan und Prüfpräparat. Es unterscheidet eindeutig zwischen klinischen Prüfungen und nicht interventionellen Prüfungen, für die das AMG nicht gilt. Eine Abgrenzung zwischen zulassungsrelevanten Studien, die von der pharmazeutischen Industrie als klinische Prüfungen initiiert werden, und den versorgungsrelevanten, nicht-kommerziellen Therapieoptimierungsstudien (Wissenschafts-induzierten Studien) wurde *nicht* vorgenommen. Hintergrund dafür ist die Notwendigkeit hoher Standards in Ethik und Sicherheit bei allen Medikamentenstudien. Gerade in den letzten zwei bis drei Jahrzehnten hat die pädiatrische Onkologie, aber auch die pädiatrische Nephrologie, in Form von Therapieoptimierungsstudien standardisierte Therapiekonzepte entwickelt und qualitätsgesicherte Daten dafür geliefert, wie unterschiedliche Risikogruppen und Krankheitsverläufe spezifisch risikoadaptiert behandelt werden müssen. Trotz der hohen formalen Forderungen müssen Therapieoptimierungsstudien weiterhin möglich sein. Jedoch sollten die formalen Anforderungen, die denen der Industrie gleichen, auf das wirklich Notwendige reduziert werden. Allenfalls wird es zu einem Rückgang der dringend notwendigen Therapieoptimierungsstudien kommen, da der hohe Personalaufwand nach GCP-Standard nicht finanzierbar ist.

Neu eingeführt wurden in das AMG der Gruppennutzen für kranke Kinder, die Aufklärung der Minderjährigen und die Überprüfung von Risiko und Nutzen der Studie. So sind Arzneimittelstudien bei kranken Kindern zu vertreten, auch wenn sie selbst keinen potentiellen Nutzen davon haben, sondern nur diejenigen Kinder, die später an dieser Krankheit leiden. Der klinischen Beobachtung wird Rechnung getragen, dass Kinder und Jugendliche den Sinn von Behandlungsmaßnahmen, Studien und medizinischen Prozeduren besser verstehen als bisher angenommen. Neben dem Einverständnis Sorgeberech-

---

46 Zwölftes Gesetz zur Änderung des Arzneimittelgesetzes vom 30. Juli 2004 (BGBl. I, S. 2031–2053), in Kraft getreten am 6. August 2004.

47 Verordnung über die Anwendung der Guten Klinischen Praxis bei der Durchführung von klinischen Prüfungen mit Arzneimitteln zur Anwendung am Menschen (GCP-Verordnung) vom 30. Juli 2004. (BGBl. I, S. 2081–2091) ausgegeben zu Bonn am 12. August 2004.

tigter (Consent) wird die Zustimmung der Minderjährigen (Assent) gefordert. So müssen heute Minderjährige über Ziel, Inhalt, geplante Untersuchung, gewünschte Wirkung und mögliche Nebenwirkungen von Studien informiert werden, und zwar insbesondere ob und in welchem Umfang sie die klinische Situation verbessern könnten, aber auch inwiefern Schulbesuch, Freizeitaktivitäten, Ernährungsgewohnheiten, Schlafrhythmus etc. verändert werden. Auch müssen Behandlungsalternativen mit ihnen besprochen werden.

Für die Aufgaben in klinischen Studien werden Pädiater speziell als Studienärzte ausgebildet, und der Betreuungsaufwand in Studien ist durch die neuen Regelungen größer geworden. Dies ist aber der einzige Weg, den Kindern und Jugendlichen die gleiche Sorgfalt bei der Entwicklung von kindgerechten Medikamenten zukommen zu lassen wie den Erwachsenen. In Ethikkommissionen, die durch das neue AMG einen höheren Stellenwert erhalten, ist pädiatrischer Sachverstand gefordert. Alle klinischen Prüfungen werden in einer europäischen Datenbank gelistet, die nur den Zulassungsbehörden und den Antragstellern zugänglich sind. Die Überwachung der Sicherheit und die Meldung von Nebenwirkungen im Rahmen der Pharmakovigilanz wird durch die Einrichtung von Pharmakovigilanzzentren verbessert.

Aus dem Ausgeführten ist ersichtlich, dass Kinder nun am Fortschritt teilnehmen können, wenn der geforderte höhere Aufwand von Kinder- und Jugendärzten auch tatsächlich geleistet werden kann. Hierzu wird pädiatrischer Sachverstand benötigt. Da Medikamente heute fast ausschließlich bei der europäischen Zulassungsbehörde (European Medicines Agency – EMEA) zugelassen werden, wurde hier eine pädiatrische Arbeitsgruppe (Paediatric Working Party – PEG) eingerichtet.

Perspektive für die Pädiatrie

Der Umbruch in der Wissenschaft fällt zusammen mit einer eingreifenden Neuordnung des Gesundheitssystems in Deutschland. Die Gesundheitsökonomie fordert neue Vergütungssysteme, und zur Sicherung der Qualität sind neue Versorgungsstrukturen erforderlich. In diesem Prozess Bewährtes zu erhalten und die Entwicklung des Neuen zu fördern, erfordert Erfahrung, Augenmaß, aber auch den Mut zur Erneuerung. Das Fach Kinder- und Jugendmedizin wird nur durch innovative Forschung und gute Weiterbildung des Nachwuchses gesichert werden. Die traditionelle Auftrennung in ambulante und stationäre Krankenversorgung wird möglicherweise nicht überleben. Die Praxis des niedergelassenen Kinder- und Jugendarztes wird ebenso wie die Klinik in Zukunft in ein pädiatrisches Versorgungsnetz eingebunden sein. Das Maß aller Dinge wird die strukturierte Behandlung sein, die durch Erhebung der Struktur- und Ergebnisqualität gemessen wird.

Die Auftrennung des Faches in separate Subspezialitäten, die wie in der Inneren Medizin als selbständige Fächer fungieren, muss verhindert werden, da sonst das Fachgebiet Kinder- und Jugendmedizin als Ganzes gefährdet ist. Wir brauchen aber innerhalb des Fachs die Differenzierung in spezialisierte Bereiche für die adäquate Versorgung unserer Patientinnen und Patienten. Die Weichen für Strukturänderungen und Reformen sind gestellt. Wir dürfen nicht zaudern, neue Wege zu gehen, sind aber verpflichtet, die etablierten Standards für die Kindergesundheit zu verteidigen.

Literatur

Ärztliche Fortbildung – Sachstandsbericht. In: Deutsches Ärzteblatt 47 (2004), S. C1265 f.

Bestandsaufnahme der Rolle von Ambulanzen der Hochschulkliniken in Forschung, Lehre und Krankenversorgung an ausgewählten Standorten (Hochschulambulanzstudie) – ein Gutachten im Auftrag des Bundesministeriums für Bildung und Forschung (BMBF). 1. Auflage, Sankt Augustin: Asgard, 2003.

BODE, H.: Sozialpädiatrie – unverzichtbar in der pädiatrischen Fort- und Weiterbildung. In: Kinderärztliche Praxis 5 (2004), S. 301–309.

BOSCH, X.: Brain drain robbing Europe of its brightest young scientists In: Lancet 361 (2003), S. 2210.

BRODEHL, J.: Mindeststandard für die Strukturqualität pädiatrischer Abteilungen. In: Mschr. Kinderheilk. 149 (2001), S. 75 f.

CHAMBERS, T. C.: The relationship between European paediatricians and commerce. Ethical principals in paediatric working group recommendations. Confederation of European Specialists in Paediatrics (CESP). In. Eur J Pediatr 159 (2000), S. 116–118.

D'APUZZO, V., H. HELWIG: Charter on continuing medical education in Paediatrics in the European Union. In: Eur J Pediatr 157 (1998), S. 192 f.

Daten aus dem bayerischen Gesundheitswesen für das Jahr 2000, Bayerisches Landesamt für Statistik und Datenverarbeitung 108 (2003).

Deutsche Forschungsgemeinschaft: Klinische Forschung – Denkschrift, Weinheim, Wiley-VCR, 1999.

DÖNHOFF, M., M. MIEGEL, W. NÖLLING, E. REUTER, H. SCHMIDT, R. SCHRÖDER, W. THIERSE: Weil das Land sich ändern muss. Ein Manifest. Reinbek bei Hamburg: Rowohlt, 1992.

FRANK, R. und B. MANGOLD (Hrsg.): Psychosomatische Grundversorgung bei Kindern und Jugendlichen. Stuttgart: Kohlhammer, 2001.

Gesetz zur Modernisierung der gesetzlichen Krankenversicherung GKV-Modernisierungsgesetz – GMG. In: Bundesgesetzblatt Jahrgang 2003, Teil I, Nr. 55, ausgegeben zu Bonn am 19.11.2003.

HARMS, E. und U. HOFMANN: Kooperation zwischen Kinderchirurgie und Kinder- und Jugendmedizin. In. Mschr. Kinderheilk. 152 (2004), S. 1267 f.

HELWIG, H.: Die CESP und ihre Aktivitäten. In: der kinderarzt 26 (1995), S. 415–417.

HOYER, P. F.: Zukunftsperspektiven der Pädiatrie. In: Mschr. Kinderheilk. 149 (2001), S. 319 f.

HOYER, P. F. und J. BRODEHL: Erfolg für die Kinder- und Jugendärzte auf dem Deutschen Ärztetag. In: Mschr. Kinderheilk. 151 (2003), S. 786 f.

KIESS, W., V. SCHUSTER, L. GORTNER, V. HESSE, N. LUTTERBÜSE, J. SCHEEL, F. RIEDEL: Die Einführung des DRG-Systems in Deutschland. In: Monatsschrift Kinderheilkunde 149 (2001), S. 1410–1412.

LAURENCE, D. R.: Thalidomide Disaster. In: Clinical Pharmacology. Edinburgh: Churchill Livingstone, 1973, S. 6.67–6.70.

LETTGEN, B.: Zusammenlegung der Kinderkliniken in Darmstadt. In: Mschr. Kinderheilk. 149 (2001), S. 77.

OLBING, H. und D. GRANDT: Einrichtung pädiatrischer Videotheken – wozu und wie? In: Mschr. Kinderheilk. 135 (1987), S. 60 f. (1987 a)

OLBING, H. und D. GRANDT: Zur Effektivität eines pädiatrischen Videolernprogrammes für Studenten. Mschr. Kinderheilk. 135 (1987), S. 524–527. (1987b)

OLBING, H., H. BACHMANN, P. SCHWEIER, H. EWERBECK: Kinderkrankenhäuser für die Zukunft. München: Urban & Schwarzenberg, 1982.

OLBRISCH, G.: Bundestag für Verbesserung der medizinischen Versorgung von Kindern und Jugendlichen. In: Mschr. Kinderheilk. 150 (2002), S. 1127.

Positionspapier zur pädiatrischen Fortbildung. In: Der Kinder- und Jugendarzt 34 (2003), S. 671 f.

RASCHER, W., A. ACKERMANN, I. KNERR: Interaktive Kommunikationssysteme im kurrikularen Unterricht der Pädiatrie für Medizinstudierende. In: Mschr. Kinderheilk. 152 (2004), S. 432–437.

REINKEN, L: Aus Zwei mach Eins. Zusammenlegung der Kinderkliniken in Hamm. In: Mschr. Kinderheilk. 149 (2001), S.182 f.

SCHIRRMACHER, F.: Das Methusalem-Komplott. München: Karl Blessing, 2000.

SCHMETZ, J.: Prävention ab Nabelschnur. Wir brauchen das psychosoziale und psychiatrische Screening. In: der kinderarzt, Sonderbeilage (1997), S. 1–24.

SEIDLER, E: Kinderärzte 1933–1945: entrechtet – geflohen – ermordet. Bonn: Bouvier, 2000.

STREHL, R.: Die Hochleistungsmedizin bleibt auf der Strecke. In: Deutsches Ärzteblatt 101 (2004), S. C2092–2095.

TEGTMEYER, F. K. und H. WEHINGER: Fusion der Kinderkliniken in Kassel. In: Mschr. Kinderheilk. 150 (2002), S. 363 f.

TRABERT, G.: Zwei-Klassen-Gesundheit. In: Deutsches Ärzteblatt 98 (2002), S. A 93–95.

TURNER, S., A. J. NUNN, K. FIELDING, I. CHOONARA: Adverse drug reactions to unlicensed and off-label drugs on paediatric wards. A prospective study. Acta Paediatr 88 (1999), S. 965–968.

VAN DEN BERGHE, G.: Paediatric training in the European Community. In: Eur J Pediatr 150 (1991), S. 1587–1593.

VON MÜHLENDAHL, K. E., N. AHLERS, B. RODECK: Kooperation von Kinderkliniken, Management GmbH als Alternative. In: Mschr. Kinderheilk. 149 (2001), S. 613 f.

WALDHAUSER, F., O. A. JÜRGENSSEN, R. PÜSPÖK, E. TATZER: Weggelegt – Kinder ohne Medizin? Wien: Czernin, 2003.

Wissenschaftsrat: Empfehlungen zu Forschungs- und lehrförderlichen Strukturen der Universitätsmedizin, Drucksache 5913/04, 2004.

Geschichte der Klinik in Bildern[1]

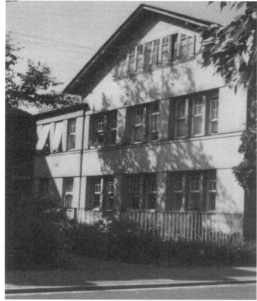

Hegelhaus als Ursprung
der Kinderklinik Erlangen

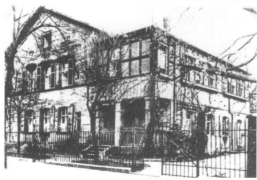

Universitäts-Kinderklinik
Erlangen 1914 nach
Anbau der Veranda

[1] Die Abbildungen stammen aus der unveröffentlichten »Chronik der Universitäts-Kinderklinik Erlangen«, die sich im Besitz der Kinderklinik befindet.

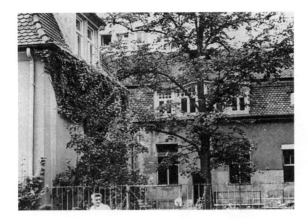

Isoliergebäude 1908
(Gartenhaus)

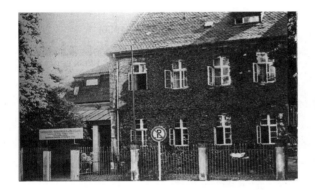

Loschgestift

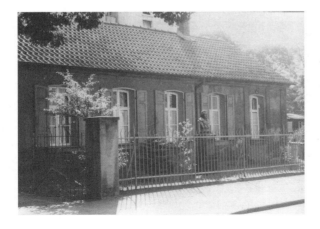

Haus
»Sonnenblume«
Knabenhorst

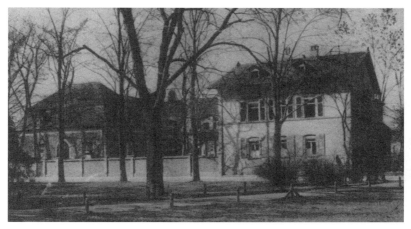

Universitäts-Kinderklinik 1952

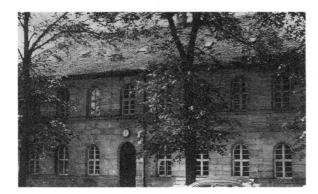

Herrenhaus
(Siemens)

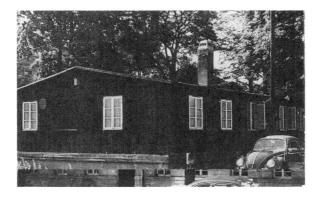

Baracke
(Siemens)

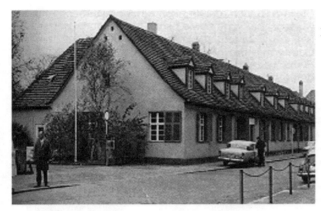

Langer Walfisch

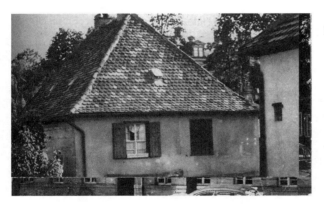

Hexenhäuschen

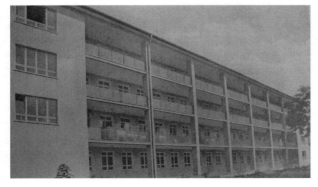

Neubau der
Kinderklinik 1954

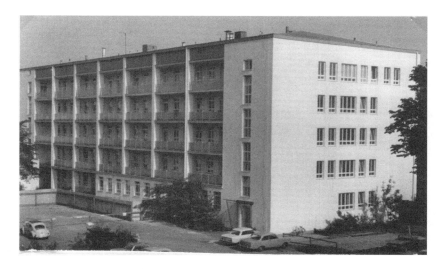

Aufstockung des vierten Obergeschosses der neuen Kinderklinik, 1963

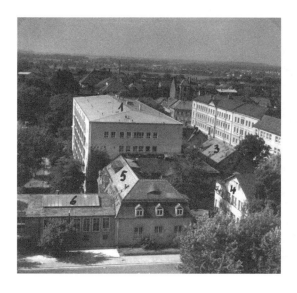

Nach Abschluss der ersten Bauphase mit Neubaus des Bettenhauses (1),
langer Walfisch (2), Loschgestift (3), Hegelhaus (4), Gartenhaus (5) und Hörsaal (6)

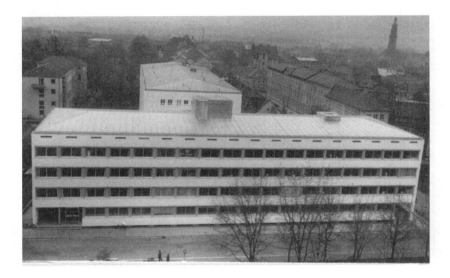

Behandlungsbau (B-Bau, vorn) und Bettenhaus (A-Bau, hinten), 1966

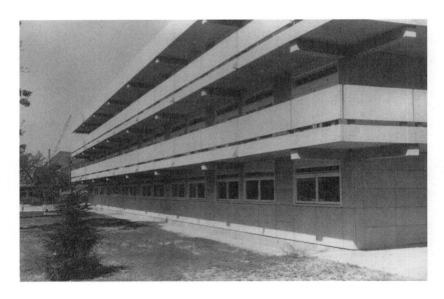

Neubau des Infektionsgebäudes, 1971 (C-Bau)

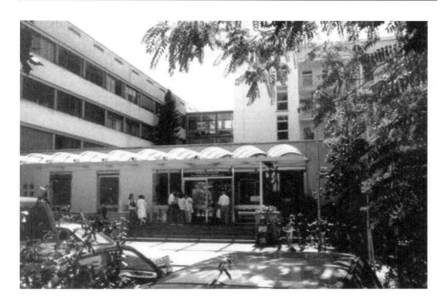

Klinik für Kinder und Jugendliche 2005

Zeittafel

1743	Gründung der Universität Erlangen
1744	Im WS 1744/45 liest JOHANN FRIEDRICH WEISSMANN erstmals über Kinderkrankheiten (de morbis infantum)
1744	CHRISTIAN SAMUEL GEBAUER publiziert die Schrift »Von Erziehung der Kinder bis zur Entwehnung«
1749-1791	HEINRICH FRIEDRICH (VON) DELIUS lehrt und schreibt über Infektionskrankheiten
1764-1788	JACOB FRIEDRICH ISENFLAMM bietet als Anatom mehrfach Vorlesungen über Kinderkrankheiten an
1784-1786	FRIEDRICH HEINRICH LOSCHGE liest als Anatom über die Ernährung der Kinder (de diaeta infantum) und über die Knochen der Kinder (de infantum ossibus)
1778	FRIEDRICH VON WENDT gründet die erste klinische Anstalt, das Institutum clinicum
1794-1797	GOTTFRIED REICH liest über die Krankheiten der Kinder und macht durch ein angeblich neu entdecktes Mittel gegen alle akuten Krankheiten Furore
1796-1818	JOHANN CHRISTIAN FRIEDRICH HARLESS, Gründer der »Societas physico-medica Erlangensis«, bietet als Internist mehrfach Vorlesungen über Kinderkrankheiten an und publiziert 1810 ein Werk über Infektionskrankheiten
1799-1805	CHRISTIAN FRIEDRICH DEUTSCH liest über die Frauen- und Kinderkrankheiten
1809-1843	ADOLPH CHRISTIAN HENKE liest regelmäßig über Kinderheilkunde auf der Basis eigener Veröffentlichungen
1829	ANTON BAYER wird erster Direktor der Erlanger Entbindungsanstalt und kündigt Vorlesungen über Krankheiten der Neugeborenen an
1833-1872	EUGEN ROSSHIRT liest gelegentlich als Geburtshelfer über Frauen- und Kinderkrankheiten
1849-1876	ANTON WINTRICH liest als Internist regelmäßig über Kinderkrankheiten
1859	ADOLF KUSSMAUL schreibt über das Seelenleben Neugeborener
1862	HUGO VON ZIEMSSEN veröffentlicht seine Studie über Pleuritis und Pneumonie im Kindesalter

1876-1882	PAUL ZWEIFEL liest als Gynäkologe über Krankheiten der Neugeborenen und arbeitet auch über die neonatale Verdauung
1876-1903	FRANZ PENZOLDT, Internist und Pharmakologe, liest über Krankheiten des Kindesalters, und bietet klinische Demonstrationen sowie Impfkurse an
1887	FRANZ PENZOLDT richtet die erste Milchküche für Säuglinge ein
1901	FRANZ PENZOLDT entwirft im Jahr seines Prorektorats den ersten Plan für die Erlanger Universitäts-Kinderklinik
1902	Die Universität erwirbt das Hegelhaus
1903	FRITZ VOIT wird Professor für Medizinische Poliklinik, Kinderheilkunde und Pharmakologie. Zum ersten Mal erscheint die Kinderheilkunde in einer Lehrstuhlbezeichnung der Erlanger Medizinischen Fakultät
2. März 1905	FRITZ VOIT eröffnet als erster Direktor die neue Erlanger Kinderklinik
1907	OSKAR DE LA CAMP bleibt als Nachfolger VOITS nur ein Semester in Erlangen
1907-1939	FRIEDRICH JAMIN entwickelt als Internist die Pädiatrie in Erlangen zu einer eigenständigen wissenschaftlichen Disziplin und setzt sich während seiner Amtszeit für die Erweiterung der Kinderklinik ein
1908	Anbau des Isoliergebäudes (Gartenhaus)
1912	Ausbau des Dachgeschosses (Isoliergebäude)
1914	Anbau der Veranda
1934	Erwerb des Loschgestiftes
1939-1945	ALBERT VIETHEN ist der erste Lehrstuhlinhaber in Erlangen, der ausschließlich für die Kinderheilkunde zuständig ist
1941	Die erste Röntgenanlage der Kinderklinik wird installiert
1941	Nutzungsrecht des Hauses »Sonnenblume«, Gebäude des ersten Deutschen Knabenhorstes
1945-1956	ALFRED ADAM baut die Klinik nach dem Zweiten Weltkrieg wieder auf und setzt sich für den Neubau des Bettenhauses und des Hörsaals ein
1950	Planung eines Neubaus (mit sechs Stockwerken)
1951	Baubeginn (drei Stockwerke)
17. Juni 1952	Richtfest des Neubaus
1954	Pfingsten wird der Neubau bezogen
11. Juli 1954	Einweihung des Neubaus und feierliche Eröffnung
10. Januar 1956	Eröffnung des eigenen Hörsaals

1956-1977	ADOLF WINDORFER lässt den Komplex kleiner Einzelgebäude durch die heute bestehenden Klinikgebäude ersetzen
1963	Das vierte Stockwerk des Bettenhauses wird fertiggestellt und Beginn des zweiten Bauabschnitts (Behandlungsbau mit neuem Haupteingang)
1964	Unter der Anleitung von ADOLF WINDORFER wird die Dissertation von ULRICH SCHAMBERGER zum Thema »Geschichte und Entwicklung der Kinderheilkunde an der Universität Erlangen« fertiggestellt
April 1966	Bezug des neuen Bettenhauses
1967	Beginn des dritten Bauabschnittes (Infektionsgebäude)
28. Februar 1969	Richtfest des Infektionsgebäudes
16. Juli 1971	Feierliche Einweihung des Infektionsgebäudes
1977-1998	KLEMENS STEHR modernisiert die Klinikgebäude und richtet organbezogene Schwerpunkte ein.
1986	Umbenennung der Kinderklinik in »Klinik für Kinder und Jugendliche«

Die Autorinnen und Autoren

Prof. Dr. phil. Renate Wittern-Sterzel

RENATE WITTERN-STERZEL, geboren am 30.11.1943 in Bautzen/Sachsen, promovierte nach dem Studium der Klassischen Philologie in Hamburg, Kiel und Heidelberg 1972 in Kiel zum Dr. phil. und habilitierte sich 1978 in München für Medizingeschichte. Von 1980 bis 1985 war sie Leiterin des Instituts für Geschichte der ROBERT-BOSCH-STIFTUNG in Stuttgart und seit 1985 ist sie Direktorin des Erlanger Instituts für Geschichte und Ethik der Medizin. Seit 2002 ist sie erste Prorektorin der FRIEDRICH-ALEXANDER-UNIVERSITÄT Erlangen-Nürnberg. Ihre Forschungsschwerpunkte betreffen insbesondere die Antike Medizin und deren Rezeption und Wirkungsgeschichte im Mittelalter und in der Renaissance, die Geschichte der Psychiatrie, die Geschichte der Homöopathie und der Naturheilkunde sowie die Geschichte der Erlanger Medizinischen Fakultät.

Dr. med. Manuela Zapf

MANUELA ZAPF, geb. VOIT, geboren am 26.07.1963 in Wendelstein bei Nürnberg, studierte von 1982 bis 1989 Humanmedizin in Würzburg, Erlangen und München. Von 1997 bis 2001 war sie im Kinderzentrum München zunächst als Ärztin im Praktikum, dann als Assistenzärztin tätig. Ihre Approbation zur Ärztin erfolgte am 1. September 1998. Von 2001 bis 2002 war sie Assistenzärztin in der Fachklinik Hochried für Kinder und Jugendliche in Murnau, seitdem ist sie in derselben Funktion in der Inneren Abteilung des Städtischen Krankenhauses Bobingen tätig. Ihre Promotion erfolgte 2003 an der Medizinischen Fakultät der FRIEDRICH-ALEXANDER-UNIVERSITÄT Erlangen-Nürnberg mit einer Arbeit zum Thema »Friedrich Jamins (1872–1951) Leben und Werk unter der besonderen Berücksichtigung seiner Bedeutung für die Neurologie und Pädiatrie Erlangens in der ersten Hälfte des 20. Jahrhunderts«.

Dr. phil. Dagmar Bussiek

DAGMAR BUSSIEK, geboren am 04.02.1973 in Rotenburg/Wümme, studierte Geschichte und Politikwissenschaft an der Universität Kassel und schloß das Studium 1997 mit dem Magister ab. 2000 promovierte sie in der Geschichtswissenschaft zum Dr. phil. Von 2001 bis 2002 war sie wissenschaftliche Mitarbeiterin an der Abteilung für Kinder- und Jugendpsychiatrie der FRIEDRICH-ALEXANDER-UNIVERSITÄT Erlangen-Nürnberg, und 2002 bis

2003 in derselben Funktion an deren Klinik für Kinder und Jugendliche. Seit 2003 ist sie wissenschaftliche Assistentin am Lehrstuhl für Neuere und Neueste Geschichte an der Universität Kassel. Ihre Arbeits- und Forschungsschwerpunkte sind Pressegeschichte, Geschichte des preußisch-deutschen Konservatismus sowie Medizingeschichte. Ihre Habilitation im Bereich des Forschungsschwerpunkts »Intellektuelle und Intellektuellenmilieus im 20. Jahrhundert« ist in Vorbereitung.

Dr. med. Christian A. Rexroth

CHRISTIAN A. REXROTH, geboren am 20.02.1972 in Nürnberg, studierte Humanmedizin an der FRIEDRICH-ALEXANDER-UNIVERSITÄT Erlangen-Nürnberg. Staatsexamen und Promotion zum Dr. med. erfolgten im Jahre 2000. Von 2001 bis 2004 war er wissenschaftlicher Mitarbeiter an der Abteilung für Kinder- und Jugendpsychiatrie und Psychotherapie der Erlanger Psychiatrischen Klinik mit Poliklinik, seit September 2004 ist er an der Klinik für Psychiatrie und Psychotherapie des Klinikums am Europakanal, Erlangen, allgemeinpsychiatrisch im Rahmen der Weiterbildung zum Arzt für Kinder- und Jugendpsychiatrie und Psychotherapie tätig. Bisherige Veröffentlichung auf medizinhistorischem Gebiet: Hermann Stutte. Die Bibliographie. Biographie – Abstracts – Kommentare. Göttingen: V&R unipress, 2003 (zusammen mit D. BUSSIEK und R. CASTELL).

Prof. Dr. med. Dr. h.c. Friedrich Carl Sitzmann

FRIEDRICH CARL SITZMANN, geboren 1935 in Thurn/Oberfranken, hat sich nach seiner Weiterbildung in Graz und Erlangen 1967 über den Einsatz von Mikromethoden im pädiatrischen Labor an der FRIEDRICH-ALEXANDER-UNIVERSITÄT Erlangen-Nürnberg habilitiert und wurde 1970 zum leitenden Oberarzt ernannt. Von 1977 bis 2004 war er Ordinarius für Kinderheilkunde und Direktor der Klinik für Kinder- und Jugendmedizin der Universität des Saarlandes, Homburg, von 1985 bis 1986 zudem Ärztlicher Direktor des Universitäts-Klinikums und von 1995 bis 1996 Dekan der dortigen Medizinischen Fakultät. Er ist u. a. Mitglied der Ständigen Impfkommission am ROBERT-KOCH-INSTITUT, Ehrenmitglied der Österreichischen Gesellschaft für Kinderheilkunde und Jugendmedizin, der Süddeutschen Gesellschaft für Kinderheilkunde und Jugendmedizin, Ehrendoktor der Universität Damaskus, Syrien, und der Universität Conakry, Guinea, ferner Träger der ERNST VON BERGMANN-PLAKETTE der deutschen Ärzteschaft und der CARL ALKEN-MEDAILLE der Ärztekammer des Saarlandes.

Prof. Dr. med. Klemens Stehr

KLEMENS STEHR, Prof. Dr. med., geboren am 07. 03. 1930 in Wattenscheid/Westfalen, hat nach dem Studium der Humanmedizin in Würzburg, Düssel-dorf und München 1955 mit einer Arbeit über die histologischen Verän-derungen an den Kleinhirntonsillen bei Hirndruck zum Dr. med. promoviert. Die Habilitation für Kinderheilkunde erfolgte 1962 an der Poliklinik für Kinder der Universität München. 1968 wurde er dort zum apl. Professor, 1969 zum leitenden Oberarzt ernannt. 1970 übernahm er die Stelle des leitenden Oberarztes und stellv. Direktors der neu gegründeten Kinderklinik der TU München. 1977 bis 1998 war er Ordinarius für Kinderheilkunde und Direktor der Klinik für Kinder und Jugendliche der FRIEDRICH-ALEXANDER-UNIVERSITÄT Erlangen-Nürnberg, von 1991 bis 1996 zudem Ärztlicher Direktor des Universitäts-Klinikums. Er ist u. a. Korrespondierendes Mitglied der Österreichischen Gesellschaft für Kinder- und Jugendheilkunde, Ehrenmitglied der Deutschen Gesellschaft für Kinderchirurgie, Träger des Verdienstkreuzes 1. Klasse des Verdienstordens der Bundesrepublik Deutschland sowie des Bayerischen Verdienstordens.

Prof. Dr. med. Dr. h.c. Wolfgang Rascher

WOLFGANG RASCHER, geboren am 02.01.1950 in Bad Neuenahr, studierte in Köln und Heidelberg Humanmedizin, arbeitete von 1977 bis 1981 nach der Medizinalassistentenzeit als wissenschaftlicher Angestellter am Pharmakologischen Institut der Universität Heidelberg und von 1982 bis 1987 als wissenschaftlicher Assistent an der Universitäts-Kinderklinik Heidelberg. Im Jahre 1982 erfolgte die Habilitation in Pharmakologie über die Kreislaufwirkung von Vasopressin und 1987 die Umhabilitation in das Fach Kinderheilkunde – Klinische Pharmakologie. Ende 1987 ging er als leitender Oberarzt an die Abteilung für Kindernephrologie der Universität-Gesamthochschule-Essen. Im April 1993 wurde er Leiter der Abteilung Allgemeine Pädiatrie und Neonatologie an der JUSTUS-LIEBIG-UNIVERSITÄT Gießen und seit April 1998 ist er Ordinarius für Kinderheilkunde und Direktor der Klinik für Kinder und Jugendliche der FRIEDRICH-ALEXANDER-UNIVERSITÄT Erlangen-Nürnberg. Im März 2004 erhielt er die Ehrendoktorwürde der Medizinischen Fakultät der Universität Pécs, Ungarn.